鼠脑应用解剖学

主　编　陈幽婷　王平宇

副主编　王德广

编　委　陈幽婷　王平宇

　　　　王德广　马传响

　　　　宋　亮　孙德旭

　　　　万法萍　张海锋

　　　　张咏梅　高殿帅

绘　图　陈幽婷

科学出版社

北　京

内 容 简 介

本教材包含中枢神经组织学、鼠脑的大体解剖、鼠脑血管解剖、鼠脑切片的断面解剖以及与人脑的比较解剖学基础知识。在编排上分为三章：第一章"中枢神经组织学"，从细胞水平学习脑组织的显微镜下形态，为后续学习断面解剖补充微观解剖知识；第二章"鼠脑的大体解剖"，由浅入深介绍鼠脑的形态结构，为后续学习断面解剖补充宏观解剖知识；第三章"鼠脑的断面解剖"，根据结构变化特点选取具有代表性的脑冠状切片和矢状切片，以此为基础学习鼠脑的断面解剖。脑血管包括组织学、大体分布和断面分布三方面内容，与比较解剖学共同归入三章之内。本教材每个章节均有大量与文字描述配套的插图以便读者自学，其中纸质版内有插图约470幅，另有二维扫码彩图300多幅，后者相当于为本教材附加了一本彩色图谱，其内包含两套鼠脑细胞染色和纤维染色连续切片的全景片图像以及各脑区切片的局部放大图像。

本教材不仅可作为硕士研究生的神经解剖学教材，也适用于初涉神经科学研究以及非医学专业而从事神经科学研究的工作者，同时也可作为自学比较神经解剖学的专业书或参考书。

图书在版编目 (CIP) 数据

鼠脑应用解剖学 / 陈幽婷，王平宇主编. —北京：科学出版社，2023.11
ISBN 978-7-03-076528-4

Ⅰ. ①鼠… Ⅱ. ①陈… ②王… Ⅲ. ①脑–人体解剖学 Ⅳ. ①R323.1

中国国家版本馆 CIP 数据核字（2023）第 189556 号

责任编辑：胡治国 / 责任校对：宁辉彩
责任印制：赵　博 / 封面设计：陈　敬

科 学 出 版 社 出版
北京东黄城根北街 16 号
邮政编码：100717
http://www.sciencep.com

北京富资园科技发展有限公司印刷
科学出版社发行　各地新华书店经销
*

2023 年 11 月第 一 版　开本：850×1168　1/16
2025 年 4 月第三次印刷　印张：22
字数：675 000
定价：198.00 元
（如有印装质量问题，我社负责调换）

前　　言

　　神经解剖学是神经科学工作者必备的专业基础知识，扎实的神经解剖学基础知识对课题设计、实验实施和结果论述都至关重要。对于因研究需要而涉足神经科学领域的非医学专业和非生物学专业的研究者而言，神经解剖学基础知识则是其必补课程之一。

　　鼠是神经科学研究中应用最广泛的实验动物，尤其在学习记忆、情绪行为、认知、社交等高级神经活动与行为神经学的相关实验研究中，以及在脑血管疾病的动物模型建立方面，无论从基础神经科学还是临床神经科学的角度，其模拟性与性价比优势至今无可替代。

　　脑科学处于生命科学最前沿，它通过引入新技术和新方法，开拓出新的研究领域和方向，从而有力地推动了整个神经科学的发展。各类原生专业人士踏足此领域，推动了该学科的跨领域、多学科、多技术交叉渗透，提高了学科活力和科研实力。随之而变的是科研人员构成多样化，由此对神经解剖学教学提出了新的要求：对于非医学和非生物学专业的研究者，既需要尽快掌握鼠脑的基本解剖和组织学知识，又希望简明扼要地了解鼠脑与人脑的解剖学差异；对于基础和临床医学专业的研究者，随着研究方向和深度的发展，需将鼠脑解剖深入细化并与人脑相关点结合对比，以便更好地分析动物实验结果与临床表现之间的联系。基于上述需求，本教材经多次修改和调整后，尽可能使不同层次的学习者都能学有所需、学有所获，从而达到学以致用，用有所长的效果。

　　"大鼠脑读片"课程为王平宇教授 1993 年在中国解剖学会首次开设，次年正式设立为徐州医学院硕士研究生课程，所用教材为王平宇教授主编的《大鼠脑读片提要及图谱》，参考教材为王平宇教授主编的《大白鼠中枢神经解剖》与乔治·帕克西诺斯（George Paxinos）和查尔斯·沃森（Charles Watson）主编的 *The Rat Brain in Stereotaxic Coordinates*。自 2012 年以来，编者总结前期教学经验，结合脑科学研究的新方向新动态，重新编写了《鼠中枢神经断面解剖》讲义，并在使用过程中不断修改补充，先后增加了中枢神经组织学和鼠脑大体解剖学两个章节。此出版稿已属讲义第 4 版，新增加了鼠脑血管解剖和比较解剖学内容，并更名为《鼠脑应用解剖学》。修改后的教材尽量做到在内容上与时俱进，在编排上由浅入深、重点突出、图文自明、方便自修学习。编者努力争取使本教材既能作为神经科学研究者的入门教材和工具书，又能在基础研究与临床研究之间发挥桥梁作用。

　　本教材每一章节都配有大量插图，全书插图分三类，按图号统计线条图约 200 幅、黑白显微摄像图约 270 幅，二维扫码彩图 300 多幅，后两类内的单张显微摄像图超过 700 幅。本教材各章节的主要内容如下。

　　第一章"中枢神经组织学"，从细胞和组织水平学习脑的镜下形态，为后续学习断面解剖补充微观解剖知识。本章简单介绍脑的常用切片和染色技术，主要介绍中枢神经组织切片的镜下形态，包括神经元、神经胶质、脑血管、脑结缔组织以及室周器官。本章内共有黑白插图（按图序号计数）41 幅，二维扫码彩图（按扫码块计数）25 幅。

　　第二章"鼠脑的大体解剖"，由浅入深地介绍鼠脑的形态结构和血管主干，为后续学习断面解剖补充宏观解剖知识。本章采用人神经解剖学入门教材的编排框架，先介绍脑表面形态，在前脑总结了各脑区的结构概况，在脑干总结了脑神经相关结构概况，最后介绍脑血管概况并与人脑血管进行比较。本章内共有黑白插图 34 幅，二维扫码彩图 23 幅。

　　第三章"鼠脑的断面解剖"，根据结构变化特点选取 41 张具有代表性的冠状切面，作为学习鼠脑断面解剖的基础。本章保留了王平宇教授原鼠脑读片教材的分段粗读、分区细化、由简到繁的读片思路，按从前向后的顺序学习鼠脑连续冠状切面。从嗅球到延髓末端，将鼠脑分为 11 个脑段，每段内选取代表性的切片 3～4 张，配以细胞染色、纤维染色、免疫组织化学等特殊染色切片，描述其镜下形态。各节段内出现的鼠脑与人脑形态差异用线图绘制比较，血管来源和分布则描绘在本节段的代表性切片内。本章内共有黑白插图 394 幅，二维扫码彩图 206 多幅。

为了突出显示重点结构，全脑的 11 个节段并非等长，41 张冠状切片之间也并非等距。前脑有 6 个节段、21 张切片，共标注英文缩写词约 350 个；脑干小脑有 5 个节段、20 张切片，共标注英文缩写词约 370 个。鼠脑相关英文全名基本遵照王平宇教授主编的图谱和 George Paxinos 教授主编的图谱所用名，中文名基本遵照王平宇教授主编的图谱，并结合诸葛启钏教授主译的 George Paxinos 教授主编的图谱所用名；人脑相关中英文名遵照《人体解剖学名词》（第二版）（2014 版）规定用名。本教材新增的鼠脑血管系统英文名参照 George Paxinos 教授的专著 *The Rat Nervous System* 和 Charles Watson 教授的专著 *The Mouse Nervous System* 所用名。

教材受限于篇幅，与人脑的比较解剖仅简单列出最基本的内容，特别关注同源结构的变化比较，并在二维扫码彩图的图注内和中文名索引注释内补充了部分内容。

秉承王平宇教授的遗愿，在此转达对各位的衷心感谢：中国解剖学会和江苏省解剖学会多年来对"大鼠脑读片"课程给予了大力支持；第四军医大学（现名中国人民解放军空军军医大学）人体解剖学教研室和徐州医学院（现名徐州医科大学）在相关教材出版上曾给予大力支持；原徐州医学院人体解剖学教研室和神经解剖研究室的多位同仁为本教材的编写工作曾付出长期的辛勤劳作，做了大量基础工作。在 2008 年之前参与此项工作者除本教材的两位主编之外，朱志远、祁建和张凤真三位教授参与原教材的编著和绘图工作，王梅申、刘露侠、周聪泮、韩继新和黄旭枫等教师参与鼠脑连续切片制作工作，韩济新教师还承担了绘图工作。

本教材所用素材为教研室自 1979 年以来多位教师和技术人员辛勤工作的积累、传承，仅借编者之手予以补充、总结、提炼，并随学科发展更新完善而已。本课程先后获院级和省部级教学奖，至今已成为我校研究生的特色课程。本教材获 2021 年徐州医科大学研究生院精品教材建设项目支持。

解剖学一直被认为是一门古老且经典的学科，但近年来神经解剖学的飞速发展使得我们有必要重新审视这一传统观念。十几年来，编者在教学实践中不断增修讲义，四易其稿，每欲付梓，辄以研究成果更新迅速而犹豫不决，概因讲义稿可以两年一改，出版后则难以及时调整增益。此次决心印刷推出，是因为二维扫码彩图技术的应用，使教材能够挂入一本涵盖鼠脑神经组织学、大体解剖学和断面解剖学的彩色图谱，其内囊括的图片从宏观到微观、有人脑有鼠脑、有整体有局部。鼠脑重点结构的过渡变化可通过连续切片得以展示，显微摄像片还可随意缩放观察清晰，配以言简意赅的文字，与纸质版的黑白图既对应又延伸，不仅使教材信息量翻倍、质量显著提高，实用性也大幅增加。这是出版技术的革新，也坚定了我们出版一部优秀教材的信心。

居于生命科学前沿的神经科学带动了神经解剖学的迅速发展，限于编者的学识和能力，加之有些知识点尚在研究和争论中，故教材的不当之处在所难免，敬请大家谅解并提出宝贵意见。

谨以此书缅怀恩师王平宇教授！

陈幽婷

2021 年 12 月 20 日

编 者 释 疑

在此对本教材的主要编写规则以及编排方式做出解释，除答疑之外，希望能帮助读者根据自己的研究方向和研究范围尽快寻找到个人专注内容，或能将从此书内获得的知识最大化、实用化。

一、种属品系未注明

目的是能在一张脑片图内，同时学习到大鼠、小鼠脑基本结构。单在解剖学的脑形态结构方面，除大小悬殊之外，两者高度类同；在神经化学、生理活动、生活习性、社交行为等方面，品种甚或品系间都存在显著差异，所以各种属品系鼠的实验应用领域明显不同，实验设计时需重点考虑。在二维扫码彩图内，根据实体脑标本或切片，在图注内告知了某些形态上的种属品系差异，仅供参考。

二、切片缩放未用比例尺

目的是使切片图内注字规范、密度均匀，重点结构显示清晰且标识完整。印刷图片要求图内注字大小是固定的，但脑内结构的疏密差异过大，如 3mm×3mm 面积的前脑外侧区切片内只有 3 个注字，而同一张切片相同面积的前脑腹侧区内有近 20 个注字。本教材采用一张切片按区裁剪、按需要放大至最佳倍数后注字的方法解决此类难题，该法也是科研切片结果展示的常用方法之一。

本教材第三章内有一套手绘脑切片全景图共 41 张，其中第二至第六节段（前脑）为同比放大，第七至第十一节段（脑干）为同比放大。各图内添加的线框显示了后续切片的对应位置，初学者暂不用精确标尺，各线框所体现的放大倍数可供参考。注意：科研用显微摄像片每张必带精确标尺。

出于上述原因以及版面编排的需要，第七、第八节段（中脑）内的半球皮质全部去除，将其合并在图 3-8-36 内统一描述；第九节段（脑桥）内仅保留小脑脚，第十节段（延髓开放部）的小脑全部去除，将小脑全貌整理在图 3-9-41 和图 3-9-42 内统一描述。

三、全景切片未用定位坐标

目的是避免过多纵横交叉线干扰全景切片内结构。全景切片（脑切片全貌图）的大小受限于教材页面，若图内出现坐标线则与脑结构分区线以及放大线框交织。本教材推荐使用 George Paxinos 主编的 *The Rat Brain in Stereotaxic Coordinates* 和 *The Mouse Brain in Stereotaxic Coordinates* 的定位坐标，这是目前国际和国内神经科学研究中最常用的定位图谱。王平宇教授自 1986 年至 1999 年间先后参与 George Paxinos 教授的大鼠脑定位图谱和大鼠脑化学构筑图谱的编著工作，本教材内所用脑冠状切面的基准平面称额基平面，与 George Paxinos 的定位图谱所用标准平面基本一致。在第一章的图 1-3-2 内，介绍了制作此标准冠状切面的粗略定位法和精确定位法。

四、脑段、脑区和亚区的划定

目的是能从大到小、由简入繁、分而治之地厘清复杂的脑内结构。根据脑发生和结构特点先将整脑从前向后分为脑段；根据脑纤维束和脑室系统划定各脑段内的脑区；根据关键核团（可代表功能区所在）位置划定各脑区内的亚区。因脑室系统周界清晰、脑内纤维束位置恒定，且与人脑等其他哺乳动物脑保持高度同源性，掌握脑区划分对于学习其他动物脑切片会产生触类旁通的效果。本教材将鼠的前脑分为 6 个脑段、9 个脑区，将脑干分为 5 个脑段、6 个脑区，一般每个脑区内有 2~3 个亚区。大核团和长纤维束是跨脑段、跨脑区的，常用其作为一些脑内小结构以及周界模糊结构的定位标志。在切片全景图内，使用不同的字体、字号配以辅助线，分别标示出脑结构层次（左侧：脑区、亚区和纤维束；右侧：脑室、核区和皮质分区），引领初学者分级掌握该切片的结构框架。

本教材后附有"附表一　前脑各节段的分区和各亚区主要结构"和"附表二　脑干各节段的分

区和各亚区主要结构"，整理归纳了各脑区和亚区内的主要结构以备查询。

五、核团和纤维束的取舍

目的是既能掌握脑结构的关键内容，又能降低初学者以及非医学专业者的观片难度并减轻学习压力。本教材从王平宇教授的《大鼠脑读片提要及图谱》内精选出核团和纤维束名 500 多个，新增核区/群名（近年研究常用）和脑形态（大体解剖常用）名约 50 个，新增脑血管名 50 多个。新增结构名及缩写词尽量与人脑对应，便于比较解剖学的描述。George Paxinos 的大鼠脑图谱第七版内缩写注字近千，是专项研究时必查的重要参考资料。

根据当今神经科学研究方法的发展趋势结合教学侧重点，本教材采取"两简两细"法解决核团和纤维束的取舍问题。两简为亚核归类简化、皮质分区简单化，两细为脑室细化、纤维束细化：①有些亚核在普通染色切片内无法分辨，对初学者颇有难度且暂无须过细，本教材对此类内容的简化方法如下：其一，保证主要结构全在，镜下分辨不清的亚核归类描述，如孤束核全长分为十几个亚核，根据位置将其归纳为 3 部（内侧部、外侧部、连合部），但在"中文名索引和注释"内给予提示，以便需要时深入细查；其二，功能影响小甚或不明的小核团免去，如下丘脑外侧区内的若干小核团。②对半球新皮质区的划分，仅按经典的 5 个皮质区描述；对小脑皮质区，仅描述小脑蚓小叶。③对脑室结构的分区细化、名词增加，如"第三脑室中间部 In3V"。④对纤维束不论大小，只要能起到脑内核团定位作用的一律细述，如"终纹连合部 cst"。因脑室系统和纤维束不单是新鲜脑组织取材时的定位标志，也是影像学成像、图像三维重建以及一些新研究技术的重要脑内定位标志。

六、脑血管的解剖

目的是为脑血管病精准医学研究相关的动物实验提供鼠脑血管的断面解剖基础知识。本教材第一章简介脑血管显微解剖知识，第二章新增鼠脑血管大体解剖，内有 17 幅黑白图和 13 幅二维扫码彩图，显示了脑动脉、静脉主干和颅内硬脑膜窦的分布，以及鼠与人脑血管的主要差异比较。第三章的十一个节段均有鼠脑血管的断层解剖，并有数张该节段典型切面的动脉分布线图和二维扫码彩图，包括脑表面的动脉主干及其第一级分支、脑内主要穿动脉的来源及其分布范围。

编者在脑血管加压灌注后的连续切片上，跟踪观察脑内血管的起始经行，结合经典的血管内墨汁灌注、扫描电子显微镜结果，整理出各脑区的血管分布概况，然后与检索到的 CTA、MRA、高分辨率荧光显微镜血管图像、显微光学切片断层成像以及高分辨率光声脑显微成像等血管图像逐一对比分析，尽量达成共识后描绘在各节段切面图内。有些脑区的血管分支分布甚或血管名称尚存争议，有待验证，但仍具有重要参考价值。

本教材后附有"脑血管英文缩写词表"，整理归纳了图内标注的鼠脑与人脑血管缩写词以备查询。

七、二维扫码彩图

目的是附加一本电子版的鼠脑组织学和解剖学彩色图谱。本教材内的二维扫码彩图内有显微摄像图近 700 单张，弥补了纸质版内黑白显微摄像图面不清的遗憾，并显著扩大了教材信息量、提高了实用性。纸质版第三章内的一套 41 张原手绘全景图被两套细胞纤维染色连续切片替代，图注内的说明与纸质版内的相互对应又有所补充。各脑区的放大图像与纸质版内并非完全相同，因为二维扫码彩图可连续变倍缩放，无须另附高倍图像。结合切片实例，在图注内尽量补充比较解剖学内容以及解答实验中易出现的问题。选用的彩图比纸质版增加了多个重点脑区的连续切片，能更完整地显示出关键核团或纤维束等结构的过渡变化全貌。纸质版内的复杂黑白线图按照脑区、脑亚区、核团以及纤维束等分别着色后变成彩线图，显著提高了脑内结构的辨识度。

八、英文全名与缩写词

目的是了解英文全名与缩写词之间的拼写规律，有利于学习切片图内的缩写注字。本教材内鼠脑相关英文名基本遵照王平宇教授和 George Paxinos 教授主编图谱内所用名，人脑相关中英文名遵照全国科学技术名词审定委员会公布的《人体解剖学名词》(第二版)(2014 版)、《组织学与胚胎学名词》(第二版)(2014 版) 和《神经病学名词》(第二版)(2020 版) 内规定用名。英文全名与缩写词之间的拼写规律大致如下。

1. 大写、小写的规定　核团、脑区、脑外形和脑室系统用大写字母,纤维束和脉络组织用小写字母,名内的 nucleus、region、part、area、tract、fasciculus 等,除非避免重复必须用的,不参与缩写。

2. 单词名大写、小写的规定　核团等首字母大写,为避免重复,后面跟随 1~2 个小写特色字母但并非全属同一音节,如"hippocampus"缩写为 Hi(海马),"habenular nucleus"缩写为 Hb(缰核),"solitary nucleus"缩写为 Sol(孤束核),"gracile nucleus"缩写为 Gr(薄束核)。纤维束等缩写规律同前但全用小写,如"solitary tract"缩写为 sol(孤束),"gracile fasciculus"缩写为 gr(薄束)。

3. 多词名大写、小写的规定　遵循前述大写、小写的规定,按顺序选取每个单词(包括派生词和复合词)的首字母,若有重复另加 1~2 个小写特色字母,如"substantia nigra"缩写为 SN(黑质),"hypothalamus"缩写为 HTh(下丘脑),"septofimbrial nucleus"缩写为 SFi(隔伞核)。若已有单词名缩写则原样带入但大小写随结构而变,如"solitary nucleus, commissural part"缩写为 SolC(孤束核连合部),"lateral habenular nucleus"缩写为 LHb(缰外侧核),"habenular commissure"缩写为 hbc(缰连合)。

部分缩写沿袭习惯用法而未按规律,如"lateroposterior thalamic nucleus"缩写为 LP(外侧后核),省略了 thalamic,这种情况在间脑结构缩写词多见。有些英文名存在学科差异或一物多名,暂时难以达成共识,本教材内仅选取在神经学科使用频率高或经典的传统名作为补充介绍。

本教材后附有"脑结构英文缩写词表",整理归纳了图内标注的脑结构缩写词以备查询。

九、中文译名的索引和注释

目的是为方便初学者和非医学专业研究者能迅速在本教材内找寻到自己关注的结构,了解其基本内容并提供检索词、指引检索方向。中文译名基本遵照王平宇教授主编的《大鼠脑读片提要及图谱》和全国科学技术名词审定委员会公布的中文名,参考诸葛启钏主译的 George Paxinos 图谱内所用中文译名而定。中文译名以如下两种情况居多。

1. 直译　原样按英文全名词序译出,其特点为容易按英文缩写词推导出英文全名。如"optic tract"译成视束(缩写 opt),"pontine reticular nucleus"译成脑桥网状核(缩写 PnRt),"medial geniculate nucleus"译成内侧膝状体核(缩写 MG),"genu of corpus callosum"译成胼胝体膝(缩写 gcc)。

2. 词序调整　按中文解剖名词习惯调整英文全名的词序,其目的是使中文名索引的解剖归类合理、解剖层次清晰。英文名习惯将解剖方位词置前、脑结构词置后,译成中文名时将脑结构词(按解剖学级别或序列层次排列)调到方位词之前,才能使中文名检索归类简明合理。如"dorsolateral periaqueductal gray"译为管周灰质背外侧部(缩写 DLPAG),索引入"periaqueductal gray"管周灰质(缩写 PAG)之下,与管周灰质 PAG 的其他亚区如"背内侧部 DMPAG、外侧部 LPAG、腹外侧部 VLPAG"按序排列。依此类推,同一脑区的亚结构即可按序索引,便于初学者的理解掌握。

中文译名有已相沿成习的,有的学科并不调整词序全部直译,在本学科范围内被认可,其他学科也触类旁通,给予默许。

本教材后附有"中文名索引和注释",将具有英文缩写词的中文全名整理在内,后随以鼠脑断层解剖定位为主(方便指导脑组织定位取材)的概括性解释以及该结构所在节段(括号内)以备查询,部分注释后尚有简单的比较解剖学或化学神经解剖学知识点。大多数神经组织学和较小脑血管分支在正文的中文全名后紧随英文全名(括号内)但未给予英文缩写词,常用染色法的中文全名后紧随英文全名和英文缩写词(括号内)但未收录入附表。

十、黑体字的编排规则

本教材置于正文内的黑体字众多,其目的是突出重点结构所在,便于学习过程中能提纲挈领。黑体字在各章内的编排规则大致如下。

1. 第一章"中枢神经组织学"内　中枢神经的重点组织学名词在首次出现处用黑体中文全名后随加括号的英文全名，少数中文简称和非重点结构名仅用黑体中文全名，如"**束间少突胶质细胞**（interfascicular oligodendrocyte），简称**束间细胞**"。黑体字所在的前、后句相连，基本可作为此结构的名词解释。重点切片技术、染色技术、染液名称和常用实验方法学等用黑体中文全名后随加括号的英文全名和公认的或使用频率高的缩写词，如"**免疫组织化学**（immunohistochemistry，IHC）"，再次出现则用宋体中文全名后随加括号的缩写词，如"免疫组织化学(IHC)"。本章内的绝大多数黑体字不属于脑的大体解剖结构，未收录入"脑结构英文缩写词表"以及"中文名索引和注释"。本章内的方法学缩写词在第三章内被引用时，不再重复解释。

2. 第二章"鼠脑的大体解剖"内　神经系统的解剖学名词数量众多、重复率高，在重点处（作为重点结构介绍，而非用于描述性语言）用黑体中文全名后紧随无括号的英文缩写词，少数简称和非重点结构名仅用黑体中文全名，如"鼠中脑的**上丘 SC** 和**下丘 IC** 合称**四叠体**"；作描述用语时用宋体全名后紧随缩写词或直接用缩写词，如"海马 Hi 弯曲呈弧形，左、右 Hi 的前端相连"。

3. 第三章"鼠脑的断面解剖"内　黑体字编排规则除与第二章的相同之外，尚有如下特点：①某解剖结构在一个脑节段的多张连续切片内都属重点，其中文名的黑体字紧随英文缩写词则多次出现；此解剖结构到另外一个脑节段内可能就是非重点而不再用黑体字了；②在同一个句号内再次出现，或紧邻其上下行太过靠近的解剖结构名，直接用英文缩写词而不再重复中文名。

第二章和第三章内黑体字全部收录入"脑结构英文缩写词表"、"脑血管英文缩写词表"以及"中文名索引和注释"以备查询。

本教材内大量使用解剖学名词的英文缩写词，绝非单纯为了节约版面、简化图注，更深层的目的是期望其能起到神经解剖学基础知识与专业学位论文以及学术论文撰写之间的桥梁作用。对于临床医学本科学历以上的学生，本教材内涉及的神经解剖学名词半数以上曾经在系统解剖学内学习过；对于非临床专业者所知内容明显减少；对于非医学专业者仅知很少的科普性词，更不用说缩写词了。现在所用脑科学权威图谱、专著插图、文献以及论文等，英文缩写词为高频用词，虽缩写规则各家有别但大同小异。从受教人群、教学过程以及教材使用范围三个方面考虑，采用中文名后紧随英文缩写词，理由有三：①重点缩写词反复多次见面、强化记忆，上课时也能跟上老师的课堂教学速度；②插图附带缩写词也作为解剖学名词解释的检索入口之一，用法如下：对照实验实物，从图上直接找到课题关注结构的中文名以及英文缩写词，查询相关的三张附表，即可快速获得此结构的基本信息；③插图还可作为初学者阅读文献专著的参考图谱。

陈幽婷

2023 年 11 月 8 日

编者邮箱

脑结构英文缩写词表

脑血管英文缩写词表

中文名索引和注释

附表一　前脑各节段的分区和各亚区主要结构

附表二　脑干各节段的分区和各亚区主要结构

目　　录

第一章　中枢神经组织学

对神经系统的观察研究需要深入到细胞水平时，最常用的方法是制作出合适的组织学切片，借助显微镜研判神经组织的镜下形态。近年来虽有高科技新方法不断推出，但一些传统的经典组织学技术至今仍被广泛应用。为便于初学者在光学显微镜下理解掌握中枢神经的断面解剖结构，根据后续学习脑断面解剖的需要，先行简述中枢神经组织学及相关技术。作为中枢神经系统的入门性组织学知识，仅能浅显概括而无法精深细致，在实际的科研应用中，需进一步深入查阅相关资料、学习相关专著。

第一节　神经组织常用切片染色技术

在显微镜下观察神经组织的形态，应根据观察的重点，选用不同的切片法和染色法，才能制作出合适的组织切片，满足镜下学习研究的需要。

一、组织的固定和取材

神经组织在缺血缺氧数分钟内即可出现神经细胞的损伤，故需用最短的时间将神经组织的成分原位保存下来，才能制作出高质量的组织切片。保存神经组织的方法有多种，最常用的有灌注固定后取材和新鲜组织取材后固定两种。

（一）灌注固定后取材

腹腔注射麻醉剂将鼠麻醉后，开胸经左心室灌输组织固定液，然后掀去颅盖，将整脑取出备用。此穿心灌注固定法效果最佳，且全身器官组织均同时可用。

（二）新鲜组织取材后固定

腹腔注射麻醉剂将鼠麻醉后，迅速断颈处死，掀去颅盖将脑取出，切取需要的脑块，立即投入固定液或液氮内备用。小鼠可脱臼处死，然后开颅取脑。初学者也可先辅以吸入麻醉，然后断颈。此法取材要求动作迅速、低温操作，才能保证切片质量。

二、组织切片制作

整脑或脑块经固定后硬度增加，可切成菲薄的脑片以备用。常用的切片法有石蜡切片、冰冻切片、振动切片、超薄切片等，每种方法各具特色，此处仅简介最常用也是最基础的两种切片法。

（一）石蜡切片

石蜡切片（paraffin section）是利用石蜡做支持介质以增加组织的稳固性，此法也是制作病理学切片最常用的方法。将石蜡浸入组织块内做成组织蜡块，可在石蜡切片机上切出 5μm 左右（一般 4～8μm）的薄切片。因切片厚度小于大多数胞体的直径，故染色后可以清晰观察单个胞体的结构（图 1-1-1a，图 1-1-2）。石蜡切片的制作步骤较繁琐，易因制作者的技术问题而产生人工假象，故在镜下读片时要注意甄别，以免干扰或误导观察结果。

石蜡包埋的组织块可在室温下长期保存，方便研究标本的收集和存储。

（二）冰冻切片

冰冻切片（frozen section）无须支持介质，利用神经纤维网的韧性，直接在冰冻切片机上做出切片，切片厚度常大于 15μm（一般 30～40μm）。因其厚度超过大多数胞体直径，故切片染色后镜下常出现多个胞体重叠，不利于研究单个细胞，但观察细胞集群（又称神经元群或神经核）及其分布趋势效果好（图 1-1-1b）。冰冻切片的制作步骤相对简单，易于做成连续的脑片，可大范围地对神经核或纤维束进行连续变化的动态观察。

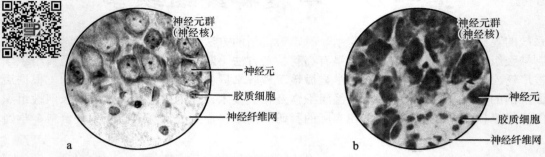

图 1-1-1　神经组织切片法比较（尼氏染色，a. 5μm 石蜡切片；b. 30μm 冰冻切片）

三、组织切片染色

应根据观察侧重点选用不同的染色法，常用的神经组织染色法有**组织学染色**（histological staining）、**组织化学**（histochemistry，HC）**染色**、**免疫组织化学**（immunohistochemistry，IHC）**染色**和**免疫荧光**（immunofluorescence，IF）**染色**等。下述两种经典的组织学染色法应用广泛，被称为普通染色或常规染色。

（一）尼氏染色

尼氏染色（Nissl staining）又称 **Nissl 染色**，是神经组织学最常用的染色法。利用碱性染料使神经元内的尼氏体（Nissl body）着色，最常用的染料是**甲酚紫**（cresol violet），又名**焦油紫**。切片经甲酚紫染色后，进行适当的分色处理，可使胞质内的尼氏体和胞核内的核仁呈现紫色或紫蓝色，而其他细胞器以及结缔组织几乎无色或呈淡蓝色。因神经元胞质内富含尼氏体，故尼氏染色可衬托出神经元胞体、胞核及近胞体树突的轮廓。核仁因强嗜碱性，着色深浓，在几乎无色的核基质内易于辨认。注意：尼氏染色切片内神经元周围的浅染（或无色）区为神经纤维网或神经纤维束所在之处（图 1-1-2a）。除甲酚紫外，常用的碱性染料还有甲苯胺蓝（toluidine blue）、亚甲基蓝（methylene blue）、硫堇（thionine）和中性红（neutral red）等。

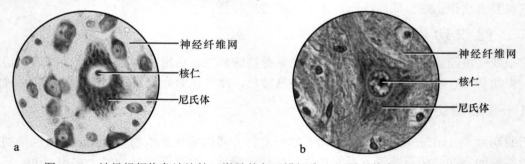

图 1-1-2　神经组织染色法比较（脊髓前角石蜡切片，a. 尼氏染色；b. H-E 染色）

（二）H-E 染色

H-E 染色（H-E staining）的全称为**苏木精-伊红染色**（hematoxylin-eosin staining），是病理学最常用的染色法。H-E 染色为复合染色：切片先用苏木精单染，再用伊红复染。**苏木精**（hematoxylin，H）为碱性染料，着色情况似尼氏染色；**伊红**（eosin，E）为酸性染料，可将尼氏染色不显色的细胞成分和结缔组织染成粉红色。切片经 H-E 染色以及分色等处理后，神经元胞核呈灰蓝色，其内的核仁呈深蓝色；胞质整体呈粉红色而其中浅蓝色的尼氏体不易辨认；同时，切片内的神经纤维网、神经纤维束以及结缔组织均呈粉红色或淡红色（图 1-1-2b）。

第二节　中枢神经组织学以及镜下形态

大体解剖学的中枢神经系统由脑和脊髓组成；组织学的中枢神经系统由神经组织组成，神经组织包括神经细胞、胶质细胞、血管（脑血管和脊髓血管）和少量结缔组织。

一、神经细胞

神经细胞（nerve cell）又称神经元（neuron），是神经组织的基本结构和功能单位，由**胞体**和**突起**两部分组成。

根据神经元的形态，可将其分为假单极神经元、双极神经元和多极神经元三类；根据神经元的功能，可将其分为传入神经元、传出神经元和中间神经元三类（图 1-2-1，图 1-2-2）。

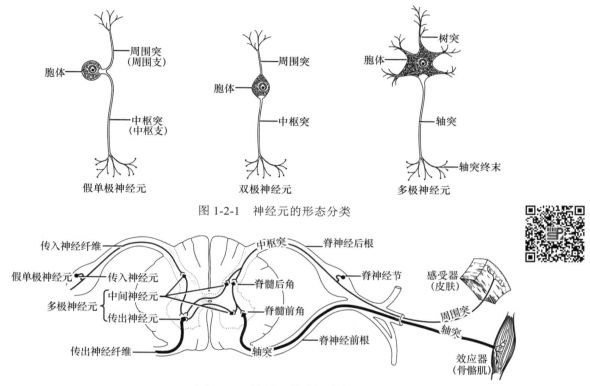

图 1-2-1　神经元的形态分类

图 1-2-2　神经元的功能分类

假单极神经元（pseudounipolar neuron）位于周围神经系统内，其胞体组成脊神经节和大部分的脑神经节，周围突（又称周围支）参与组成脊神经和脑神经，分布到感受器；中枢突（又称中枢支）随脊神经根和脑神经根入中枢，终止于相应的脊髓后角或脑神经感觉核。**双极神经元**（bipolar neuron）数量最少，仅见于嗅黏膜内的嗅细胞、视网膜内的双极细胞、耳内的前庭神经节细胞和蜗神经节细胞。**多极神经元**（multipolar neuron）位于中枢神经系统内，数量最多，其胞体组成灰质和神经核，突起组成白质、纤维束和纤维网等。脊髓前角、侧角和脑神经运动核的多极神经元轴突参与组成脊神经和脑神经，分布到效应器。

传入神经元（afferent neuron）又称**感觉神经元**（sensory neuron），多为假单极神经元，胞体和突起的大部分均位于周围神经系统内。双极神经元也属传入神经元。传入神经元的周围突与感受器相连，中枢突将神经冲动传入中枢。**传出神经元**（efferent neuron）又称**运动神经元**（motor neuron），为多极神经元，胞体相对较大且轴突长，胞体和树突均位于中枢神经系统内，轴突的大部分位于周围神经系统内，将中枢的指令传至效应器。**中间神经元**（interneuron）又称**联络神经元**（association neuron），也为多极神经元，其胞体和突起全部位于中枢神经系统内，胞体大小形态多样、突起长短粗细不一、数量众多，在中枢内相互连结成复杂的神经网络，完成从基础到高级的神经活动。

（一）胞体以及镜下形态

神经元**胞体**（soma，cell body）与其他组织细胞的胞体基本结构相同，都由细胞膜包裹细胞核和细胞质共同组成，细胞核内有核仁和染色质，细胞质内有丰富的细胞器。

在中枢神经系统内，神经元胞体聚集之处颜色稍暗称**灰质**（gray matter）。形态功能相似的神经元胞体在大、小脑表面聚集成板状分层排列，分别形成**大脑皮质**（cerebral cortex）和**小脑皮质**（cerebellar cortex）。大脑皮质分为 3～6 层，小脑皮质分为 3 层。脊髓的神经元胞体则聚集在脊髓中央管的周围，从背侧向腹侧分为 10 个板层。形态功能相似的神经元胞体聚集成团并占据特定的脑区称**神经核**（nucleus），如大脑半球内的**基底核**（basal nuclei）、脑干内的**脑神经核**（nuclei of cranial nerve）、小脑内的**小脑核**（cerebellar nuclei，CblN）、脊髓内的中间外侧核和骶副交感核等。

1. **形态特点** 神经元胞体的形态多样，大小差别明显（图 1-2-3～图 1-2-5）。

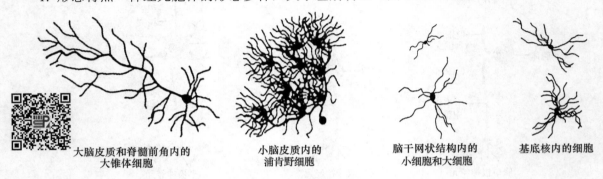

大脑皮质和脊髓前角内的　　　小脑皮质内的　　　脑干网状结构内的　　　基底核内的细胞
　　大锥体细胞　　　　　　　浦肯野细胞　　　　小细胞和大细胞

图 1-2-3　神经元的形态多样性

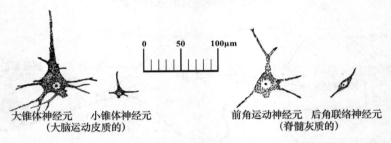

大锥体神经元　　小锥体神经元　　　　前角运动神经元　　后角联络神经元
（大脑运动皮质的）　　　　　　　　　　　　（脊髓灰质的）

图 1-2-4　神经元胞体的大小差异

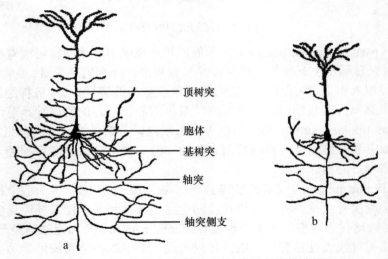

顶树突

胞体

基树突

轴突

轴突侧支

a　　　　　　　　　b

图 1-2-5　人（a）与大鼠（b）的皮质大锥体神经元

（1）**形态多样**：在切片内常被描述为三角形、多角形、星形、锥体形、梭形、圆形、卵圆形等。中枢神经的神经元无论何种形态，仅有一个大而圆的胞核，核内常染色质相对多，并有 1～2 个核仁。

在胞质内的细胞器中，粗面内质网和游离核糖体的含量最丰富，二者合称**尼氏体**。尼氏体和核仁为强嗜碱性，易被碱性染料着色（尼氏染色由此得名），而常染色体则为弱嗜碱性。

（2）大小不一：最小的 5～8μm，如小脑的颗粒细胞和脊髓后角尖处的联络神经元；最大的 100～120μm，如人大脑运动皮质的贝兹（Betz）细胞和脊髓前角的 α 运动神经元；一般以直径 20μm 左右的居多。鼠与人的中枢神经体积悬殊，但胞体的大小差别并不显著（人：5～120μm；小鼠：8～40μm）。

2. 镜下形态　神经元胞体的镜下形态与切片厚度和染色方法密切相关。在尼氏染色的石蜡切片（厚度一般 5～6μm）上，胞核大而圆、染色浅淡但周界清晰，核内有 1～2 个小圆形深染的核仁。胞核周围的胞质内有深染的尼氏体，衬托出胞体和胞核的轮廓。因近胞体的树突内仍有较多尼氏体，故较粗的近端树突也同时显示（图 1-1-2a，图 1-2-6a）。冰冻切片（厚度一般 30～40μm）由于细胞重叠，只可见深染的胞体轮廓，不易分辨胞核结构（图 1-1-1b，图 1-2-7a）。在 H-E 染色的石蜡切片上，胞核与核仁呈紫色，胞质、突起以及纤维网均呈淡粉红色（图 1-1-2b，图 1-2-6b）。在稍厚的切片上，H-E 染色切片内的粉红色更为显著（图 1-2-7b）。

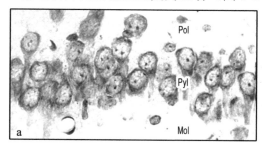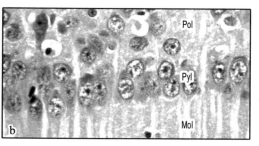

图 1-2-6　海马 CA1 区分层结构（石蜡切片，a. 尼氏染色；b. H-E 染色）

Pol：多形层；Pyl：锥体细胞层；Mol：分子层

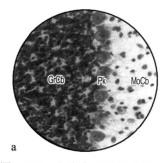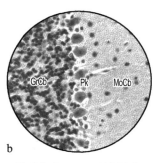

图 1-2-7　小脑皮质分层结构（a. 冰冻切片，尼氏染色；b. 石蜡厚片，H-E 染色）

GrCb：小脑颗粒层；Pk：浦肯野细胞层；MoCb：小脑分子层

神经元群不同，胞体内尼氏体的形状、大小和数量各有特点，高倍镜下比较其差异，是鉴别神经元群或神经元类别的方法之一。总体来看，大神经元的尼氏体多呈粗大斑块状，尼氏染色深浓，如脑干内的某些脑神经运动核的运动神经元，脊髓前角的 α 运动神经元等；中等和小神经元内尼氏体多呈颗粒状或细小颗粒状，故尼氏染色稍浅淡。

神经解剖学称中枢内功能形态相似的神经元群为"某神经核（× nucleus or nucleus of ×）"，如面神经核（facial nucleus）、三叉神经核（nucleus of trigeminal nerve）。注意：此细胞集群与单个细胞的核均用"nucleus"，提醒初涉神经解剖的研究者在阅读文献时应注意辨别。

（二）突起以及镜下形态

神经元的突起分为树突和轴突。在中枢神经内，两种突起相互交织。

1. 形态特点

（1）**树突（dendrite）**：较粗短且数量多，位于胞体的周围，但大脑运动皮质和海马的锥体细胞顶树突则粗而长（图 1-2-5）。树突自胞体发出后反复分支并逐渐变细，其分支的多少与神经元的形态和功能密切相关。树突主干及各分支表面都有细小隆起的树突棘，参与突触的构成，其数量与该神经元接受的信息量成正比（图1-2-8a）。树突根部的胞质内容与胞体内容相同，也含有尼氏体，故尼氏染色时可显色（图1-2-8b）。

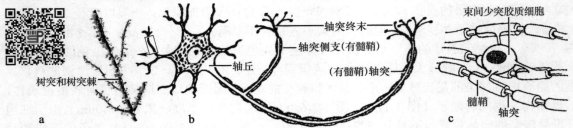

图1-2-8　树突和轴突的相关结构（a. 树突和树突棘；b. 神经元和轴突侧支；c. 有髓神经纤维和胶质细胞）

（2）**轴突**（axon）：细而长且仅有一条，可伸延至离胞体很远处。轴突起始端的胞体微隆起称轴丘，轴突和轴丘内均无尼氏体。轴突远端的分支末端膨大，称轴突终末，在脑和脊髓内与其他神经元的树突棘或胞体形成突触结构。轴突中段粗细均匀，可成直角发出轴突侧支，其末端也形成突触结构（图1-2-8b）。脑和脊髓内的大部分轴突外被少突胶质细胞的胶质足板包绕形成髓鞘，此类纤维称有髓神经纤维（图1-2-8c），纤维染色中的髓鞘染色法就是使髓鞘着色而反映出纤维所在；少数无足板包绕的轴突则称无髓神经纤维，在髓鞘染色切片内不着色或仅呈现浅淡的背景色。

在中枢神经系统内，神经纤维聚集处颜色白亮称**白质**（white matter）或**髓质**（medulla），如大、小脑皮质深方的**大脑髓质**（cerebral medullary substance）和**小脑髓质**（cerebellar medulla）。在髓质内，功能相同、起止和经行方向基本一致的神经纤维聚集成束状、条带状或板状，都称**神经纤维束**（nerve tract，nerve fasciculus），简称**纤维束**或传导束。

大脑半球内的纤维束可分为三类：①**联络纤维**（association fiber）连系同侧大脑半球的不同区域，如扣带；②**连合纤维**（commissural fiber）连系两侧大脑半球的对应区域，如胼胝体；③**投射纤维**（projection fiber）连系大脑皮质和皮质下中枢，如内囊。投射纤维又分为上行（感觉/传入）纤维束和下行（运动/传出）纤维束，如脊髓丘脑束（上行）和皮质脊髓束（下行）。穿经脑干的纤维束发出丰富的侧支，在脑干中部（背腹方向）与脑干神经元群的突起穿插交织成网状并形成丰富的突触结构，称脑干的**网状结构**（reticular formation），为脑干生命中枢和其他重要功能区所在之处。

（3）**神经毡**（neuropil）：又称**神经纤维网**，为神经元的突起和神经胶质细胞的突起相互缠绕交织，在神经元周围所形成的紧致细密纤维网（图1-2-9）。因有髓神经纤维韧性大，神经毡相对牢固，使神经组织在经过固定剂处理之后，无须支持介质（石蜡、组织包埋剂等）便能制作成脑切片（厚度一般>15μm），并可直接入染液进行染色，此法称"散染"。散染切片着色充分、分色均匀，本教材内所用连续脑切片的细胞染色大部分采用散染法制作。

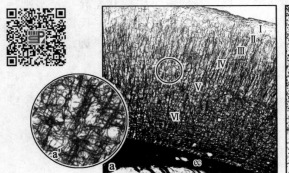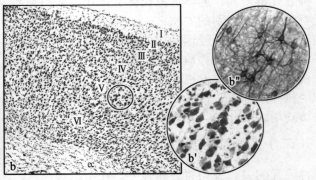

图1-2-9　大脑皮质的神经纤维网与皮质细胞分层（a、a'. 纤维染色；b、b'. 细胞染色；b". SMI-32-IHC）

Ⅰ~Ⅵ：大脑皮质第1到第6层；ec：外囊；SMI-32（nonphosphorylated neurofilament）：非磷酸化神经丝蛋白

注意"神经纤维网（神经毡）"与"网状结构"的区别：神经纤维网形成了中枢内神经组织的基本支架，轴突、树突和胶质细胞的突起均参与构成，归属组织学结构；网状结构主要位于脑干内，是特定来源的轴突和树突构成的具有特定功能的神经网络且占据特定的脑区，归属解剖学结构。

2. 镜下形态　在尼氏染色切片上，紫蓝色的神经元胞体与胶质细胞核之间未染色的脑实质区均为神经纤维网所在部位（图 1-1-1，图 1-2-10a），由于技术原因也可显示为淡蓝色或淡紫色（图 1-2-6a）。树突因含有尼氏体，高倍镜下可见近胞体的树突主干。在 H-E 染色切片上，因所有细胞突起均为嗜酸性，易被伊红染色，故神经纤维网形成了神经组织的粉红色背景（图 1-1-2b，图 1-2-10b）。应用免疫组织化学（IHC）或免疫荧光（IF）染色，可特异性地显示免疫反应阳性细胞的胞体、突起及其形成的神经纤维网（图 1-2-9b"，图 1-2-10c）。

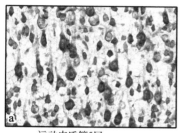
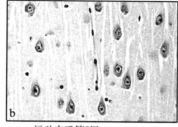
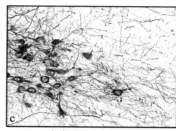

运动皮质第5层　　　　　运动皮质第5层　　　　　中脑黑质致密部

图 1-2-10　神经细胞突起的镜下形态（a. 冰冻切片，尼氏染色；b. 石蜡切片，H-E 染色；c. 冰冻切片，TH-IHC 染色）
TH（tyrosine hydroxylase）：酪氨酸羟化酶

二、胶质细胞

胶质细胞（glial cell，gliacyte）全称**神经胶质细胞**（neuroglial cell，neurogliacyte），又称**神经胶质**（neuroglia，glia）。与神经元相比，胶质细胞的特点为①胞体小：一般仅 5～8μm，与最小的神经元胞体大小相仿，普通染色切片两者不易区别；②胞质少且无尼氏体：因胞质少而显得胞核相对大，尼氏染色仅见胞核轮廓；③胞核内异染色质多：异染色质为强嗜碱性，故常规染色切片上胞核均匀深染难辨核仁，可依此特点区别于小神经元；④突起不分树突、轴突：突起不能传导神经冲动，但参与构成神经毡、脑屏障和髓鞘；⑤数目多：其总数是神经元的 10～50 倍（人脑约有 100 亿个神经元），但因其体积小，故胶质细胞的总体积约占脑体积的一半。

（一）胶质细胞的分类

中枢神经系统的胶质细胞可分为星形胶质细胞、少突胶质细胞、小胶质细胞和室管膜细胞四种。除室管膜细胞之外，其他胶质细胞在普通染色中只能显示其细胞核，用特殊的银染色或免疫组织化学染色可显示其全貌（图 1-2-8c，图 1-2-11，图 1-2-12）。

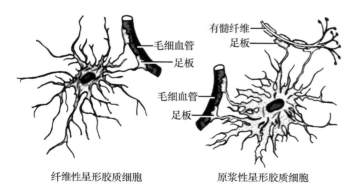
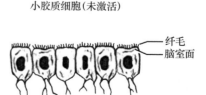

纤维性星形胶质细胞　　　　原浆性星形胶质细胞　　　　室管膜细胞

图 1-2-11　神经胶质细胞

1. 星形胶质细胞（astrocyte）   占胶质细胞总数的 20%～25%，是胶质细胞中胞体最大者。此细胞分为**纤维性星形胶质细胞**（fibrous astrocyte）和**原浆性星形胶质细胞**（protoplasmic astrocyte）两种，前者主要位于白质内，突起细长、分支少；后者主要位于灰质中，突起粗短、分支较多。胶质细胞的突起从胞体发出向四周伸展，一些突起的末端膨大形成**足板**（foot plate）或称**终足**（end feet）。当足板包绕脑内毛细血管形成了胶质界膜，参与组成**血-脑屏障**；当足板附于室管膜和软脑膜下也形成胶质界膜，参与组成**脑脊液-脑屏障**；原浆性星形胶质细胞的足板还贴附在神经元以及有髓神经纤维的表面（图 1-2-11，图 1-2-12）。

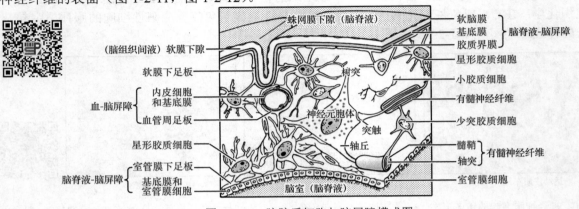

图 1-2-12　脑胶质细胞与脑屏障模式图

2. 少突胶质细胞（oligodendrocyte）   占胶质细胞总数的 60%～70%，胞体较星形胶质细胞小。此细胞分为束间少突胶质细胞、神经细胞周少突胶质细胞和血管周少突胶质细胞三种，前两者分别位于脑白质和灰质的轴突之间，其突起呈板状卷绕轴突，组成髓鞘，又称成髓鞘细胞；后者位于脑和脊髓的血管周围（图 1-2-8c，图 1-2-12）。

3. 小胶质细胞（microglia）   占胶质细胞总数的 5%～15%，胞体最小且数量最少，大多位于灰质内。小胶质细胞是中枢内重要的免疫细胞，在免疫应答、神经元发育、稳态维持、损伤修复以及神经退行性病变等多种生理和病理进程中发挥关键作用（图 1-2-11，图 1-2-12）。

4. 室管膜细胞（ependymocyte，E）   属特殊类型的胶质细胞，为被覆在脑室壁的一层扁平、立方或柱状的单层细胞，紧密排列形成室管膜上皮，参与脑脊液-脑屏障的组成（图 1-2-11，图 1-2-12）。

在脑的某些裂隙处，脑室壁的室管膜上皮与脑表面的软脑膜相贴，形成**脉络组织**（tela choroidea，tch），又称**脉络膜**，封闭这些裂隙。脑表面的血管在脉络膜内反复分支形成簇状血管丛，顶戴室管膜上皮突入脑室腔，形成**脉络丛**（choroid plexus，chp），是产生脑脊液的主要结构。脉络丛处的室管膜上皮改称**脉络丛上皮**，其细胞较脑室面的室管膜细胞稍大。脉络丛的血管、脉络丛上皮和少量结缔组织（来源于软脑膜）共同组成血-脑脊液屏障。

（二）镜下形态

在较厚的常规染色切片上，除大纤维束内的束间少突胶质细胞和脑室壁的室管膜细胞之外，其他胶质细胞不易分类区别，大多数星形胶质细胞也易与小神经元混淆，而应用免疫组织化学（IHC）或免疫荧光（IF）染色能解决这个难题。利用不同类型胶质细胞的标志性化学成分，能够精确地鉴别出胶质细胞的类型甚或发育状态及功能状态，是目前研究胶质细胞的常用方法（图 1-2-13）。

在较薄的常规染色切片上，主要根据胞体的大小、尼氏体的有无、胞核面积与胞质面积之比（称核质比或核浆比）等差异初步区分出神经元与胶质细胞。在高质量的切片上，也可初步辨别出胶质细胞的类别（图 1-2-14，图 1-2-15）。

1. 星形胶质细胞的镜下形态   在 H-E 染色切片内，其胞核多呈圆形或卵圆形，因核内常染色质稍多，故染色比其他胶质细胞核都浅，且几乎不见核仁（图 1-2-14a）。在尼氏染色的冰冻切片内，星形胶质细胞显示为散在神经毡内的点状背景，与小神经元难以区别（图 1-2-14b）。

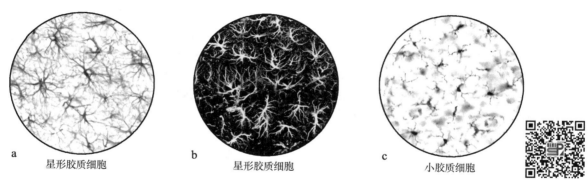

图 1-2-13　胶质细胞免疫学染色的镜下形态（冰冻切片，a. GFAP-IHC；b. GFAP-IF；c. Iba-1-IHC）

GFAP：胶质细胞原纤维酸性蛋白（glial fibrillary acidic protein）；Iba-1：离子钙接头蛋白分子-1（ionized calcium binding adapter molecule 1）

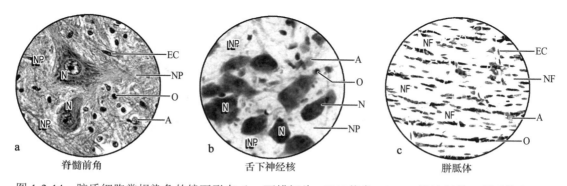

图 1-2-14　胶质细胞常规染色的镜下形态（a. 石蜡切片，H-E 染色；b、c. 冰冻切片，尼氏染色）

A：星形胶质细胞；EC：毛细血管内皮细胞；N：神经元；NF：神经纤维束；NP：神经毡；O：少突胶质细胞

　　星形胶质细胞与小神经元的大小相似，在普通染色切片内仅能根据胞质内是否有尼氏体以及核仁是否明显作为鉴别点，准确性差（图 1-2-15）。胶质细胞原纤维酸性蛋白（GFAP）为星形胶质细胞的特异性标志物，免疫学染色显示清晰，几乎全貌可见（图 1-2-13a、b）。

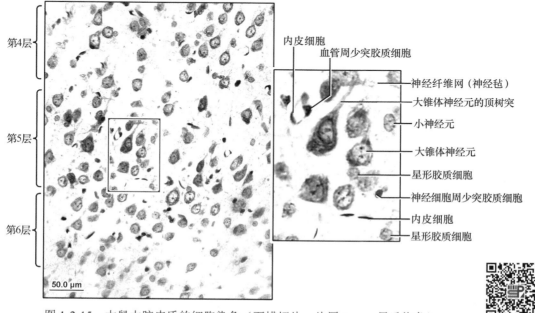

图 1-2-15　大鼠大脑皮质的细胞染色（石蜡切片，片厚 5μm，尼氏染色）

2. 少突胶质细胞的镜下形态　普通染色切片内为深染的小细胞（图1-2-14）。

（1）**束间少突胶质细胞**（interfascicular oligodendrocyte）：简称**束间细胞**，呈串珠状排列在纤维束内，其方向性（极性）与纤维束的走行一致，可作为识别纤维束的标志（图1-2-8c，图1-2-14c）。

（2）**神经细胞周少突胶质细胞**（perineuronal oligodendrocyte）：简称**卫星细胞**，散在于灰质的神经元周围，胞核明显比星形胶质细胞核小而深染，两者较易区别（图1-2-14a、b，图1-2-15）。在冰冻切片内与星形胶质细胞共同组成脑实质内（纤维束除外）的点状背景。

（3）**血管周少突胶质细胞**（perivascular oligodendrocyte）：简称**血管周细胞**，紧贴脑内血管壁周围，数目少，细胞核小而圆且染色较深，难与内皮细胞核区分（图1-2-15，图1-2-24b）。

3. 小胶质细胞的镜下形态　胞核最小但染色深，因稍狭长或弯曲，易与内皮细胞核混淆。正常状态下其数目很少，在炎症等病变区域，可见数目增多、胞体增大。离子钙接头蛋白分子-1（Iba-1）是小胶质细胞的特异性标志物之一，免疫组织化学（IHC）染色显示清晰（图1-2-13c）。

星形胶质细胞、少突胶质细胞和小胶质细胞在常规染色切片内都只见胞核而不见或几乎不见胞质，是因为其胞质内缺乏尼氏体，在尼氏染色切片内胞质不着色，在H-E染色切片内胞质的淡红色与神经毡的染色无法区分。在电镜照片内，可见胶质细胞的胞质其实很明显（图1-2-16）。

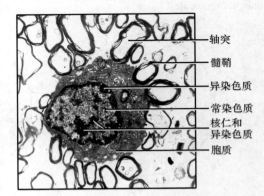

图1-2-16　少突胶质细胞（电镜）

4. 室管膜细胞的镜下形态　不同于前三种胶质细胞，室管膜细胞在常规染色中显示清晰，但容易在免疫学染色中产生假阳性着色，故应谨慎分析实验结果。

（1）**室管膜**（ependyma，E）：即室管膜上皮，薄切片可见贴覆在脑室壁的单层立方或柱状的室管膜细胞，胞核深染且排列整齐，胞质染色稍浅，在高质量切片内能见到细胞脑室面的纤毛染色；厚切片则因细胞多层累叠，显示为深染的细胞带（图1-2-17，图1-2-18a）。

在脑室系统的某些部位还存在高度特化的室管膜细胞，称**伸长细胞**（tanycyte）。该细胞主要位于下丘脑的第三脑室壁，其中室底壁处最密集（图1-2-17a）。伸长细胞从基底面伸出的突起深入至脑实质之内，此种细胞在脑脊液的化学信息传导中具有特殊功能。

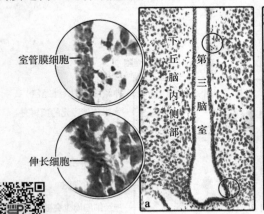

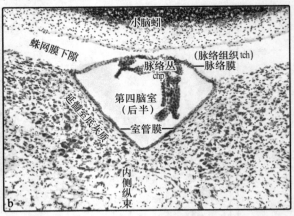

图1-2-17　室管膜细胞（a）及相关结构（b）（冰冻切片，尼氏染色）

（2）**脉络组织**（tela choroidea，tch）和**脉络丛**（choroid plexus，chp）：脉络组织多呈菲薄膜样，故称**脉络膜**，位于侧脑室的脉络裂、第三脑室顶和第四脑室顶的后半，在切片上显示为深染的条状游离细胞带。脉络丛形状不规则，根部附着于脉络膜组织，游离部突入脑室腔（图1-2-17b）。因脉络丛上皮细胞密集，故整体染色深浓，薄切片在高倍镜下可区别出组织学成分（图1-2-18）。

脉络组织和脉络丛都没有神经毡的支持，又游离在脑脊液内，柔软易损伤。在石蜡切片或其他有介质支持的切片上多可保留完整的位置形态，在冰冻切片、漂浮染色的实验过程中极易破损移位、脱落或丢失。另外，脉络丛上皮和基底膜与毛细血管内皮共同组成血-脑脊液屏障。

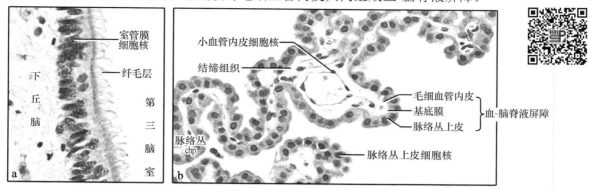

图 1-2-18　室管膜（a）和脉络丛（b）（石蜡切片，H-E 染色，高倍镜）

三、脑血管

大体解剖学将全身血管分为动脉、毛细血管和静脉三种，脑血管在此基础之上继续细化分类。

（一）脑动脉的分类

在脑血管的实验研究中，以解剖学分类结合组织学结构以及生理功能特点为基础，将脑动脉分为软膜动脉、微动脉和毛细血管 3 类（图 1-2-19，图 1-2-20），此分类法也适用于鼠脑血管。

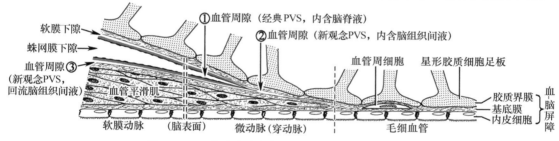

图 1-2-19　脑动脉分类与血管周隙组织结构模式图

1. 软膜动脉（pia artery）　即脑表面的中、小动脉（属肌性动脉），在蛛网膜下隙内经行并分支，表面包被软脑膜。分至小动脉时，其管壁的平滑肌仅有 3～4 层。与其他器官的相同管径动脉比较，软膜动脉的管壁较薄（图 1-2-19）。软膜动脉在皮质表面多次分支并相互吻合，形成**软膜动脉网**（pial arterial network），自网的小动脉上分出穿动脉垂直进入脑实质内（图 1-2-22）。软膜动脉网的详细内容见图 3-8-41 和相关文字描述。

2. 微动脉（arteriole）　即脑的**穿动脉**（perforating artery），携带软脑膜垂直穿入脑实质内，其管壁尚有 1～2 层平滑肌（图 1-2-19）。穿入半球皮质的穿动脉有长、短之分：长支又称皮质下穿动脉，可达皮质深层的白质，短支仅分布到皮质内（图 1-2-20a）。

血管周隙（perivascular space，PVS）又称菲-罗间隙（Virchow-Robin space，VRS），简称 VR 腔，是与脑的微血管密切相关的正常解剖结构。经典 PVS 指血管周软脑膜（曾认为是蛛网膜）与脑表软脑膜随脑微血管穿入脑实质时形成的套筒状间隙，与蛛网膜下隙相通，内含脑脊液；近年研究提出的新观念 PVS 指软脑膜包绕脑血管形成的狭隙，即血管平滑肌与（血管周）软脑膜和神经胶质界膜之间的狭隙，与蛛网膜下隙不相通，内含脑组织间液，目前认为此间隙属脑实质的淋巴回流路径，故称**血管周围淋巴间隙**。两种 PVS 的组织学层次和结构差别见图 1-2-19 和图 1-2-20。

在新观念 PVS 的基础之上还发现：脑基底节穿动脉（脑底部）、中脑穿动脉（脑干部）和脑穿静脉的 PVS 与皮质穿动脉的 PVS 之间存在更细微的组织学差异。

大体解剖学称脑皮质内的穿动脉为**皮质支**，称从大脑动脉环和近环段动脉发出、进入脑底部的穿动脉为**中央支**（图 1-2-20a）。穿动脉是终动脉，相互之间缺乏吻合，当某一支动脉闭塞时无法建立有效的侧支循环，使其分布区易发生缺血性病理改变。

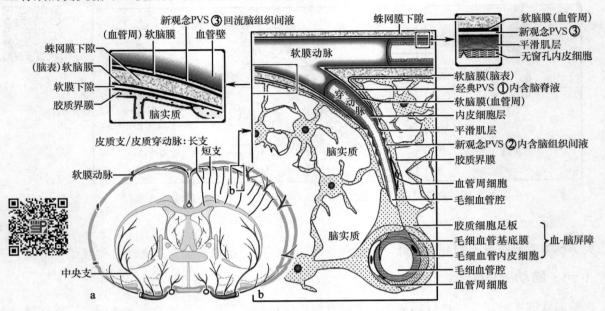

图 1-2-20　脑动脉分类（a）和脑血管周隙（b）

3. 毛细血管（capillary）　当内皮细胞外的平滑肌、软脑膜和血管周隙消失后，无孔的毛细血管内皮细胞、基底膜和胶质细胞足板紧密相贴，此 3 层结构是**血-脑屏障**（blood-brain barrier，BBB）形成的解剖学基础（图 1-2-19，图 1-2-20b）

绝大多数脑血管内皮是无孔的且细胞间为紧密连接，但在脑的特定位置，有孔毛细血管内皮参与构成室周器官。

（二）镜下形态

在 H-E 染色切片上，血管壁的所有细胞核均呈深染的蓝色或紫蓝色，其他成分呈淡红色。尼氏染色仅显示出细胞核区的紫蓝色，当切片分色处理（染色过程中的操作步骤之一）不到位时，其他结构可保留淡蓝的背景色。

内皮细胞核为扁卵圆形，在切片上紧邻血管腔，根据切面角度变化呈现为圆形（平行于切面）、梭形（斜或垂直于切面）或弯月形（毛细血管的横断面）。平滑肌细胞核为长椭圆形或杆状，根据切面角度变化呈现为长椭圆形、卵圆形或小圆形等。血管周细胞核多显示为圆形或卵圆形，较前两者的核稍大，染色稍浅且数量少（图 1-2-21，图 1-2-22，图 1-2-24）。

1. 脑动脉干和软膜动脉　在软脑膜和脑蛛网膜保留较完整的切片上，可见到大或较大血管的断面，动脉主干的平滑肌层次多，管壁染色较深（图 1-2-21，图 1-2-22）。脑表面动脉主干的位置较恒定，只要能保留住，一般不难辨认。若需要研究观察脑表面血管，应在取材时将脑蛛网膜和硬脑膜原位保留，染色时尽量不用散片漂染法。

2. 微动脉和微静脉　即穿动脉和穿静脉。自脑表面穿入脑实质后，血管壁细胞形态依血管走向与脑切片所呈角度以及脑切片厚度不同而变。图 1-2-21b 内见一支穿动脉恰从大脑中动脉（MCA）发出进入脑实质，其管壁为横切面微斜、管腔清晰，管壁周围的无色区（箭头所示）为切片制作过程中组织块收缩而产生的假象，并非正常的血管周隙（PVS）。图 1-2-22b 和 c 内见穿动脉长轴切面（纵切面），因脑片较厚、血管较细，出现血管壁细胞与脑细胞重叠的现象，但环形排列的平滑肌细胞核仍可辨认。相同位置、同等级别的穿静脉管腔较粗、平滑肌极少，故染色稍浅。与其他组织内的血管分布不同，脑组织的穿动脉和穿静脉并非紧密伴行，仅能通过比较管壁厚薄和管腔大小进行粗略的分辨。

在采用断头取脑法制作的 H-E 染色切片上，血管腔内常见残留的血细胞染色。经穿心灌注处理的脑切片内几乎不见血细胞，但若灌注技术不熟练或有脑血管病变时，也可残留较多血细胞。

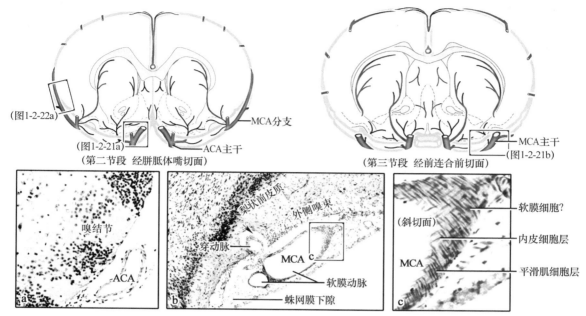

图 1-2-21　脑表面的动脉主干和软膜动脉（a. 石蜡切片，H-E 染色；b、c. 冰冻切片，尼氏染色）
ACA：大脑前动脉；MCA：大脑中动脉

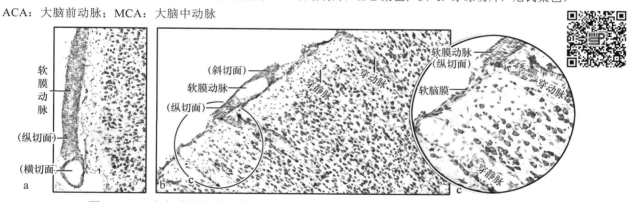

图 1-2-22　脑皮质的软膜动脉（a）、微动脉和微静脉（b）（冰冻切片，尼氏染色）

脑实质内穿动脉的密度、管径和走向以及毛细血管网的密度与该区神经细胞和神经纤维（纤维网）的存在形式相匹配，并与功能密切相关，并非均匀一致（图 1-2-23）。

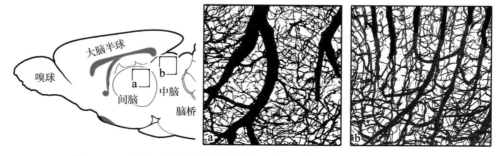

图 1-2-23　脑实质不同区域内的穿动脉和血管网（脑血管灌注切片）

图 a：丘脑背侧部的穿动脉称丘脑背侧动脉，管径较粗、数量较少，方向性不明显，参见图 3-6-40b；图 b：中脑上丘内的穿动脉称管周背侧动脉，管径较细、数量多，方向性明显，参见图 3-7-30b

3. 毛细血管 位于脑实质内,只有深染的内皮细胞核围成境界清晰的管腔(图 1-2-24 内*所示)。在血管横切面上,呈弯月形的内皮细胞核最多不超过 3 个;在血管纵切面或斜切面上,内皮细胞核呈细长柱形或梭形。紧贴毛细血管周围的圆形稍浅染核可能是血管周细胞核,但易与小胶质细胞核混淆(图 1-2-24)。使用未经灌注固定或灌注效果不佳的组织做切片,常见管腔内存留的血细胞。

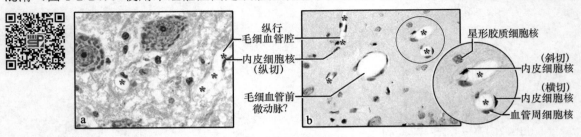

图 1-2-24　脑内毛细血管(石蜡切片,a. H-E 染色;b. 尼氏染色)

(三)脑静脉

脑内毛细血管静脉端逐级汇聚形成**微静脉**(venule),或称**穿静脉**(perforating vein),垂直穿出脑实质后在脑表面汇入**软膜静脉网**(pial venous network),**软膜静脉**(pial venules)逐级汇聚、管径增粗,最后注入硬脑膜窦。与同级别的动脉比较,脑的静脉壁更薄且无静脉瓣;穿静脉周围也有血管周隙,但与穿动脉周围的血管周隙存在组织学差异。

脑血管系统与颅外其他深层血管的分布形式不同,绝大多数动脉、静脉并不紧密伴行,所以在切片上难以根据结构差别相互比较进行鉴别。上述关于血管的镜下描述虽统称为"动脉",实则并不严谨,故在实验中需结合动脉、静脉的走行位置和分布特点或采用其他方法进行区别。

四、结缔组织

脑的结缔组织主要指软脑膜。

(一)软脑膜

软脑膜(cerebral pia mater)的主要所在处如下:①随脑的沟回深入包绕脑表面,与星形胶质细胞足板形成的胶质膜共同组成脑脊液-脑屏障(图 1-2-12);②跨越脑室裂隙表面,与室管膜共同组成脉络膜(脉络组织)(图 1-2-17b);③伴随脉络丛血管经脑室裂隙进入脑室内,参与组成脉络丛(图 1-2-17b,图 1-2-18b);④伴随微动脉穿入脑实质内,参与组成(新观念的)血管周隙(图 1-2-20)。

(二)镜下形态

软脑膜为一薄层疏松结缔组织,脑表软脑膜的外表面有单层扁平上皮(间皮)覆盖,接触脑脊液;内表面与脑实质疏松相连,称软膜下隙(图 1-2-12)。在 H-E 染色的石蜡切片上,脑表软脑膜多显示为一线样染色条,深染的细胞核沿染色条稀疏排列(图 1-2-25a);在冰冻切片上,因细胞的叠加,形成深染的细胞带(图 1-2-25b、c)。软脑膜极易在取材和切片制作过程中被撕脱,故脑表面为脑实质而不见此层。

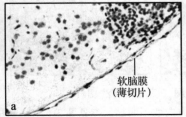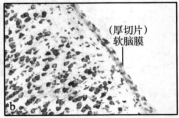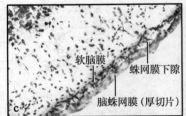

图 1-2-25　软脑膜(a. 石蜡切片,H-E 染色;b、c. 冰冻切片,尼氏染色)

五、室周器官

室周器官（circumventricular organs，CVOs）又称脑室周围器，是在脑中线处、位于第三脑室和第四脑室壁或其附近的数个特殊分化的小区域，因其组织结构和功能均与一般脑组织不同，故被视为一个功能系统。室周器官是血-脑屏障和脑脊液-脑屏障的薄弱区，成为血液-神经-脑脊液三种信息的交汇处，有利于脑内体液信息分子的传递，在脑的信息接受和整合、机体稳态调节和神经免疫调节等功能中占有特殊地位。

从位置上分，位于脑室系统腹侧的有终板血管器、正中隆起和神经垂体，位于脑室系统背侧的有穹窿下器、连合下器、松果体和最后区（图1-2-26）。

从组织结构上分，虽然各室周器官在神经化学和神经元联系等方面独具特性，但其主要共性如下：①神经细胞很少甚或缺如，或有神经内分泌细胞，或有自身特有的功能性细胞，且都具有神经纤维网；②都含有胶质细胞，有星形胶质细胞和小胶质细胞/巨噬细胞；③毛细血管网极为丰富（连合下器除外），且为有孔毛细血管内皮，内皮细胞间的紧密连接很少，这是室周器官缺乏正常血-脑屏障的解剖学基础；④表面有室管膜覆盖（神经垂体和松果体除外）。

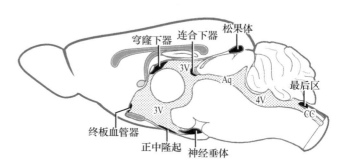

图1-2-26　鼠脑室周器官的位置

3V：第三脑室；4V：第四脑室；Aq：中脑导水管；CC：中央管

从功能上分，以感知功能（接受信息）为主的称感受性室周器官，以释放生物活性物质（功能因子）为主的称分泌性室周器官。

（一）感受性室周器官

感受性室周器官（sansory CVOs）包括终板血管器、穹窿下器和最后区，以感知和传导血液、脑脊液与脑之间的化学信息变化为主。

1. **终板血管器**（vascular organ of the lamina terminalis，VOLT）　位于视交叉前半的上方、第三脑室前端的两侧壁，即下丘脑的终板所在之处（图1-2-27）。VOLT与下丘脑视前区紧密相连，其详细位置参见图3-3-13。VOLT主要与调节水盐代谢和免疫反应有关，并与视前区共同参与下丘脑的体温调节功能。

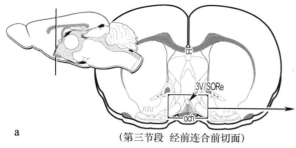
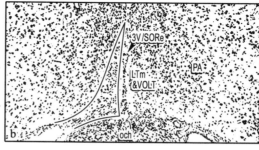

（第三节段 经前连合前切面）

图1-2-27　终板血管器（b. H-E染色）

3V/SORe：第三脑室或视上隐窝；cc：胼胝体；LTm&VOLT：终板和终板血管器；och：视交叉；PA：下丘脑视前区

2. **穹窿下器**（subfornical organ，SFO）　位于第三脑室顶的前部、左右室间孔之间，附着在海马腹侧连合的下方（图1-2-28）。SFO所在位置恰为侧脑室与第三脑室的连通处，其详细位置参见图3-4-14。SFO是最大的室周器官，根据组织学差异可分出亚区：中央带内有神经元和胶质细胞以及丰富的毛细血管，嘴侧带和尾侧带内细胞和血管较少但神经纤维多。SFO的主要功能也与水盐代谢的调节有关，并能分泌血管紧张素Ⅱ。

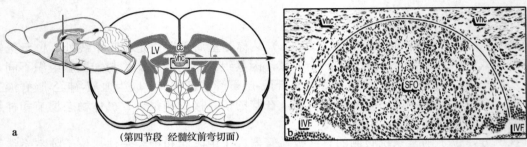

（第四节段 经髓纹前弯切面）

图 1-2-28　穹窿下器（b. H-E 染色）

cc：胼胝体；IVF：室间孔；LV：侧脑室；vhc：海马腹侧连合；SFO：穹窿下器

3. 最后区（area postrema，AP）　位于第四脑室的后端、延髓中央管起始端的背侧，是最尾侧的室周器官（图 1-2-29）。AP 的位置与脑干内的孤束-迷走神经复合体紧密相连，其详细位置参见图 2-1-10 和图 3-11-15。AP 与脑干的心血管中枢、呼吸调节中枢和呕吐中枢等密切相关，是自主神经中枢的调节通道之一。

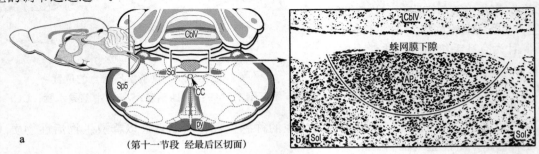

（第十一节段 经最后区切面）

图 1-2-29　最后区（b. H-E 染色）

AP：最后区；CblV：小脑蚓；CC：中央管；py：锥体束；Sol：孤束核；Sp5：三叉神经脊束核

（二）分泌性室周器官

分泌性室周器官（secratory CVOs）包括正中隆起、连合下器、松果体和神经垂体，以分泌或转运神经活性物质为主。

1. 正中隆起（median eminence，ME）　位于第三脑室底，呈薄板状，可分为内、外两层或内、中、外三层（图 1-2-30）。ME 联系下丘脑与垂体，其详细位置毗邻参见图 2-3-1 和图 3-5-20。ME 功能复杂多样，是公认的神经系统与内分泌系统的关键交接界面。

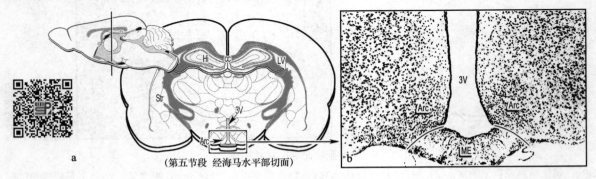

（第五节段 经海马水平部切面）

图 1-2-30　正中隆起（b. H-E 染色）

3V：第三脑室；Arc：弓状核；cc：胼胝体；Hi：海马；LV：侧脑室；ME：正中隆起；Str：纹状体

2. 连合下器（subcommissural organ，SCO）　位于第三脑室后壁与中脑导水管的交界处，附着在后连合的腹侧（图 1-2-31）。SCO 是由特化的室管膜细胞组成，并有丰富的毛细血管和胶质细胞，其详细位置参见图 3-6-22。对 SCO 的功能了解甚少，已知可分泌数种糖蛋白进入脑脊液，可能在调节水盐代谢方面起作用。

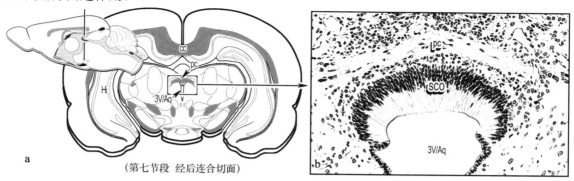

图 1-2-31　连合下器（b. H-E 染色）

3V/Aq：第三脑室与中脑导水管交界处；cc：胼胝体；Hi：海马；pc：后连合；SCO：连合下器

3. 松果体（pineal gland，Pi）　位于中脑下丘的背侧，前端以细长的松果体柄连于上丘脑（图 1-2-32）。Pi 内有胶质细胞，没有真正的神经元，但有能合成褪黑素的松果体细胞。Pi 主要有调节生物节律、协调内环境稳态等功能。

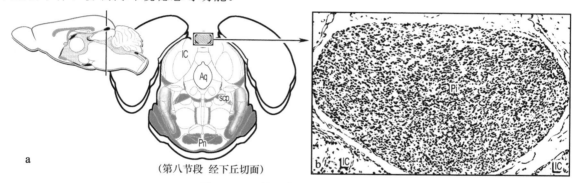

图 1-2-32　松果体（b. H-E 染色）

Aq：中脑导水管；IC：下丘；Pn：脑桥基底部；Pi：松果体；scp：小脑上脚

4. 神经垂体（neurohypophysis，NHy/NHP）　位于腺垂体 AHy 的背侧中央，与中脑的腹侧毗邻，前端与腺垂体共同经漏斗柄连于下丘脑（图 1-2-33）。NHy 主要由无髓鞘的神经纤维、神经胶质细胞和丰富的窦状毛细血管组成，无髓鞘纤维来自下丘脑的神经分泌大神经元，神经胶质细胞又称垂体细胞。NHy 的主要功能是释放加压素和催产素，两种神经激素由下丘脑室旁核和视上核内的神经分泌大神经元分泌，由无髓鞘轴突组成的漏斗垂体束经正中隆起和漏斗柄达神经垂体，其终末即神经垂体内的神经纤维。

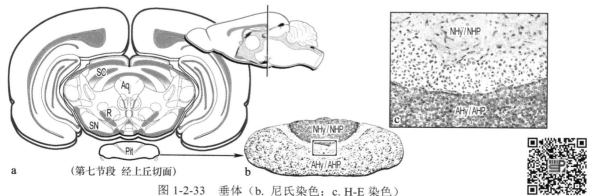

图 1-2-33　垂体（b. 尼氏染色；c. H-E 染色）

AHy/AHP：腺垂体；Aq：中脑导水管；NHy/NHP：神经垂体；R：红核；Pit：垂体；SC：上丘；SN：黑质

现认为松果体上方的松果体上隐窝（人脑）、神经垂体前方的漏斗柄以及脑室内的脉络丛均属室周器官。松果体与垂体都是位于颅腔内的内分泌器官，分别属于间脑的上丘脑和下丘脑。

第三节　鼠脑的断面方位和脑段

一、鼠脑的断面方位

鼠脑的断面解剖方位如下：①**冠状面**（frontal plane）指前后（嘴尾）方向的切面，与脑的长轴（脑纵轴）相垂直；②**矢状面**（sagittal plane）指左右方向的切面，与脑的左右轴（脑横轴）相垂直；③**水平面**（horizon plane）又称**横断面**，指上下（背腹）方向的切面，与脑的上下轴（脑垂直轴）相垂直。因实验研究中鼠脑的冠状面最常用，故本教材选用冠状切面脑片进行较系统的连续断面解剖描述，仅辅以少量矢状和水平切面，且简单描述重点框架结构。

鼠脑干的长轴与前脑（端脑和间脑）的长轴一致，而人的脑干与前脑折转呈近 90°，故鼠与人前脑冠状面的结构配布相对应，而鼠脑干小脑冠状面与人脑干小脑水平面（横断面）的结构配布相对应（图 1-3-1）。

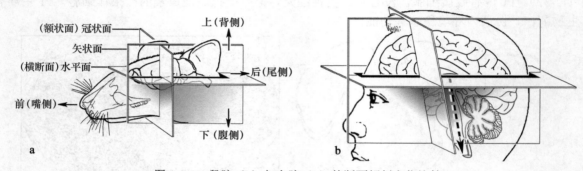

图 1-3-1　鼠脑（a）与人脑（b）的断面解剖方位比较

二、标准冠状断面的制作方法

本教材所用鼠脑冠状切片按照王平宇教授主编的《大鼠脑读片提要及图谱》内提供的定位坐标制作。定位用**标准基线**为后连合（posterior commissure，pc）后缘与脚间窝（interpeduncular fossa，IPF）前缘的连线，经此连线所做的冠状切面为基准平面，称**额基平面**（frontal-basicular plane）（图1-3-2a），此平面可视为间脑与中脑的交界处。另外，此平面与 George Paxinos 和 Charles Watson 主编的 *The Rat Brain in Stereotaxic Coordinates* 书中所用基准平面基本一致。

提供如下两种常用方法定位额基平面，能够做出与本教材和上述图谱基本一致的冠状脑片。

（一）粗略定位

将裸脑背侧面皮质向下平贴台面之上，然后用切刀做脑的冠状切面，操作时注意保持切刀与台面垂直（图 1-3-2b）。脑左、右侧的对称以脑腹侧面形态为定位参考，如嗅结节、视交叉等。脑外形将在第二章内学习，脑腹侧面形态与脑内结构的对应关系将在第三章内学习，这是实施脑内核团或脑区局部取材的基础。此定位法方便快捷，有利于新鲜脑的快速取材，但精确性较差。

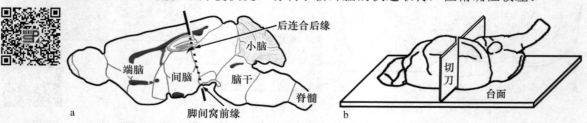

图 1-3-2　额基平面的标准基线（a）和脑冠状切面粗略定位法（b）

（二）精确定位

精确定位法需要先对鼠实施穿心灌注固定，然后掀去颅盖，注意完整保留鼻骨、前颌骨、门齿以及双侧的外耳门和外耳道（图2-1-1b），再将鼠头固定在小动物脑立体定位仪上，调节门齿棒低于耳间线3～5mm。手术刀片安装在定位仪的垂直定位杆上，然后左右移动定位杆做脑冠状切面。

三、鼠脑的分段

本教材第三章的断面解剖沿用王平宇教授《大鼠脑读片提要及图谱》编排体例，根据鼠脑内部结构的变化规律，将其从前向后分为11个节段（长度不等）。每一节段内选取具有代表性结构和典型变化特点的切片3～4张，全脑共选取41张，基本可显示出全脑内的结构。在每张典型切片上，依据脑表面形态、脑室系统和重要纤维束作为定位标志，将其划分为数个脑区，在各脑区内进一步辨识详细结构。需辨识的结构包括亚脑区、神经核团和纤维束。

在11个脑节段中，第一至六段主要为端脑和间脑；第七和第八段主要为中脑和脑桥前半；第九至第十一段主要为脑桥后半和延髓，小脑主要位于第九至十一段内（图1-3-3）。

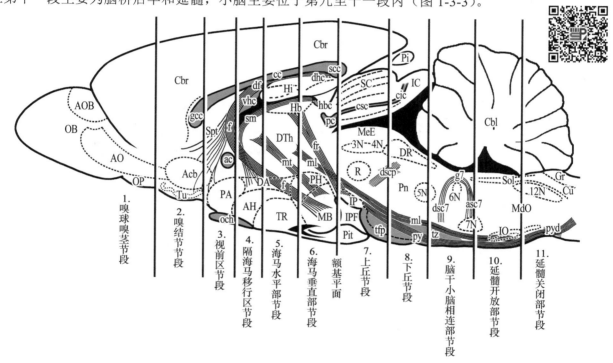

图1-3-3　鼠脑节段的划分及重要结构透视图

3N：动眼神经核；4N：滑车神经核；5N：三叉神经运动核；6N：展神经核；7N：面神经核；12N：舌下神经核；ac：前连合；Acb：伏隔核；AH：下丘脑前区；AO：前嗅核；AOB：副嗅球；asc7：面神经升支；Cbl：小脑；Cbr：大脑；cc：胼胝体；cic：下丘连合；csc：上丘连合；Cu：楔束核；DA：下丘脑背侧区；df：背侧穹窿；dhc：海马背侧连合；DR：中缝背核；dsc7：面神经降支；dscp：小脑上脚交叉；DTh：背侧丘脑；f：穹窿；fr：后屈束；gcc：胼胝体膝；g7：面神经膝；Gr：薄束核；Hb：缰核；hbc：缰连合；Hi：海马；IC：下丘；IP：脚间核；IPF：脚间窝；IO：下橄榄核；MB：下丘脑乳头体区；MdO：延髓；MeE：中脑；ml：内侧丘系；mt：乳头丘脑束；OB：嗅球；OP：嗅茎；och：视交叉；PA：下丘脑视前区；pc：后连合；PH：下丘脑后区；Pi：松果体；Pit：垂体；Pn：脑桥；py：锥体束；pyd：锥体交叉；R：红核；SC：上丘；scc：胼胝体压部；sm：髓纹；Sol：孤束核；Spt：隔区；TR：下丘脑结节区；tfp：桥横纤维；Tu：嗅结节；tz：斜方体；vhc：海马腹侧连合

为了保证知识的完整性和连续性，在每节段的断面描述之前，均有一概述，用于归纳本段内切面的结构概况，并结合本段内容，简单比较鼠脑与人脑形态差异显著的解剖结构。

四、切片内结构的常用描述语

组织细胞的着色情况受染液性质、待染切片质量以及染色操作步骤等多种因素的影响。单染切片（如甲酚紫染色）显示为一种颜色的深浅变化，复染切片（如 H-E 染色）还要考虑各种颜色的分布区域和各色调的相互影响。使用正确的描述用语记录实验切片的镜下内容，是每个初学者必须掌握的基本技能之一。结合本教材内所涉及的切片种类，将染色切片的常用描述用语归纳如下。

（一）染色切片的镜下形态和常用描述语

本教材内所用示范切片以尼氏染色冠状切面为主、纤维染色（实为髓鞘染色）为辅，前者可详细观察核团和细胞形态的微细变化，后者便于划分脑区、核群，更是影像学观片的基础。

切片的着色情况常用深染（浓染）、浅染（淡染）、中等染色、染色不均或染色均匀等词语表述；细胞大小常用大、较大、中等、小、大小不均或以……为主、……散在其内等词语表述；细胞密度常用密集分布、均匀分布、稀疏分布、疏密不均、散在分布、成簇、成团等词语表述。

图 1-3-4a（细胞染色）和 b（纤维染色）为普通光学显微镜的超低倍物镜（1~2 倍）所摄取的大鼠脑冠状切片全景图，其整体结构完整显示但清晰度（分辨率）差。随着放大倍数的增高，从显示特定脑区、特定核团（图 1-3-4a'、b'）到细胞形态（图 1-3-5），可根据需要改变摄片倍数。目前常用计算机图像重建技术从连续高倍显微摄像片获得全景片，清晰度得以提高。

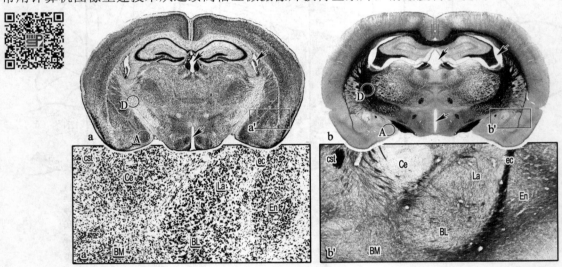

图 1-3-4　细胞染色（a、a'）和纤维染色（b、b'）切片的镜下观

BM：杏仁基内侧核；BL：杏仁基外侧核；Ce：杏仁中央核；cst：终纹连合部；ec：外囊；En：梨状内核；La：杏仁外侧核

在尼氏染色的细胞染色片上，细胞越密集染色越深，纤维越密集染色越浅，脑室和蛛网膜下隙则为无色区域（图 1-3-4a、a'）。注意：①纤维束的浅淡染色是辨识和分界脑区或核团的主要标志，但并非所有浅染区都是纤维结构，如半球皮质的第一层和海马分子层等处，因细胞小而稀疏且神经突起丰富，同样染色浅淡；②脑室腔（图 1-3-4a 内箭头所指）与蛛网膜下隙虽都为无色区，但脑室壁衬有深染的室管膜层，室腔内或可见深染且形状不规则的脉络丛，蛛网膜下隙的脑壁仅有薄层结缔组织（软脑膜）贴附（图 1-2-17，图 1-2-18）。

在使用髓鞘染色法的纤维染色片上（向后统称纤维染色片），有髓纤维越密集染色越深，细胞越密集染色越浅（图 1-3-4b、b'），脑室（图 1-3-4b 内箭头所指）和蛛网膜下隙仍为无色或仅显示背景色。细胞染色片内不易分辨的较小纤维束（图 1-3-4a'内 cst 所标示处），在纤维染色片内清晰可见（图 1-3-4b'），这些细小纤维束的确认在未染色切片或影像学观片内辨识和定位结构起到重要作用。

图 1-3-5a 显示细胞和纤维密度与染色深浅的关系，描述如下：A 区内细胞大小不一，以深染的大细胞为主，小细胞量少且浅染，但整体染色深浓；B 区内中小型细胞均匀分布，多数细胞深染，

整体染色较深；C 区内为较小细胞稀疏分布，整体染色浅淡；D 区内为浅染的纤维束区，束间少突胶质细胞细小且呈极性排列，个别稍大的浅染细胞（箭头所指）可能是纤维性星形胶质细胞。由此观察可知：A 区和 B 区为细胞密集且境界清晰的神经核（细胞集群），前者以大细胞为主，后者以中小细胞为主；C 区为丰富的神经纤维网（未着色处）内散在少量小细胞，仍可称为神经核；D 区为一束致密粗大的纤维束，根据胶质细胞的排列极性，显示出纤维束呈左上至右下的走行方向。

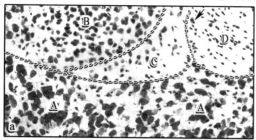
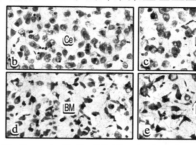

图 1-3-5　细胞大小（a）与形状（b～e）的镜下差异（细胞染色）

图 1-3-5b～e 为图 1-3-4a'的局部高倍放大，显示在不同核团内，当细胞密度相似时，细胞形状的差异，描述如下：杏仁中央核 Ce 与杏仁外侧核 La 同为分布均匀、染色中等的圆形或类圆形细胞，但 Ce 的细胞较 La 的稍小；杏仁基内侧核 BM 的细胞较杏仁基外侧核 BL 的小，但都以分布均匀的多角形深染细胞为主，圆形或类圆形稍浅染的细胞为辅。

H-E 染色适合在较小范围内高倍观察细胞的病理性变化，对于整脑的连续脑片染色以及大范围的脑内结构观察不及尼氏染色，故本教材第三章的断面解剖内未用此类染色切片。

（二）新鲜脑片和未染色脑片的结构辨识和常用描述语

经快速断头法取出的新鲜脑或经灌注固定后的脑切成脑厚片（一般 40～100μm），若不需或不能染色，可用放大镜或解剖镜等直接观察。这类脑片可根据灰质、白质的颜色差异来识别脑的结构。图 1-3-6a 显示：神经元越密集处（A）颜色越灰暗，纤维束越致密处（D）颜色越白亮。脑室系统（+）在切片上境界清晰、位置恒定、识别方便，可作为定位参考标志。未染色切片的读片在脑片培养和脑电生理等实验中非常重要，且与某些影像学成像序列图片对应性良好。

（三）脑 MRI 影像图的结构辨识和常用描述语

脑成像技术越来越广泛地用于中枢神经系统的研究，对比图 1-3-6a 和 b 可发现：影像图内的灰度变化规律与脑结构的细胞纤维分布规律高度相似，掌握脑断面解剖是识别脑影像图的基础。在 MRI T_2WI 图像内，脑室系统的脑脊液（+）显示为白色的高信号，神经纤维（D）显示为黑色的低信号，其他脑区显示的灰度，则根据细胞和纤维的混合含量和混合方式，形成与脑结构相对应的灰度（信号值）变化，病变时正常的信号值随之改变。影像图的读片在神经科学的活体研究中非常重要。

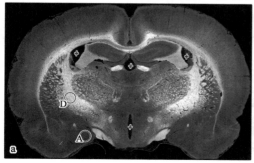
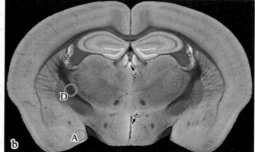

图 1-3-6　大鼠脑的固定未染色冰冻切片（a）和 MRI T_2WI 影像图（b）

（陈幽婷　张咏梅　高殿帅）

第二章 鼠脑的大体解剖

鼠脑位于颅腔内，前端为一对膨出的嗅球，后端在枕骨大孔处连脊髓。鼠脑背侧面和外侧面合称背外侧面，膨隆光滑、紧邻颅盖；腹侧面凹凸不平、贴附颅底（图 2-1-1）。

鼠脑与其他哺乳动物的脑相同，分为端脑、间脑、中脑、脑桥、延髓和小脑 6 个部分，其中端脑和间脑合称前脑，中脑、脑桥和延髓合称脑干。通常将鼠脑简单地分为大脑、小脑和脑干 3 部，大脑即前脑。大脑又被正中矢状位的大脑纵裂分为左、右大脑半球（图 2-1-2）。

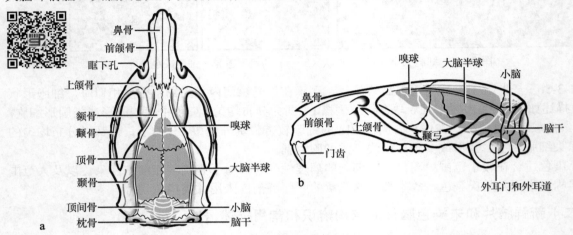

图 2-1-1 大鼠颅骨与脑的位置关系（a. 背侧面观；b. 左侧面观）

第一节 背外侧面

由于大脑半球覆盖在纹状体和间脑的背外侧、小脑覆盖在脑干的背侧，因此需从背外侧表面由浅入深依次解剖观察（图 2-1-2）。

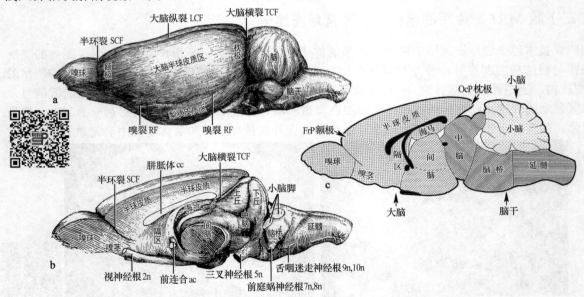

图 2-1-2 大鼠脑的外形和分部

图 a：大鼠脑左背外侧面观，背侧面和外侧面同时可见；图 b：背外侧深部观，左侧嗅球和左侧大脑半球切除，暴露隔区和间脑，小脑全切除，暴露脑干；图 c：鼠脑正中矢状切面模式图，划分出各大脑区。

一、背外侧表面

背外侧表面从前向后依次可见嗅球、大脑半球、小脑和延髓（图 2-1-2a，图 2-1-3a）。

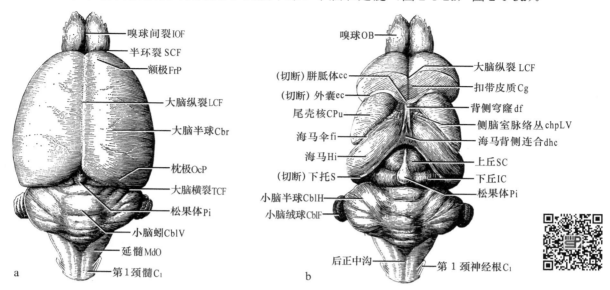

图 2-1-3　大鼠脑背侧观

图 a：背侧表面；图 b：大脑半球背侧深部（去除半球皮质和髓质，保留前额皮质和海马）

（一）嗅球

嗅球 OB 背外侧表面膨隆光滑，前端和腹侧连**嗅神经 1n**，后端延续为嗅茎 OP，并且被额极皮质遮盖。左、右 OB 完全分离，正中线的纵行深裂称**嗅球间裂 IOF**。

（二）大脑半球

大脑半球 Cbr 的前端称**额极 FrP**，与嗅球 OB 之间有左右横行的深裂称**半环裂 SCF**，裂的外侧端向后与嗅裂相延续。将 OB 向下轻压，可见半环裂 SCF 深达嗅茎 OP 的背侧。**嗅裂 RF** 为脑表侧面前后纵行的浅沟，常将此沟作为大脑背外侧面与腹侧面的分界标志（图 2-1-2，图 2-1-4）。大脑半球的后端称**枕极 OcP**，与小脑之间的横行深裂称**大脑横裂 TCF**，将脑干向下轻压，可见 TCF 向前延伸入半球的深方，深达间脑的背侧和外侧（图 2-1-2c）。左、右大脑半球之间的纵行深裂称**大脑纵裂 LCF**，向前与嗅球间裂 IOF 和半环裂 SCF 相连，向后与大脑横裂 TCF 相连。将 LCF 左右分开，可见其深方的**胼胝体 cc**（图 2-1-3）。

除上述沟裂之外，鼠的**大脑皮质**表面光滑、无其他沟回，仅隐约见血管压迹。嗅裂 RF 以上的半球皮质可大致分为如下皮质区：背侧面的前部为**额皮质 Fr**，后部为**枕皮质 Oc**，外侧面的前部为**顶皮质 Par**，后部为**颞皮质 Te**，嗅裂 RF 之上为狭长的**岛皮质 ICx**。半球内侧面主要有**前额内侧皮质 mPFC**、**扣带皮质 Cg** 和**压后皮质 RS**（图 2-1-4）。

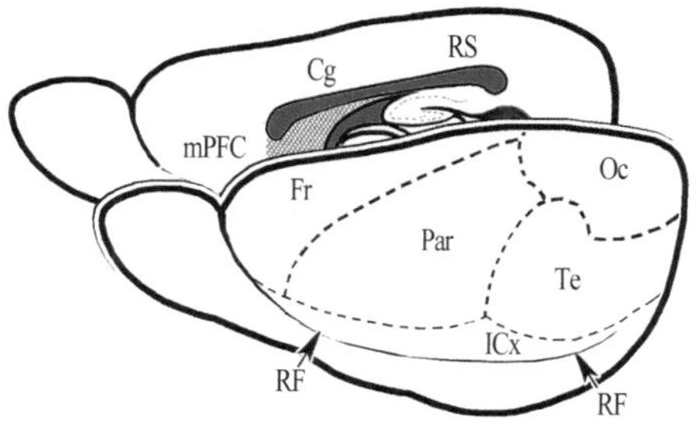

图 2-1-4　大鼠脑皮质区模式图

（三）小脑

小脑 Cbl 背外侧面可见：正中的纵行膨隆区为**小脑蚓 CblV**，两侧稍缩小为**小脑半球 CblH**，外侧相连的球形小隆起为**小脑绒球 CblF**。CblV 前缘、大脑横裂 TCF 与大脑纵裂 LCF 交界处围成一三角形区域，其内可见小结节状的**松果体 Pi**（属于间脑）；将 CblV 前缘向后轻推，可见松果体 Pi 两侧的下丘（属于中脑）（图 2-1-3）。

小脑 Cbl 表面被数条横行的小脑沟分为若干**小脑叶片**，小脑蚓 CblV 处的小脑叶片分为第 1～10（小脑）**蚓小叶** 1Cb-10Cb，或用阿拉伯数字"Ⅰ～Ⅹ"标示。因大脑半球的枕极皮质 OcP 遮盖了 CblV 的前部，故在脑的背侧面，从前向后可见第 4～9 蚓小叶 4Cb-9Cb（图 2-1-3a，图 2-1-6a）。小脑详细分叶参见图 3-9-41 和图 3-9-42 所示。

（四）延髓

延髓 MdO 的前半完全被小脑 Cbl 遮盖，后半的**延髓关闭部**显露于小脑之后。延髓背侧中线处有**后正中沟**，向后与脊髓后正中沟相延续。延髓与脊髓以第 1 颈神经根 C₁ 为界（图 2-1-3）。

二、背外侧深部

观察背外侧深部需按图 2-1-5 所示依次进行：首先剥除半球皮质（A 线），观察大脑髓质、尾壳核、隔区和海马背侧面；然后撕去大脑髓质，打开侧脑室并分离海马（B 线），观察间脑和游离的海马；最后切断小脑脚、分离小脑（C 线），观察脑干背侧全貌（图 2-1-5）。

（一）大脑半球深部

参照图 2-1-5 内 A 线所示位置，剥除半球皮质。用刀片从大脑纵裂 LCF 处开始，向两侧轻轻刮去半球表面颜色稍深的大脑皮质，注意外侧达嗅裂 RF 处，前、后端的额极皮质 FrP 和枕极皮质 OcP 暂时保留（图 2-1-5）。

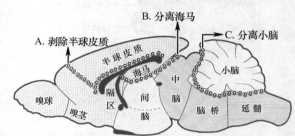

图 2-1-5　背外侧深部解剖路径示意图

1. 大脑深白质 dcw 即大脑髓质，紧贴大脑皮质深方，位于中线区的稍厚称**胼胝体 cc**，其余仅为一层白色纤维薄膜。透过菲薄的白质膜，可见其深方的尾壳核、隔区和海马背侧面（图 2-1-6a）。

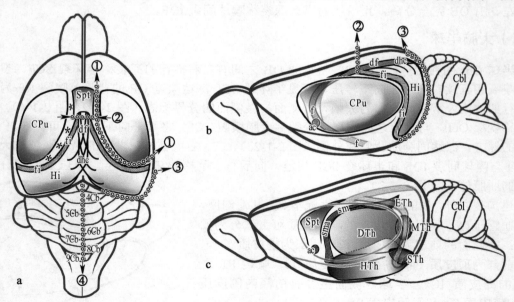

图 2-1-6　前脑主要结构投影和解剖路径示意图

图 a：背侧面浅层结构投影（透过半球皮质和髓质）；图 b：外侧面浅层结构投影（透过半球皮质和髓质）；图 c：外侧面深层结构投影（先透过半球皮质和髓质，再透过尾壳核 CPu 和海马 Hi）。ac：前连合；Cbl：小脑；CPu：尾壳核；df：背侧穹窿；dhc：海马背侧连合；DTh：背侧丘脑；ETh：上丘脑；f：穹窿；fi：海马伞；Hi：海马；HTh：下丘脑；MTh：后丘脑；sm：髓纹；sma：髓纹前部；Spt：隔区；STh：底丘脑；＊：侧脑室

2. **尾壳核 CPu** 占据皮质深方的前外侧，呈膨隆卵圆形，其表面的白质膜（即大脑深白质）称**外囊 ec**，难以与尾壳核分离（图 2-1-3b，图 2-1-6a）。

3. **隔区 Spt** 位于左、右尾壳核 CPu 前半之间，位置居中。Spt 背侧被胼胝体 cc 的前半覆盖，后部有海马发出的穹窿 f 穿入，外侧与尾壳核 CPu 之间有侧脑室的前半（图 2-1-5，图 2-1-6）。

4. **侧脑室 LV** 参照图 2-1-6a 内切线①所示位置，前端在中线旁开（自大脑纵裂向外侧的距离）约 2mm 处沿尾壳核 CPu 内侧缘纵行挑开白质膜（此处易于分离），即打开了侧脑室 LV 的上壁。LV 前半的内侧壁是隔区 Spt，后半的内侧壁是海马（图 2-1-3b，图 2-1-6a）。

5. **海马 Hi** 位于隔区 Spt 和尾壳核 CPu 之后，占据皮质深方的后半，遮盖其表面的白质膜容易分离，显露出光滑白亮的 Hi 背侧面。Hi 前缘（实际为前外侧缘）处的窄带状白亮纤维束称**海马伞 fi**，伞缘有絮状的**侧脑室脉络丛** chpLV 附着。Hi 后缘处是与大脑皮质的连接区，称**下托 S**。Hi 前端是进出海马的纤维集中之处。

参照图 2-1-6a 和 b 内切线②所示位置，横行断开海马 Hi 前端与隔区 Spt 之间的纤维束。将断端的前部向前上轻提起，可见**穹窿 f** 的白亮纤维束穿入 Spt 内；将断端的后部向后上轻提，参照切线③所示位置切断下托 S，可将 Hi 完整游离下来，也完成了图 2-1-5 内的 B 线所示。

海马 Hi 弯曲呈"C"形，左、右 Hi 的前端相连。Hi 背侧面光滑膨隆，因参与侧脑室 LV 的围成，又称**脑室面**；腹侧面与间脑之间有大脑横裂 TCF，又称**间脑面**或脑裂面。Hi 的腹侧面有两条与 Hi 长轴平行的浅沟：近下托 S 的**海马裂 HiF** 明显，并有纤细的软膜血管附着；近海马伞 fi 的**齿状回沟 SDG** 仅隐约可见，此两沟是界分固有海马（即 CA1～CA3 区，又称海马本部）和**齿状回 DG** 的表面标志（图 2-1-7a）。详细内容见图 3-5-4。

固有海马 Hi 表面的光滑白亮纤维层称**海马槽 alv**，但齿状回 DG 表面无此纤维层。Hi 背侧面的纤维在中线处左右交叉形成**海马背侧连合 dhc**，向前汇成中线旁的条索状纵行纤维束称**背侧穹窿 df**（图 2-1-6，图 2-1-7）。Hi 前缘的**海马伞 fi** 在 Hi 前端左右交叉形成**海马腹侧连合 vhc**，并与 df 汇合后形成**穹窿 f**。大多数穹窿纤维向下穿隔区 Spt 降入下丘脑（图 2-1-7b）。

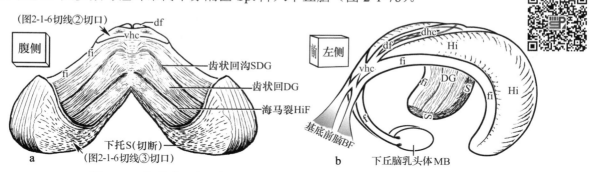

图 2-1-7 海马的形态和相关纤维结构（a. 腹侧面观；b. 左前面观）

6. **间脑 DiE 和第三脑室 3V** DiE 背外侧面与 Hi 腹侧面相对应，两者之间以大脑横裂 TCF 相隔。DiE 前外侧与尾壳核 CPu 之间以内囊 ic 相连，前内侧与隔区 Spt 相邻，后端与中脑相延续。DiE 为众多核团组成，其内的正中矢状位裂隙为第三脑室 3V。DiE 分为背侧丘脑、上丘脑、后丘脑、下丘脑和底丘脑 5 部，前 3 部均与 Hi 毗邻（图 2-1-6c，图 2-1-8a、b）。

（1）**背侧丘脑 DTh**：又称**丘脑**，是 DiE 中最大的核群。DTh 与前外侧的尾壳核 CPu 相连处形成一环行凹沟称丘纹沟，环绕沟内的细长纤维束称**终纹 st**，其浅面恰与海马伞缘相对应，深方为**内囊 ic** 所在（图 2-1-8a、b）。DTh 背内侧中线旁的粗大纵行纤维束称**髓纹 sm**，向前绕 DTh 前端下行，可作为 DTh 背侧界和前界（图 2-1-6c）。左、右 DTh 之间有第三脑室 3V（图 2-1-8a）。

（2）**上丘脑 ETh**：位于 DTh 背后方的中线两侧，其前端连髓纹 sm、后端连中脑顶盖前区，并有松果体柄连**松果体 pi**（图 2-1-6c，图 2-1-8a）。鼠的左、右上丘脑之间也有第三脑室 3V。

（3）**后丘脑 MTh**：位于 DTh 的后外侧，在 DTh 表面形成两个微隆起，分别称**外侧膝状体 LG** 和**内侧膝状体 MG**（图 2-1-6c，图 2-1-8a、b）。

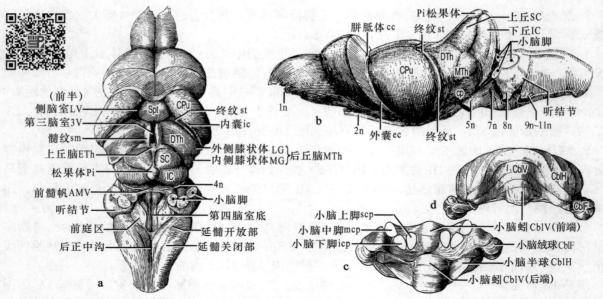

图 2-1-8 鼠脑背侧面深部（a）、外侧面深部（b）、小脑腹侧面（c）和小脑前面（d）

（二）小脑深部

参照图 2-1-5 内 C 线所示位置，从小脑绒球的腹侧向内用刀片切断小脑脚，将小脑与脑干完全分离后，可观察小脑前面和腹侧面，并显露出脑干背侧面的全貌。

1. **小脑 Cbl** 小脑背侧面形态分部和小脑蚓小叶已在前述（图 2-1-3，图 2-1-6a）。

鼠的小脑蚓 CblV 发达，其前、后端在小脑前面和腹侧面形成两个明显的膨隆，并突入脑室系统。CblV 前端向前膨入下丘 IC 腹侧、中脑导水管 Aq 的末端，形成了下丘隐窝 ReIC（详情见图 3-8-2）；向腹侧膨入第四脑室 4V 顶的前半（详情见图 3-9-2）。CblV 后端向腹侧膨入第四脑室顶的后半（详情参见图 3-10-2）（图 2-1-8c、d，图 2-1-9）。

小脑脚位于小脑腹侧面、小脑蚓 CblV 前半的外侧，由进出小脑的纤维束组成。**小脑上脚 scp** 位于内侧，其纤维主要投射到中脑。**小脑下脚 icp** 居中间偏后，其纤维主要来自延髓。**小脑中脚 mcp** 位于前外侧，位置浅表，其纤维主要来自脑桥基底部。

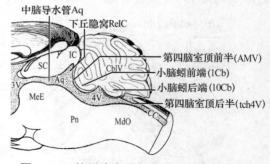

图 2-1-9 第四脑室顶与小脑（正中矢状面）

2. **脑干 brainstem** 脑干背侧面的延髓关闭部未被小脑遮盖，其形态已在前述（图 2-1-3）。

（1）**中脑 MeE**：鼠中脑的上丘 SC 和下丘 IC（合称**四叠体**）均被枕极皮质 OcP 覆盖，在中线处可见上丘脑 ETh 的松果体 Pi，松果体柄纤细透明，肉眼难以分清（图 2-1-8a、b）。

（2）**脑桥 Pn**：三对小脑脚的纤维断面清晰，内侧的微凹区（左、右脚之间）为第四脑室底的前半，后方的微隆起为**听结节**（图 2-1-8a、b）。

（3）**延髓 MdO**：延髓开放部的内侧份微凹即第四脑室底的后半（图 2-1-8a）。

3. **第四脑室 4V** 位于脑干背侧与小脑腹侧之间，向前连中脑导水管 Aq，向后通中央管 CC（图 2-1-9）。当切断一侧的小脑脚后，再参照图 2-1-6a 内切线④所示位置做小脑正中矢状切面，原位保留半个小脑，以便观察脑桥、延髓、小脑蚓与第四脑室的关系。第四脑室壁可分为顶和底两部分。

（1）**第四脑室顶**：前髓帆 AMV 构成第四脑室顶的前半，**滑车神经根 4n** 在其内左右交叉后向腹侧绕行，AMV 的位置和组织结构参见图 3-8-31、图 3-9-14 和图 3-9-40。**第四脑室脉络组织 tch4V** 构成第四脑室顶的后半，第四脑室脉络丛 chp4V 附着其上，tch4V 的位置和组织结构参见图 1-2-17b、

图 1-2-18b 和图 3-10-21a。AMV 和 tch4V 均为菲薄透明膜，裸眼难以分辨，但小脑蚓前端（1Cb～3Cb）与 AMV 相连，小脑蚓后端（10Cb）与 tch4V 相邻，因此可借小脑叶作为定位第四脑室顶的参考标志（图 2-1-9，图 2-1-10）。

（2）第四脑室底：又称**菱形窝**，前髓帆 AMV 附着处和第四脑室脉络组织 tch4V 附着处助成其周界。小脑上脚 scp 和小脑下脚 icp 的后方、听结节的背侧为第四脑室外侧隐窝 LR4V，向外侧即第四脑室外侧孔所在（参见图 3-10-11）。以听结节后缘的连线为界，菱形窝的前半是脑桥的背侧，其深方有第 V～VIII 对脑神经核；菱形窝的后半是延髓开放部的背内侧，其深方有第 IX～XII 对脑神经核（图 2-1-8a，图 2-1-10）。

第四脑室底在正中线处的浅沟称**正中沟**，外侧有弯曲且不明显的**界沟**（图 2-1-10）。两沟之间上半的微隆起深方有面神经膝 g7 和展神经核 6N（参见图 3-9-21），下半微隆起的深方有舌下神经核 12N、迷走神经背核 10N 和孤束核 Sol（参见图 3-10-24）。界沟外侧的微膨隆称**前庭区**，其深方有前庭神经核群 8VN（参见图 3-10-12）。界沟上端的深方有蓝斑核 LC（参见图 3-9-14）。**听结节**的深方有蜗神经核群 8CN（参见图 3-10-12）。

人第四脑室底结构与鼠的基本对应，包括室底灰质内的脑神经核、网状核、中继核及纤维束。人蓝斑核含有较多的黑色素颗粒，脑室微创手术中可见核的对应区呈灰蓝色，故称蓝斑。

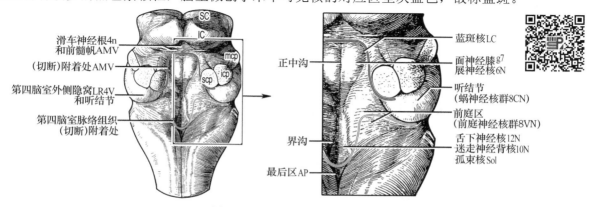

图 2-1-10　第四脑室底

第二节　腹　侧　面

鼠脑腹侧面从前向后可见前脑的腹侧面、脑干的腹侧面和小脑绒球（图 2-2-1）。后者仅为脑桥旁的小球形膨隆，此处不再单列描述。

一、前脑的腹侧面

以端脑的结构为主，间脑仅有下丘脑的表面。

（一）端脑

以外侧嗅束为界，将端脑腹侧面分为内侧部和外侧部。

1. 内侧部　位于嗅球间裂 IOF、大脑纵裂 LCF 与外侧嗅束之间，从前向后分为三部分，均属嗅脑。**嗅球 OB** 仍位于脑的最前端，OB 的前端和腹侧面都有嗅神经 1n 相连，表面参差不平。**嗅茎 OP** 稍狭细，沿 OP 外侧缘向后渐次出现一条白亮的纤维带即**外侧嗅束 lo**。**嗅结节 Tu** 稍膨隆，其外侧和后缘的外侧嗅束 lo 光亮明显，是脑表面重要的定位标志（图 2-2-1）。

2. 外侧部　位于外侧嗅束 lo、下丘脑与嗅裂 RF 之间，从前向后分为四部分：**梨状前皮质 PPir** 位于嗅裂 RF 和外侧嗅束 lo 之间，在 lo 后缘处延续为**杏仁周皮质 PAmy**，约在乳头体后缘处延续为**内嗅皮质 Ent**。PPir 和 PAmy 合称**梨状皮质 Pir**。**杏仁区 Am** 位于下丘脑与杏仁周皮质 PAmy 之间，深方有杏仁核（图 2-2-1a，图 3-2-9a）。

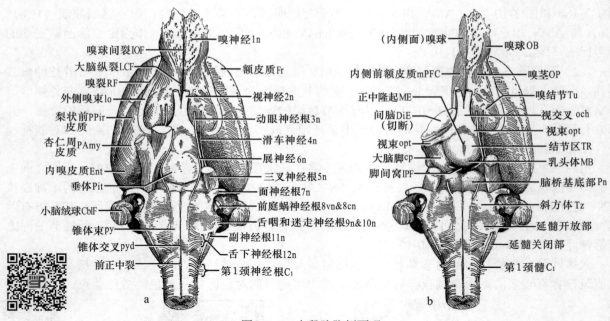

图 2-2-1　大鼠脑腹侧面观

（二）间脑

间脑 DiE 腹侧面即下丘脑 HTh 的腹侧面，从前向后可见视交叉、结节区和乳头体。**视交叉 och** 向前连左、右**视神经 2n**，向后外分开形成左、右**视束 opt**，绕大脑脚至后丘脑（图 2-2-1b）；och 后方的隆起为**结节区 TR**，其正中处有一细小的**漏斗柄 InfS** 向后下连于**垂体 Pit**；TR 向后延续为**乳头体 MB**。鼠的 TR 与 MB 在外形上并无明显分界，但后者的颜色稍浅。视交叉 och 和视束 opt 均为颜色白亮的纤维束，是脑表面重要的定位标志（图 2-2-1，图 2-2-2）。

二、脑干的腹侧面

脑干腹侧面的前界以视束绕行大脑脚处为标志，后界以锥体交叉的后缘为标志。除第Ⅳ对脑神经之外，后 10 对脑神经的 9 对都连于脑干的腹侧面（图 2-2-1，图 2-2-2）。

（一）中脑

中脑 MeE 腹侧面的倒"八"字形膨隆为**大脑脚 cp**，两脚之间的凹窝为**脚间窝 IPF**，窝侧壁有**动眼神经根 3n** 穿出，窝前半被下丘脑的乳头体 MB 遮盖。大脑脚 cp 的表面有视束 opt 从腹侧向背侧绕行，有滑车神经 4n 从背侧向腹侧绕行（图 2-2-1b，图 2-2-2）。

（二）脑桥

鼠脑桥腹侧面分为前半的基底部和后半的斜方体。

1. **脑桥基底部 Pn**　紧连大脑脚 cp 之后，表面稍膨隆，中线处微凹称基底沟，外侧有粗大的**三叉神经根 5n** 相连，神经根的外侧是小脑中脚 mcp（图 2-2-1b，图 2-2-2）。

2. **斜方体 Tz**　紧连脑桥基底部 Pn 之后，表面平坦，中线旁有纵行的**锥体束 py** 自脑桥基底部的后缘穿出，**展神经根 6n** 从 py 的侧缘穿出；斜方体 Tz 的外侧有**面神经根 7n** 和**前庭蜗**

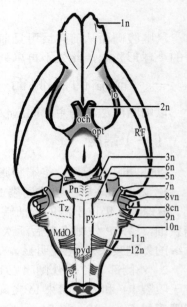

图 2-2-2　脑腹侧面与脑神经根

神经根 8n（前庭神经根 8vn 和蜗神经根 8cn）相连（图 2-2-1，图 2-2-2）。

（三）延髓

延髓 MdO 的腹侧面前宽后窄，形似锥状。因脑桥腹侧面主要由横行纤维构成，颜色稍浅而白亮，但延髓腹侧的颜色稍灰暗，以此为两者的腹侧分界。延髓腹侧面的前半为延髓开放部，后半为延髓关闭部。不同于延髓背侧面，腹侧面的两部之间无明显表面分界。

延髓腹侧面的**前正中裂**和**锥体束** py 自斜方体后缘向后延续，前者延续到脊髓，后者在延髓关闭部的后半延续为**锥体交叉** pyd。在延髓开放部的两侧可见**舌咽神经根** 9n、**迷走神经根** 10n 和**副神经根** 11n，在延髓关闭部的锥体束 py 外侧可见**舌下神经根** 12n 的根丝（图 2-2-1，图 2-2-2）。

第三节　正中矢状面

沿大脑纵裂至延髓后正中沟的连线将脑左、右分开，得到脑正中矢状面，此切面是本教材第三章内脑矢状断面解剖的基础标准切面，简称基准切面。

在正中矢状面内，下述纤维结构断面白亮、位置恒定，是脑内重要的定位标志：**胼胝体** cc 位于大脑纵裂底，为前后方向的长带状纤维断面；**穹窿** f 位于胼胝体中部的腹侧，为背腹方向的垂直纤维束；**前连合** ac 位于穹窿的腹侧端附近，为圆形的纤维断面；**视交叉** och 位于腹侧的脑表面，为椭圆形纤维断面；**后连合** pc 位于中脑导水管前端的背侧，为半月形的纤维断面。另外，脑表面的**半环裂** SCF 和**大脑横裂** TCF 深入正中矢状面内，均为脑内定位标志（图 2-3-1）。

一、前脑的正中矢状面

利用上述定位标志作两条辅助连线，界分大脑半球、间脑和脑干：圈线 A 从视交叉 och 到前连合 ac 至大脑横裂 TCF，此连线作为端脑与间脑的分界线，也是第三脑室 3V 的前界和上界。圈线 B 从后连合 pc 后缘到脚间窝 IPF 前缘，此连线作为间脑与中脑的分界线，以此线为基准线做脑的冠状切面，是本书第三章内脑冠状断面解剖的基准切面，又称**额基平面**（图 2-3-1）。

（一）端脑

经半环裂 SCF 下端到前连合 ac 做虚线①，将端脑内侧面分为腹、背两区（图 2-3-1a）。

1. 腹侧区　从前向后依次为嗅球 OB、嗅茎 OP、嗅结节 Tu 和斜角带 DB，前三者的腹侧面均露于脑表面（图 2-2-1）。斜角带 DB 背侧与隔区 Spt 相连，腹侧与嗅结节 Tu 相连（参见图 3-2-2）。

2. 背侧区　胼胝体 cc 前端略膨大为**胼胝体膝** gcc，后端略膨大为**胼胝体压部** scc。穹窿 f 上端紧邻 cc 之下，下端与前连合 ac 相邻，前方有隔区 Spt，后方有海马 Hi 水平部。位于胼胝体前、后和上方的半球皮质是大脑纵裂 LCF 的侧壁，gcc 之前的为**前额内侧皮质** mPFC，Spt 背侧的为**扣带皮质** Cg，海马 Hi 背侧、向后直至胼胝体压部 scc 之后的均为**压后皮质** RS（图 2-3-1）。

（二）间脑

经前连合 ac、丘脑间黏合 IThA 下缘到脚间窝 IPF 前缘的虚线②作为下丘脑 HTh 与背侧丘脑 DTh 的分界；经 IThA 上缘到后连合 pc 的虚线③作为上丘脑 ETh 与 DTh 的分界（图 2-3-1a）。

1. 第三脑室 3V　在正中矢状切面上完整显露（图 2-3-1a）。鼠的丘脑间黏合 IThA 相对巨大，其所在区几乎相当于背侧丘脑 DTh 所在（虚线②与虚线③之间）；虚线②下方的脑室区称**第三脑室腹侧部** V3V 或仍称为**第三脑室** 3V，其侧壁为下丘脑 HTh；虚线③上方的脑室区称**第三脑室背侧部** D3V，其侧壁主要为上丘脑 ETh。**室间孔** IVF 位于丘脑间黏合 IThA 的前上、穹窿的后方，第三脑室 3V 经此与侧脑室 LV 相通；中脑导水管 Aq 前端位于 IThA 的后上、后连合 pc 的下方，此管口可代表中脑前端出现（图 2-3-1）。

因第三脑室腹侧部 V3V 仅为正中矢状位的狭窄裂隙，故在较厚的切片内，常直接切到脑室侧壁的下丘脑各亚区结构（图 2-3-1b）。

2. 下丘脑区　腹侧的脑表面从前向后依次为视交叉、结节区和乳头体区。**视交叉 och** 为卵圆形纤维断面，向后连接的菲薄脑板为第三脑室 3V 的底，属结节区 TR。脑板的前小部分称**交叉后区 Rch**，后大部分称**正中隆起 ME**。ME 向后下延续为**漏斗柄 InfS**，连接**垂体 Pit**。Pit 遮盖在**乳头体 MB** 和中脑脚间窝 IPF 的表面（图 2-2-1a），摘除垂体后乳头体裸露于脑表面（图 2-2-1b）。左、右下丘脑区之间的第三脑室 3V 即第三脑室腹侧部 V3V，其前端伸至视交叉 och 的背侧，后端伸至乳头体 MB 和漏斗柄 InfS 内，形成了脑室隐窝（详情参见第三章图 3-4-3）。

3. 背侧丘脑区　丘脑间黏合 IThA 又称**中间块**，呈类圆形的脑实质断面，主要由背侧丘脑的中线核群组成，周围被第三脑室环绕（图 2-3-1a）。详情参见第三章图 3-5-14。

4. 上丘脑区　因第三脑室背侧部 D3V 的左右径较第三脑室腹侧部 V3V 宽，所以在正中矢状切片内可不显现侧壁的细胞结构。左、右上丘脑 ETh 之间有**第三脑室脉络组织 tch3V** 相连，构成了 3V 的顶，**第三脑室脉络丛 chp3V** 在 tch3V 处呈前后位附着，其前端至室间孔 IVF 处（图 2-3-1b）。松果体柄在 D3V 后端向后延伸并形成松果体隐窝，详情参见图 3-4-3。

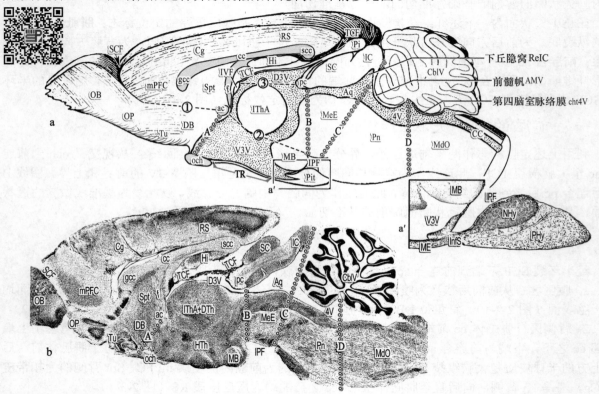

图 2-3-1　大鼠脑正中矢状切面（a. 模式图；b. 冰冻切片，细胞染色）

cc：胼胝体；D3V：第三脑室背侧部；DTh：背侧丘脑；f：穹窿；gcc：胼胝体膝；InfS：漏斗柄；IPF：脚间窝；IThA：丘脑间黏合；MB：乳头体区；ME：正中隆起；NHy：神经垂体；och：视交叉；pc：后连合；PHy：腺垂体；Pi：松果体；Pit：垂体；SCF：半环裂；scc：胼胝体压部；TCF：大脑横裂；TR：结节区；V3V：第三脑室腹侧部

二、小脑的正中矢状面

正中矢状面显示出完整的小脑蚓结构。**小脑蚓 CblV** 处的**小脑蚓小叶**以第四脑室顶为中心，呈放射状分布。1 个蚓小叶又由数个小脑叶片组成，呈树枝状分叉（图 2-3-1b）。

小脑蚓前端顶戴前髓帆 AMV 凸向前，小脑蚓腹侧的前半为第 1～3 蚓小叶 1Cb-3Cb，常与前髓帆 AMV 共同组成第四脑室顶的前半；小脑蚓腹侧的后半为第 10 蚓小叶 10Cb，位于延髓开放部和第四脑室脉络组织 tch4V（第四脑室顶后半）的背侧，并未直接参与第四脑室的围成（图 1-2-17b、图 2-1-6a，图 2-1-9，图 2-3-2a）。

三、脑干的正中矢状面

经小脑蚓 CblV 前缘和小脑上脚交叉 dscp 到脚间窝 IPF 后缘的圈线 C 作为中脑 MeE 与脑桥 Pn 的分界；从第四脑室 4V 最高点向腹侧的圈线 D 作为脑桥 Pn 与延髓 MdO 的分界。鼠脑干的结构配布比较规律：背侧区以脑室系统和灰质成分为主，核团丰富；腹侧和外侧区的浅面以纤维成分为主，深方有较大核团；中央区以网状结构为主，再分出的亚区称网状核（图 2-3-1，图 2-3-2）。

（一）中脑

鼠中脑背侧的前后径（纵径）远大于腹侧，所以在正中矢状切面内呈上（背侧）宽下（腹侧）窄的倒置梯形。背侧的下丘 IC 遮盖了小脑蚓 CblV 的前端，并牵拉前髓帆 AMV 被覆在蚓的前面，使整个**中脑导水管** Aq 形成了前细后粗的漏斗状（或可说小脑蚓前端膨入 Aq 的后端内）。漏斗口的上半位于下丘 IC 与小脑蚓 CblV 之间，称**下丘隐窝 ReIC**；漏斗口的下半位于脑桥背侧与小脑蚓 CblV 之间，向后延续为第四脑室 4V（图 2-1-9，图 2-3-1，图 2-3-2a）。

图 2-3-2a 是脑干的矢状位透视图，全貌图见图 1-3-3，此图是第三章内各节段断面解剖的定位标志图。图 2-3-2b 是经红核 R 的中脑典型冠状切面，其灰白质的结构配布可代表整个中脑。①背侧区：中脑导水管 Aq 周围有**管周灰质 PAG**，背侧的上丘 SC 和下丘 IC 合称**中脑顶盖**。②腹侧和外侧区：浅面是纤维束，深方有大核团；③中央区：统称**中脑网状结构 MeRt**。

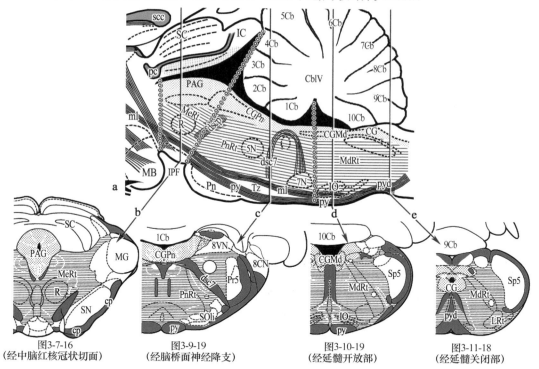

图3-7-16
（经中脑红核冠状切面）

图3-9-19
（经脑桥面神经降支）

图3-10-19
（经延髓开放部）

图3-11-18
（经延髓关闭部）

图 2-3-2 脑干的正中矢状面（a）与对应冠状面（b~e）的结构配布

1Cb-10Cb：第 1～10 小脑蚓小叶；8CN：蜗神经核群；8VN：前庭神经核群；CG：中央灰质；CGPn：脑桥中央灰质；CGMd：延髓中央灰质；cp：大脑脚；dsc7：面神经降支；IO：下橄榄核；LRt：外侧网状核；MeRt：中脑网状结构；MdRt：延髓网状结构；MG：内侧膝状体；PAG：管周灰质；Pr5：三叉神经感觉主核；py：锥体束；pyd：锥体交叉；R：红核；SC：上丘；SOli：上橄榄核群；Sp5：三叉神经脊束核；SN：黑质

（二）脑桥

脑桥背侧面构成第四脑室底的前半，腹侧面的前半为脑桥基底部 Pn，后半为斜方体 Tz。

图 2-3-2c 是经面神经降支 dsc7 的脑桥典型冠状切面，其结构配布大致如下，①背侧区：随着第

四脑室 4V 的形成，原中脑顶盖消失，管周灰质 PAG（全称中脑导水管周围灰质）延续为**脑桥中央灰质 CGPn**；②腹侧和外侧区：与中脑相似，浅表的纤维束深方有较大的核团；③中央区：原中脑网状结构 MeRt 延续为**脑桥网状结构 PnRt**，粗大的面神经纤维束斜穿其内。

（三）延髓

延髓前半的背侧面是第四脑室底的后半，称延髓开放部；后半内有延髓中央管，称延髓关闭部。

图 2-3-2d 是经下橄榄核 IO 的延髓开放部典型冠状切面，其结构配布与脑桥相同，但脑桥中央灰质 CGPn 延续为**延髓中央灰质 CGMd**，脑桥网状结构延续为**延髓网状结构 MdRt**。

图 2-3-2e 是经锥体交叉 pyd 的延髓关闭部典型冠状切面。随着第四脑室 4V 延续为中央管 CC，CGMd 围绕在中央管的周围，改称**中央灰质 CG**，居中的 MdRt 逐渐缩小，结构配布向脊髓过渡。

第四节　脑干内的脑神经相关结构

脑神经相关结构包括脑神经始核、相关中继核和相关纤维束。所谓"始核"指直接发出运动纤维组成脑神经或直接接受脑神经内感觉纤维传入的核团；"相关中继核"指位于始核附近、与始核的功能密切相关但不直接与脑神经纤维有联系的核团；"相关纤维束"指直接与上述核团相连且致密的纤维束（镜下易于识别）。

第 Ⅰ 对脑神经与端脑相连，第 Ⅱ 对脑神经与间脑相连，其相关结构分别位于端脑和间脑内。第 Ⅲ～Ⅻ 对脑神经与脑干相连，其相关结构分别位于中脑、脑桥和延髓内（图 2-3-2）。以脑神经的 4 种纤维成分（躯体运动、内脏运动、躯体感觉、内脏感觉）为基础，归纳简述后 10 对脑神经始核的位置和细胞类型；以始核的位置为基础，归纳简述主要相关中继核和纤维束。

人与鼠脑干基本对应，差异之处将在第三章内逐一比较，此处仅描述鼠脑干内的脑神经相关结构（图 2-4-1，图 2-4-2）。

一、中脑内的脑神经相关结构

动眼神经和滑车神经的相关结构主要位于中脑内。另外，三叉神经相关结构的前部也伸延到中脑内（图 2-4-1，图 2-4-2）。

（一）动眼神经相关结构

动眼神经 3n 含有躯体运动纤维和内脏运动纤维两种纤维成分，其相关结构主要位于上丘节段。

1. **动眼神经核 3N**　约在上丘的中后部层面，位于中脑管周灰质的腹侧，由大细胞组成，发出躯体运动纤维，支配 7 块眼外肌中的 5 块（上斜肌、外直肌除外）。

2. **EW 核 EW**　又称**动眼神经副交感核**。约在上丘的前中部层面，位于 3N 前内侧的中线处，由中小型细胞组成，发出内脏运动纤维，支配 3 块眼内肌中的 2 块（瞳孔开大肌除外）。

3. 相关中继核　主要有 **DK 核 DK** 和动眼神经内侧副核 MA3，先后在 3N 的前方和背侧出现；**Cajal 间位核 InC** 位于 3n 核群外侧的中脑网状结构内，几乎伴随该核群的全长。

（二）滑车神经相关结构

滑车神经 4n 只含有躯体运动纤维，其相关结构也位于上丘节段。

1. **滑车神经核 4N**　紧接动眼神经运动核 3N 之后，实与 3N 为同一个细胞柱，由大细胞发出的躯体运动纤维支配上斜肌。

2. 相关中继核　主要有**滑车神经旁核 Pa4**，位于 4N 外侧的中脑网状结构内。

二、脑桥内的脑神经相关结构

三叉神经、展神经、面神经和前庭蜗神经的相关结构主要位于脑桥内。另外，三叉神经相关结构向前延伸入中脑内，向后延伸入延髓内；前庭神经相关结构向后延伸入延髓内。

（一）三叉神经相关结构

三叉神经 5n 含有躯体运动和躯体感觉两种纤维成分，其相关结构主要在脑桥内，但向前向后纵贯整个脑干（图 2-4-2）。

1. 三叉神经感觉核　包括 3 个亚核，分别接受不同性质的感觉传入纤维。

（1）三叉神经中脑核 Me5：前端出现在上丘中部层面，位于中脑管周灰质的外侧缘，向后伸延入脑桥中央灰质的外侧缘，细胞大而圆，是滞留在脑干内的感觉神经元。Me5 的纤维组成**三叉神经中脑束 me5** 伴随 Me5 后行，在脑桥处加入 5n 出脑，传导咀嚼肌的本体感。

（2）三叉神经感觉主核 Pr5：又称**三叉神经脑桥核**，位于脑桥的外侧部，中小细胞内散在少量大细胞，可分为背内侧部 Pr5MD 和腹外侧部 Pr5VL 两个亚核。**三叉神经感觉根 s5** 进入脑桥后包绕在 Pr5 的外侧，其中传导头面部触觉的纤维终止于 Pr5。

（3）三叉神经脊束核 Sp5：前端与 Pr5 相延续，两者无明显分界，向后位于延髓的外侧部，后端与脊髓后角的胶状质延续。根据 Sp5 细胞和纤维的分布特点，可分为背内侧部 Sp5DM（DMSp5）、嘴侧部 Sp5O、极间部 Sp5I 和尾侧部 Sp5C 4 个亚核。三叉神经感觉根 s5 延续到 Sp5 外侧时改称**三叉神经脊束 sp5**，继续下行到脊髓，延续为后角尖部的背外侧束。sp5 的纤维传导头面部温痛觉，定位终止于 Sp5 内。

2. 三叉神经运动核 5N：位于 Pr5 的内侧，由大细胞组成，可分为数个亚核，发出躯体运动纤维定位支配咀嚼肌等。

3. 相关中继核　主要有三叉神经上核 Su5 位于 5N 的背侧，三叉神经束间核 IF5（又称三叉神经运动核小细胞部 PC5）位于 5N 与**三叉神经运动根 m5** 之间，三叉神经核周带 P5 围绕在 5N 的周围。

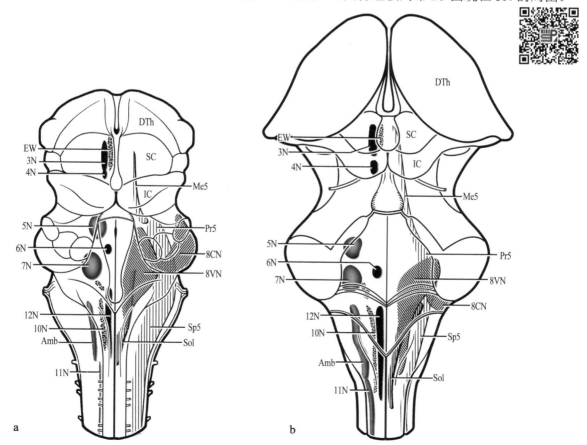

图 2-4-1　鼠（a）与人（b）脑干内脑神经核透视图（背侧面观）

（二）展神经相关结构

展神经 6n 仅含躯体运动纤维，其相关结构位于脑桥内。

1. **展神经核** 6N 位于面神经膝的腹内侧、脑桥中央灰质与脑桥网状结构的交界处，由大细胞组成，发出纤维支配外直肌。

2. **相关中继核** 展神经旁核 Pa6 位于 6N 腹侧的网状结构内。

（三）面神经相关结构

面神经 7n 主要含躯体运动、内脏运动和内脏感觉 3 种纤维，其相关结构位于脑桥后半至延髓交界处节段。

1. **面神经核** 7N 位于斜方体与延髓交界处腹侧部的外侧半，由大细胞组成，可分为背内侧亚核 7DM、背侧中间亚核 7DI、背外侧亚核 7DL、腹内侧亚核 7VM、腹侧中间亚核 7VI 和外侧亚核 7L，发出的躯体运动纤维定位支配面部的皮肌（人的称面部表情肌）。各亚核发出的纤维在脑干内会合成粗大的纤维束，根据经行路径可分为面神经升支 asc7、膝 g7 和降支 dsc7 三段。g7 邻近第四脑室底，与展神经核 6N 共同形成面神经丘。

2. **其他核团** 7n 内另外 2 种纤维成分的相关核团有：①上泌涎核应在 7N 背侧的网状结构内，发出内脏运动纤维支配头面部腺体的分泌（腮腺除外）；②孤束核 Sol 头端接受 7n 的内脏感觉纤维，与舌前 2/3 的味觉传入有关。

3. **相关中继核** 主要有面神经核周带 P7 包绕在面神经核周围。

（四）前庭蜗神经相关结构

前庭蜗神经 8n 含躯体感觉纤维，分为**前庭神经** 8vn（前庭部）和**蜗神经** 8cn（蜗部）两部分，其相关结构主要位于脑桥内，但前庭神经核向后伸延到延髓内。

1. **前庭神经核** 8VN 位于第四脑室底的前庭区，向背侧延伸入小脑髓质，向后延伸至延髓中段。8VN 分为前庭上核 SuVe、内侧核 MVe、外侧核 LVe 和脊束核 SpVe 四个亚核（后者又称下核），各亚核定位接受 8vn 的头部位置觉传入纤维。

2. **蜗神经核** 8CN 位于脑桥背侧、听结节的深方，可分为蜗背侧核 DC 和腹侧核两个亚核，后者又分为前部 VCA 和后部 VCP，各亚核定位接受 8cn 的听觉传入纤维。

三、延髓内的脑神经相关结构

舌咽神经、迷走神经、副神经和舌下神经的核及相关结构主要位于延髓内。另外，三叉神经和前庭神经相关结构向后延伸入延髓内，副神经核向后延伸入颈髓内。

（一）舌咽神经和迷走神经相关结构

舌咽神经 9n 和**迷走神经** 10n 的纤维成分以及分布范围属同一类，故合并描述，两者均主要含躯体运动、内脏运动、躯体感觉和内脏感觉四种纤维。

1. **疑核** Amb 位于延髓网状结构内，几乎纵贯延髓的全长，此核是由较大细胞组成的断续细胞簇，发出躯体运动纤维，最前端的参与组成 9n，支配 1 块咽肌；其余纤维参与组成 10n，支配咽喉以及食管上段的骨骼肌。Amb 可分为致密部 AmbC、半致密部 AmbSC 和疏松部 AmbL 三个亚核。

2. **迷走神经背核** 10N 位于延髓中央灰质内，约占延髓全长的后 2/3，由中等的梭形细胞组成，发出内脏运动纤维参与组成 10n，支配颈、胸、腹腔脏器（心肌、平滑肌）的运动和腺体分泌。

3. **孤束核** Sol 起端在延髓网状结构内，向后逐渐移位到背侧的室底灰质内，核团几乎纵贯延髓全长。Sol 由中小细胞组成，接受 7n、9n 和 10n 的内脏感觉传入纤维，这些纤维入脑干后聚集成一较细的纵行纤维束称**孤束** sol。Sol 的细胞位于 sol 周围，可分为十多个亚核，简单归纳为孤束核内侧部 SolM、外侧部 SolL 和连合部 SolC。

另外，下泌涎核应在上泌涎核后方的网状结构内，发出内脏运动纤维加入 9n；三叉神经脊束核 Sp5 的前部也接受少量来自 9n 和 10n 的躯体感觉纤维。

（二）副神经相关结构

副神经 11n 含躯体运动纤维，**副神经核** 11N 可视为疑核 Amb 向颈髓内的延续部，成为脊髓前角的大细胞簇，发出的纤维组成 11n，支配胸锁乳突肌和斜方肌。

（三）舌下神经相关结构

舌下神经 12n 含躯体运动纤维。

1. **舌下神经核** 12N　前部位于延髓开放部、第四脑室 4V 底的中线两侧，后部位于延髓关闭部、中央管 CC 的腹侧，由大细胞组成。12N 发出躯体运动纤维组成数条 12n 的根丝，在延髓腹侧面的锥体束外侧出脑。12N 也分为数个细胞群，定位支配舌肌。

2. **舌下周核**　位于 12N 的周围，有**舌下神经前置核** PrH 和 Roller 核 Ro。

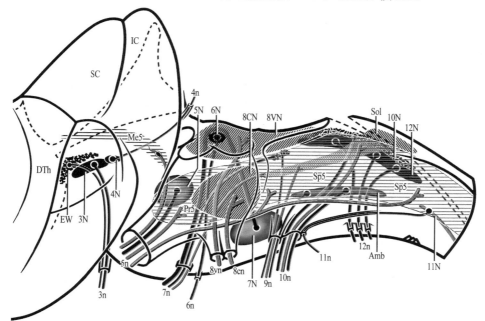

图 2-4-2　鼠后 10 对脑神经的纤维成分与脑神经核（侧面透视图）

第五节　鼠脑的血管

鼠与人脑血管解剖的相似度较高，这是鼠成为脑血管实验性研究首选动物的原因之一。脑的动脉来自颈内动脉和椎动脉，分别组成颈内动脉系（前循环）和椎-基底动脉系（后循环），两系通过脑底部的大脑动脉环（Willis 环）相交通。脑的静脉分为浅静脉组和深静脉组，逐级汇入就近的硬脑膜窦，但出颅部位以及颅外引流路径鼠与人的差异显著。

血管变异的发生率远较神经系统高，且种属品系又有差别，加之研究侧重点不同，故对某些血管的解剖归类不一、名称各异。本书内所用血管名称及其分类依据王平宇教授的研究、George Paxinos 教授专著（大鼠的）和 Charles Watson 教授专著（小鼠的）内容，并结合临床神经医学的应用习惯，以便于在比较时与人神经解剖学内容衔接、避免歧义。

本节内对鼠脑动脉仅描述了动脉主干、较大以及较重要分支的名称和起始位置，详细分支及分布将在第三章的断面解剖内结合 11 个鼠脑节段逐一描述；对鼠脑静脉和颅内硬脑膜窦的描述较详细，并与人脑的对应结构进行比较。

一、动脉

鼠**颈内动脉**（internal carotid artery，ICA）是颈总动脉的终末支之一。**颈总动脉**（common carotid artery，CCA）约在甲状腺后端处分为颈内和颈外动脉两大终支。**颈外动脉**（external carotid artery，ECA）在颅外前行并发出分支，主要分布到颈前部和颅外结构；颈内动脉 ICA 在距颈总动脉 CCA 分叉处 2～3mm 距离内先发出一支粗大的**翼腭动脉**（pterygopalatine artery，PPA），然后主干继续前行，穿颅底的颈动脉孔进入颅内。以颈动脉孔为界，将颈内动脉 ICA 分为 **ICA 颅外段**和 **ICA 颅内段**。翼腭动脉 PPA 在 ICA 颅外段的外侧前行，穿颅底的颈静脉孔进入颅内（图 2-5-1，2-5-2a）。

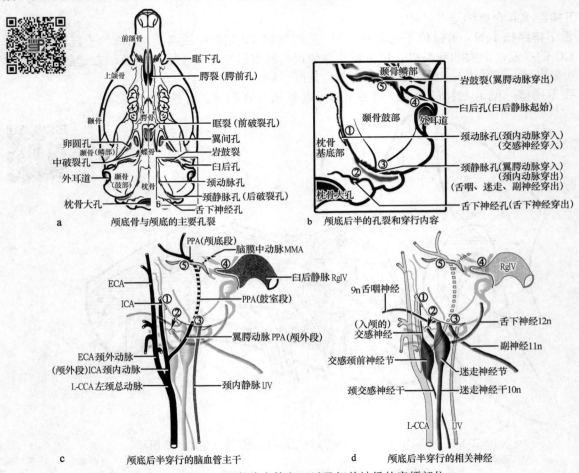

图 2-5-1 鼠脑血管主干以及相关神经的穿颅部位

图 a：颅底的前半主要由前颌骨、上颌骨、腭骨和颧骨构成，颅底的后半主要由蝶骨、枕骨和颞骨构成，脑血管主干以及后 4 对脑神经穿经颅底后半的孔裂。图 b：颅底后半可见①颈动脉孔、②舌下神经孔、③颈静脉孔、④臼后孔、⑤岩鼓裂。舌下神经孔（管）是枕骨上真正的孔洞，其余均为颞骨各部之间或与毗邻骨之间的骨间裂隙。图 c和 d：经颅底后半穿行的脑血管主干和相关神经（注意 ICA 与 ECA 的相对位置常有品系差异）有①颈内动脉 ICA颅外段，在分出翼腭动脉 PPA 之后主干继续前行，膨大的交感颈前神经节（人的称颈上神经节）紧贴 ICA 的背侧，其前端的交感神经与 ICA 并行穿颈动脉孔入颅腔。②舌下神经 12n 在枕骨大孔的外侧、颈静脉孔的后方，穿舌下神经管出颅。③翼腭动脉 PPA、颈内静脉 IJV、舌咽神经 9n、迷走神经 10n 和副神经 11n 穿经颈静脉孔（后破裂孔）进出颅腔。其中 PPA 先进入听泡（相当于中耳鼓室，故称 PPA 鼓室段），出听泡后真正在颅腔内的一段很短并发出脑膜中动脉 MMA，随即与鼓室神经（舌咽神经的分支，图内未显示）共同经岩鼓裂出颅腔到达颅底深方（PPA 颅底段），并分出到颌面深部的分支。膨大的迷走神经节位于颈交感节的外侧，其前端紧邻颈静脉孔。鼠的颈内静脉IJV 管径纤细、引流量少，大部分颅内静脉经臼后静脉引流出颅。④臼后静脉 RglV 起自外耳道前上方的臼后孔，可视为颅内横窦向颅外的延续，详情见图 2-5-6 和图 2-5-7

　　鼠椎动脉（vertebral artery，VA）起自锁骨下动脉，向前穿前 6 位颈椎的横突孔，经枕骨大孔入颅，在延髓腹侧面左右融合成一条**基底动脉**（basilar artery，BA）。在脑桥中脑交界处，基底动脉 BA 的终末分支与颈内动脉 ICA 颅内段及其分支围绕脑腹侧面的下丘脑，吻合成**大脑动脉环**（cerebral arterial circle），或称威利斯（**Willis**）环（图 2-5-2b，图 2-5-3b）。

　　在颅底，与颈内动脉 ICA 共同穿颈动脉孔的有交感神经；与翼腭动脉 PPA 共同穿颈静脉孔的有舌咽神经 9n、迷走神经 10n、副神经 11n 和颈内静脉 IJV。颈静脉孔的后方有膨大的迷走神经节，后内方有膨大的颈前交感神经节（图 2-5-1c、d）。

　　鼠脑动脉主干的经行方式与人脑相同，均位于脑腹侧面，发出分支绕脑外侧面和内侧面达背侧面。鼠与人 Willis 环的动脉来源相同，但组成形式及其分支存在差异。图 2-5-2 内的动脉管径来自体重 250～350g 的成年 Prague-Dawley 大鼠，测量部位为各动脉起始部。

（一）颈内动脉

　　鼠与人**颈内动脉**ICA 的发生发育差异显著：鼠 **ICA 颅外段**发出的**翼腭动脉**PPA（管径约 0.53mm）几乎与颈内动脉 ICA 主干（管径约 0.56mm）粗细相当（图 2-5-2a），而人的 ICA 颅外段没有分支（实为相对应的分支在胚胎期已退化消失）。鼠翼腭动脉 PPA 颅外段穿经颈静脉孔（后破裂孔）进入中耳鼓室（听泡、鼓泡）前行，前端经岩鼓裂穿出后，在颅底下面向前经行。翼腭动脉主要分支营养颅底结构，但在颅腔内经行时发出**脑膜中动脉**（middle meningeal artery，MMA）营养硬脑膜（图 2-5-1c，图 2-5-2a）。

　　鼠 **ICA 颅内段**约在垂体后缘处起，绕垂体和下丘脑的侧方前行并发出分支（图 2-5-2，图 2-5-3b）。为方便对动脉分支起点的定位，以 Willis 环或后交通动脉 PComA 的起点为标志，将 ICA 颅内段再分成两段：**ICA 环外段**主要在垂体的两侧前行，**ICA 环段**主要在下丘脑的两侧前行并组成 Willis 环的中部（图 2-5-2b）。

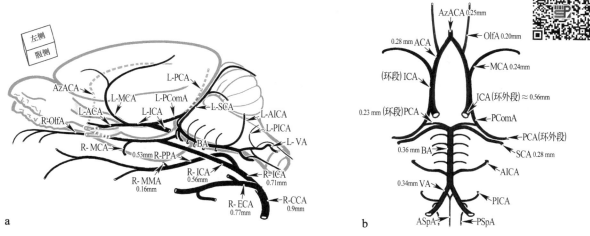

图 2-5-2　大鼠脑动脉（a）和大脑动脉环（b）

图 a：大鼠脑底动脉左腹侧面观，右颈总动脉 R-CCA 及其主要分支全保留，左侧切除至左颈内动脉 L-ICA 的颅内段。ASpA：脊髓前动脉；AzACA：大脑前奇动脉；BA：基底动脉；L-ACA：左大脑前动脉；L-AICA：左小脑下前动脉；L-MCA：左大脑中动脉；L-PCA：左大脑后动脉；L-PComA：左后交通动脉；L-PICA：左小脑下后动脉；L-SCA：左小脑上动脉；L-VA：左椎动脉；R-ECA：右颈外动脉；R-ICA：右颈内动脉；R-MCA：右大脑中动脉；R-MMA：右脑膜中动脉；R-OlfA：右嗅动脉；R-PPA：右翼腭动脉；PSpA：脊髓后动脉

　　颈内动脉 ICA 颅内段的主要分支有：

　　1. 大脑前动脉（anterior cerebral artery，ACA）　为 ICA 颅内段的两大终末支之一，在视束前端处发出，沿视交叉的外侧缘行向前内，在视神经背侧的中线处左右融合成一条**大脑前奇动脉**（azygos anterior carotid artery，AzACA）。ACA 的管径约 0.28mm，AzACA 的约 0.25mm。AzACA

在大脑纵裂内行向背侧，绕胼胝体嘴前至胼胝体背侧再折转后行，改称**胼周奇动脉**（azygos pericollosal artery，AzPA）。左、右 ACA 主干组成 Willis 环的前部，常与人的 ACA 对应节段同名，称 ACA 环段或 A1 段（图 2-5-3b、d）。

（1）ACA 环段：向前发出**眶额外侧动脉**（lateral orbitofrontal artery，LOFrA）和**嗅动脉**（olfactory artery，OlfA），前者分布到嗅球嗅茎腹外侧半，后者分布到鼻腔；向背侧发出丰富的穿动脉进入脑腹侧面，分布到基底前脑和下丘脑的视前区，其中的深穿支达纹状体的内侧部，详见图 3-1-21、图 3-2-26 和图 3-3-31。

（2）AzACA 和 AzPA：AzACA 向前发出**眶额内侧动脉**（medial orbitofrontal artery，MOFrA），向后和后上发出**隔嘴侧动脉**（rostral septal artery）和**隔升动脉**（ascending septal artery），前者分布到嗅球嗅茎背内侧半和额极皮质，后两者分布到隔区和斜角带；AzPA 在大脑纵裂内发出**额内前动脉**（anterior internal frontal artery）、**额内中动脉**（middle internal frontal artery）和**额内后动脉**（posterior internal frontal artery）3 组皮质支，详见图 3-1-21、图 3-3-31 和图 3-6-40。

鼠与人 ACA 的显著差异主要有：①人的左、右 ACA 在视交叉上方经**前交通动脉** AComA 相连，两条主干分别贴附在各半球的内侧面经行并分支分布，偶见变异的单根胼胝体上 ACA；大多数鼠（超过 70%）的左、右 ACA 合并为一条大脑前奇动脉 AzACA，变异时出现相当于 AComA 的动脉短干以及胼胝体上成对的 ACA。②鼠的 ACA 环段发出较粗的嗅动脉 OlfA，其管径约 0.20mm（图 2-5-2，图 2-5-3b），在嗅球嗅茎的腹侧前行，穿筛孔进入鼻腔；人类的对应动脉为眼动脉（起自颈内动脉 ICA）发出的筛动脉，穿眶内侧壁和筛孔进入鼻腔。③鼠嗅球嗅茎的动脉以及周围的静脉血管和硬脑膜窦丰富，并与眶和鼻部有多处吻合或交通；人的眶额内侧动脉（起自 ACA）和眶额外侧动脉（起自 MCA）主要分布到额叶下面的眶额皮质，仅从眶额内侧动脉发出数条小支分布到嗅球嗅束。

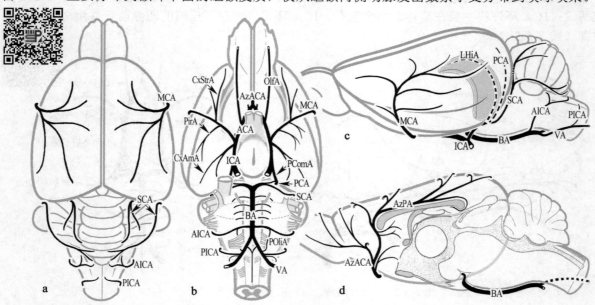

图 2-5-3　鼠脑表面的动脉主干（a. 背侧面；b. 腹侧面；c. 外侧面；d. 正中矢状面）

ACA：大脑前动脉；AICA：小脑下前动脉；AzACA：大脑前奇动脉；AzPA：胼周奇动脉；BA：基底动脉；CxAmA：皮质杏仁动脉；CxStrA：皮质纹状体动脉；ICA：颈内动脉；LHiA：海马纵动脉；MCA：大脑中动脉；OlfA：嗅动脉；PCA：大脑后动脉；PComA：后交通动脉；PICA：小脑下后动脉；PirA：梨状动脉；POliA：橄榄旁动脉；SCA：小脑上动脉；VA：椎动脉

2. 大脑中动脉（middle cerebral artery，MCA）　为 ICA 颅内段在视束前端处分出的另一终末支，管径约 0.24mm。MCA 沿嗅结节的后缘行向前外，先后跨越嗅束和嗅裂至大脑半球的背外侧面（图 2-5-3a～c）。以嗅裂 RF 为标志，将 MCA 分为腹侧和背侧两段，腹侧段与人脑的 M1 段基本对应。

（1）**MCA 腹侧段**：向前发出**皮质纹状体动脉**（corticostriate artery，CxStrA）分布到嗅束和梨状皮质前部及其深方，并发出深穿支达纹状体的前部和外侧部；向后发出**梨状动脉**（piriform artery，PirA），分布到梨状皮质后外侧部及其深方，此动脉常被 2～3 条较细的动脉替代；向背侧发出丰富的**穿动脉**直接进入脑腹侧部的基底前脑和下丘脑，其深穿支达纹状体的外侧部，详见图 3-2-26、图 3-3-31 和图 3-4-39。

（2）**MCA 背侧段**：在半球皮质背外侧面分出数目不定的**皮质支**（cortical branches）（图 2-5-3a、c），根据位置将其归纳为前、中、后 3 组。各皮质支在半球皮质表面的软脑膜内经行并继续分支，其末端分别与大脑前动脉 ACA、大脑后动脉 PCA 以及颈内动脉 ICA 的皮质支末端吻合，共同组成**软膜动脉网**（pial arterial network），进入大脑皮质内的穿动脉从软膜动脉网发出，其分布特点详见图 3-8-41。

鼠与人大脑中动脉 MCA 的差异与半球皮质区的进化差异相对应：①鼠的岛皮质显露于半球皮质表面，MCA 的行程全长在脑表面可见（图 2-5-3a～c）；人的岛叶位于大脑外侧沟的深方，完全被额、顶和颞叶所形成的岛盖遮掩， MCA 主干在外侧沟的深方和岛叶表面经行并发出分支，形成数个大小不等的"U"形血管袢绕过岛盖，才能到达半球表面（图 2-5-4）。②鼠脑梨状皮质和杏仁区皮质发达，MCA 腹侧段和 ICA 环段均有较大分支营养该区（图 2-5-3b），人对应皮质区小，由 MCA 和 PCA 发出的小分支分布（图 2-5-4b）。

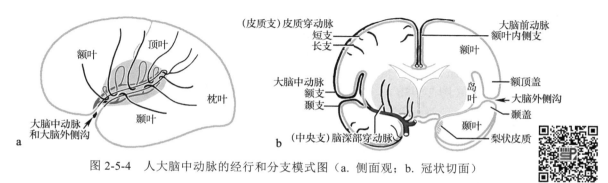

图 2-5-4　人大脑中动脉的经行和分支模式图（a. 侧面观；b. 冠状切面）

3. 后交通动脉（posterior communicating artery，PComA）　约在下丘脑结节区与乳头体区交界处的外侧起自颈内动脉 ICA，其起点处作为 ICA 环段与环外段的分界标志。 PComA 在大脑脚表面行向背后外，与大脑后动脉 PCA 环段吻合，共同参与 Willis 环后半的组成（图 2-5-2b，图 2-5-3b）。PComA 发出穿动脉分布到下丘脑的后部和大脑脚周围。详见图 3-6-40 和图 3-7-30。

鼠与人的 PComA 差异显著：鼠的 PComA 管径几近大脑前、中动脉，明显大于大脑后动脉环段（与 PComA 吻合之前段），有研究者将管径粗的该段称"大脑后动脉"，将起自小脑上动脉或基底动脉末端的管径细者称"后交通动脉"。本书采纳与人体解剖学一致的命名：从颈内动脉 ICA 直接分出者称"后交通动脉 PComA"，从基底动脉 BA 末端或小脑上动脉 SCA 分出者称"大脑后动脉 PCA"。人的 PComA 虽细而长，但发出丰富的穿动脉分布到下丘脑和垂体，其分支量较鼠的多。

4. ICA 环段　除大脑前动脉 ACA、大脑中动脉 MCA 和后交通动脉 PComA 三大动脉干之外，另发出 2 支较大的软膜动脉：向后外发出**皮质杏仁动脉**（corticoamygdaloid artery，CxAmA），与 MCA 发出的梨状动脉 PirA 共同分布到梨状皮质和杏仁区；向背侧发出**脉络丛前动脉**（anterior choroids plexus artery，AChA）在大脑横裂内上行，分布到脑室、杏仁区深部以及丘脑外侧部。ICA 环段还发出较小的眼内动脉（internal ophthalmic artery）前行入眶。ICA 发出的穿动脉直接进入脑腹侧面，分布到下丘脑的中部和后部，其中的深穿支达丘脑的腹侧部，详见图 3-4-39、图 3-5-42、图 3-6-40～图 3-6-43。

5. ICA 环外段　三叉神经动脉（trigeminal artery）是 ICA 入颅后的第 1 个细分支，发出后随三叉神经的眼神经进入眶内；**漏斗动脉**（infundibular artery）大多在后交通动脉 PComA 起点附近发出，是参与垂体-门静脉系的动脉血管，详见图 3-6-43。

鼠颈内动脉 ICA 颅外段发出的翼腭动脉 PPA 经行分支详见图 2-5-1c。

（二）椎动脉

椎动脉（vertebral artery，VA）起自锁骨下动脉，穿前 6 位颈椎的横突孔，经枕骨大孔入颅后在延髓的腹侧前行，达延髓前端附近时左右融合成基底动脉。以枕骨大孔为标志将 VA 分为颅外段和颅内段，后者的管径约 0.34mm（图 2-5-2b，图 2-5-3b）。

椎动脉 VA 颅内段除发出**穿动脉**进入延髓腹侧部之外，发出的软膜动脉有：

1. 脊髓前动脉（anterior spinal artery，ASpA）　又称**脊髓腹侧动脉**（ventral spinal artery），以左、右两个短干分别起自 VA 前半段的内侧壁，合并为 1 支后沿前正中裂后行入椎管。ASpA 在颅内发出数支细小的延髓支分布到延髓腹侧部（图 2-5-2b，图 2-5-3b）。详见图 3-11-33。

2. 脊髓后动脉（posterior spinal artery，PSpA）　又称**脊髓背侧动脉**（dorsal spinal artery），起自 VA 后半段的外侧壁近枕骨大孔处，沿延髓背外侧后行入椎管，在颅内发出数支细小的延髓支分布到延髓背侧部（图 2-5-2b，图 2-5-3b）。

3. 小脑下后动脉（posterior inferior cerebellar artery，PICA）　起点在脊髓后动脉的前方（有时两者共干），绕至延髓的背侧，发出分支主要分布到延髓的背侧部以及小脑的腹后部（图 2-5-2b，图 2-5-3b）。

PICA 虽为椎动脉 VA 的最大分支，但与另两支小脑动脉（SCA，AICA）相比较，其显著细短且分布范围小，小鼠的 PICA 和脊髓后动脉 PSpA 常因过细而不被提及。人的 PICA 粗而长、经行路径迂曲，其管径和分布范围常大于小脑下前动脉 AICA，详见图 3-11-34。

4. 橄榄旁动脉（paraolivary artery，POliA）　自 VA 发出后前行，前端多与 AICA 吻合，分支分布到延髓腹外侧部（图 2-5-3b），详见图 3-10-36。人的椎动脉 VA 无此分支。

（三）基底动脉

基底动脉（basilar artery，BA）自左、右椎动脉 VA 融合处起，沿脑干腹侧中线处前行，管径约 0.36mm。在脑桥前缘或脑桥中脑交界处附近，BA 分出终末支（图 2-5-3b）。BA 的前端又称终末端，后端（左、右椎动脉 VA 融合处）又称起始端。

BA 发出丰富的**穿动脉**，在中线处进入脑实质，向背侧可深达中脑导水管的腹侧和第四脑室底。BA 发出的软膜动脉有：

1. 大脑后动脉（posterior cerebral artery，PCA）　以较细（0.23mm）或更细的管径起自小脑上动脉 SCA 的起始段，也可与 SCA 共同作为基底动脉 BA 的终末分支。PCA 在脑桥基底部前缘行向前外，与后交通动脉 PComA 融合后管径显著增粗，随即发出分支并绕大脑脚进入背侧的大脑横裂内上行。以与后交通动脉 PComA 融合处（或以 Willis 环）为标志，将其分为 **PCA 环段**和 **PCA 环外段**两部：PCA 环段与 PComA 共同组成 Willis 环的后部（图 2-5-2b，图 2-5-3b）；PCA 环外段在大脑横裂 TCF 内分支分布（图 2-5-3c）。

（1）**PCA 环段**：主要发出到丘脑腹后部和中脑腹前部的穿动脉，详见图 3-6-40 和图 3-7-30。

（2）**PCA 环外段**：发出粗大的**海马纵动脉**（longitudinal hippocampal artery，LHiA），在海马裂 HiF 处沿海马的长轴经行（图 2-5-3c）；发出**丘横动脉**（transverse collicular artery，TCA）沿中脑侧面上行至下丘；发出数支 **PCA 皮质支**分布到枕皮质。PCA 末端与丘横动脉末端共同组成**丘上动脉网**（supracollicular arterial network，SCAN），自网发出到丘脑背侧部以及中脑顶盖的多个分支，详见图 3-6-40、图 3-6-41、图 3-7-30、图 3-7-32 和图 3-8-40。

2. 小脑上动脉（superior cerebellar artery，SCA）　是基底动脉 BA 的终末支，管径约 0.28mm，沿脑桥基底部前缘行向外侧，继而绕至小脑的背侧后行。SCA 主要分布到小脑前背侧的大部、中脑的后部以及脑桥的前部。另外，鼠的大脑后动脉 PCA 多起自 SCA 的起始段（图 2-5-2，图 2-5-3a～c）。

根据 SCA 的经行路径，将其分为 **SCA 腹侧段**（脑干的腹侧）、**外侧段**（脑干的外侧）和**背侧段**

（小脑的背侧）。SCA 腹侧段和外侧段发出穿动脉进入中脑、脑桥和小脑脚。背侧段又称小脑段，有内、外侧两支，分别称**小脑上内侧动脉**（medial superior cerebellar artery）和**小脑上外侧动脉**（lateral superior cerebellar artery），详见图 3-7-30、图 3-8-40 和图 3-9-46。

3. **小脑下前动脉**（anterior inferior cerebellar artery，AICA）　起自基底动脉 BA 的始段，行向外侧绕至小脑的腹后部，主要分布到小脑的腹后部、脑桥的后部以及延髓的前部（图 2-5-2，图 2-5-3a～c）。根据 AICA 的经行路径，将其分为 **AICA 腹侧段**（脑干的腹侧）和**背外侧段**（脑干的背侧部和外侧部）。AICA 主要发出穿动脉进入相应脑区，并有分支到第四脑室脉络丛，详见图 3-9-46、图 3-10-36 和图 3-11-33。AICA 的管径略细于 SCA 或二者相当，但在 PICA 管径较粗时（称 PICA 优势型），此动脉的管径变细、分布区域缩小。

4. **内听动脉**（internal auditory artery）　又称迷路动脉，起自近 BA 前端处，伴随第Ⅷ对脑神经进入内耳。人迷路动脉大多数（80%）起自小脑下前动脉 AICA，或起自 BA 起始段附近。

5. **脑桥腹侧动脉**（ventral pontine artery）　等同于人的脑桥动脉，每侧有数支，在脑桥腹侧横行，详见图 3-7-30、图 3-8-40 和图 3-9-46。

（四）大脑动脉环

大脑动脉环（Willis 环）环绕在脑腹侧面的下丘脑周围，是脑血管最重要的侧支循环通路。

1. **组成**　鼠 Willis 环包括来自颈内动脉系的大脑前动脉 ACA 环段、颈内动脉 ICA 环段和后交通动脉 PComA，来自椎-基底动脉系的大脑后动脉 PCA 环段和基底动脉 BA 末端。注意：一般不将小脑上动脉 SCA 归入 Willis 环的组成血管。

2. **比较解剖**　与人脑表面的下丘脑区相比，鼠脑腹侧面的下丘脑区相对大，环绕其周围的 Willis 环也相对大，形成尖向前的狭长三角形，人的 Willis 环多呈类圆形（图 2-5-5，未考虑真实比例大小）。

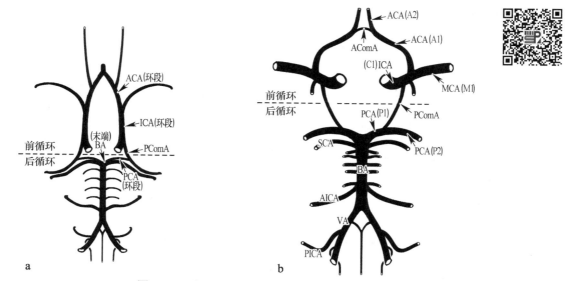

图 2-5-5　鼠（a）与人（b）的大脑动脉环

Willis 环各段动脉的主要差异有：

（1）关于 ACA：鼠的 ACA 环段即 ACA 主干，左右直接吻合参与组成 Willis 环，仅在变异时出现前交通动脉 AComA；人的仅在变异时 AComA 缺失。人的 ACA 环段又称 A1 段（或水平段），AComA 和 A1 段均参与 Willis 环的组成。为方便与人脑血管比较，也将鼠 ACA 环段称为 A1 段。

（2）关于 ICA：鼠 ICA 环段较长，人的相应 ICA 段（自 PComA 起点到 ACA 起点之间）很短，属 ICA 分段的第一段 C1（或终段）。为方便比较，也常将鼠 ICA 环段称为 C1 段。

（3）关于 PComA：鼠 PComA 管径粗但相对较短，人 PComA 细而长，但都会出现两侧管径不等或一侧缺如等变异；人的 ICA 和 PComA 都发出到垂体的分支，而鼠仅 ICA 发出到垂体的分支；鼠与人都以 PComA 为界划分"前循环"与"后循环"（图 2-5-5）。

（4）关于 PCA：鼠的 PCA 环段细长，左、右 PCA 起点之间的血管段公认作为 BA 末端参与 Willis 环的组成，并不提及小脑上动脉 SCA；人的相应 PCA 环段又称 P1 段（或交通前段），短而粗。为方便比较，也将鼠 PCA 环段称为 P1 段（图 2-5-5）。

二、静脉

鼠脑的静脉在汇入颅内硬脑膜窦之前，其分布和引流方式与人脑的相似，但静脉出颅路径以及各路径的引流量却与人脑的差异显著。人颅内静脉血大部分经与乙状窦延续的颈内静脉出颅，仅少量经与海绵窦相连的导静脉以及其他导静脉出颅汇入颈外静脉，或经椎静脉汇入锁骨下静脉。鼠颅内静脉血则大部分经与横窦延续的臼后静脉出颅或经引流海绵窦的翼间导静脉出颅，两静脉均汇入颈外静脉，仅少量经与乙状窦延续的颈内静脉以及经椎静脉出颅，汇入前腔静脉（人的称上腔静脉）。

根据颅内静脉引流区域结合出颅血管的位置，将鼠硬脑膜窦和脑静脉分为背侧、腹侧和尾侧三组，各组之间相互交通、吻合丰富。

（一）背侧组

背侧组的出颅血管是臼后静脉，可视为横窦向颅外的延续。颅内血管包括颅盖内面的硬脑膜窦、与颅盖对应的脑表浅静脉以及脑内的大脑大静脉。背侧组主要引流嗅球、端脑和间脑背侧大部、中脑背侧部以及小脑前背侧大部的静脉。

臼后静脉（retroglenoid vein，RglV）是引流颅内血液出颅的最大静脉，在臼后孔处与横窦相延续，其起始处的管径约 1.3mm。鼠的臼后孔位于外耳门与颧弓根之间，实为颞骨鳞部（鳞状骨）与鼓部（鼓骨）之间的半月状裂隙（图 2-5-6b），臼后静脉 RglV 在此与颅内的横窦相延续（图 2-5-6c，图 2-5-7），然后与颅侧的颞浅静脉、颅底的颌内静脉以及颜面部的面前静脉等逐级汇合成**颈外静脉**（external jugular vein，EJV），详情参见图 2-5-11。

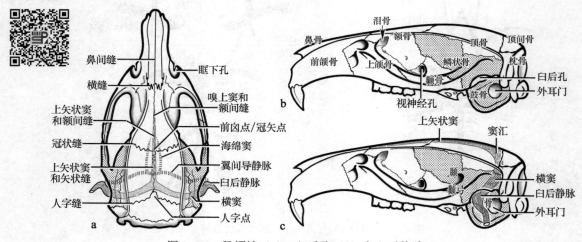

图 2-5-6 鼠颅缝（a）、臼后孔（b）和臼后静脉（c）

1. 背侧组的硬脑膜窦 硬脑膜窦（sinus of dura mater）为硬脑膜内、外层之间的含血窦腔，背侧组者紧贴颅盖内面（下矢状窦和直窦除外）。鼠的硬脑膜菲薄透明，所形成的大脑镰和小脑幕用裸眼不易观察，难以用作实验中的定位，故本教材内采用颅骨或脑表形态作为硬脑膜窦的定位标志。

（1）**上矢状窦**（superior sagittal sinus，SSS）：位于颅盖矢状缝和额间缝的深方，与大脑纵裂的位置相对应，其前、后端分别称前、后窦汇。**前窦汇**（anterior confluence of sinus，ACS）在前囟点之前，与大脑纵裂前端和半环裂的交界处基本对应，**后窦汇**（posterior confluence of sinus，PCS）在人字点附近，与大脑纵裂后端和小脑蚓前缘的交界处基本对应（图2-5-6a，图2-5-7）。

人的上矢状窦前端起自颅前窝的盲孔，管腔狭细，没有前窦汇；上矢状窦后端的**窦汇**（confluence of sinus，CS）等同于鼠的后窦汇，其位置虽移至枕鳞的内面，但与脑的位置对应关系不变（图2-5-8，图2-5-12a）。

（2）**下矢状窦**（inferior sagittal sinus，ISS）：位于大脑纵裂内，与胼胝体的上缘相对应，其前端游离，后端绕胼胝体压部 scc 汇入直窦（图2-5-7c，图2-5-10）。

（3）**直窦**（straight sinus，SS）：位于胼胝体压部 scc 后端的大脑纵裂内，前端由下矢状窦 ISS 和大脑大静脉汇合而成，后端汇入后窦汇 PCS（图2-5-7c，图2-5-10）。

（4）**横窦**（transverse sinus，TrS）：位于颅盖人字缝的深方，与半球枕极和小脑的交界处相对应，其内侧端连后窦汇 PCS，外侧端在臼后孔处延续为颅外的臼后静脉 RglV（图2-5-6a、c，图2-5-7）。

人横窦 TrS 的外侧端折转延续为颞骨乳突深方的乙状窦（sigmoid sinus，SiS），继而转向下在颅底的颈静脉孔处延续为颅外的颈内静脉 IJV（图2-5-8，图2-5-12）。

（5）**岩上窦**（superior petrosal sinus，SPS）：位于颞骨岩部的上缘（岩嵴），即颅中窝与颅后窝的分界处，对应于脑干侧方的大、小脑之间。SPS 向后上汇入横窦 TrS，向前下汇入海绵窦，是颅内静脉背侧组与腹侧组之间的主要交通路径（图2-5-7b，图2-5-11b）。

（6）**嗅上窦**（superior olfactory sinus，SOS）和**嗅下窦**（inferior olfactory sinus，IOS）：嗅上窦 SOS 可视为上矢状窦向前的延续，与嗅球间裂的背侧相对应，后端汇入前窦汇 ACS；嗅下窦 IOS 位于颅前窝筛板的两侧缘，对应于嗅球的腹侧，向后左右合并汇入海绵窦。上、下两窦间有交通支相连，并与眶、鼻以及面部的静脉有多处吻合（图2-5-7，图2-5-11a）。

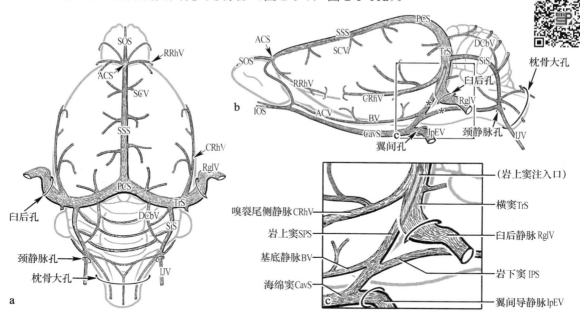

图2-5-7　鼠脑的硬脑膜窦和浅静脉（a. 背侧面观；b. 外侧面观）

ACV：大脑前静脉；ACS：前窦汇；BV：基底静脉；CavS：海绵窦；CRhV：嗅裂尾侧静脉；DCbV：小脑背侧静脉；IJV：颈内静脉；IPS：岩下窦；IpEV：翼间导静脉；IOS：嗅下窦；PCS：后窦汇；RglV：臼后静脉；RRhV：嗅裂嘴侧静脉；SCV：大脑上静脉；SiS：乙状窦；SPS：岩上窦；SOS：嗅上窦；SSS：上矢状窦；TrS：横窦

2. 背侧组的浅静脉　大脑半球表面的浅静脉有4～6条大脑上静脉和2条嗅裂静脉，小脑表面的浅静脉主要是数目和管径都不恒定的小脑背侧静脉（图2-5-7）。

（1）**大脑上静脉**（superior cerebral vein，SCV）：位于大脑半球背侧面，汇入上矢状窦 SSS 的有3～4条，汇入横窦的有1～2条。

（2）**嘴侧嗅裂静脉**（rostral rhinal vein，RRhV）和**尾侧嗅裂静脉**（caudal rhinal vein，CRhV）：

前者细小，在嗅裂的前 1/3 内前行，向前上汇入前窦汇 ACS；后者位于嗅裂的后 2/3 内经行，较粗大，向后汇入横窦 TrS（图 2-5-7b）。两静脉的起始端恰为大脑中动脉 MCA 跨越嗅裂 RF 之处，且两者并不一定吻合。

人脑半球背外侧浅层的**大脑上静脉 SCV** 和**大脑下静脉**（inferior cerebral vein）可多达十几条，前者汇入上矢状窦 SSS，后者汇入横窦 TrS。**大脑中浅静脉**（superficial middle cerebral vein，SMCV）简称大脑中静脉，也是半球表面重要的浅静脉，沿大脑外侧沟表面经行，其前端折转行向内侧，汇入颅底的海绵窦或蝶顶窦（图 2-5-8）。

人脑无嗅裂静脉，鼠脑无大脑中浅静脉，这与皮质发育的种属差异有关。人的大脑皮质随脑发育过程出现了众多脑沟、脑回，使胚胎早期平滑的脑皮质逐渐形成脑叶。原始的颞、枕皮质高度扩展成颞叶和枕叶，将原始嗅裂 RF 及其腹侧的梨状皮质 Pir 共同向前内侧推挤，使之最终移至脑底面的海马旁回钩附近（参见图 3-2-9）。原始嗅裂 RF 背侧的岛皮质虽位置未变，但扩展成岛叶（脑岛），且与嗅裂之间有颞叶分隔。额、顶皮质也高度扩展成额叶和顶叶，与颞叶共同形成的岛盖完全遮掩了岛叶，上、下岛盖间新形成的深沟即大脑外侧沟，又称 Sylvian 沟（图 2-5-4b），故又称此沟内经行的大脑中浅静脉为 Sylvian **静脉**（superfical vein of Sylvian，Sylvian V）（图 2-5-8）。

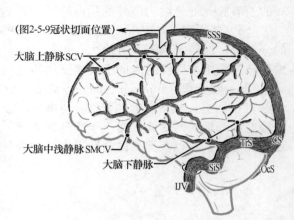

图 2-5-8　人大脑浅静脉

大脑皮质表面的浅静脉主干在汇入硬脑膜窦之前，要先穿过蛛网膜下隙和硬膜下隙，最后开口于硬脑膜窦壁，此穿行段称**桥静脉**（bridging vein）（图 2-5-9a①），也有仅指穿过硬膜下隙的一段为桥静脉（图 2-5-9b②）。注入上矢状窦的大脑上静脉所形成的桥静脉明显且数目多，是临床引起硬膜下血肿的首要责任血管。鼠的桥静脉结构及解剖特点与人的相似。

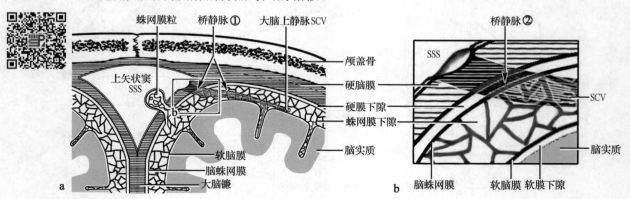

图 2-5-9　桥静脉的经行和开口

（3）**小脑背侧静脉**（dorsal cerebellar vein，DCbV）：在小脑蚓旁的沟内（旁正中沟）前后经行，其数目和管径均不恒定，收集小脑**叶间静脉**（interfolial vein）和小脑表面的软膜静脉，大部分向前汇入横窦 TrS，少量汇入乙状窦 SiS。

3. 背侧组的深静脉　静脉主干和全部静脉属支均位于大脑横裂 TCF 内，共同组成**大脑深静脉**系，收集端脑和间脑深方、海马以及中脑顶盖的静脉。该系的静脉主干为**大脑大静脉**（great cerebral vein，GCV），位于胼胝体压部 scc 的下方，短而粗，其前端由大脑内奇静脉与海马纵静脉汇合而成，后端与下矢状窦 ISS 合并汇入直窦 SS（图 2-5-10）。

大脑大静脉 GCV 的主要属支有：

（1）**大脑内奇静脉**（azygos internal cerebral vein，AzICV）：位于胼胝体 cc 的腹侧，可视为 GCV 向前的延续。AzICV 以丰富的静脉属支和静脉网收集隔区 Spt、纹状体 Str、背侧丘脑 DTh 以及中脑顶盖的静脉，其中隔背侧静脉（dorsal septal vein）、丘脑纹状体静脉（thalamostriate vein）、脉络丛外侧静脉（lateral choroidal vein）均为 AzICV 的较大属支（图 2-5-10）。

（2）**海马纵静脉**（longitudinal hippocampal vein，LHiV）：主干分别位于海马裂 HiF 和齿状回沟 SDG 内，沿海马的长轴经行，其背侧端与 AzICV 汇合后形成 GCV，腹侧端则与脑腹侧组的属支吻合。LHiV 的主要属支为数条海马横静脉（transverse hippocampal vein），其经行方式与同名动脉相似，详见图 3-5-42 和图 3-5-43。另外，丘脑背侧静脉（dorsal thalamic vein）和部分脉络丛静脉也注入 LHiV（图 2-5-10）。

（3）**其他属支**：**丘内侧静脉**（medial collicular vein）主要收集中脑顶盖（上、下丘）的静脉，向背侧汇入直窦；**丘外侧静脉**（lateral collicular vein）主要收集海马及附近枕皮质的静脉，向背侧汇入横窦，两者的腹侧端均与海马纵静脉 LHiV 的腹侧端相交通（图 2-5-10）。

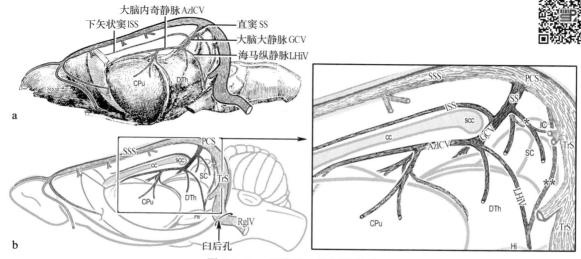

图 2-5-10　鼠脑的大脑深静脉系

AzICV：大脑内奇静脉；GCV：大脑大静脉；ISS：下矢状窦；LHiV：海马纵静脉；PCS：后窦汇；RglV：白后静脉；SS：直窦；SSS：上矢状窦；TrS：横窦；*：丘内侧静脉；**：丘外侧静脉

人的大脑大静脉 GCV 又称 **Galen 静脉**（vein of Galen，Galen V），其位置和汇入部位与鼠的相同，但属支有别：①人有 2 条（左、右各一）**大脑内静脉**（internal cerebral vein，ICV）汇入 GCV（图 2-5-12a，图 2-5-13），大鼠仅有 1 条大脑内奇静脉 AzICV，延续为 GCV，但小鼠可能有 2 条；②人**基底静脉**（basal vein，BV）汇入 GCV（图 2-5-12a，图 2-5-13），鼠基底静脉 BV 汇入岩上窦 SPS，但海马纵静脉 LHiV 汇入 GCV（图 2-5-10，图 2-5-11b）。

另外，人的海马 Hi 体积相对小，仅占据颞叶内侧脑室的下角，但其血管分布形式与鼠海马血管相似，有数条海马横静脉汇入海马纵静脉 LHiV，但出脑后的经行路径和注入部位与鼠不同。

（二）腹侧组

腹侧组的出颅血管是翼间导静脉，可视为海绵窦向颅外的延续。颅内血管包括颅底的硬脑膜窦，以及与颅前窝和颅中窝对应的脑表浅静脉。腹侧组主要引流端脑和间脑腹侧小部以及中脑腹侧部的静脉。

翼间导静脉（interpterygoid emissary vein，IpEV）是引流颅内血液出颅的另一主要静脉，在颅内连于海绵窦后端，穿翼间孔出颅至颅底下面，其起始处的管径可达 1.3～1.6mm。鼠的翼间孔位于颅底卵圆孔的前内侧（图 2-5-1a），其大小似有品系差异。翼间导静脉 IpEV 出颅后汇入颅底的翼丛或颌内静脉（下颌静脉），继而与臼后静脉 RglV 汇合成面后静脉，再与面前静脉共同汇成**颈外静脉 EJV**（图 2-5-11）。

人颅底的翼间孔缺如或很小，此静脉已退化，相对应的颅底细小导静脉穿经卵圆孔（伴三叉神经的下颌神经）或棘孔（伴脑膜中动脉）连接颅内的海绵窦与颅外的翼丛（图 2-5-12b）。人的颅内静脉主要经颈内静脉 IJV 引流（图 2-5-12，图 2-5-17），而鼠颅内静脉主要经颈外静脉 EJV 引流（图 2-5-11，图 2-5-16）。

1. 腹侧组的硬脑膜窦

（1）**海绵窦**（cavernous sinus，CavS）：位于颅底的颅中窝内，为前后伸延的纵长管道，对应于脑腹侧面垂体和下丘脑的两侧，是腹侧组最大的硬脑膜窦。左、右海绵窦的前端直接汇合并与嗅下窦（inferior olfactory sinus，IOS）相交通；后端向内侧经**海绵间窦**（intercavernous sinus，ICavS）左右相连，向外侧延续为粗大的翼间导静脉 IpEV，向后连接岩上窦 SPS 和岩下窦 IPS（图 2-5-11）。

（2）**岩下窦**（inferior petrosal sinus，IPS）：位于颅底的颅后窝，对应于脑干的腹外侧，可视为海绵窦 CavS 向颅后窝的延续。IPS 后连颈内静脉 IJV，是颅内静脉腹侧组与尾侧组之间的主要交通路径（图 2-5-7b，图 2-5-11a、b）。

另外，**岩上窦** SPS（见背侧组）也可归入腹侧组，其前端可连于岩下窦 IPS，也可直接连于海绵窦 CavS，是颅内静脉腹侧组与背侧组之间的主要交通路径（图 2-5-7b，图 2-5-11a、b）。

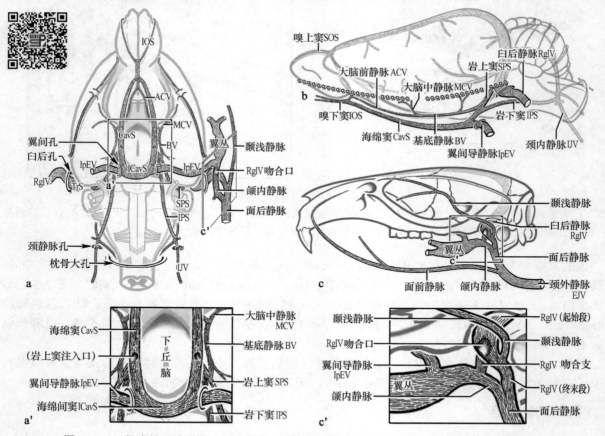

图 2-5-11 鼠脑的硬脑膜窦和浅静脉（a. 腹侧面观；b. 外侧面观；c. 颅外侧的静脉汇合）

ACV：大脑前静脉；BV：基底静脉；CavS：海绵窦；ICavS：海绵间窦；IJV：颈内静脉；IOS：嗅下窦；IPS：岩下窦；IpEV：翼间导静脉；MCV：大脑中静脉；RglV：臼后静脉；SOS：嗅上窦；SPS：岩上窦；TrS：横窦

2. 腹侧组的浅静脉 主要是基底静脉及其属支（图 2-5-11a、b）。

（1）**基底静脉**（basal vein，BV）：位于 Willis 环的外侧，两者位置靠近但并非紧密伴行，是腹侧组浅静脉的主干。基底静脉 BV 前端经大脑前静脉 ACV 连接海绵窦 CavS，后端连接海绵窦 CavS 或岩上窦 SPS（图 2-5-11）。BV 主要引流脑腹后内侧部（下丘脑以及周围脑区）的静脉。

　　（2）**大脑前静脉**（anterior cerebral vein，ACV）和**大脑中静脉**（middle cerebral vein，MCV）：位于脑的腹侧面，与同名动脉的起始段伴行，汇入基底静脉 BV（图 2-5-11）。此两者是鼠脑内唯一与同名动脉紧密伴行的静脉。

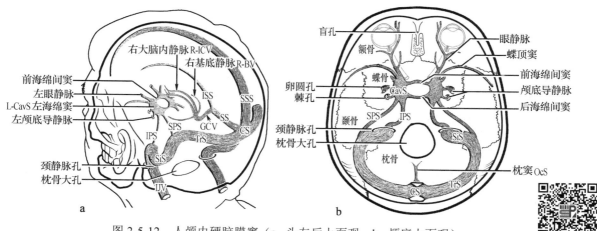

图 2-5-12　人颅内硬脑膜窦（a. 头左后上面观；b. 颅底上面观）

CavS：海绵窦；CS：窦汇；IJV：颈内静脉；IPS：岩下窦；ISS：下矢状窦；L-CavS：左海绵窦；OcS：枕窦；R-BV：右基底静脉；R-ICV：右大脑内静脉；SiS：乙状窦；SPS：岩上窦；SS：直窦；SSS：上矢状窦；TrS：横窦

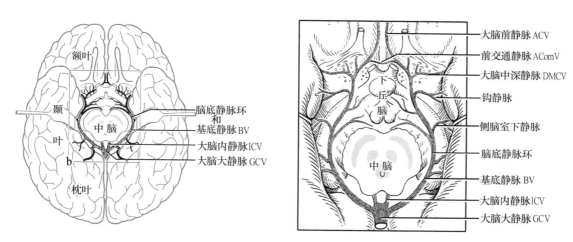

图 2-5-13　人脑底静脉环（下面观，中脑以下切除）

　　（3）其他静脉：**嗅静脉**（olfactory vein）和**眼静脉**（ophthalmic vein）等小静脉均汇入基底静脉 BV，此类小静脉的收集范围与同名动脉基本一致。

　　人与鼠海绵窦和基底静脉的主要差异如下。

　　人海绵窦 CavS 仅位于垂体和蝶鞍的两侧，窦腔宽短并有结缔组织形成的海绵状小梁网充填。颈内动脉 ICA 和展神经 6n 穿行于窦腔内，动眼神经 3n、滑车神经 4n 和三叉神经的眼神经 5n-1 与上颌神经 5n-2 紧贴窦外侧壁经行（图 2-5-14）。人 CavS 向前连接眼静脉、蝶顶窦以及大脑浅中静脉，向后连岩上窦 SPS 和岩下窦 IPS，向下经数条颅底导静脉（对应于鼠的翼间导静脉 IpEV）连颅外的翼丛，两侧的 CavS 之间

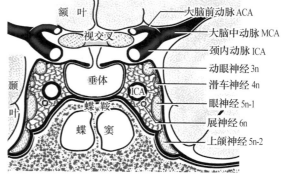

图 2-5-14　人海绵窦（经垂体的冠状切面）

有狭细的前、后海绵间窦相连（图 2-5-12，图 2-5-17）。人 CavS 引流量少而慢，但复杂的交通支使其在颅内血源性感染的传播中起到重要作用。鼠海绵窦 CavS 位于下丘脑的两侧，仅为一对纵行管道，后端相连的海绵间窦 ICavS 粗大，并与翼间导静脉 IpEV 延续，是脑腹侧面静脉血的主要引流路径（图 2-5-11，图 2-5-15）。

人基底静脉 BV 又称 **Rosenthal 基底静脉**，由大脑前静脉 ACV、**大脑中深静脉 DMCV**、**前交通静脉 AComV** 等汇合而成。人的 BV 属大脑深静脉系，前部围绕在下丘脑周围，位于 Willis 环的外上方，主干向后绕大脑脚 cp，汇入大脑大静脉 GCV（Galen 静脉）。人基底静脉 BV 及其属支组成的静脉环称**脑底静脉环**，又称 **Rosenthal 基底静脉环**（图 2-5-13）。鼠基底静脉 BV 前、后端都连于海绵窦 CavS，不直接吻合成环，且隶属脑浅静脉系（图 2-5-11a、b）。

另外，人大脑前静脉 ACV 同样与大脑前动脉 ACA 起始段紧密伴行，人大脑中深静脉 DMCV 汇入基底静脉 BV，另有大脑中浅静脉 SMCV 汇入颅底的海绵窦（图 2-5-8），仅在变异时只有一条大脑中静脉 MCV，但鼠仅有 MCV。

（三）尾侧组

尾侧组的出颅血管主要是颈内静脉，颅内血管包括位于颅后窝和枕骨大孔附近的硬脑膜窦以及脑干和小脑后部的脑表浅静脉。尾侧组主要引流小脑腹侧部和脑干的静脉（图 2-5-15）。

颈内静脉 IJV 起于乙状窦和岩下窦的汇合处，与翼腭动脉 PPA、舌咽神经 9n、迷走神经 10n 和副神经 11n 共同穿颈静脉孔（后破裂孔）出颅（图 2-5-1c、d）。

与人的同名静脉相比，鼠的颈内静脉 IJV 已退化，其起始处的管径约 0.25mm，仅为臼后静脉 RglV 的 1/5、翼间导静脉 IpEV 的 1/5～1/4（图 2-5-11，图 2-5-15，图 2-5-16），而人的颈内静脉 IJV 为头颈部最粗大的血管（图 2-5-12，图 2-5-17）。

1. 尾侧组的硬脑膜窦　**乙状窦**（sigmoid sinus，SiS）是尾侧组最大的硬脑膜窦，位于颅盖后部，对应于小脑半球的背外侧，前端连接横窦 TrS，后端在颈静脉孔处与岩下窦 IPS 汇合，延续为颅外的颈内静脉 IJV（图 2-5-7，图 2-5-15b）。另外，枕骨大孔周围有枕窦（occipital sinus，OcS）。

鼠的乙状窦 SiS 细长，引流量小；人的乙状窦 SiS 短粗，为引流颅内静脉的主要硬脑膜窦（图 2-5-15～图 2-5-17）。

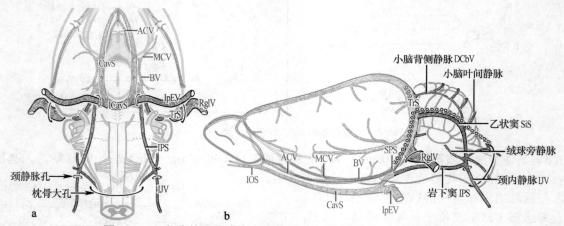

图 2-5-15　鼠脑的硬脑膜窦和浅静脉（a. 腹侧面观；b. 外侧面观）

ACV：大脑前静脉；BV：基底静脉；CavS：海绵窦；DCbV：小脑背侧静脉；ICavS：海绵间窦；IJV：颈内静脉；IOS：嗅下窦；IPS：岩下窦；IpEV：翼间导静脉；MCV：大脑中静脉；RglV：臼后静脉；SiS：乙状窦；SPS：岩上窦；TrS：横窦

2. 尾侧组的浅静脉　纤细而丰富，其数目和管径均不恒定且变异多，相互吻合成浅静脉网。最大的**小脑背侧静脉 DCbV** 已归入背侧组，但鼠品系之间似有差异，有时仅指小脑旁正中沟内较大的静脉为乙状窦 SiS。**椎静脉**（vertebral vein）起自延髓表面的静脉网丛，出枕骨大孔后与同名动脉相伴行；**绒球旁静脉**（parafloccular vein）在绒球的腹侧前后经行；数条小脑**叶间静脉**在小脑蚓处的小脑沟内横行（图 2-5-15，图 2-5-16）。

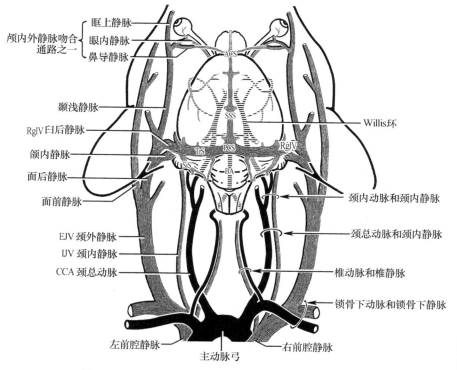

图 2-5-16 鼠头颈部血管主干透视图（背侧面观）

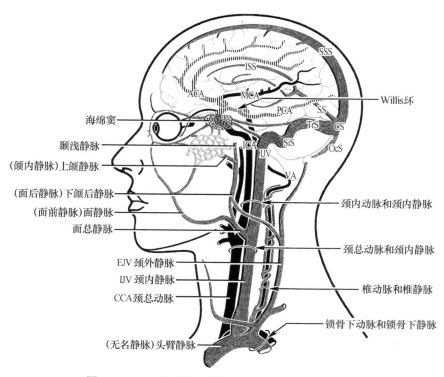

图 2-5-17 人头颈部血管主干透视图（左侧面观）

　　人脑干静脉在脑表面同样吻合成丰富的静脉网，网内可见数条上下纵行者，上连基底静脉 BV、下连椎静脉 VV，其中位于前正中线处的脑桥、延髓前正中静脉较恒定；数条左右横行者，连接在各纵行静脉之间。小脑深部和第四脑室的静脉经脑干小脑之间的裂隙穿至浅面，与脑干腹侧的横行静脉以及小脑前面的浅静脉汇合，共同形成**岩上静脉**（superior petrosal vein，SPV）或称岩静脉，注入岩上窦 SPS。小脑蚓和近蚓部的半球皮质静脉汇合成上蚓静脉和下蚓静脉，注入直窦 SS；其他小脑半球皮质的静脉汇成数条小脑后上静脉和小脑后下静脉，注入就近的横窦 TrS 和乙状窦 SiS（图 2-5-18）。

　　人岩上静脉 SPV 是颅后窝的重要引流静脉，其位置靠近脑桥小脑脚，具有重要临床意义。

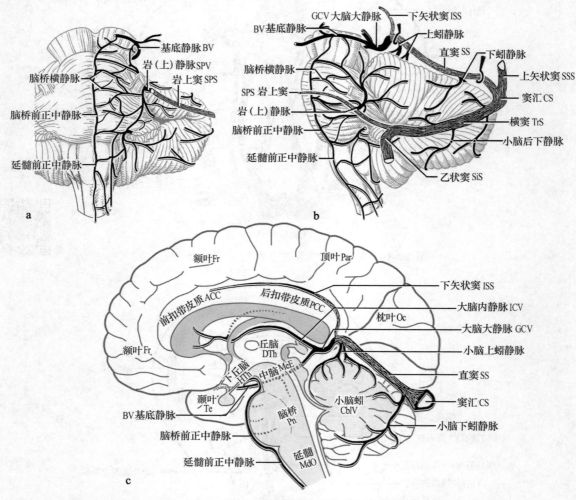

图 2-5-18　人脑干和小脑的静脉（a. 腹侧面观；b. 外侧面观；c. 正中矢状切面）

　　颅内静脉系统有数种分组法，上述为鼠脑静脉分组法的一种。根据研究需要，也可以采用人颅内静脉的分组法，将其分为**硬脑膜窦、浅静脉系和深静脉系** 3 部，浅静脉系包括直接汇入硬脑膜窦（直窦除外）的所有静脉属支，深静脉系仅包括汇入直窦的大脑大静脉 GCV 及其属支。

（陈幽婷　王平宇）

第三章 鼠脑的断面解剖

第一节 第一段——嗅球嗅茎节段

一、概述

本节段的背外侧面有嗅球和额极皮质，腹侧面和内侧面有嗅球和嗅茎。左、右嗅球之间有嗅球间裂，左、右额极皮质以及左、右嗅茎之间有大脑纵裂，两裂背腹贯通、前后相连。嗅球与额极皮质间的深裂称半环裂，其外侧端向后连嗅裂。本节段的脑内结构除与脑表名称相同者之外，尚有副嗅球。在嗅球后部和嗅茎内有一狭窄裂隙称嗅脑室，向后将扩展成侧脑室（图 3-1-1）。

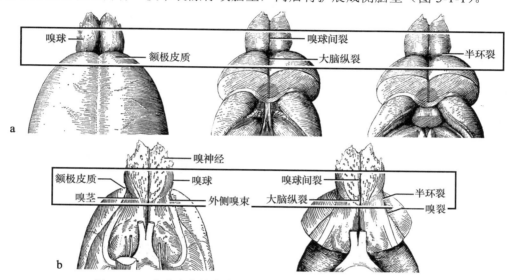

图 3-1-1　嗅球嗅茎节段脑背侧面（a）和腹侧面（b）形态

鼠的嗅球伸出额极之前，左、右嗅球之间的嗅球间裂内有菲薄纤维膜分隔。嗅球背外侧面光滑膨隆，腹侧面及前端连嗅神经，后端延续为嗅茎。嗅茎前半的背侧与额极皮质之间隔有半环裂，并无脑实质相连；嗅茎后半的背侧与额皮质相连，半环裂逐渐变浅消失，其外侧端向后延伸为嗅裂。嗅裂位置恒定，可作为大脑半球背外侧面与腹侧面的分界标志。副嗅球嵌埋在嗅球后半的背侧份，其背内侧与犁鼻神经相连。

（一）重要纤维束和脑室系统

纤维束和脑室无论在脑染色切片、新鲜脑切片或影像学图像中均易识别，二者结合脑表面形态，在脑区划分及核团辨识中可作为定位标志。

可用作定位的纤维束与其粗细长短以及功能无关，而与纤维束致密度相关：纤维束越致密，新鲜脑片的肉眼观越亮白，染色切片的镜下周界越清晰。其在磁共振 MRI T_2WI 图像内则为深黑色的低信号区，周界清晰易于辨认。

脑室壁衬有室管膜，围成的脑室腔在染色切片的镜下为无任何细胞的均质背景色区或无色区，在 MRI T_2WI 图像内脑积液为均匀白亮的高信号区，周界清晰易于辨认。

1. 重要纤维束　此处列出的"重要纤维束"仅指致密型纤维束，松散型纤维束常与脑神经核相穿插，周界不清，故将其归入脑区内描述。

（1）外侧嗅束 lo：位于本节段的脑表面。起始部为薄层纤维板，包绕嗅茎的背侧、外侧和腹侧，向后汇聚成宽带状，沿嗅茎腹外侧脑表面向后延伸。在本节段内，lo 前半的深方有前嗅核，后半的深方有梨状前皮质（图 3-1-1b，图 3-1-2）。

（2）**中间嗅束 imo 和前连合前部 aca**：为前后贯穿嗅茎的粗大纤维束。imo 位于嗅茎前半的中心部，呈厚板状，主要被前嗅核包绕。aca 位于嗅茎后半的中心部，呈圆柱状，主要被梨状前皮质包绕。imo 又称**前连合嗅球内部 aci**，aca 又称**前连合前肢**，在人脑称**前连合嗅肢**。

（3）**胼胝体小钳 fmi**：出现在本节段末的额皮质中心部，为脑白质的最前端。

2. **脑室系统**　嗅脑室 OV 伴随在 imo 和 aca 背内侧，为侧脑室最前端的狭窄裂隙。在嗅球内，OV 周围的**室管膜层 E** 细胞密集成团、难以分辨，向后逐渐扩展出镜下可见的狭窄管腔（图 3-1-2）。

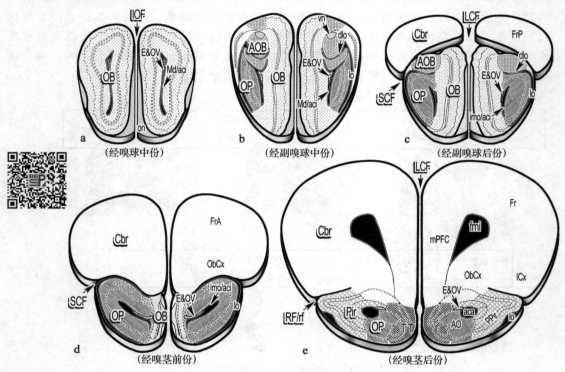

图 3-1-2　嗅球嗅茎节段各脑区的重要纤维束和脑室系统

（二）嗅球

嗅球 OB 位于端脑的最前端，为端脑泡的前下壁发育而来，残留的脑泡腔即嗅脑室 OV，成年后 OV 多闭塞。OB 前端游离，后端延续为嗅茎 OP，两侧嗅球间为**嗅球间裂 IOF**。成年大鼠的 OB 前后长约 5.0～6.0mm，小鼠的长约 3.0mm。

1. **嗅球的结构**　OB 呈典型的分层结构，从浅到深依次有：

（1）**嗅神经层 ON**：位于嗅球 OB 表层，薄厚不一，由**嗅神经 on/1n** 的无髓鞘中枢突组成，神经末梢终止于小球层。

（2）**小球层 Gl**：全称嗅球小球层，位于 ON 的深方，由一层类圆形的嗅小球排列而成，小球的中央以细胞突起为主，周围以细胞体为主。小球周细胞（periglomerular cell）是 Gl 的主要细胞，为小球之间的联络神经元。Gl 及其周围是脑内儿茶酚胺能（包括去甲肾上腺素能和多巴胺能）神经元胞体的第 16 个聚集区（A16），属多巴胺能神经元，简述成"为脑内多巴胺能神经元 A16 群所在处"。

（3）**外丛层 EPl**：位于 Gl 的深方，此层虽厚但细胞数目少。**簇细胞**（tufted cell）为 EPl 的主要细胞，又称丛状细胞或刷状细胞，是嗅球的投射神经元，其轴突主要汇聚成中间嗅束 imo。

（4）**僧帽细胞层 Mi**：位于 EPl 的深方，由一层大的**僧帽细胞**（mitral cell）排列而成。僧帽细胞也是嗅球的投射神经元，其轴突主要汇聚成外侧嗅束 lo。

（5）**内丛层 IPl**：紧贴 Mi 内面的薄层有髓纤维，主要为刷状细胞和僧帽细胞的轴突根部以及轴突侧支组成。

（6）**粒层 GrO**：全称嗅球颗粒细胞层，位于 IPl 的深方，此层最厚。**颗粒细胞**（granule cell）为无轴突的中间神经元，数量众多，与丰富的有髓纤维束穿插分布，围绕髓层呈现同心椭圆形的极性排列。

（7）**髓层 Md**：位于 GrO 深方，由簇细胞的有髓纤维、大脑半球到嗅球的调节纤维以及对侧嗅球的连合纤维共同汇聚而成，向后延续为嗅茎中心部的中间嗅束 imo，又称**前连合嗅球内部 aci**。

（8）**室管膜层 E**：位于 OB 中央，为嗅脑室 OV 前端的室管膜细胞簇，周围被 Md 的纤维包绕。

2. 嗅球的比较解剖　嗅球在发育中来源于端脑泡，故属大脑半球结构。鼠属敏嗅动物，嗅球发达、分层清晰，纤维束（前连合前部 aca、中间嗅束 imo，外侧嗅束 lo）粗大。人属钝嗅动物，与大脑半球体积相比，嗅球所占体积比很小且分层不明显，纤维束纤细。

（三）副嗅球

副嗅球 AOB 嵌埋在嗅球 OB 后半的背侧份，呈类圆形，其背后部暴露于半环裂内。成年大鼠的 AOB 前后径约 1.5mm，小鼠的不足 1.0mm。

1. 副嗅球的结构　AOB 的细胞类型和分部与 OB 相对应，但浅部的分层不明显。

（1）**犁鼻神经 vn**：为一纤细的无髓鞘纤维束，经嗅球 OB 内侧面进入副嗅球 AOB 背内侧（图 3-1-3a）。

（2）**副嗅球小球层 GlA**：主要占据 AOB 的背后部，嗅小球排列紊乱、无法分层。

（3）**副嗅球外丛层 EPlA 和副嗅球僧帽细胞层 MiA**：占据 AOB 的中央区，两层分界不清、刷状细胞和僧帽细胞混杂，故合称传出神经元层。

（4）**副嗅球内丛层 IPlA**：又称**背外侧嗅束 dlo**，包绕在传出神经元层的腹侧，比 OB 的内丛层 IPl 纤维显著增多，向后直接延续为外侧嗅束 lo 的背侧部。

（5）**副嗅球颗粒细胞层 GrA**：位于副嗅球的 IPlA 与嗅球的 Md 之间，颗粒细胞密集但无极性。

2. 副嗅球的比较解剖　副嗅球接受犁鼻神经 vn 的纤维，vn 起于鼻腔下壁的犁鼻器，与嗅觉引起的摄食、生殖、防御以及社会行为等功能有关（图 3-1-3）。人的犁鼻器已经完全退化，在胎儿和新生儿期尚存，但出生不久即退化。

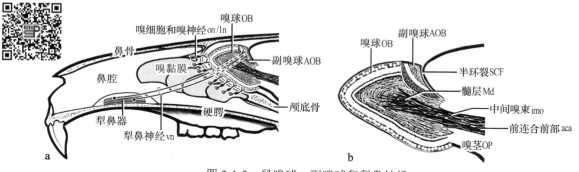

图 3-1-3　鼠嗅球、副嗅球和犁鼻神经

（四）嗅茎

嗅茎 OP 前连嗅球 OB、后连嗅结节 Tu、背侧连额皮质。成年大鼠的 OP 前后长不足 2.5mm，小鼠的不足 1.5mm。

1. 嗅茎的结构　中间嗅束 imo 和前连合前部 aca 位于嗅茎 OP 中央，其周围先后有前嗅核 AO、盖带 TT 和梨状前皮质 PPir 环绕，共同组成 OP。外侧嗅束 lo 位于 OP 的外表面（图 3-1-1b，3-1-4）。

（1）纤维束：包括嗅球的传出纤维和传入纤维。

1）**中间嗅束 imo 与前连合前部 aca**：当前嗅核 AO 出现时，原嗅球髓层 Md 改称 imo，两者合称**前连合球内部 aci**。imo 向后从薄板状聚集成圆柱状纤维束，在半环裂消失处（即嗅茎背侧与额皮质相连处）改称 aca。imo 和 aca 内既有传送嗅觉到脑的纤维，也有脑发出进入嗅球的纤维。

2）**外侧嗅束 lo**：起始处呈薄板状，从背、腹和外侧包绕嗅茎 OP 表面，其中背侧部来自副嗅球的背外侧嗅束 dlo。纤维薄板向后逐渐增厚变窄，在半环裂消失处聚成窄带状。在新鲜脑或未染色脑，此纤维束颜色白亮，是脑表面的重要定位标志之一。

（2）**前嗅核 AO**：前端几乎与副嗅球 AOB 同时出现，后端达嗅结节 Tu 的前部，中部环绕在 imo 和 aca 的周围。根据位置可将 AO 分为**前嗅核背侧部 AOD、内侧部 AOM、腹侧部 AOV、外侧部 AOL、后部 AOP 和外部 AOE** 共 6 个亚核。前 5 部相互延续分界不清、细胞中等分布均匀，唯 AOE 位于 AO 起始处的外侧，为密集的小细胞组成。AO 发出的纤维参与外侧嗅束 lo 的组成。

（3）**盖带 TT** 和**梨状前皮质 PPir**：两者均为 3 层的皮质结构。TT 位于嗅茎 OP 后半的内侧部，可分为**背侧盖带 DTT** 和**腹侧盖带 VTT**。TT 实为脑发生早期海马结构在胼胝体前方的残留，故又称连合前海马。PPir 位于 OP 后半的外侧部，主要与前嗅核外侧部 AOL 相延续。

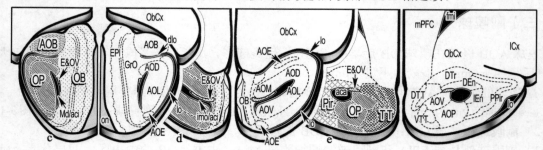

图 3-1-4　嗅茎的主要结构

2. 嗅茎的比较解剖　鼠的嗅茎 OP 位于额极皮质 FrP 的腹侧，短而粗，前嗅核 AO 是 OP 的主核，发育甚好且分成数个亚核，粗大的纤维束（imo-aca）纵贯其内。人的 OP 位于大脑半球额叶腹侧，细而长，主要由纤维束组成，故称嗅束。人的 AO 已经退化，仅存少量细胞分散于纤维束内，也有学者认为人的 AO 位于额叶内侧面的隔区内（图 3-1-5）。

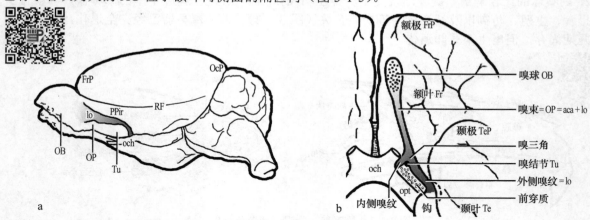

图 3-1-5　鼠嗅茎（a. 鼠脑腹外侧面观）与人嗅束（b. 人脑下面观）的比较

（五）半球皮质区与皮质内核团

与人大脑半球的皮质分区相对应，鼠脑皮质也分为额、顶、枕、颞、岛 5 叶。与人大脑半球表面丰富的沟回不同，鼠大脑半球表面光滑，除嗅裂 RF 之外，无其他明显沟回，故用"某皮质（区）"称之以示区别。各皮质区均包括数个亚区，各亚区的细胞构筑和功能定位又各具特点。本教材仅按最基本的额、顶、枕、颞、岛以及边缘皮质区作简单描述，详细的皮质亚区需查阅相关专著。

1. 皮质区　本节段内的左、右额皮质被**大脑纵裂 LCF** 完全分隔，LCF 又称**半球间裂**（interhemispheric fissure）。额皮质的最前端称**额极 FrP**，此处均为灰质组成，向后在灰质中央出现白质纤维，称**胼胝体小钳 fmi**。图 3-1-6a 和 b 内的框显示本节脑段皮质区，以后各节脑段皮质区均如此标示。

（1）半球的背外侧面：指从大脑纵裂 LCF 到嗅裂 RF 之间的皮质区，主要为**额皮质 Fr** 的**额联络皮质 FrA**，嗅裂 RF 之上的狭长皮质带为**岛皮质 ICx**（图 3-1-6a）。

（2）半球的腹侧面：指从嗅裂 RF 到脑腹侧中线之间的皮质区。本节段的腹侧面皮质区位于半环裂内，主要为**眶皮质 ObCx** 又称眶额皮质（仍属额皮质）（图 3-1-2）。梨状前皮质 PPir 已归入嗅茎 OP 内描述。

（3）半球的内侧面：指大脑纵裂面的皮质区。本节段的内侧面皮质区主要为**前额内侧皮质 mPFC**，包括 3 个皮质亚区：①**扣带皮质 1 区 Cg1** 位于背侧，向后延续到胼胝体的背侧；②**边缘前皮质 PrL** 居中；③**边缘下皮质 IL** 位于腹侧，后两区在胼胝体嘴前消失，详细位置见图 3-1-17。盖带 TT 已归入嗅茎 OP 内描述（图 3-1-2）。

2. 皮质内核团　位于嗅裂 RF 的深方，其背侧深方有屏状核，腹侧深方有梨状内核。

（1）**屏状核 Cl**：前端出现在本段末的胼胝体小钳 fmi 外侧，详细描述见后一节段。

（2）**梨状内核 En**：前端出现在嗅茎处的梨状前皮质 PPir 深方，详细描述见后一节段。

3. 半球皮质区的比较解剖　对皮质区的研究常见新成果，在此仅列举两处经典的比较解剖差异。

（1）半球各面的皮质区差异：①背外侧面：人脑的额、顶、颞、枕叶皮质高度发育、背外侧面沟回丰富，并将岛皮质推挤到外侧沟的深方，完全被额、顶和枕叶遮盖，脑表面不可见（图 2-5-4，图 3-1-6c）；鼠脑背外侧面光滑，岛皮质沿嗅裂伸延，完全暴露在脑表面（图 3-1-6a）。②内侧面：人脑各叶丰富的沟回占据内侧面大部区域，将海马推挤到侧脑室下角内，脑表面不可见（图 3-1-6d）；鼠脑的海马 Hi 构成半球内侧壁的后半，脑内侧面可见（图 3-1-6b）。③腹侧面：人的额叶发达，向前膨出，额叶下面的眶额皮质区完全暴露在脑表面；鼠的嗅球发达，向前膨出，额皮质下面的眶额皮质完全藏在半环裂内，脑表面不可见。鼠脑腹侧面大部分是梨状皮质与嗅球、嗅茎和杏仁前部共同组成嗅脑；人脑腹侧面的前半是额叶，后半是颞叶和枕叶，而梨状皮质仅存于海马旁回钩附近的狭窄区域，嗅系统不发达（图 3-1-5，图 3-2-9）。

根据 Brodmann 分区评判鼠与人皮质区的对应关系远比位置的对应精确，典型案例如下：鼠 cc 前半周围的扣带皮质 Cg 与人胼胝体 cc 前半周围的 Cg 同属 Brodmann24 区，在人脑称前扣带皮质 ACC；鼠 cc 后半周围的压后皮质 RS 与人的 RS 同属 Brodmann 29 区和 30 区，但人 RS 仅为胼胝体压部后下端的狭小皮质区；人 cc 后半之上的扣带回称后扣带皮质 PCC，虽与鼠的 RS 位置相当，但隶属 Brodmann 23 区和 31 区，故认为鼠的 PCC 缺如（图 3-1-6b、d）。

（2）额皮质的前部和后部：人脑额皮质高度发达形成额叶，其面积几乎占半球皮质的 1/3（图 3-1-6c、d）。额皮质的前半部分（又称额前区或额极区）是人类高级神经活动区，被认为是精神智能中枢；额皮质的后半部分是运动的启动点和高级调控区。鼠额皮质区的前部包括额联络皮质 Fr、眶皮质 ObCx 和前额内侧皮质 mPFC 或与人的额前区有某些对应；鼠额皮质区后部为运动皮质区，包括初级运动皮质 M1 和次级运动皮质 M2 等亚区，与人的额皮质运动区对应。

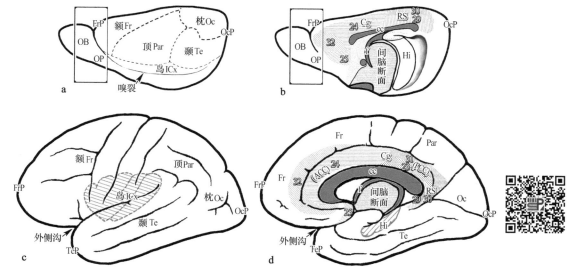

图 3-1-6　鼠（a、b）与人（c、b）脑主要皮质区对比模式图

二、经嗅球嗅茎节段的断面解剖

成年大鼠脑本节段的嘴尾长度约 4.5mm，小鼠的约 2.0mm，可划分为 5 个脑区：嗅球区（A 区）、副嗅球区（B 区）、盖带区（C 区）、嗅茎区和梨状皮质区（D 区）以及半球皮质区（G 区）。选取四张典型切片进行描述：第一张经嗅球中份，第二张经副嗅球中份，第三张经嗅茎前份，第四张经嗅茎后份（图 3-1-2，图 3-1-7）。

（一）经嗅球中份

本切面的特征形态是嗅球 OB（A 区）的分层结构呈类同心圆形排列。以细胞大而密集排列的僧帽细胞层作为分界标志，可将其分为浅部（A-1）和深部（A-2）（图 3-1-8）。

1. 浅部（A-1） 整体细胞较少、染色浅淡。**小球层 Gl** 由一排环状的嗅小球串成，勾勒出嗅球的外形轮廓。嗅小球在细胞染色切片上显示为较小细胞围成圆形或类圆形的深染细胞环，可作为识别嗅球的标志结构（图 3-1-8a，图 3-1-9a）。位于 Gl 外围的宽窄不等浅染区为**嗅神经层 ON**，因无髓鞘，故在髓鞘染色法的切片内仍无色或仅有浅淡背景色（图 3-1-8b）。位于 Gl 深方的宽带状浅染区为**外丛层 EPl**，在中小细胞稀疏浅染背景内的散在大细胞为刷状细胞（簇细胞），靠近 Gl 处数目较多（图 3-1-9a）。**僧帽细胞层 Mi** 形成粗线状深染带，与浅染的 EPl 对比清晰。僧帽细胞是嗅球内最大的神经元，高倍镜下见其密集排列（图 3-1-9b 内箭头所示）。

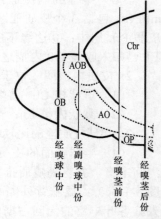

图 3-1-7 第一段典型切片位置

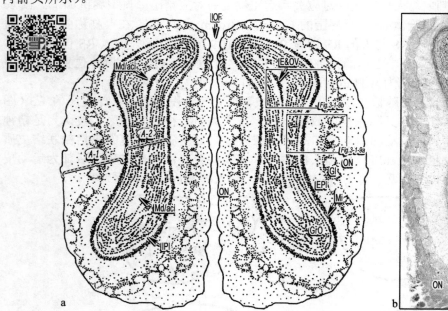

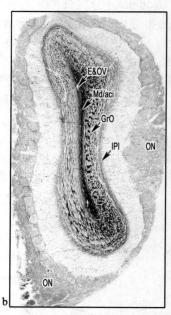

图 3-1-8 经嗅球中份切面（a. 细胞染色模式图；b. 纤维染色）

图 a："细胞染色模式图"是根据一套 SD 大鼠脑细胞染色连续切片绘制的全景图，专用于脑区的边界划线和代表性结构的缩写词标注。自此向后，本套全景图的图题仅指示切面位置，不再重复"模式图"字样

2. 深部（A-2） 整体细胞密集、染色深。紧贴 Mi 深方的狭窄浅染带（纤维染色为深染）为**内丛层 IPl**，是嗅球层次中最薄者。IPl 深方的**嗅球颗粒细胞层 GrO** 由丰富的颗粒细胞排成深染的细胞串，环绕 OB 中心呈类椭圆形的极性排列。细胞串间的浅染区为有髓鞘的纤维束所在，在纤维染色切片内可见松散的深染纤维区。GrO 细胞串向中心部逐渐减少、极性消失，过渡成浅染的**嗅球髓层**

Md，纤维染色切片上为带状的深染纤维束，此束又称**前连合嗅球内部** aci（图 3-1-8b）。在 OB 中心呈背腹方向的小细胞密集深染区为**室管膜层** E，或可见**嗅脑室** OV 的小腔隙（图 3-1-9b）。

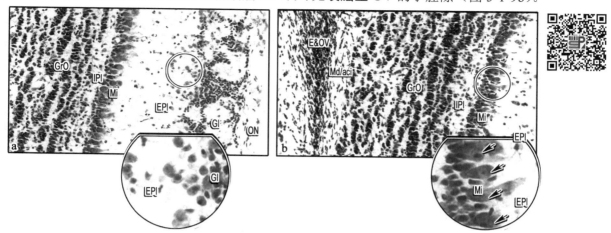

图 3-1-9　嗅球浅部（a）和深部（b）的细胞（细胞染色）

（二）经副嗅球中份

本切面的特征形态是嗅球的背侧部内出现类圆形的副嗅球 AOB（B 区），并可分为背侧部（B-1）和腹侧部（B-2），此处为副嗅球与嗅球后部（A 区）以及嗅茎前部（D 区）诸结构同时存在的部位（图 3-1-10）。

1. 嗅球后部（A 区）　主要占据内侧份，浅部（A-1）各层逐渐变薄，但深部（A-2）**髓层** Md 的纤维板增厚、**室管膜层** E 的细胞增多（图 3-1-10，图 3-1-11）。

2. 副嗅球（B 区）　占据背侧份，呈类圆形，可分为细胞稀疏的背侧部和细胞密集的腹侧部。此处切面为**副嗅球** AOB 的典型冠状切面（图 3-1-10），其连续变化参见图 3-1-20。

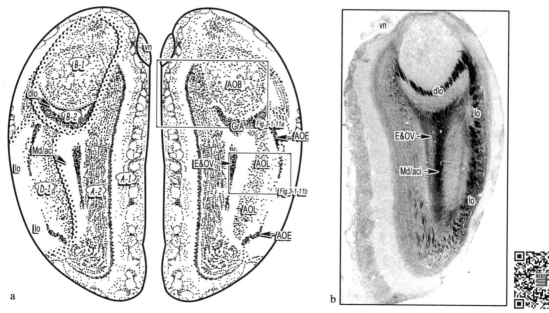

图 3-1-10　经副嗅球中份切面（a. 细胞染色模式图；b. 纤维染色）

（1）背侧部（B-1）：包括**副嗅球僧帽细胞层** MiA、**外丛层** EPlA 和**嗅球小球层** GlA，细胞大小不等、疏密不均，各层间分界不清。**犁鼻神经** vn 在背内侧进入 AOB（图 3-1-11a）。

（2）腹侧部（B-2）：**副嗅球颗粒细胞层** GrA 紧邻嗅球髓层 Md 的背侧，呈弯月状，细胞密集深染。**背外侧嗅束** dlo 紧邻 GrA 的背侧，为浅染的弧形窄带状纤维区，在纤维染色切片内则为深染的弧形纤维板（图 3-1-10b，图 3-1-11a）。

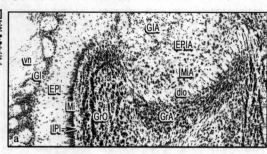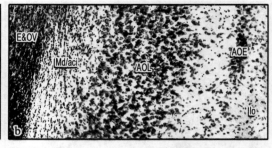

图 3-1-11 经副嗅球中份切面的副嗅球（a）和前嗅核（b）（细胞染色）

本教材内提供的纤维染色切片使用经典的髓鞘染色法（Weigert 法）制作，故嗅神经 on 和犁鼻神经 vn 等无髓鞘纤维无色或仅呈现浅淡背景色，而外侧嗅束 lo、背外侧嗅束 dlo 以及髓层 Md 等有髓鞘纤维染色深浓，纤维走向清晰（图 3-1-8b，图 3-1-10b）。

3. 嗅茎前端（D 区） 占据腹外侧份，前嗅核区（D-1）包括**前嗅核** AO 的两个亚核（AOL，AOE）和**外侧嗅束** lo。**前嗅核外侧部** AOL 细胞中等稍大且分布均匀，**前嗅核外部** AOE 为数个由小细胞聚集的深染核团，紧邻其外的带状浅染区为 lo（图 3-1-10a，图 3-1-11b）。在纤维染色片内，lo 为密集深染的纤维带，其表面尚可残存薄层的嗅球浅层结构（图 3-1-10b）。

（三）经嗅茎前份

本切面的特征形态是背侧出现半球皮质（G 区）的前端，但与腹侧的嗅茎（D 区）并未真正相连，且嗅茎内侧仍可见嗅球（A 区）层次（图 3-1-12，图 3-1-13）。

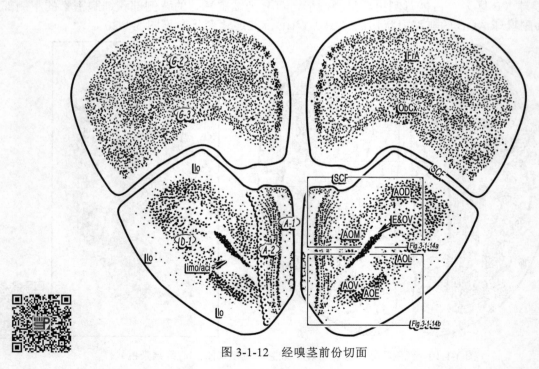

图 3-1-12 经嗅茎前份切面

1. 嗅球后端（A 区） 仅占据**嗅茎** OP 的内侧缘，浅（A-1）、深（A-2）两部大多变薄或消失，但**中间嗅束** imo 和**室管膜层** E 向 OP 中心处汇聚，并被前嗅核 AO 包绕（图 3-1-12，图 3-1-13）。

2. 嗅茎前份（D 区）　前嗅核区（D-1）显著增大并向内侧扩展，中间嗅束 imo 居其中央。此处的**前嗅核 AO** 亚核包括**内侧部 AOM、背侧部 AOD、外侧部 AOL** 和**腹侧部 AOV**，有时仍见深染的 **AO 外部 AOE。外侧嗅束 lo** 被覆在 AOD 与 AOL 处的脑表面，在细胞染色片内为嗅茎表面的浅染纤维带，髓鞘染色片可见深染的纤维带（图 3-1-13，图 3-1-14）。

3. 半球皮质区（G 区）　此处主要为**额皮质 Fr**，常称其为**额极皮质**或**额极 FrP**，特征是皮质区内细胞均匀、纤维不明显。FrP 的背侧半（G-2）为**额联络皮质 FrA**，腹侧半（G-3）为**眶皮质 ObCx**。此时额皮质 Fr 与嗅茎 OP 之间并未真正融合，仅以**半环裂 SCF** 内的软脑膜相粘（图 3-1-13，图 3-1-14a）。

在细胞染色切片内，位于半球皮质表层的带状浅染区为皮质的分子层 Mol，细胞小而分布稀疏（图 3-1-12，图 3-1-15a）；位于嗅茎表层的带状浅染区为外侧嗅束 lo，可根据 lo 内束间少突胶质细胞的极性排列加以区别（图 3-1-12，图 3-1-15b）。

大脑半球皮质和小脑皮质的表层具有相似的细胞构筑和染色表现，都称分子层 Mol 或皮质第 1 层，小脑的又称小脑分子层 MoCb（图 1-2-7，图 1-2-9，图 3-9-38）。另外，梨状皮质（图 3-1-18b）、盖带（图 3-1-18a）、嗅结节（图 3-2-13c）和海马（图 1-2-6，图 3-5-36）等都有分子层。

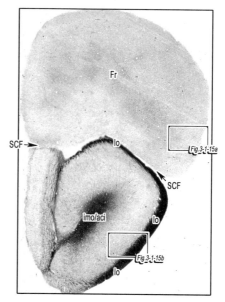

图 3-1-13　经嗅茎前份切面（纤维染色）

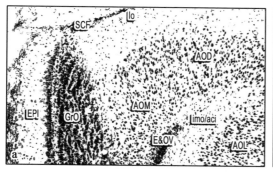 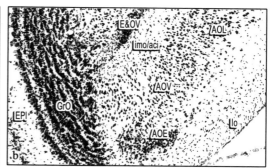

图 3-1-14　经嗅茎前份切面的嗅球层次和前嗅核（细胞染色）

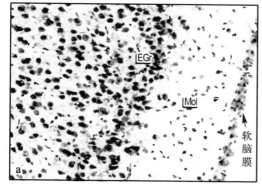 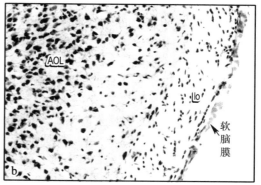

图 3-1-15　皮质区浅层（a）与嗅茎外侧区浅层（b）结构比较（细胞染色）

（四）经嗅茎后份

本切面的特征形态是半球皮质（G 区）与嗅茎（D 区）相连，嗅球消失、盖带（C 区）出现，前嗅核缩小、梨状前皮质出现（图 3-1-16，图 3-1-17）。

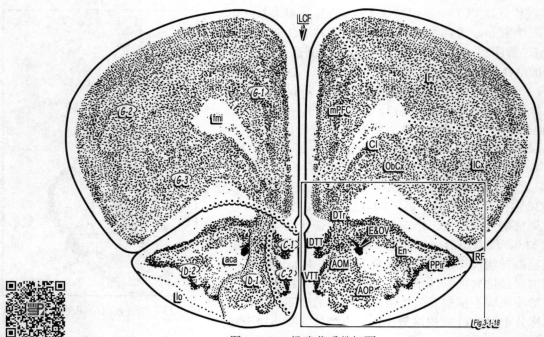

图 3-1-16 经嗅茎后份切面

1. 半球皮质区（G区） 显著增大，中心部出现的带状浅染纤维区为**胼胝体小钳 fmi**。以 fmi 为中心，将额皮质分为内侧（G-1）、背外侧（G-2）和腹侧（G-3）三个亚区（图 3-1-16，图 3-1-17）。

（1）内侧面（G-1）：此处称**前额内侧皮质 mPFC**，又称**前扣带皮质 ACC**，经典的区域划分包括**扣带皮质 1 区 Cg1、边缘前皮质 PrL 和边缘下皮质 IL**（图 3-1-17）。

（2）背外侧面（G-2）：背侧面为**额皮质 Fr**，外侧面（嗅裂 RF 之上）为**岛皮质 ICx**。

（3）腹侧面（G-3）：与嗅茎的细胞相连处称**背侧移行带 DTr**，外侧仍为**眶皮质 ObCx**，其深方紧邻 fmi 的细胞稍密集深染区为**屏状核 Cl**。

背侧移行带 DTr 为额皮质与嗅茎背侧的脑实质融合处，向后 DTr 迅速增宽，半环裂 SCF 随之消失，仅其外侧端向后延续为嗅裂 RF（图 3-1-16，图 3-1-17）。

SCF 实为脑发育过程中 RF 的前端随额极皮质前伸而形成的深裂，故有学者仍称其为"嗅裂 RF"。

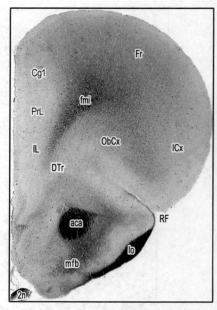

图 3-1-17 经嗅茎后份切面（纤维染色）

2. 盖带区（C 区） 位于嗅茎内侧部，紧随嗅球结构之后。**盖带 TT** 可分为**背侧盖带 DTT**（C-1）和**腹侧盖带 VTT**（C-2）。TT 又称连合前海马，与海马的细胞构筑相同，为 3 层的皮质结构（图 3-1-16，图 3-1-18）。

（1）**分子层 Mol**：位于脑表面，细胞小而分布稀疏、染色浅淡，向上与前额内侧皮质 mPFC 表面、向下与嗅结节 Tu 表面的 Mol 相延续。

（2）**锥体细胞层 Pyl**：位于 Mol 的深方，细胞大而密集，染色深浓，DTT 与 VTT 之间的此层细胞稀疏，似不相连。

（3）**多形层 Pol**：位于 Pyl 的深方，细胞大小不一，与深方的前嗅核 AO 分界不清。有学者将此层再分出亚层。

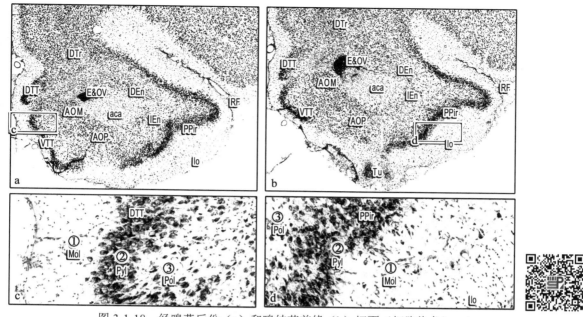

图 3-1-18　经嗅茎后份（a）和嗅结节前缘（b）切面（细胞染色）

3. 嗅茎区和梨状皮质区（D区）　　可分为前嗅核区（D-1）和梨状前皮质区（D-2）。

（1）前嗅核区（D-1）：当半球皮质与嗅茎之间有脑实质相连时，原中间嗅束 imo（或称前连合嗅球内部 aci）改称**前连合前部 aca**，在细胞染色片内呈圆或类圆形的浅染纤维区（图 3-1-16，图 3-1-18a、b），在纤维染色片内为致密深染的类圆形纤维束断面（图 3-1-17）。**室管膜 E 和嗅脑室 OV** 紧贴 aca 的内上方，E 的密集细胞团也逐渐从窄带状过渡成类圆形（图 3-1-16，图 3-1-18a、b）。**前嗅核 AO** 在嗅茎后份位于盖带 TT 的深方，其中 AO 内侧部 AOM 尚存，后部 AOP 出现在 aca 的腹内侧，与前部的 AOV 相延续，但较 AOV 的细胞稍大且染色均匀（图 3-1-18）。

（2）梨状前皮质区（D-2）：占据嗅茎外侧部，**梨状前皮质 PPir** 的深方有**梨状内核 En**，腹外侧脑表面有**外侧嗅束 lo**。PPir 为前嗅核的 AOL 和 AOD 延续而来，其细胞构筑与内侧部的盖带 TT 相似，同为 3 层的皮质结构（图 3-1-18）。

1）**分子层 Mol**：带状浅染区包绕了 OP 的外侧部，其背侧端绕嗅裂 RF 与额皮质的 Mol 相连，腹侧端出现的深染细胞团为嗅结节 Tu，外侧面有外侧嗅束 lo 附着。

2）**锥体细胞层 Pyl**：细胞排列紧密，故染色明显加深，整体呈连续的弯曲窄带状。

3）**多形层 Pol**：细胞大小不一、分布松散，其深方紧贴前连合前部 aca 处细胞较密集深染，称**梨状内核 En**，可分为**背侧部 DEn** 和**中间部 IEn** 两个亚核。

自本切面向后直至半球后端，半球腹侧面的梨状皮质 Pir 分层以及梨状内核 En 变化不大，故向后不再细述，仅随切面的后移简述 Pir 各亚区（梨状前皮质 PPir 和杏仁周皮质 PAmy）的延续变化以及梨状内核 En 各亚核的变化。

（五）副嗅球的连续切片

副嗅球 AOB 嵌埋在嗅球的背后部，其背侧毗邻半环裂 SCF，腹侧连接嗅球 OB 后部和嗅茎 OP 前部（图 3-1-19）。

图 3-1-19 为经 AOB 长轴的典型矢状切面，其整体呈半月形，分层结构清晰。在细胞染色切片内，副嗅球颗粒细胞层 GrA 的细胞密集深染，可作为辨识 AOB 的特征性标志（图 3-1-19）。

图 3-1-20 为经 AOB 的连续冠状切片，其切面位置见图 3-1-19a。AOB 在冠状切面内呈圆或类圆形，其前后端狭小，中部膨大。GrA 仍作为辨识标志，因整体呈前后位的橄榄形，在不同的冠状切面内其他各层分界常不明显。

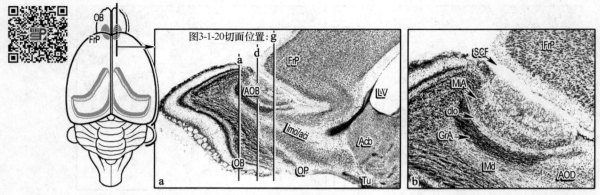

图 3-1-19　经副嗅球的典型矢状切面（细胞染色）

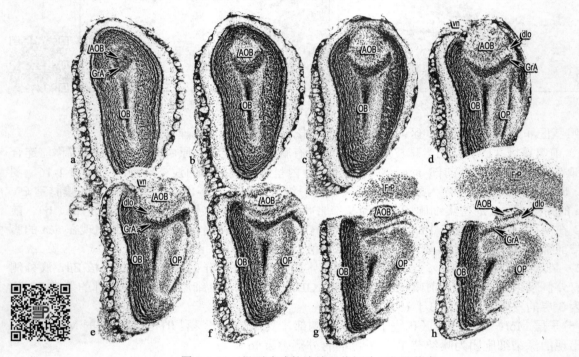

图 3-1-20　经副嗅球的连续冠状切片（细胞染色）

三、嗅球嗅茎节段的动脉分布

本节段内无脑动脉主干，位于脑表面的较大分支有眶额外侧动脉和眶额内侧动脉。嗅动脉的前半段在本节段的腹侧前行（图 3-1-21）。

（一）嗅球嗅茎区的动脉

嗅球 OB 背侧部（包括副嗅球 AOB）主要有眶额内侧动脉分布，嗅球腹侧部和嗅茎 OP 主要有眶额外侧动脉分布。鼠嗅球膨大，血供丰富，并有丰富的吻合支与眶和鼻腔等处的动脉相交通。

1. **眶额内侧动脉 MOFrA**　多以单支起自大脑前奇动脉 AzACA，行向前上并分成左、右两支，各支又分为**嗅球支**和**皮质支**（图 3-1-21d）。嗅球支分布到嗅球的背侧部，皮质支分布到半球前端的额极皮质和前额内侧皮质（图 3-1-21）。

人脑的对应动脉与之同名，或称额叶底内侧动脉（basomedial frontal artery），为大脑前动脉 ACA 的 A2 段发出的第 1 个分支，主要分布到额叶下面的内侧部和嗅球嗅束。

2. **眶额外侧动脉 LOFrA**　起自大脑前动脉 ACA 环段，沿脑腹侧面前行，达嗅茎 OP 表面时分为**内侧支**和**外侧支**，主要分布到嗅茎和嗅球的腹侧部（图 3-1-21）。

人脑的对应动脉与之同名，其起源多变，最常见的是起自 MCA 的第一个皮质支，主要分布到额叶下面的外侧部。

（二）半球皮质区的动脉

本节段额皮质 Fr（包括前额内侧皮质 mPFC）主要有**眶额内侧动脉皮质支**分布（图 3-1-21d、e）。

（三）嗅动脉

嗅动脉 OlfA 在眶额外侧动脉的外后方起自 ACA 环段，起始处管径约 0.2mm，沿脑腹侧面前行，前端穿经筛孔进入鼻部。OlfA 并无分支到嗅球嗅茎，但近起始端有小分支分布到嗅结节区（见第二节）（图 3-1-21a～c）。

人的对应动脉为眼动脉发出的筛动脉（见第二章相关内容）。在人胚胎期能发现与鼠嗅动脉相似起止的动脉，但并不长久，偶见存留到成年，称"残留性或持续性原始嗅动脉"（persistent primitive olfactory artery），在磁共振血管造影 MRA 检查时需加以鉴别。

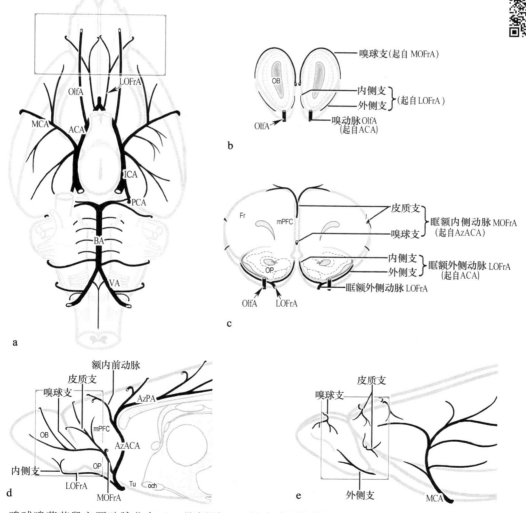

图 3-1-21　嗅球嗅茎节段主要动脉分布（a. 腹侧面；b. 经嗅球冠状节段；c. 经嗅茎冠状节段；d. 正中矢状面；e. 外侧面）

（陈幽婷　马传响）

第二节　第二段——嗅结节节段

一、概述

本节段的背外侧面有额皮质、顶皮质和岛皮质（嗅裂之上），内侧面有前额内侧皮质（胼胝体膝之前）和扣带皮质（胼胝体之上），腹侧面有嗅结节和梨状前皮质。左右半球间的大脑纵裂在胼胝体膝前仍背腹贯通，至胼胝体之下消失、两侧的半球融合。外侧嗅束纵行于腹侧脑表面，作为嗅结节与梨状前皮质的分界。本节段的脑内结构主要有隔区、斜角带和纹状体。嗅脑室随隔区和尾壳核的出现扩展成侧脑室，并随两者的增大而加深（图 3-2-1）。

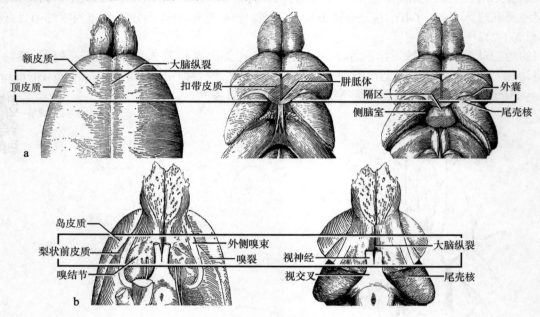

图 3-2-1　嗅结节节段脑背侧面（a）和腹侧面（b）形态

当胼胝体膝（胼胝体前端）出现后，左、右大脑半球相连。当两半球未相连时，半球的内侧面主要有前额内侧皮质；当胼胝体将两半球相连时，胼胝体的背侧有扣带皮质（前额内侧皮质上半的后延），胼胝体的腹侧出现隔区和斜角带（前额内侧皮质下半的后延）。胼胝体纤维向外侧伸延包绕尾壳核，改称外囊。纹状体位于隔区和斜角带的外侧，向后迅速增大。伏隔核位于前连合前部的周围，几乎与嗅结节同时出现。

（一）重要纤维束和脑室系统

1. 重要纤维束　前段脑表面的外侧嗅束、脑内的前连合前部和胼胝体小钳均延续到本节段内（图 3-2-2）。

（1）**外侧嗅束 lo**：位于嗅结节和梨状前皮质之间，在本节段内纤维束聚集变窄，其内侧缘是嗅结节与梨状前皮质的分界标志（图 3-2-1b）。在新鲜脑表面 lo 为白亮条带，肉眼易辨。

（2）**前连合前部 aca**：形态基本未变，在本节段内可作为定位伏隔核的标志，也作为定位基底前脑背侧界（经典概念）的标志。

（3）**胼胝体小钳 fmi、胼胝体膝 gcc、胼胝体 cc 和外囊 ec**：fmi 在本节段初显著增大，当尾壳核出现后，包绕尾壳核并扩展成弯曲的纤维板。此纤维板向内侧左右相连形成 gcc，向外侧包绕尾壳核称 ec。gcc 向后延续为 cc 直至半球后端，ec 向后延续直至尾壳核消失。上述结构均属大脑髓质（白质），整体形成弯曲的白质薄板，其浅面是大脑皮质（灰质），其深方的半球区称皮质下脑区。

（4）**视交叉 och**：在本段末可能出现在腹侧中线处（图 3-2-1b，图 3-2-2d），详情见后一段。

2. 脑室系统 除前段延续而来的嗅脑室扩大成侧脑室外，第三脑室开始出现（图 3-2-2）。

（1）**侧脑室 LV**：在本节段内主要位于胼胝体的下方，尾壳核与隔区之间。LV 的外上角（胼胝体与尾壳核交界处）以及外侧壁（尾壳核的内侧面）的室管膜深方有**脑室下带 SVZ**，为成体脑内神经干细胞的主要生发地。

（2）**第三脑室** 3V：本节段内或可出现 3V 的前端，位于视交叉背侧的正中线处，称**视上隐窝 SORe**，其侧壁及前部有**终板 LTm** 和**终板血管器 VOLT**（图 3-2-2d）。

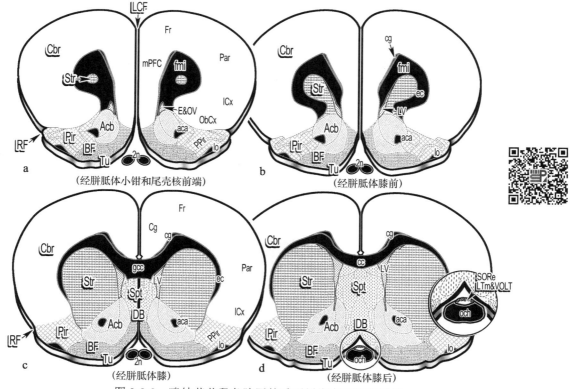

图 3-2-2 嗅结节节段各脑区的重要纤维束和脑室系统

（二）隔区和斜角带

隔区位于胼胝体膝和胼胝体之下，与前段的前额内侧皮质 mPFC 腹侧半和背侧盖带 DTT 相延续，斜角带为本节段内新出现的脑区。此区位于中线两侧，构成皮质下脑区的内侧部（图 3-2-2c、d）。

1. **隔区 Spt** 位于本节段内的是 Spt 的前半，以核团为主；Spt 的后半在后一节段内，以纤维结构为主。Spt 位于左右侧脑室 LV 之间、胼胝体 cc 的腹侧，前端与胼胝体膝 gcc 几乎同时出现，后端与海马前端相连。此处先描述 Spt 的核团，后一节段将描述纤维结构（图 3-2-3）。

（1）**隔外侧核 LS**：几乎贯穿 Spt 的前后全长，是最大的隔核，可分为 3 个亚核。

1）**LS 背侧部 LSD**：位于 Spt 的背外侧，细胞较大、分布松散均匀。

2）**LS 中间部 LSI**：位置居中，细胞中等、分布松散不均。

3）**LS 腹侧部 LSV**：位于 Spt 的腹外侧，细胞较小、分布稍密集。

（2）**隔内侧核 MS**：位于 Spt 前半的腹内侧，细胞大而稀疏分布，因有较多的纤维细束垂直穿插核内，使细胞呈背腹方向的极性排列。MS 为脑内胆碱能神经元胞体的第 1 个聚集区（Ch1），简述 "为脑内胆碱能神经元 Ch1 群所在处"。

（3）**隔海马核 SHi**：位于 Spt 前半的中线两侧，前端与背侧盖带 DTT 相延续，向后在隔外侧核 LS 的内侧逐渐上移至胼胝体 cc 下，当前连合 ac 出现时消失。SHi 的细胞中等、分布均匀。

（4）**隔下丘脑核 SHy**：位于 Spt 的中段，在前连合前部 aca 与前连合 ac 的连接处，其背侧与隔外侧核腹侧部 LSV 不易区分，腹侧端绕 aca 内侧延伸入下丘脑内。SHy 的细胞类型似 LSV。

（5）**隔伞核 SFi**：位于 Spt 的后半，细胞稀疏分散在海马伞 fi 的放射状纤维内。

（6）**隔三角核 TS**：位于 Spt 的后半，前端出现在海马伞 fi 的腹侧，向后达海马腹侧连合 vhc 的背侧。TS 的细胞稍小但密集分布，核团在冠状切面内呈类三角形。

本节段内先后出现隔外侧核 LS、隔内侧核 MS 和隔海马核 SHi，并向后延续（图 3-2-3）。

2. **斜角带 DB**　位于隔区 Spt 之下、左右伏隔核 Acb 之间，前端比 Spt 出现稍晚，后端几乎与嗅结节 Tu 同时消失，背侧与隔内侧核 MS 相延续。DB 或称斜角带区，主要由斜角带纤维和斜角带核组成（图 3-2-3）。

（1）**斜角带（纤维）db**：为隔区 Spt 延续而来的松散纤维束，上段呈背腹方向，下段斜向腹外侧伸入嗅结节 Tu 的深方，与前脑内侧束 mfb 相连。db 是基底前脑联系海马和杏仁区的重要纤维束。

（2）**斜角带（核）DB**：紧连隔区腹侧，是斜角带的主核，可分为两个亚核。注意：核团和脑区的缩写"DB"相同。

1）**DB 垂直部 VDB**：背侧连隔内侧核 MS，细胞特点同 MS。因核内的 db 纤维呈垂直位穿行，使 VDB 细胞呈背腹方向的极性排列。

2）**DB 水平部 HDB**：为 VDB 下端沿脑表面向腹外侧的延伸，末端达嗅结节 Tu 的内侧。HDB 细胞数量较 VDB 增多，但极性排列不如 VDB 明显。

VDB 为脑内胆碱能神经元 Ch2 群，HDB 为 Ch3 群，加之隔内侧核 MS 的 Ch1 群，三者共同组成的隔内侧核-斜角带复合体是前脑内胆碱能神经元最集中之处。

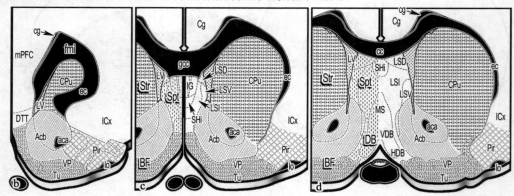

图 3-2-3　嗅结节节段的主要脑区和核团

3. **隔区和斜角带的比较解剖**　鼠与人的隔区 Spt 和斜角带 DB 存在显著差异，其对应关系如下：①鼠 Spt 前半在人脑的对应部位大致为胼胝体嘴下、终板 LTm 前的脑区（图 3-2-4a），皮质深方的

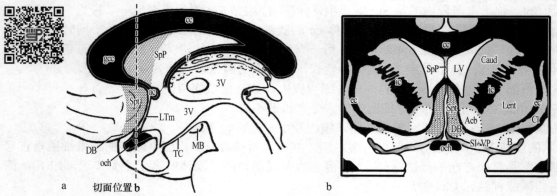

图 3-2-4　人脑正中矢状面（a）和冠状切面（b）内的隔区和斜角带回

B：Meynert 基核；Caud：尾状核；Cl：屏状核；ec：外囊；ic：内囊；Lent：豆状核；MB：乳头体；SI：无名质；SpP：透明隔；TC：灰结节；VP：腹侧苍白球

隔核小而不明显。②鼠 Spt 后半在人脑已经变化为**透明隔** SpP 前半。SpP 是位于胼胝体 cc 和穹窿 f 之间的菲薄脑板，参与构成侧脑室 LV 的内侧壁（图 3-2-4b）。③鼠 DB 在人脑的对应区是一斜行窄带区从额叶内下面绕前穿质后部（紧邻视束前方）连至海马旁回钩，其纤维联系与鼠的相似，称**斜角带回**或**斜角回**（图 3-2-4，图 3-2-9b）。

（三）纹状体区

纹状体区的背侧部是从胼胝体小钳 fmi 中心扩展而成，腹侧部是嗅茎结构向后的延续。纹状体区位于隔区和斜角带的外侧，构成皮质下脑区的外侧部。

纹状体 Str 有两种分类法：狭义（特指）的 Str 指尾壳核和苍白球，又称**背侧纹状体** DStr，即通常所指的"纹状体"；广义（泛指）的 Str 还包括伏隔核、腹侧苍白球、嗅结节和无名质，此 4 部又称**腹侧纹状体** VStr。除苍白球之外，广义 Str 的核团均在本节段内出现（图 3-2-5）。

1. **背侧纹状体 DStr**　位于本节段内的仅有尾壳核的前 1/3。其前端显露在胼胝体小钳 fmj 的中央，向后迅速增大，至本节段末可达最大切面（图 3-2-3，图 3-2-6）。

尾壳核 CPu 位于半球前半的白质下，呈半卵圆形，是前脑内最大的核团。CPu 的前端被胼胝体小钳 fmi 包盖，后端达海马垂直部的前缘，背外侧被外囊 ec 包绕，腹侧先后与基底前脑 BF 和杏仁结构等毗邻，内侧构成侧脑室的外侧壁并与苍白球紧密相连。CPu 以中小细胞为主，散在极少量大细胞。因被丰富的内囊纤维束穿过，使细胞分布疏密不均。

2. **腹侧纹状体 VStr**　在本节段内位于尾壳核 CPu 腹侧（鼠无名质 SI 小，描述略去）（图 3-2-5）。

（1）**嗅结节 Tu**：位于外侧嗅束的内侧，为 3 层的皮质结构，与盖带 TT 和梨状前皮质 PPir 的分层相对应。Tu 的深层有多个小细胞集团，称 Callejea 岛 ICj，可作为 Tu 的辨识标志。

（2）**伏隔核 Acb**：位于嗅结节 Tu 与尾壳核 CPu 之间，其前端稍早于 CPu 出现，并与前连合前部 aca 紧密伴行（图 3-2-6a）。Acb 以中小细胞为主，可分为 Acb 核心部 AcbC 和壳部 AcbSh 两个亚核，前者细胞分布均匀，后者疏密不均。

（3）**腹侧苍白球 VP**：在本节段内夹在嗅结节 Tu 与伏隔核 Acb 之间，细胞大且数量少，前脑内侧束 mfb 的松散纤维呈前后位穿行其内（图 3-2-6b）。

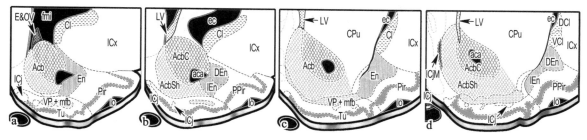

图 3-2-5　腹侧纹状体和梨状前皮质

3. **纹状体的比较解剖**　鼠与人纹状体的外形和核团分部差异显著，但细胞构筑和功能差异不明显（图 3-2-6，图 3-2-7）。

（1）**背侧纹状体 DStr 的比较**：人的 DStr 包括**尾状核 Caud** 和**豆状核 Lent**，后者又分为**壳 Put** 和**苍白球 GP**。Caud 和 Put 合称新纹状体，GP 称旧纹状体。人的 GP 再分为外侧苍白球 LGP 和内侧苍白球 MGP。在发生上，鼠的尾状核与豆状核壳并未分开，合称尾壳核 CPu；鼠的苍白球 GP 或称苍白球外带 EGP，与人的 LGP 同源；鼠的脚内核 EP 或称苍白球内带 IGP，与人的 MGP 同源（参见图 3-5-9）。EP 的位置偏后，包埋在大脑脚 cp 的纤维束内。

（2）**腹侧纹状体 VStr 的比较**：人 VStr 的相对体积远较鼠的小，主要是①人的嗅结节 Tu 退化为极小的结节状小突起，连于嗅束 lo 后端（有学者认为埋于前穿质的深方，或前穿质就是人的 Tu）（图 3-1-5b）；鼠的 Tu 明显膨隆，占据了视交叉 och 之前脑腹侧面的大部（图 3-2-6a）。②人的伏隔核 Acb 位于尾状核 Caud 和豆状核 Lent 的前下部内，是隔区深方的小核团（图 3-2-7c、d）；鼠的 Acb 是腹侧纹体 VStr 的最大核团，并分为两个亚核（图 3-2-5，图 3-2-6a）。③人脑的腹侧苍白球 VP、无名质 SI 和 Meynert 基核 B 聚集成一扁薄区带（图 3-2-7c、d），位于前穿质及其附近（图 3-2-4b）；鼠的 SI 和腹侧苍白球 VP 位于嗅结节 Tu 的深方，区域相对宽大，其内有前脑内侧束 mfb 穿行（详见第三节）。

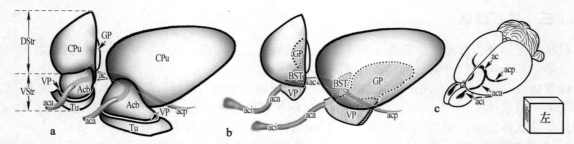

图 3-2-6　鼠纹状体的 3D 重建模式图（左前面观；a. 浅层；b. 深层；c. 前连合透视图）

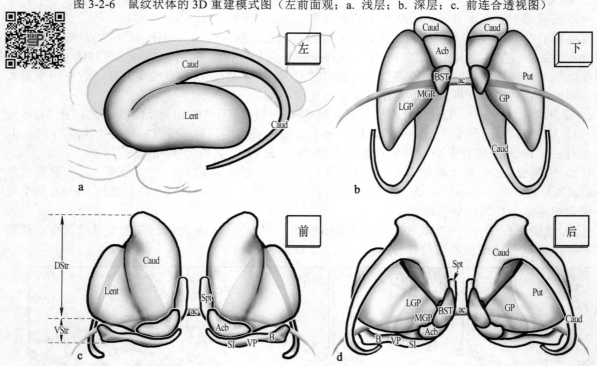

图 3-2-7　人纹状体的 3D 重建模式图（a. 左侧面观；b. 下面观；c. 前面观；d. 后面观）

（四）半球皮质区与皮质内核团

半球皮质区和皮质内核团与前段的同名区相延续。

胼胝体 cc 在本节段内形成，将左、右大脑半球相连。cc 背侧的大脑纵裂 LCF 向后延续直至半球后端；cc 腹侧的 LCF 向后很快融合，将两半球腹侧从外形上连成整体，但其内部结构（核团、纤维束等）仍左右分开、独立执行功能。

以大脑纵裂 LCF（或中线）和嗅裂 RF 为界，将半球皮质分为内侧、背外侧和腹侧三个面。鼠半球皮质深方的白质仅为一内厚外薄的纤维板，统称**大脑深（层）白质 dcw**，至本节段已经出现了的胼胝体小钳 fmi、胼胝体膝 gcc、胼胝体 cc、外囊 ec 和扣带 cg 是指不同位置的 dcw。

1. 皮质区　本节段内主要有额、顶、岛和扣带皮质。梨状前皮质 PPir 基本未变，嗅结节 Tu 归入腹侧纹体 VStr 内描述（图 3-2-8）。

（1）半球背外侧面：主要有**额皮质 Fr** 和**顶皮质 Par**，嗅裂 RF 的周围仍为**岛皮质 ICx**。

（2）半球内侧面：在胼胝体膝 gcc 之前的仍为**前额内侧皮质 mPFC**，当 gcc 出现后，mPFC 背侧份的扣带皮质 1 区 Cg1 向后延续，简称**扣带皮质 Cg**。mPFC 的其他皮质亚区延续为隔区 Spt。

（3）半球腹侧面：原眶皮质 ObCx 随着尾壳核 CPu 的增大和嗅裂 RF 的形成而消失，**梨状前皮质 PPir** 与**嗅结节 Tu** 分别位于嗅束 lo 的内侧和外侧，共同形成半球腹侧面（图 3-2-5，图 3-2-9a）。

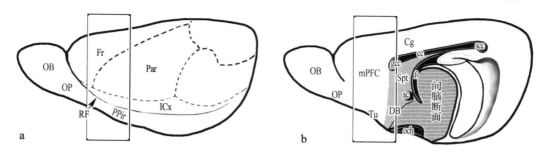

图 3-2-8 嗅结节节段的主要皮质区

2. 皮质内核团 屏状核和梨状内核从前段延续而来，向后位置关系基本不变（图 3-2-5）。

（1）**屏状核 Cl**：位于嗅裂 RF 之上、岛皮质 ICx 的深方，紧贴外囊 ec 的外侧。Cl 的前端紧贴胼胝体小钳 fmi 的腹外侧，向后随着尾壳核 CPu 的出现和增大，逐渐移位到外囊外侧的 ICx 深方。根据细胞构筑，Cl 可分为 **Cl 背侧部 DCl** 和**腹侧部 VCl** 两个亚核。

（2）**梨状内核 En**：位于嗅裂 RF 之下、梨状皮质的深方，紧贴外囊延伸部的外侧。En 前端与梨状前皮质 PPir 同时出现，向后核团增大、紧跟 Cl 的腹侧，并随梨状皮质向腹侧扩展。En 的前半分为 **En 背侧部 DEn** 和**中间部 IEn** 两个亚核。

3. 梨状皮质的比较解剖 鼠的**梨状皮质 Pir** 位于嗅裂 RF 的腹侧，又称**嗅皮质**，从前向后有**梨状前皮质 PPir** 和**杏仁周皮质 PAmy**（图 3-2-9a）。人颞叶的新皮质高度发育，而 Pir 仅为一狭窄的皮质区带，位于半球内下面的海马旁回钩处（图 3-2-9b）。

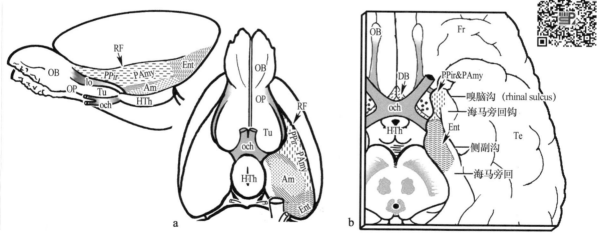

图 3-2-9 鼠（a）与人（b）梨状皮质区的比较

4. 皮质进化分类 半球皮质在发生上来自端脑泡，呈典型的分层结构。根据细胞构筑，可分出 3 层到 6 层不等，有的层还分出亚层。

经典且简单的分法是根据半球皮质细胞的层数大致将其分为：

（1）**古皮质 archicortex**：有海马 Hi、齿状回 DG 和嗅结节 Tu，细胞分为 3 层。

（2）**旧皮质 paleocortex**：有梨状前皮质 PPir 和杏仁周皮质 PAmy，细胞在 3 层的基础之上又分出亚层。

（3）**新皮质 neucortex**：有额 Fr、顶 Par、颞 Te 和枕皮质 Oc，为大脑半球背外侧面的大部分皮质类型，细胞分为典型的 6 层。

（4）**中间皮质 mesocortex**：主要有扣带皮质 Cg、压后皮质 RS、下托 S、前下托 PrS、内嗅皮质 Ent 和岛皮质 ICx（恰环绕在新皮质的周围），细胞分层情况介于 3～6 层之间，也有学者将 S 和 Ent 归入旧皮质内。

二、经嗅结节节段的断面解剖

成年大鼠脑本节段的嘴尾长度约 3.5mm，小鼠的约 2.5mm，可划分为 6 个脑区：隔区（A 区）、斜角带区（C 区）、嗅结节区和梨状皮质区（D 区）、纹状体区（E 区）、伏隔核区（F 区）以及半球皮质区（G 区）。选取三张典型切片进行描述：第一张经胼胝体膝前，第二张经胼胝体膝，第三张经胼胝体膝后（图 3-2-2，图 3-2-10）。

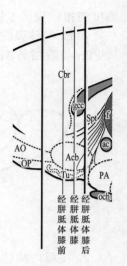

图 3-2-10 第二段典型切片位置

（一）经胼胝体膝前

本切面的特征形态是背侧部大脑半球的中央有宽大的胼胝体小钳，腹侧部嗅结节的深方有伏隔核（图 3-2-11，图 3-2-12a、b）。

1. 隔区（A 区） 在本切面内尚未出现。

2. 斜角带区（C 区） 前段的**背侧盖带 DTT（C-1）**延续至此，腹侧盖带 VTT 已消失，斜角带结构尚未出现。

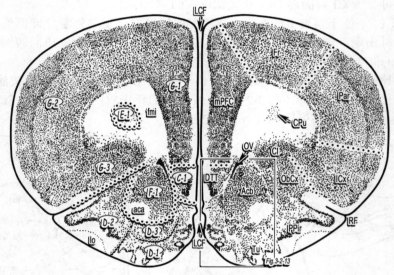

图 3-2-11 经胼胝体膝前切面

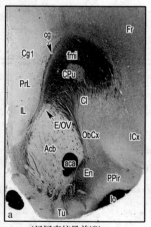
（经尾壳核最前端）

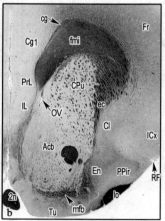
（经背、腹侧纹状体相连处）

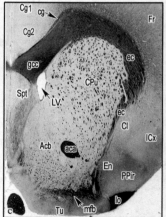
（经胼胝体膝前缘）

图 3-2-12 经胼胝体膝前连续切面（纤维染色）

3. 嗅结节区和梨状皮质区（D区）　与前段末的嗅茎 OP 和梨状前皮质 PPir 相延续，在本切面内扩展为嗅结节区（D-1）、腹侧苍白球区（D-3）和梨状前皮质区（D-2），前两者属基底前脑 BF。

（1）嗅结节区（D-1）：原前嗅核 AO 几乎全部消失，**嗅结节 Tu** 出现。此时**外侧嗅束 lo** 已从薄纤维板汇聚成纤维束，其内侧缘是 Tu 与梨状前皮质 PPir 的脑表面分界标志（图 3-2-12）。

嗅结节 Tu 与梨状前皮质 PPir 同为 3 层结构，相互对应但又有各具特点（图 3-2-11，图 3-2-13a、c）：

1）**分子层 Mol**：PPir 处呈等宽带状，Tu 处因有锥体细胞层的插入而显得薄厚不均。

2）**锥体细胞层 Pyl**：PPir 处连续均匀且较宽，绕 lo 背侧和 RF 腹侧时形成两个固定的弯曲；Tu 处则弯转折叠、宽窄不等且常有断裂，在冠状切面上呈深染波浪状。

3）**多形层 Pol**：PPir 处深方有较大的梨状内核 En，向后将分出亚核；Tu 处有数目不定的小细胞集团称 **Calleja 岛 ICj**，是 Tu 的标志性结构。

（2）腹侧苍白球区（D-3）：**腹侧苍白球 VP** 出现在嗅结节 Tu 深方，内有**前脑内侧束 mfb** 前后穿行。在细胞染色切片内，VP 的细胞为大多角形，数目少但染色深，大细胞间的浅染区即 mfb 所在（图 3-2-13a、c）；在纤维染色片内，可见 Tu 与 Acb 之间松散深染的 mfb 纤维断面（图 3-2-12）。

（3）梨状前皮质区（D-2）：**梨状前皮质 PPir** 和**梨状内核 En** 均从前段延续而来，位于 lo 内侧缘与嗅裂 RF 之间，其深方的梨状内核 En 稍增大（图 3-2-11，图 3-2-12）。

4. 纹状体区（E区）　**尾壳核 CPu**（E-1）前端出现在**胼胝体小钳 fmi** 的中央，向后迅速增大，在纤维染色切片内可见散在细束状的纤维束断面（图 3-2-11，图 3-2-12）。

5. 伏隔核区（F区）　**伏隔核 Acb**（F-1）前端出现在**嗅脑室 OV** 与**前连合前部 aca** 之间，可分为**伏隔核核心部 AcbC** 和**伏隔核壳部 AcbSh** 两个亚核，详情见后。在 Acb 的腹内侧尚可见残存的**前嗅核后部 AOP**，其细胞比 Acb 大、染色较深（图 3-2-13a、b）。

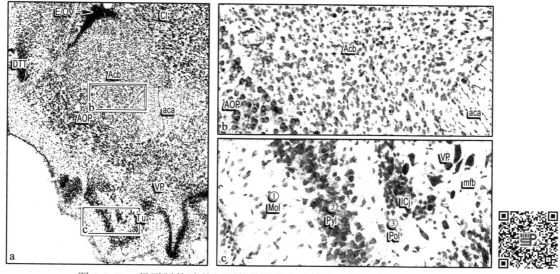

图 3-2-13　经胼胝体膝前切面的伏隔核和嗅结节（细胞染色）

6. 半球皮质区（G区）　本切面内该区的分布形式与前段末的额皮质区相似。以胼胝体小钳 fmi 为中心，可分为内侧面（G-1）、背外侧面（G-2）和腹侧面（G-3）。鼠脑半球髓质（即大脑深白质 dcw）仅为皮质下的弯曲纤维薄板，形态简单，故归入该区内描述。

（1）半球髓质：在本切面内，皮质区中央的**胼胝体小钳 fmi** 显著增大，在细胞染色片内为大片浅染区（图 3-2-11），在纤维染色片内为深染纤维区。若纤维区中心出现少量细胞或纤维细束，为尾壳核 CPu 的最前端。向后 CPu 迅速增大，fmi 也随之延展成胼胝体 cc 和外囊 ec（图 3-2-12）。

（2）半球皮质：与前段末的皮质区相延续。

1）内侧面（G-1）：仍为**前额内侧皮质 mPFC**，位置组成与前段末相同（图 3-2-11，图 3-2-12a）。

2）背外侧面（G-2）：切面增大，在**额皮质 Fr** 与**岛皮质 ICx** 之间出现**顶皮质 Par**。

3）腹侧面（G-3）：**眶皮质 ObCx** 已显著缩小，其深方的屏状核 Cl 增大，紧贴 fmi 的腹外侧，细胞较密集染色稍深。向后随着外囊 ec 的形成和扩展，Cl 将移位到嗅裂 RF 之上、岛皮质 ICx 的深方（图 3-2-12）。

（二）经胼胝体膝

本切面的特征形态是胼胝体膝出现，将两侧的大脑半球相连；隔区的前端出现，但左、右两侧并未融合（图 3-2-14，图 3-2-15）。

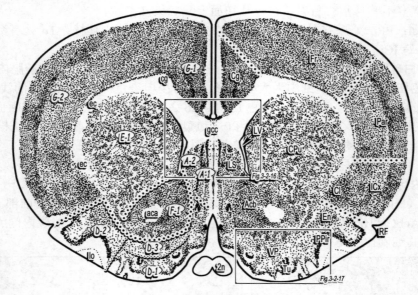

图 3-2-14　经胼胝体膝切面

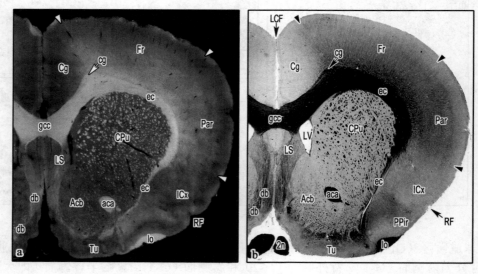

图 3-2-15　经胼胝体膝切面（a. 未染色切片；b. 纤维染色）

1. 隔区（A 区）　几乎与**胼胝体膝** gcc 同时出现（图 3-2-12c，图 3-2-16b、c），向后迅速增大，并分为内侧（A-1）和外侧（A-2）两个亚区（图 3-2-14，图 3-2-15）。

（1）内侧区（A-1）：靠近中线处。

1）灰被 IG：位于内侧区但并非属于隔区的结构。IG 分层似盖带 TT，但细胞排列紧密，染色深浓。IG 绕过胼胝体膝 gcc 的最前端，在胼胝体 cc 的背侧并向后延续（图 3-2-16b、c）。IG 又称胼胝体上回，与盖带 TT 同属脑发育过程中海马 Hi 的残留，故其分层结构与海马的分层相对应。

2）**隔海马核** SHi：出现在背侧盖带 DTT 之后，其细胞均匀染色浅，向后将随着灰被 IG 的消失逐渐上移至胼胝体 cc 之下（图3-2-16c）。

（2）外侧区（A-2）：隔外侧核 LS 前端出现在侧脑室 LV 的内侧壁处，细胞均匀染色稍浅，此时尚难以区分 LS 的各亚核（图3-2-16b、c）。

随着隔区 Spt 的出现，原窄小的嗅脑室 OV 被拉伸延长，形成侧脑室 LV。在细胞染色片内室管膜 E 的上皮呈线状深染，与尾壳核 CPu 之间为脑室下带 SVZ（*所示）所在（图3-2-16）。

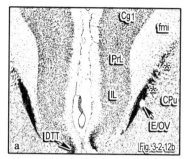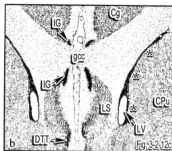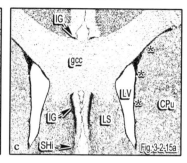

图3-2-16　经胼胝体膝和隔区前端的连续切面（细胞染色）

2. 斜角带区（C 区）　仍不典型。

3. 嗅结节区和梨状皮质区（D 区）　切面稍增大，分区、周界及内容均同前一切面。

（1）嗅结节区（D-1）：**嗅结节** Tu 增大但分层特点不变，**Calleja 岛** Icj 数量增多，**外侧嗅束** lo 仍在原位（图3-2-17a、c）。Tu 锥体细胞层 Pyl 的薄厚及折叠程度常呈现种属和品系之间的差异。

（2）腹侧苍白球区（D-3）：**腹侧苍白球** VP 显著增大但位置不变。在细胞染色切片内，大而深染的 VP 细胞散在于浅染的**前脑内侧束** mfb 纤维区内，故该区总体染色浅（图3-2-17a、d）。在纤维染色切片内，可见深染的 mfb 纤维增多、分布范围增大（图3-2-15）。

（3）梨状前皮质区（D-2）：**梨状前皮质** PPir 增大，深方的**梨状内核** En 已随尾壳核 CPu 的扩大和外囊 ec 的形成，移位到 ec 的末端、屏状核 Cl 的腹侧（图3-2-17a）。

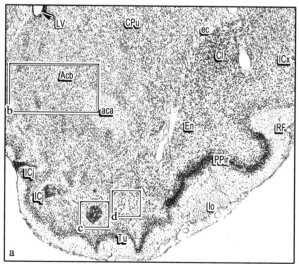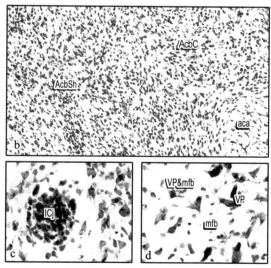

图3-2-17　经胼胝体膝切面的伏隔核和嗅结节（细胞染色）

4. 纹状体区（E 区）　随着**尾壳核** CPu（E-1）迅速增大，被覆在其背外侧面的大脑深白质 dcw 改称**外囊** ec，众多纤维束穿经 CPu，在切片上形成 CPu 内散在且大小不等的斑块状纤维区（图3-2-14，图3-2-15）。此时 CPu 的内侧界为侧脑室 LV，背侧和外侧界为胼胝体 cc 和外囊 ec，腹侧主要与伏隔核 Acb 相连（图3-2-17a）。

5. 伏隔核区（F 区）　　伏隔核 Acb（F-1）可达其最大切面，两亚核较易区别（图 3-2-17a、b）。

（1）伏隔核核心部 AcbC：简称伏隔核中心，从侧脑室 LV 下角处延伸到前连合 aca 的周围，背侧与 CPu 相连。AcbC 细胞分布均匀，整体染色深浅一致。

（2）伏隔核壳部 AcbSh：简称伏隔核壳，包绕在 AcbC 的腹内侧，与腹侧苍白球 VP 相连。AcbSh 内有的细胞聚集成簇，整体染色深浅不一，与细胞稀疏浅染的 VP 较易区别（图 3-2-17b）。

6. 半球皮质区（G 区）　　内侧面（G-1）仅存胼胝体膝 gcc 之上，背外侧面（G-2）未变（图 3-2-14）。

（1）半球髓质：即大脑深白质 dcw，全称大脑半球深层白质。随着尾壳核 CPu 的增大和隔区 Spt 的出现，原胼胝体小钳 fmi 延展成内厚外薄的纤维板，在冠状切面上呈弯曲向下、内宽外窄的纤维带。dcw 在细胞染色片内为浅染纤维带（图 3-2-14），未染色片内为白亮的致密纤维带（图 3-2-15a），纤维染色片内为致密深染的纤维带（图 3-2-15b）。通常将此纤维板的背侧宽厚部统称为胼胝体 cc，包绕在 CPu 外侧的称外囊 ec。扣带（纤维）cg 为扣带 Cg（皮质）深方前后经行的薄纤维板，紧贴 cc 背侧（图 3-2-12，图 3-2-15）。

（2）半球皮质：当胼胝体膝 gcc 出现后，原眶皮质 ObCx（G-3）完全消失。前额内侧皮质 mPFC（G-1）的腹侧半消失、背侧半继续向后延续，仍称扣带皮质 Cg。

1）内侧面（G-1）：从前额内侧皮质 mPFC 延续而来的扣带皮质 1 区 Cg1 位于背侧，紧邻胼胝体膝 gcc 的为新出现的扣带皮质 2 区 Cg2，两者合称扣带皮质 Cg（图 3-2-12）。Cg 的皮质纤维网内含较多的无髓鞘神经纤维，在未染色切片内为无色透明区（图 3-2-15a），在髓鞘染色切片内为浅染区（图 3-2-15b）。Cg 的深方有扣带纤维 cg 紧贴 cc 之上。

2）背外侧面（G-2）：皮质区和皮质下核未变。

a. 额皮质 Fr 和顶皮质 Par：占据半球背外侧的大部，皮质纤维网内含较多的有髓鞘神经纤维，在未染色切片内为白亮区（图 3-2-15a），髓鞘染色为深染区，各皮质区显现处分层差异（图 3-2-15b）

b. 岛皮质 ICx：位于嗅裂 RF 的背侧，皮质纤维网内含有较多无髓鞘纤维，在未染色切片内较透明（图 3-2-15a），髓鞘染色则色稍浅（图 3-2-15b）。ICx 的深方有屏状核 Cl，紧贴外囊 ec 的外侧。

（三）经胼胝体膝后

本切面的特征形态是背侧的胼胝嘴延续为胼胝体，中央的前连合前部移位至侧脑室下角处，隔区的下方出现斜角带，腹侧面中线处有视交叉（图 3-2-18，图 3-2-19）。

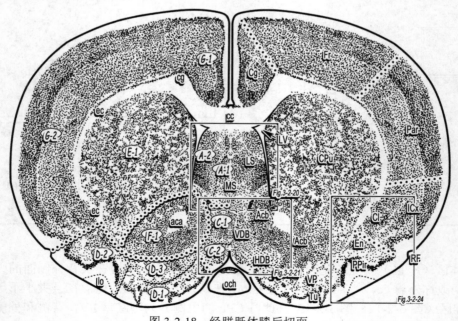

图 3-2-18　经胼胝体膝后切面

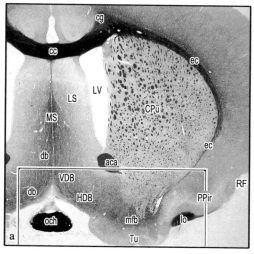

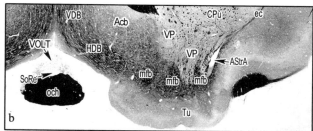

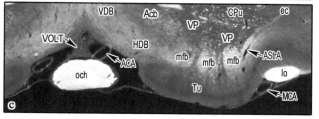

图 3-2-19　经胼胝体膝后切面（a、b. 纤维染色；c. 未染色冰冻切片）

ACA：大脑前动脉；AStrA：纹状体前动脉；MCA：大脑中动脉

1. 隔区（A 区）　　较前段末的隔区 Spt 切面显著增大但周界不变，经左右侧脑室 LV 下角的水平连线可作为与斜角带 DB 的分界（图 3-2-18，图 3-2-19a，图 3-2-20a）。

（1）内侧区（A-1）：原位于内侧区的灰被 IG 消失，隔海马核和隔内侧核占据内侧区。

1）隔海马核 SHi：位于 Spt 上半的中线两侧，自前一切面上移至胼胝体 cc 腹侧。SHi 的细胞中等偏小并呈背腹方向极性，核团整体染色稍深（图 3-2-16c，图 3-2-20a、b）。

2）隔内侧核 MS：位于 Spt 下半的中线两侧，细胞大而深染，但数目较少，因有丰富纤维束穿行，使细胞呈现背腹方向的极性。在纤维染色切片内，MS 内有丰富的松散型纤维垂直穿行（图 3-2-19a，图 3-2-20a、d）。

（2）外侧区（A-2）：为隔外侧核 LS 所在，占据 Spt 的大部，可分为 3 个亚核。

1）LS 背侧部 LSD：位于侧脑室 LV 内侧壁的上半，细胞较 SHi 稍大但稀疏浅染（图 3-2-20c）。

2）LS 腹侧部 LSV：位于 LV 内侧壁的下半，中小细胞均匀分布，染色较深（图 3-2-20e）。

3）LS 中间部 LSI：被上述各亚核围绕，近 LV 处细胞密集染色稍深，近隔内侧核 MS 处细胞稀疏染色浅（图 3-2-20a）。

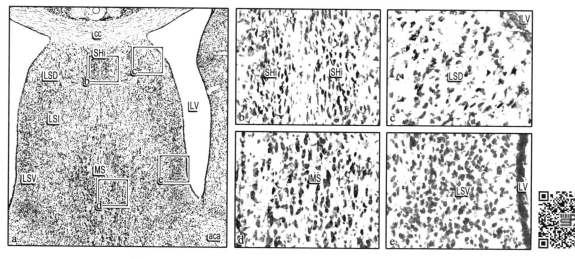

图 3-2-20　经胼胝体膝后切面的隔区各亚核（细胞染色）

2. 斜角带区（C 区）　　位于 Spt 腹侧、伏隔核 Acb 内侧。该区内的垂直松散型纤维束称斜角带

（纤维）db，向上与隔内侧核 MS 的纤维相延续，向外下连于腹侧苍白球 VP 处的前脑内侧束 mfb（图 3-2-21a）。散在于 db 内的**斜角带（核）**DB 细胞形态同 MS。

根据位置将 DB 分为垂直部（C-1）和水平部（C-2）（图 3-2-19，图 3-2-21）。

（1）**DB 垂直部 VDB（C-1）**：可视为 MS 向腹侧的延伸，细胞增多且极性更明显（图 3-2-21b）。

（2）**DB 水平部 HDB（C-2）**：是 VDB 下端折转向腹外侧的延续，细胞分布无极性（图 3-2-21d）。

斜角带腹侧的脑表面或可见**视交叉** och 的前端，此处有**终板** LTm 和**终板血管器** VOLT，och 上方的小腔隙为**视上隐窝** SoRe（图 3-2-19b）。och 两侧较粗的血管斜切面为**大脑前动脉** ACA 主干，外侧嗅束 lo 处的血管横切面为**大脑中动脉** MCA 或其分支，详情参见图 3-2-26。上述结构在取材和漂浮染色过程中极易损伤丢失（图 3-2-21a）。

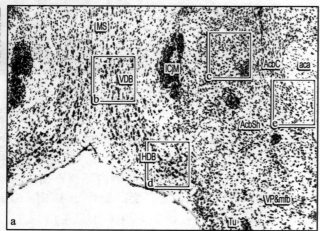
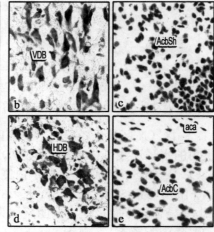

图 3-2-21　经胼胝体后切面的斜角带和伏隔核（细胞染色）

3. 嗅结节区和梨状皮质区（D 区）　分区和内容基本同前。

（1）**嗅结节 Tu 和外侧嗅束 lo（D-1）**：Tu 的内侧端与新出现的斜角带水平部 HDB 相连，外侧端与梨状前皮质 PPir 的连接不变。

（2）**腹侧苍白球 VP 和前脑内侧束 mfb（D-3）**：VP 的浅染区增大并向背内侧扩展，内侧端与斜角带水平部 HDB 相连，前脑内侧束 mfb 的纤维增多且更加松散（图 3-2-19，图 3-2-21a）。

（3）**梨状前皮质 PPir 和梨状内核 En（D-2）**：　基本同前，En 的亚核见图 3-2-24。

4. 纹状体区（E 区）　尾壳核 CPu（E-1）稍增大，细胞特点不变。

5. 伏隔核区（F 区）　**伏隔核 Acb（F-1）**整体增大，但**伏隔核壳 AcbSh** 增大而**伏隔核中心 AcbC** 缩小，后者仅环绕在**前连合前部 aca** 的周围。在 AcbSh 与斜角带垂直部 VDB 的交界处，有一由密集小细胞聚集成的深染核团，其长轴呈背腹方向，称 **Calleja 大岛 ICjM**（图 3-2-21）。

6. 半球皮质区（G 区）　同前一切面，皮质区的分层结构见图 3-2-25。自本切面向后直至半球后端，皮质区的分层结构基本不变。

（四）嗅结节节段的矢状切面

以经大脑纵裂 LCF 的正中矢状面为基准面，以脑内纤维束、脑室系统以及染色深浓、周界清晰的核团作为定位标志。本教材选取从中线向右侧的 6 张代表性矢状切面并将一直延续使用到脑干末端，各切面的大致坐标依次为中线旁开 0.2mm、1.0mm、1.5mm、2mm、2.5mm 和 3.0mm。

本节段切面位置参考图 3-2-22，连续矢状切片见图 3-2-23，重点观察纹状体 Str、隔区 Spt 和基底前脑 BF 诸结构。

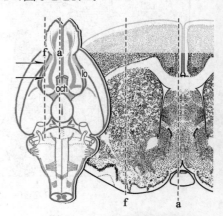

图 3-2-22　矢状切面位置

图 3-2-23a 相当于正中矢状切面，以**胼胝体膝 gcc**、**胼胝体 cc**、**穹窿 f**、**前连合 ac** 和**视交叉 och** 作为定位标志。gcc 和 cc 的腹侧、f 的前方是**隔区 Spt**，ac 与 och 前缘连线的前方是**斜角带 DB**。gcc 下方的浅染乏细胞区是大脑纵裂 LCF 内的脑表面，其腹侧可见脑底动脉干的纵行切面。

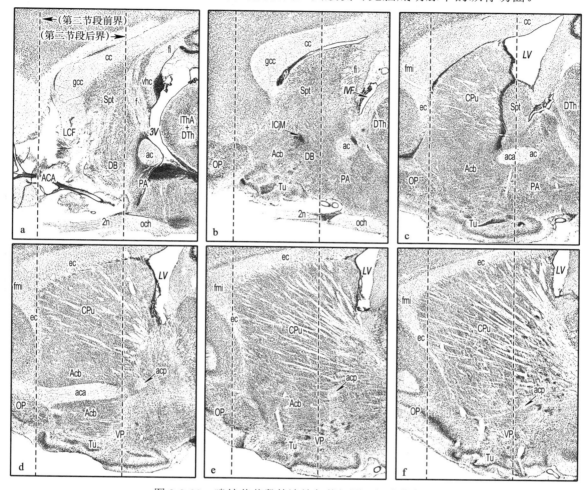

图 3-2-23　嗅结节节段的连续矢状切面（细胞染色）

图 3-2-23b 内的定位标志基本未变。DB 区出现深染的 **Calleja 大岛 ICjM**，腹侧出现**嗅结节 Tu**，标志**伏隔核 Acb** 出现或即将出现。

图 3-2-23c 内 gcc 延续为**胼胝体小钳 fmi**，ac 前端延续出**前连合前部 aca**。**尾壳核 CPu** 和**侧脑室 LV** 出现，Spt 缩小至消失，但 Acb 和 Tu 增大。

图 3-2-23d 内出现 aca 的长轴切面，纵穿伏隔核 Acb 的全长。CPu 显著增大、穿行纤维增多并与外囊 ec 相连，LV 后移出本节段。

图 3-2-23e 和图 3-2-23f 背侧半的 CPu 继续增大、穿行纤维增多，腹侧半的伏隔核 Acb 缩小至消失。腹侧面的嗅结节 Tu 区逐渐缩小，**腹侧苍白球 VP 增大**。

三、局部区域与局部结构

（一）屏状核和梨状内核

屏状核 Cl 和**梨状内核 En** 是分别位于嗅裂 RF 上、下的皮质核，前者位于岛皮质 ICx 的深方，后者位于梨状皮质 Pir 的深方（图 3-2-24a）。在冠状切面内，Cl 的前端与胼胝体小钳 fmi 同时出现（图 3-1-16），后端在海马水平部层面内消失（图 3-5-12，图 3-5-17）；En 的前端与梨状前皮质 PPir

同时出现（图3-1-16），后端在海马垂直部层面内消失（图3-6-20，图3-6-25）。

屏状核 Cl 的深方紧贴外囊 ec，细胞较岛皮质 ICx 的稍大而密集深染，可分为**背侧部** DCl 和**腹侧部** VCl 两个亚核（图3-2-24b、c）。人屏状核也位于岛叶与外囊之间，呈薄板状且未分亚核。

梨状内核 En 的深方紧贴外囊 ec 下延的大脑深白质 dcw，并向腹侧延伸至嗅结节 Tu 的外侧，大鼠的 En 分为**背侧部** DEn、**中间部** IEn 和**腹侧部** VEn 三个亚核，小鼠仅分为背侧和腹侧二个亚核。DEn 占据核背侧部的全长，细胞稍大密集深染（图3-2-24d）；IEn 占据核腹侧部的前半（图3-2-24e），VEn 占据后半，两者细胞稀疏，不易分辨（图3-4-32～图3-4-35）。

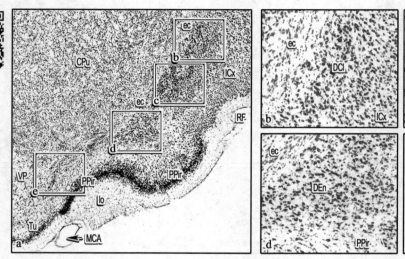

图 3-2-24　屏状核和梨状内核（细胞染色）

（二）半球背外侧皮质的分层

鼠脑半球背外侧面的皮质区在镜下可粗略分出 6 层结构（图1-2-9）。在细胞染色切片内，可根据位置、细胞大小和分布密度大致识别各层（图3-2-25a）；在纤维染色切片（图3-2-15b）和能显示纤维的特殊染色切片（图3-2-25b）内，可根据神经纤维网的密度差异对比分层。

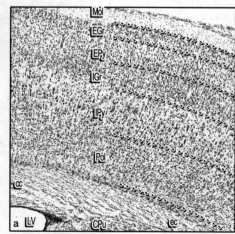
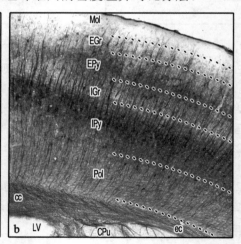

图 3-2-25　经鼠胼胝体嘴切面处顶皮质的分层（冰冻切片，a. 细胞染色；b. SMI-32-IHC 染色）

图 3-2-25 为鼠脑额皮质 Fr 运动区在尼氏染色（图3-2-25a）和特殊染色（图3-2-25b）内的镜下分层，以细胞染色切片为例，各层形态特点大致如下（图3-2-25a）：

1. 第 Ⅰ 层——**分子层 Mol**　又称**丛状层**，细胞小而稀少，形成位于脑表面的等宽浅染带状区，内侧与扣带皮质 Cg、外侧与岛皮质 ICx 的 Mol 相延续，表面覆盖软脑膜。

2. 第Ⅱ层——外颗粒细胞层 EGr 由较多的圆形或类圆形颗粒细胞组成。密集深染的颗粒细胞均匀分布，与脑表的分子层 Mol 之间境界清晰。

3. 第Ⅲ层——外锥体细胞层 EPy 由中等和较小的锥体细胞组成。锥体细胞在切片上呈星形、三角形等不规则形态，其分布密度较外颗粒细胞层 EGr 稍低，且较小的锥体细胞浅染，故整层的染色也稍浅，与相邻层境界不清。

4. 第Ⅳ层——内颗粒细胞层 IGr 由较多且密集的颗粒细胞组成。细胞形态没有 EGr 规则但密度大，可根据细胞密集和染色较深两个特点与浅层的 EPy 区分。

5. 第Ⅴ层——内锥体细胞层 IPy 由中等和大的锥体细胞出现作为其定位标志，在运动皮质区大锥体细胞更大更多。大锥体细胞虽深染但数目不多、散在分布，故整层的染色偏浅。

6. 第Ⅵ层——多形层 Pol 由中小细胞组成，越靠近大脑白质（胼胝体 cc 和外囊 ec）细胞越多、染色也越深。此层细胞大多呈现与大脑白质内纤维走向相垂直的极性排列。

四、嗅结节节段的动脉分布

本节段内的动脉主干有大脑前动脉环段的前半、大脑前奇动脉全长和大脑中动脉主干的大部。

大脑前动脉 ACA 环段的前半位于本节段视神经 2n 末端的背外侧，左、右 ACA 在视神经末端的背侧融合成**大脑前奇动脉 AzACA**，在大脑纵裂 LCF 内上行，达胼胝体膝 gcc 前折转向后，改称**胼周奇动脉 AzPA**。大脑中动脉 MCA 出现在本节段后部的半球腹外侧面，以 MCA 背侧段为主（图 3-2-26）。

（一）嗅结节、基底前脑和梨状皮质区的动脉

动脉分布区相当于本节段的腹侧区，伏隔核 Acb 为此区内最大核团。

1. **基底前脑嘴侧升动脉**（rostral ascending basal forebrain artery） 起自嗅动脉 Olf 的始段或大脑前动脉 ACA 环段，分布到本节段的嗅结节 Tu 和基底前脑 BF 区（图 3-2-26a、c）。

2. **皮质纹状体动脉 CxStrA** 起自大脑中动脉 MCA 腹侧段，沿外侧嗅束 lo 前行，发出的皮质支分布到梨状前皮质 PPir 和外侧嗅束 lo；发出的纹状体支（深穿支）又称纹状体前动脉 AStrA，向背侧穿过基底前脑 BF 到达尾壳核 CPu（图 3-2-19c，图 3-2-26a～c）。

3. **眶额外侧动脉 LOFrA** 起自 ACA 环段，在嗅动脉 OlfA 的内侧前行，在本节段内发出穿动脉到嗅结节 Tu 以及伏隔核 Acb 的前部（图 3-2-26a、b）。

4. **其他分支** ACA 环段发出穿动脉分布到嗅结节 Tu，MCA 腹侧段发出其他小分支以及穿动脉分布到脑腹侧面的梨状皮质区。

（二）隔区和斜角带区的动脉

动脉分布区相当于本节段后半的中央内侧区。

1. **隔升动脉**（ascending septal artery） 起自大脑前奇动脉 AzACA 的腹侧段，分布到斜角带垂直部 VDB 和隔区 Spt 的内下部，相当于隔内侧核-斜角带复合体处（图 3-2-26c、d）。

2. **隔嘴侧动脉**（rostral septal artery） 起自大脑前奇动脉 AzACA 的背侧段，可有 2～4 支，分布到隔区（图 3-2-26c、d）。

（三）纹状体区的动脉

动脉分布区相当于本节段后半的中央外侧区，主要是营养尾壳核 CPu 前部的深穿支。

1. **纹状体前动脉**（anterior striate artery，AStrA） 起自 MCA 发出的皮质纹状体动脉 CxStrA（见前），穿梨状前皮质上行，沿外囊 ec 的内侧壁分布到尾壳核 CPu 的背外侧部（图 3-2-26c）。

2. **纹状体内侧动脉**（medial striate artery，MStrA） 起自本节段或后一节段的 ACA，穿基底前脑 BF 上行，分布到尾壳核 CPu 的内侧部（图 3-2-26c）。

（四）半球皮质区的动脉

1. **大脑中动脉 MCA 皮质支前组**　MCA 背侧段在嗅裂 RF 之上向前和前上发出皮质支，其数目不定、形式多变，统称皮质支前组，分布到本节段半球背外侧面的皮质区，但大脑纵裂 LCF 两侧的皮质区除外（图 3-2-26b～e）。

2. **额内前动脉**（anterior internal frontal artery）　起自大脑前奇动脉 AzACA 的上端，行向前上，其末端出大脑纵裂 LCF 达半球背侧，分布到半球内侧面以及近 LCF 的半球背侧面（图 3-2-26b～e）。

3. **额内中动脉**（middle internal frontal artery）　起自胼周奇动脉 AzPA 的前端，行向后上，其分布区与额内前动脉的相延续（图 3-2-26c～e）。

人的大脑前动脉 ACA 始终保持左、右各一，两者之间以前交通动脉 AComA 相连（图 2-5-5b），变异时才出现单根 ACA。

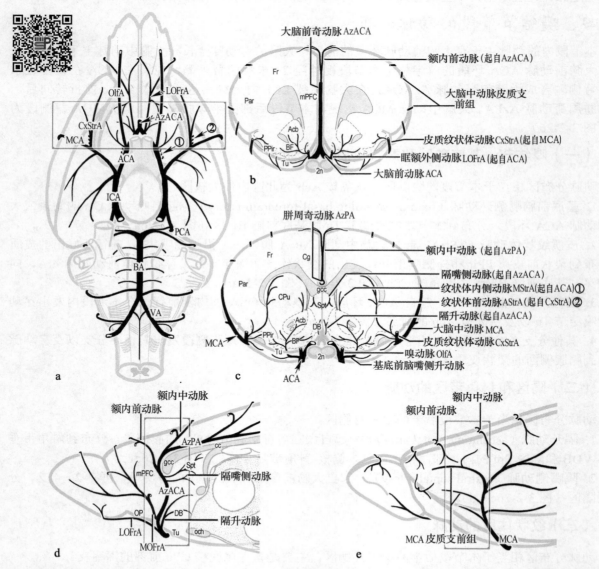

图 3-2-26　嗅结节节段主要动脉分布　（a. 腹侧面；b. 经胼胝体膝前冠状节段；c. 经胼胝体膝冠状节段；d. 正中矢状面；e. 外侧面）

（陈幽婷　马传响）

第三节 第三段——视前区节段

一、概述

本节段的背外侧面有额皮质、顶皮质和岛皮质（嗅裂之上），内侧面有扣带皮质（胼胝体之上），腹侧面的正中有视交叉，两侧有嗅结节、外侧嗅束和梨状前皮质。本节段的脑内结构主要有隔区、斜角带、下丘脑视前区、纹状体和终纹床核。侧脑室和第三脑室分别随隔区和视前区的增大而加深（图3-3-1）。

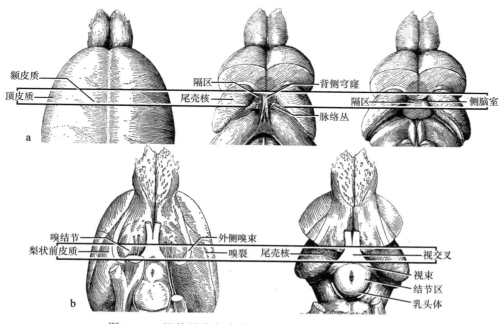

图3-3-1 视前区节段脑背侧面（a）和腹侧面（b）形态

当左、右前连合前部在中线处相交汇形成前连合之后，隔区位于其上，下丘脑视前区位于其下。下丘脑视前区几乎与视交叉同时出现，并很快取代了斜角带。纹状体继续增大，背侧纹状体内的苍白球出现，并与腹侧纹状体内的腹侧苍白球相连。

（一）重要纤维束和脑室系统

1. 重要纤维束　前段脑表面的外侧嗅束 lo 和视交叉 och、脑内的胼胝体 cc 和外囊 ec 延续到本节段内，前连合前部 aca 在本节段前部结束。cc 和 ec 基本未变，描述略去。

（1）外侧嗅束 lo：当 lo 绕嗅结节 Tu 后缘弯曲内行时，标志 Tu 即将结束（图3-3-1b，图3-3-2b）。

（2）视交叉 och：显著向两侧延展增宽，中线处构成第三脑室 3V 的底，外侧缘作为下丘脑 HTh 内、外侧区的分界标志（图3-3-3）。

（3）前连合前部 aca、前连合 ac 和前连合后部 acp：整体连接近似水平位的"X"形。短圆柱状的 ac 横越中线，作为隔区 Spt 与下丘脑 HTh 的分界标志。aca 移位到侧脑室下角之下时，可作为伏隔核 Acb 延续为终纹床核 BST 的分界标志。acp 又称前连合后肢，自 ac 两端伸向后外下，与 aca 共同作为背侧纹状体与基底前脑 BF 之间的分界标志（图3-3-2，图3-3-3）。

（4）穹窿 f：为一对粗大的纤维柱，在本节段内近乎垂直穿隔区 Spt 降入下丘脑 HTh 内（图3-3-2d，图3-3-3c）。

（5）内囊 ic：前端出现在尾壳核 CPu 的内侧，向后位于苍白球 GP 的内侧，可作为 GP 与终纹床核 BST 的分界标志（图 3-3-3，图 3-3-4）。

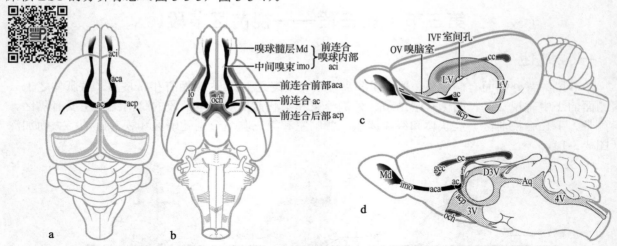

图 3-3-2　前连合透视图（a. 背侧面观；b. 腹侧面观；c. 外侧面观；d. 正中矢状面观）

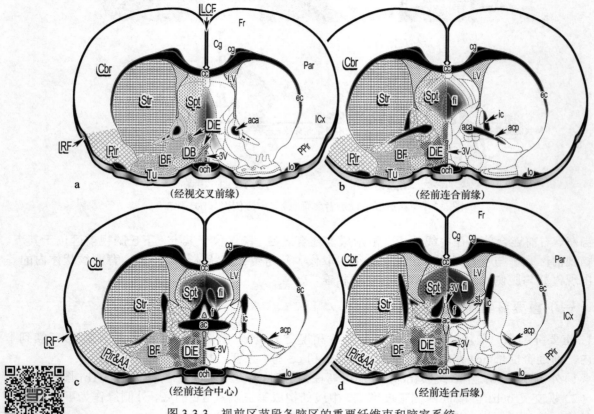

图 3-3-3　视前区节段各脑区的重要纤维束和脑室系统

2. 脑室系统　在本节段内，侧脑室和第三脑室均扩大（图 3-3-2～图 3-3-4）。

（1）侧脑室 LV：本节段前半内的 LV 较深，后半随隔区 Spt 的上移而变浅并绕至 Spt 的腹侧。至本节段末，若 LV 在隔区 Spt 之下左右贯通，此处即室间孔 IVF 所在（图 3-3-2c，图 3-3-22）。

（2）第三脑室 3V：在本节段内逐渐加深，至本段末（或下段初），其上端与 IVF 相通（图 3-3-22）。

（二）隔区和斜角带区

与前段同名区相延续，隔区位置基本未变但内容有变，斜角带也很快被下丘脑区取代。

1. **隔区 Spt** 位于本节段内的是 Spt 的后半,细胞减少、纤维增多。前段延续而来的隔内侧核 MS、隔外侧核 LS 和隔海马核 SHi 逐渐缩小至消失,**隔伞核 SFi 和隔三角核 TS** 相继出现。

隔区内的纤维结构多与海马有关:

(1)**穹窿 f**:主要由海马 Hi 的传出纤维组成,粗大致密呈圆柱状。f 垂直穿入隔区 Spt 下行,至前连合 ac 的后方弯向后下,末端终止于下丘脑的乳头体 MB(图 2-1-6b,图 3-3-5a、c)。

(2)**海马伞 fi 和海马腹侧连合 vhc**:在海马水平部侧缘和垂直部前缘的 fi 呈宽厚带状,从海马前端到隔区后缘之间(称为隔海马移行区)的 fi 散开,左右交叉形成 vhc,大部分纤维参与组成穹窿 f,少量纤维经前连合 ac 背侧绕至基底前脑区(图 2-1-7,图 3-3-5a、c)。

(3)**背侧穹窿 df 和海马背侧连合 dhc**:两者均位于海马水平部的背侧。df 为较细纤维束,紧贴胼胝体 cc 之下前行,在海马前端参与组成 f。dhc 紧贴 df 之下,交叉的纤维呈薄板状架于左右海马水平部之间,向后一直延续至 cc 的后端(图 2-1-7,图 3-3-5a、c)。

本节段紧邻隔海马移行区之前,可见隔区内垂直下行的穹窿柱 f。海马伞 fi 前端的分散纤维与隔伞核 SFi 穿插存在,两者占据同一区域(图 3-3-4)。

2. **斜角带区 DB** 在本节段内,斜角带核垂直部 VDB 随着下丘脑视前区的出现和增大很快消失,水平部 HDB 则外延到嗅结节 Tu 的深方,随**视前大细胞核 MCPO** 向后伸延,MCPO 又称为斜角带外侧核 LDB(图 3-3-4)。

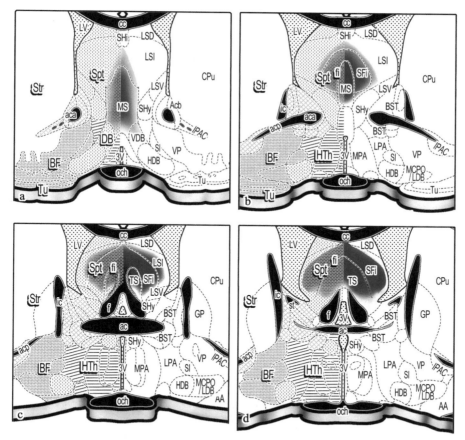

图 3-3-4 隔区和下丘脑区的主要核团

3. **穹窿的比较解剖** 鼠的海马 Hi 位于大脑半球后半的深方,其体积相对大,穹窿 f 短而粗,起于 Hi 前端,在背侧丘脑 DTh 的前端下行,止于乳头体(图 3-3-5a、c);人的 Hi 位于颞叶的侧脑室下角内,相对短小,但 f 粗而长,起于 Hi 后端,几乎绕行 DTh 的大半周界,止于乳头体。根据位置,人的 f 分为穹窿脚、穹窿体和穹窿柱 3 部分(图 3-3-5b、d)。

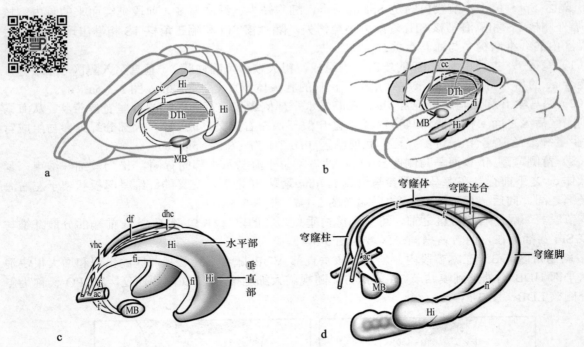

图 3-3-5　鼠（a、c）与人（b、d）的海马和穹窿比较模式图

ac：前连合；cc：胼胝体；df：背侧穹窿；dhc：海马背侧连合；DTh：背侧丘脑；f：穹窿；fi：海马伞；Hi：海马；
MB：乳头体；vhc：海马腹侧连合

（三）下丘脑区

本节段内新出现的脑区，其前端与斜角带区相延续。

位于本节段的仅有**下丘脑视前区 PA**，考虑到结构的完整性和知识的系统性，将下丘脑的形态结构归纳在此、一并描述。

鼠**下丘脑 HTh** 位于间脑的腹侧部、背侧丘脑的下方（图 2-1-6c，图 3-3-6），在脑腹侧面见到的视交叉、结节区和乳头体为其脑表面形态（图 3-3-1b）。左、右下丘脑之间的裂隙为**第三脑室 3V** 或称第三脑室腹侧部 V3V，向上与背侧丘脑内的 3V 相连（图 2-3-1a）。穹窿 f 出隔区 Spt 后，从前上向后下贯穿下丘脑的全长，以此为定位标志，将下丘脑分为内侧部和外侧部。根据核团的位置、结构和功能，又将两部分成数个亚区。因各亚区的周界并不规则，多相互交错穿插，故将其整理成示意图，有利于初学者对后续断面解剖的分析理解（图 3-3-6）。

1. 下丘脑的内侧部　又称**下丘脑内侧区**。位于穹窿 f 与第三脑室 3V 之间，核团众多但纤维成分少。从前向后依次分为视前内侧区、下丘脑前区、结节区和乳头体区，后 3 区的背侧有下丘脑背侧区和下丘脑后区（图 3-3-6）。

（1）**视前内侧区 MPA**：**视前正中核 MnPo** 位于 MPA 最前端，随之先后出现**室周核 Pe、视前腹内侧核 VMPO、视前腹外侧核 VLPO、视前内侧核 MPO、交叉上核 SCh 和下丘脑外侧前核 LA**。部分核团后延入下丘脑前区 AH 内，但位于 3V 侧壁的 Pe 随 3V 一直向后延续。

（2）**下丘脑前区 AH**：主要有**下丘脑前核前部 AHA、交叉后核 RCh 和弓状核 Arc**。MPA 内的 MPO 和 Pe 延续到此区。

（3）**结节区 TR**：前部主要有**下丘脑前核中部 AHC 和下丘脑前核后部 AHP**，后部主要有**下丘脑背内侧核 DM 和腹内侧核 VMH**。AH 内的 Arc 和 Pe 延续到此区内。

（4）**乳头体区 MB**：主要有**乳头体核（群）MB**（两者缩写相同），结节区 TR 的背内侧核 DM 和弓状核 Arc 延续到此区内。

（5）**下丘脑背侧区 DA**：位于 AH 和 TR 的背侧，即**下丘脑室旁核 Pa** 所在区域。

（6）**下丘脑后区 PH**：位于 TR 和 MB 的背侧、DA 的后方，没有明显的核团。

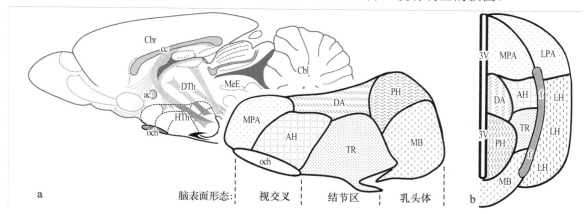

图 3-3-6　鼠下丘脑分区示意图（右侧半，a. 内侧面观；b. 上面观）

AH：下丘脑前区；DA：下丘脑背侧区；LPA：视前外侧区；LH：下丘脑外侧区；MB：乳头体区；MPA：视前内侧区；och：视交叉；PH：下丘脑后区

2. **下丘脑的外侧部**　位于穹窿 f 的外侧，纤维成分多但核团少而小。从前向后分为视前外侧区和下丘脑外侧区（图 3-3-6b）。

（1）**视前外侧区 LPA**：位于视前内侧区 MPA 的外侧，向后延续为下丘脑外侧区 LH。**视上核 SO** 为 LPA 内的核团，向后延续入下丘脑外侧区内。

LPA 与视前内侧区 MPA 合称**视前区 PA**，在发生上来源于端脑，但位置和功能与间脑的下丘脑密切相关，故归入下丘脑。

（2）**下丘脑外侧区 LH**：位于下丘脑前区 AH、结节区 TR 和乳头体区 MB 的外侧，前端连视前外侧区 LPA，后端延续为中脑的被盖腹侧区 VTA（又称腹侧被盖区）。除视上核 SO 外，LH 内还散在数个境界不清功能不明的小核团。**前脑内侧束 mfb** 的松散纤维前后贯穿经行其内，向后延续入中脑。mfb 将基底前脑与脑干相连，是重要的内脏功能整合传导通路。

3. **本段内的下丘脑结构**　视前区的核团均在本节段内出现。另外，终纹床核 BST 和隔区的隔下丘脑核 SHy 伸入视前内侧区 MPA 的背侧部（图 3-3-7）。

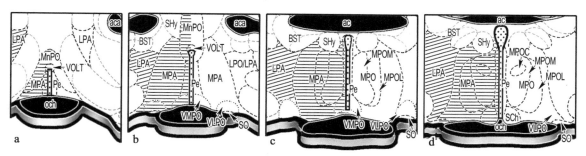

图 3-3-7　下丘脑视前区的主要核团

4. **下丘脑分区的比较解剖**　鼠与人下丘脑的核团、纤维以及分区基本对应但并非完全相同，主要区别点如下：①人脑的下丘脑前区 AH 与室旁核 Pa 和视上核 SO 组成视上区，不再分出下丘脑背侧区 DA；②人脑结节区 TR 的脑表面对应区称灰结节 TC；鼠的仍称结节区不变；③人脑的下丘脑后区 PH 又称下丘脑后核，归属乳头体区 MB 的一部分。

鼠与人下丘脑的主要核团分布参见第五节内的图 3-5-8。

5. 终板和终板血管器 终板 LTm 是位于视交叉背侧的薄脑板，构成第三脑室 3V 的前壁。LTm 后的 3V 前端狭小，称视上隐窝 SORe。鼠的终板血管器 VOLT 位于 SORe 周围的 LTm 和脑室壁内，属感受性室周器官（图 3-3-8a）。

自此向后的 3V 侧壁及其周围是脑内多巴胺能神经元的第二个富集区（第一个在中脑），分为 A11～A15 群，依据已知范围推测，VOLT 和 SORe 周围的脑区可能属 A15 群的一部分。

【附】室周器官的位置

室周器官 CVOs 均附着在中线处的脑室系统壁上，人与鼠的位置结构基本相同（图 3-3-8）。室周器官的组织结构与脑组织差异甚大，是由丰富的有孔毛细血管丛和毛细血管袢、变形的室管膜上皮、胶质细胞与神经纤维网以及少许结缔组织共同组成，是血脑屏障的薄弱区（但连合下器 SCO 除外），在脑的调节功能上占有特殊地位。室周器官的功能分类和镜下形态见图 1-2-27～图 1-2-33。

在鼠脑冠状切面上，终板血管器 VOLT 位于本节段内，向后在隔海马移行区（第四节段）内有穹窿下器 SFO，在海马水平部节段（第五节段）内有正中隆起 ME 和神经垂体 NHy，在额基平面（第六节段）内有连合下器 SCO，在下丘节段（第八节段）内有松果体 Pi，在延髓关闭部（第十一节段）内有最后区 AP。自本节段后缘向后可见脑室系统内的脉络丛 chp，也属血脑屏障的薄弱区域。

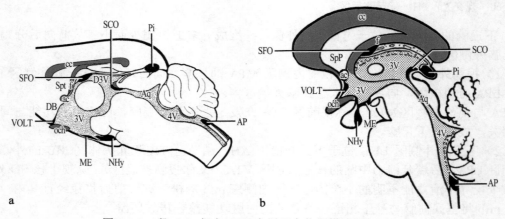

图 3-3-8 鼠（a）与人（b）室周器官位置模式图

（四）纹状体区

与前段同名区相延续，位置基本未变。

1. 背侧纹状体 DStr 苍白球 GP（又称苍白球外带 EGP 或外侧苍白球 LGP）出现在本节段的后半、CPu 的腹内侧，向后迅速增大。GP 内的放射状纤维束极丰富，仅少量大细胞散在于纤维束之间。尾壳核 CPu 被增大的 GP 推向外侧，穿经的纤维束增多增粗。

2. 腹侧纹状体 VStr 嗅结节 Tu 在本节段内迅速缩小，到本节段末消失。伏隔核 Acb 在本节段初延续为终纹床核 BST，两者相连处不易区分。腹侧苍白球 VP 在本节段内迅速扩大并向内上方延伸，经前连合后部 acp 的后方与背侧的 GP 相连。脑发育早期的 VP 与 GP 同为一体，但 VP 随发育的变化而绕前连合后肢 acp 下方向前伸延，前端达嗅结节 Tu 的深方。VP 的细胞形态与 GP 相同，并有前脑内侧束 mfb 穿行其内。

3. 内囊 ic 与苍白球 GP 几乎同时出现，向后迅速增大，详情见后段。

【附】基底前脑

经典的神经解剖学将前连合 ac 前下方的脑区称基底前脑 BF，主要包括腹侧苍白球 VP、嗅结节 Tu（Calleja 岛）、嗅茎 OP（前嗅核 AO）、伏隔核 Acb 等（图 3-3-2c、d，图 3-3-3）；较新的 BF 又增加了隔区 Spt、斜角带 DB、下丘脑视前区 PA 等与边缘系统功能密切相关的脑区，但尚未见统一的权威性定义。

（五）杏仁终纹复合体

杏仁终纹复合体是由数个在发生和功能上与杏仁核密切相关的核团和纤维束组成。

在脑发育早期，终纹床核与杏仁核群原是一个灰质团块，后随背侧纹状体 DStr 和内囊 ic 的迅速发育，此灰质团块被拉伸成内、外侧两部：外侧部发育成杏仁核 Am，内侧部发育成终纹床核 BST。连于两部之间的最大纤维束为终纹 st，散在的纤维（人）称杏仁腹侧通路；连于两部之间的残存细胞又分为数个亚核，最大的为杏仁延伸部 EA（鼠）。鼠与人杏仁终纹复合体的发生发育以及功能基本对应（图 3-3-9，图 3-4-7b）。

杏仁终纹复合体的前端在前连合 ac 之前即出现，直至丘脑后缘处消失。在本节段内出现：

1. **终纹床核 BST**　本节段内有 BST 的前半，围绕在前连合 ac 的外侧端。BST 可分为数十个亚核，各亚核的细胞构筑各具特点。

2. **终纹 st**　本节段内有 st 的前端，纤维细束自外上向内下呈放射状进入核内，使 BST 的多数细胞呈背外侧到腹内侧的极性分布。

3. **无名质 SI 和前连合后肢间位核 IPAC**　均为杏仁终纹复合体形成中在腹侧的残留细胞。前者位于腹侧苍白球 VP 的内侧，后者围绕在前连合后肢 acp 的周围。

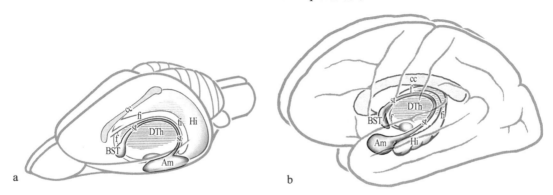

图 3-3-9　鼠（a）与人（b）的杏仁终纹复合体示意图

（六）半球皮质区与皮质内核团

与前段的同名区相延续。本节段内顶皮质 Par 增大，其余基本未变（图 3-3-10）。

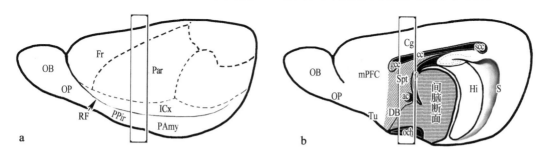

图 3-3-10　视前区节段的主要皮质区

二、经视前区节段的断面解剖

成年大鼠脑本节段的嘴尾长度约 0.7mm，小鼠的约 0.5mm，可划分为 5 个脑区：隔区（A 区）、下丘脑区（C 区）、嗅结节区和梨状皮质区（D 区）、纹状体区（E 区）和终纹床核区（F 区）。选取三张典型切片进行描述：第一张经前连合前，第二张经前连合中心，第三张经前连合后缘（图 3-3-11）。

（一）经前连合前

本切面的特征形态是中部的前连合前部已移位到侧脑室下角之下，腹侧面的视交叉已与脑实质相连（图 3-3-12，图 3-3-13）。

1. 隔区（A 区） 较前段末的隔区切面增大，但周界和分区不变。

（1）内侧区（A-1）：**隔海马核 SHi** 和**隔内侧核 MS** 自前段延续而来，切面大小及位置基本未变。新出现的**隔伞核 SFi** 环绕在 MS 背外侧，其细胞稍大但数量少，核内有放射状的**海马伞 fi**（前端）纤维穿行，在细胞染色片内整体染色浅（图 3-3-14），在纤维染色片内与 MS 的深染纤维无明显分界（图 3-3-13）。

自此向后，海马伞 fi 的纤维显著增多、密集排列，在本节段形成内侧区的主体，并延续为后一节段的隔海马移行区。

（2）外侧区（A-2）：**隔外侧核 LS** 的各亚核（LSD，LSI，LSV）切面增大，但位置和细胞形态不变。新出现的**隔下丘脑核 SHy** 位于 LSV 的内侧，细胞形态与 LSV 相似，向下绕前连合前部 aca 内侧延伸至下丘脑的背侧（图 3-3-14，图 3-3-15a）。

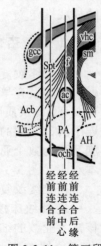

图 3-3-11 第三段典型切片位置

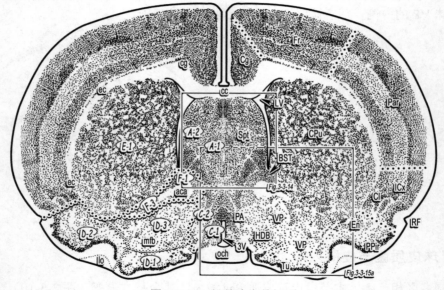

图 3-3-12 经前连合前切面

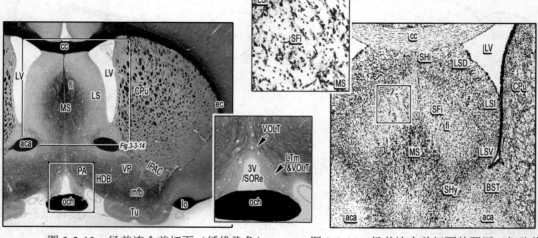

图 3-3-13 经前连合前切面（纤维染色）　　图 3-3-14 经前连合前切面的隔区（细胞染色）

2. 下丘脑区（C区） 位置上与前段的斜角带区相延续，其外侧仍残存斜角带区的结构。在本切面内，新出现的**下丘脑视前区** PA 可分为内侧（C-1）和外侧（C-2）两个亚区，**第三脑室** 3V 所在处称中线区。经左右前连合前部 aca 的连线可作为此区的上界，经 aca 与视交叉 och 外侧端的弧线可为其外侧界（图 3-3-12）。

（1）中线区：又称**室周区**。本切面内的**视交叉** och 已与脑实质相连，原视上隐窝 SORe 加深变窄，改称第三脑室 3V（或仍称 SORe）。**终板血管器** VOLT 位于 3V 侧壁，切面内可见丰富的小血管断面，与**终板** LTm 成为一体（图 3-3-13，图 3-3-15a、b）。

（2）内侧区（C-1）：即**视前内侧区** MPA，紧邻 3V，可见细胞密集深染的**视前正中核** MnPO 骑跨在 3V 之上（图 3-3-15a、b）。

（3）外侧区（C-2）：此切面内**视前外侧区** LPA 和**斜角带** DB 共存。原 DB 垂直部 VDB 逐渐被 LPA 取代，细胞染色片内可见深染且有极性的 VDB 细胞逐渐消失，代之以 LPA 的浅染少细胞区。DB 水平部 HDB 移位至嗅结节 Tu 深方，细胞减少核团缩小（图 3-3-15a、b）。

3. 嗅结节区和梨状皮质区（D区） 从前段延续而来，其切面增大但分区和内容未变、结构典型（图 3-3-12）。

（1）嗅结节区（D-1）：随着**外侧嗅束** lo 的内移，**嗅结节** Tu 开始变窄，锥体细胞层的深染波浪状折叠逐渐变平。Tu 的内侧半深方出现一大细胞组成的深染核团，为**视前大细胞核** MCPO，其内侧紧连 DB 水平部 HDB（图 3-3-15a）。自此向后 MCPO 与 HDB 一直紧密伴行直至消失，故此核又称为斜角带外侧核 LDB。

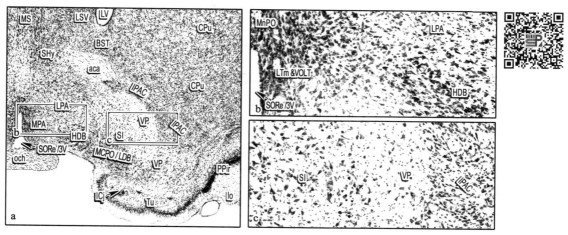

图 3-3-15 经前连合前切面的下丘脑视前区和嗅结节区（细胞染色）

（2）腹侧苍白球区（D-3）：**腹侧苍白球** VP 的浅染区继续向背内侧延伸增大，**前脑内侧束** mfb 仍在原位经行（图 3-3-13）。在 VP 与视前外侧区（C-2）的交界处，开始出现细胞较 VP 稍小但分布较密集的**无名质** SI，与 VP 的境界不易区分（图 3-3-15a、c）。

（3）梨状前皮质区（D-2）：**梨状前皮质** PPir 和**梨状内核** En 基本同前。

4. 纹状体区（E区） 尾壳核 CPu（E-1）从前段延续而来，面积稍增大但细胞分布特点不变。

5. 终纹床核区（F区） 与前段的伏隔核区相延续并向外侧扩展。

（1）终纹床核区（F-1）：本切面内的 aca 恰移位到侧脑室 LV 下角的下方，此时伏隔核 Acb 消失或尚有残余，**终纹床核** BST 围绕在**前连合前肢** aca（即前连合前部）末端的周围，但两核交界处难以区分（图 3-3-14，图 3-3-15a）。

（2）前连合后肢区（F-3）：若 aca 末端有浅染纤维向外侧延伸，则**前连合后肢** acp（即前连合后部）出现（图 3-3-17a）。**前连合后肢间位核** IPAC 包绕在 acp 的周围，几乎与终纹床核 BST 同时出现，其内侧端与 BST 相连，外侧端跟随 acp 共同向梨状皮质 Pir 的方向伸延。IPAC 的细胞较小而密集、染色稍深（图 3-3-15a、c）。

（二）经前连合中心

本切面的特征形态是粗大的前连合横位于切片中部，垂直的穹窿柱下端左、右分开，呈"人"字形立于前连合之上（图 3-3-16，图 3-3-17b）。

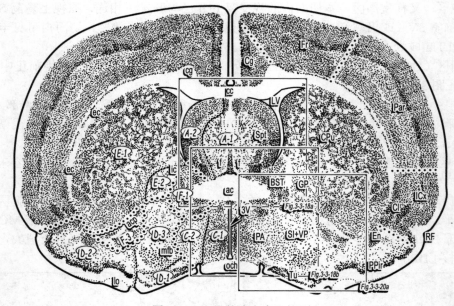

图 3-3-16　经前连合中心切面

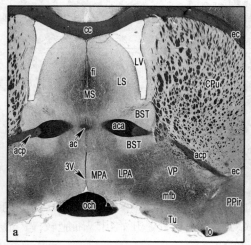
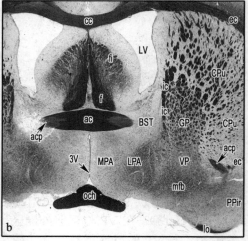

图 3-3-17　经前连合前缘（a）和前连合中心（b）切面（纤维染色）

1. 隔区（A 区）　内侧区（A-1）因纤维陡增而范围扩大，外侧区（A-2）缩小（图 3-3-17b，图 3-3-18a）。

（1）内侧区（A-1）：隔内侧核 MS 已消失，穹窿 f 和海马伞 fi 的纤维形成中央浅染区。

1）穹窿 f 和隔三角核 TS：致密的穹窿 f 纤维束垂直于中线两侧，上窄下宽，与前连合 ac 上缘之间的小腔隙属第三脑室 3V（图 3-3-18）；若此区内由深染的细胞充填，则为下丘脑视前正中核 MnPO 的上延部或 3V 室管膜细胞（图 3-3-16）。隔三角核 TS 的最前端紧贴 f 的侧方，细胞密集深染（图 3-3-18a）。

2）海马伞 fi 和隔伞核 SFi：连于穹窿 f 两侧的放射状纤维为 fi，纤维内散在的大细胞为 SFi。在细胞染色切片内，此纤维细胞穿插区总体染色浅淡，细胞的极性与纤维方向一致（图 3-3-18a）。

在纤维染色切片内，深染的纤维占据了隔区的大部（图 3-3-17b）。隔海马核 SHi 缩小或已消失。

（2）外侧区（A-2）：**隔外侧核** LS 被推挤到隔区周边并显著缩小，但各亚核均在（图 3-3-18a）。**隔下丘脑核** SHy 被前连合 ac 分为背、腹两段：背侧段与隔外侧核腹侧部 LSV 不易区分，腹侧段位于下丘脑区内（图 3-3-18）。

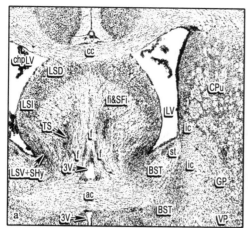
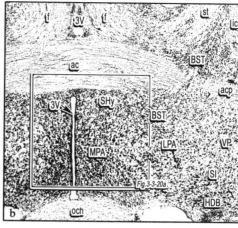

图 3-3-18 经前连合中心切面的隔区、终纹床核（a）和下丘脑视前区（b）（细胞染色）

2. 下丘脑区（C 区） 仍为下丘脑视前区 PA，其切面显著增大但分区不变。在此切面内，**前连合前肢** aca 末端越中线连接成**前连合** ac，并向外侧延伸出**前连合后肢** acp（图 3-3-17a）。此处前连合 ac 为 PA 的上界，视交叉 och 为其下界，经 ac 外侧端与 och 外侧端的弧线为其外侧界（图 3-3-17b）。

（1）中线区：**第三脑室** 3V 显著加深但腔隙狭窄，切片内两侧的室管膜层常左右相贴。**室周核** Pe 的梭形小细胞紧贴 3V 室管膜下，多呈背腹方向的极性排列，一直伴随 3V 后行且位置和形态不变，常与 3V 合称为室周区（图 3-3-18b，图 3-3-19）。

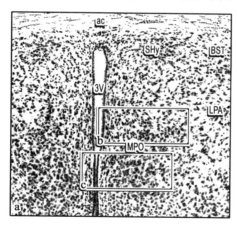
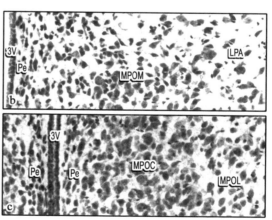

图 3-3-19 经前连合中心切面的视前内侧区（细胞染色）

（2）内侧区（C-1）：仍为**视前内侧区** MPA，**视前内侧核** MPO 为视前区 PA 内最大的核团，可分为内侧部、外侧部和中心部 3 个亚核（图 3-3-19）。

1）MPO 内侧部 MPOM：紧邻室周核 Pe，细胞中等，稍密集深染。

2）MPO 中心部 MPOC：为 MPOM 内细胞最密集之处，可出现在本切面或后一切面内。

3）MPO 外侧部 MPOL：包绕在内侧部的外周，细胞略稀疏，染色稍浅。

（3）外侧区（C-2）：仍为**视前外侧区** LPA，在细胞染色切片内染色较浅，与内侧的视前内侧核外侧部 MPOL 难以分界（图 3-3-18b，图 3-3-19），但在纤维染色切片内可见其纤维成分明显较视前内侧区 MPA 增多（图 3-3-17）。

另外，紧邻前连合 ac 腹侧的细胞染色不均区分属隔下丘脑核 SHy 和终纹床核 BST（图 3-3-20a）。

3. 嗅结节区和梨状皮质区（D 区）　前连合后肢 acp 可作为此区的上界（图 3-3-20）。

（1）嗅结节区（D-1）：**嗅结节 Tu** 明显缩小，**外侧嗅束 lo** 向内侧伸延变薄（图 3-3-17），**视前大细胞核 MCPO** 与斜角带水平部 HBD 的残部仍位于 Tu 的深方（图 3-3-20a、c）。

（2）腹侧苍白球区（D-3）：**腹侧苍白球 VP** 显著增大并继续向背内侧扩展，经前连合 ac 与前连合后肢 acp 之间与苍白球 GP 相连（图 3-3-20a）。**无名质 SI** 和前脑内侧束 mfb 基本未变。

（3）梨状前皮质区（D-2）：**梨状前皮质 PPir** 和**梨状内核 En** 基本未变。

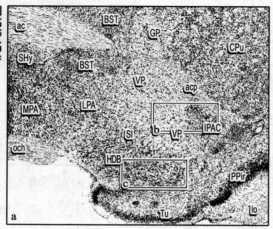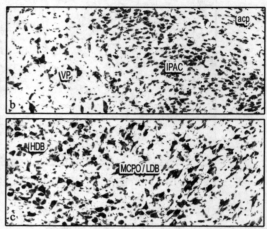

图 3-3-20　经前连合中心切面的嗅结节区（细胞染色）

4. 纹状体区（E 区）　苍白球区（E-2）开始出现（图 3-3-16，图 3-3-17）。

（1）尾壳核区（E-1）：**尾壳核 CPu** 继续向外侧扩展，其腹内侧出现苍白球（图 3-3-20a）。

（2）苍白球区（E-2）：**苍白球 GP** 出现在**内囊 ic** 与 CPu 之间，细胞大而深染但数量少，在细胞染色切片内整个核团为浅染区；在纤维染色切片内为密集的纤维束与松散的纤维网共存的深染区（图 3-3-17b）。当前连合后肢 acp 与前连合 ac 断离后，GP 向下与腹侧苍白球 VP 相连，两者的细胞相似，但 VP 内没有粗纤维束的断面（图 3-3-17b，图 3-3-20a）。内囊 ic 前端几乎与 GP 同时出现，呈纵行窄带状，插入 GP 和终纹床核 BST 之间，可作为两者的分界标志（图 3-3-17b，图 3-3-18a）。

5. 终纹床核区（F 区）　显著增大。

（1）终纹床核区（F-1）：**终纹床核 BST** 显著增大，位于侧脑室 LV 的腹侧、内囊 ic 的内侧并包绕前连合 ac 的外侧端，各亚核的细胞形态和分布密度不尽相同，故核团整体染色深浅不一。**终纹 st** 前端的纤维束从背外向腹内侧呈放射状散入 BST 内，使多数亚核的细胞呈现极性排列（图 3-3-18）。

（2）前连合后肢区（F-3）：随着**前连合后肢 acp** 向外侧伸延，**前连合后肢间位核 IPAC** 围绕在 acp 的周围，整个核团深染但细胞较小且分布疏密不均（图 3-3-20a、b）。

（三）经前连合后缘

本切面的特征形态是前连合后缘短小，其背侧以穹窿与隔区下缘相连，或穹窿恰与隔区断离、室间孔出现（图 3-3-21，图 3-3-22）。

1. 隔区（A 区）　整体开始上移缩小，纤维增多细胞更少。侧脑室 LV 向腹内侧伸延，绕隔区 Spt 下缘即将形成（图 3-3-22a，图 3-3-23a）或已经形成室间孔 IVF（图 3-3-22b，图 3-3-26）。

（1）内侧区（A-1）：随着隔区 Spt 上抬，穹窿 f 下段移位至 Spt 下缘与 ac 上缘之间，两侧 f 之间的**第三脑室 3V** 增大（图 3-3-22a）。若 Spt 与 f 完全断离，则 Spt 的下缘为**室间孔 IVF** 所在（图 3-3-22b）。该区腹侧半的横行纤维束为**海马腹侧连合 vhc**，纤维束上、下的深染细胞均为**隔三角核 TS**（图 3-3-23a）。**背侧穹窿 df** 出现在原隔海马核 SHi 的位置，左右并列在胼胝体 cc 下的中线旁（图 3-3-22b，图 3-3-23a）。

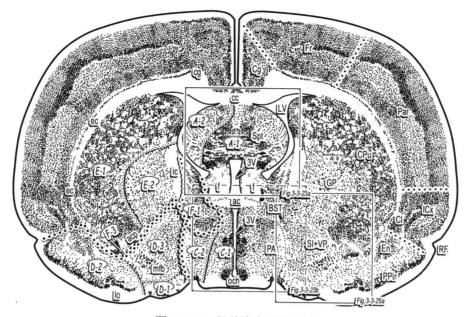

图 3-3-21 经前连合后缘切面

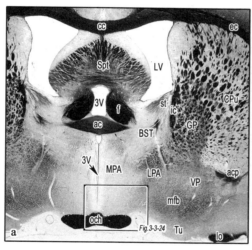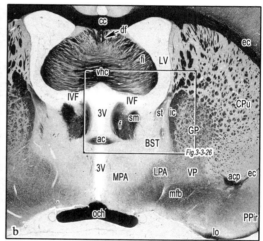

图 3-3-22 经前连合后份（a）和后缘（b）切面（纤维染色）

（2）外侧区（A-2）：除**隔外侧核背侧部** LSD 尚存少量细胞之外，**海马伞 fi** 的纤维几乎完全占据外侧区，**隔伞核 SFi** 的深染大细胞仍分散在放射状的纤维束之内，在细胞染色切片内显示为隔两侧部的大片浅染区（图 3-3-23a），在纤维染色切片内为深染的密集纤维区（图 3-3-22）。

2. 下丘脑区（C 区）　**下丘脑视前区 PA** 继续增大，其上、下界不变，外侧界改为经内囊 ic 下端与视交叉 och 外侧端的外凸弧形连线（图 3-3-22，图 3-3-23b）。

（1）中线区：**第三脑室 3V** 的上部明显扩大（图 3-3-22a，图 3-3-23a），若穹窿 f 与隔区 Spt 下缘已经断开，3V 则经**室间孔 IVF** 通侧脑室 LV（图 3-3-22b）。**室周核 Pe** 仅位于 ac 腹侧的 3V 侧壁。

（2）内侧区（C-1）：视前内侧核从前部延续而来，新出现深染的交叉上核。

1）**视前内侧核 MPO**：三个亚核（视前内侧核中心部 MPOC、内侧部 MPOM 和外侧部 MPOL）均在，或已开始向第三脑室 3V 侧壁靠拢（图 3-3-23b）。

2）**交叉上核 SCh**：出现在视交叉 och 背侧、3V 的外侧，细胞小而密集深染，形成类圆形的核团并陷入视交叉 och 的纤维之内（图 3-3-23b，图 3-3-24）。大鼠的 SCh 分为**腹内侧部 SChVM** 和**背外侧部 SChDL** 两个亚核（图 3-3-24d），而小鼠的分法与之不同。

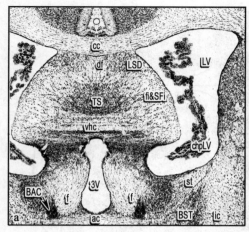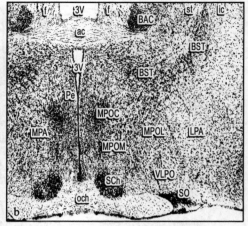

图 3-3-23　经前连合后缘切面的隔区（a）和下丘脑视前区（b）（细胞染色）

（3）外侧区（C-2）：**视前外侧区** LPA 向外侧扩展，其背侧的深染区仍为终纹床核 BST。**视上核 SO** 出现在视交叉 och 的外侧端，细胞大而密集深染（图 3-3-23b，图 3-3-24）。自此向后 och 向两侧延伸，在切面上变宽变扁，但交叉上核 SCh 和视上核 SO 与其位置关系不变（图 3-3-24c、d）。

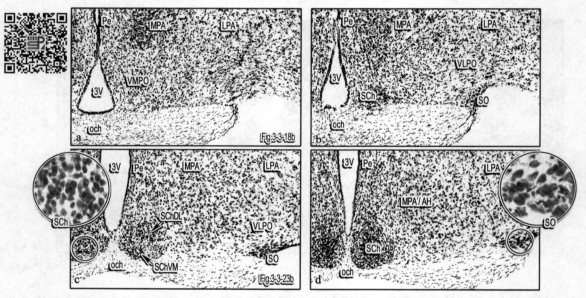

图 3-3-24　视交叉背侧下丘脑区的连续变化（细胞染色）

图 3-3-24 为经交叉上核 SCh 和视上核 SO 起始端（前端）以及 SCh 最大冠状切面的连续切片，特别注意两核与视交叉 och 的位置关系和连续变化。

当 och 与脑实质相连后，第三脑室 3V 侧壁若见丰富的小血管断面，此处为终板 LTm 和终板血管器 VOLT（图 3-3-13，图 3-3-15a）。

当 och 背侧为细胞均匀浅染区时，紧邻 3V 底外侧的区域称**视前腹内侧核** VMPO（图 3-3-18b，图 3-3-24a）；当有密集深染的中等细胞时标示**交叉上核** SCh 前端出现，此时 VMPO 消失（图 3-3-24b）。向后 SCh 迅速增大、分出亚核并延伸到后一节段（图 3-3-24c、d）。

当 och 外侧端附近为细胞均匀浅染区时，此处未命名核团（图 3-3-18b，图 3-3-24a）；当有少量散在深染的大细胞时为**视上核** SO 前端出现，此时紧邻其背侧的浅染区称**视前腹外侧核** VLPO。向后 SO 细胞增多、核团增大，与 VLPO 共同延续到后一节段（图 3-3-24b～d）。

　　根据位置所在，常将 SCh 和 VMPO 归属视前内侧区 MPA 和下丘脑前区 AH，而 SO 和 VLPO 归属视前外侧区 LPA 和下丘脑外侧区 LH。

　　3. 嗅结节区和梨状皮质区（D 区）　　分区和内容未变。

　　（1）嗅结节区（D-1）：嗅结节 Tu 即将消失或已消失，视前大细胞核 MCPO 和斜角带水平部 HDB 稍缩小但位置不变。外侧嗅束 lo 因折转内行，在切面上显示为覆盖在脑表面的粗线状纤维带（图 3-3-22b）。

　　（2）腹侧苍白球区（D-3）：腹侧苍白球 VP 缩小，前脑内侧束 mfb 基本不变（图 3-3-25c）。

　　（3）梨状前皮质区（D-2）：梨状前皮质 PPir 和梨状内核 En 无明显变化。

　　4. 纹状体区（E 区）　　各结构大小变化显著但周界不变（图 3-3-21，图 3-3-22）。

　　（1）尾壳核区（E-1）：尾壳核 CPu 被增大的 GP 推向外侧，在切面内呈弯曲弧形。

　　（2）苍白球区（E-2）：苍白球 GP 显著增大，仍与腹侧苍白球 VP 相连，两者内都含有散在的 Meynert 基核 B 细胞（详见后一节段）。内囊 ic 的纤维明显增多，细胞染色片内为垂直的带状浅染纤维区，其外侧为细胞稀疏的 GP，内侧为细胞排列有极性的终纹床核 BST（图 3-3-26）；纤维染色片内为紧贴 GP 内侧的深染纤维束（图 3-3-22）。

　　GP 内有丰富的纤维束网，少量大多角形细胞散在其内，但整体染色浅淡；CPu 的纤维束断面之间集结着成簇的中小细胞，整体染色较深，故两者的分界明显（图 3-3-22，图 3-3-25a、b）。

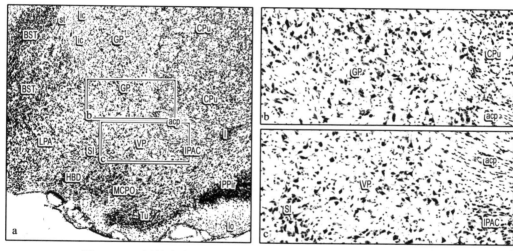

图 3-3-25　经前连合后缘切面的苍白球和腹侧苍白球（细胞染色）

　　5. 终纹床核区（F 区）　　终纹床核的前 2/3 均位于本节段内。

　　（1）终纹床核区（F-1）：终纹床核 BST 显著增大，继续向腹侧延伸入视前区的背侧部。终纹 st 纤维增多，紧贴内囊 ic 向腹内侧放射状散入核内。在 BST 的内侧，前连合 ac 与穹窿 f 形成的夹角内出现一团密集深染的细胞团为前连合床核 BAC，此核虽紧邻 BST 但并非 BST 的亚核（图 3-3-23b，图 3-3-26）。

　　（2）前连合后肢区（F-3）：前连合后肢 acp 纤维减少并向腹外侧移位，其外侧端已接近外囊 ec 的末端（图 3-3-22），此时若出现数个密集深染小细胞集团，则为杏仁中介核 I，提示杏仁区即将出现（图 3-3-25a）。前连合后肢间位核 IPAC 缩小、细胞减少，但仍位于前连合后肢 acp 的周围（图 3-3-25a、c）。

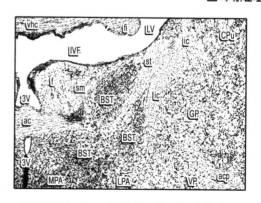

图 3-3-26　终纹床核和终纹（细胞染色）

（四）视前区节段的水平切面和矢状切面

前连合 ac、前连合前部 aca 和**前连合后部 acp** 均为圆柱状致密纤维束，其境界清晰、位置恒定，是前脑内的重要定位标志之一。

1. 经前连合和前连合前部的水平切面 切面位置标志线见图 3-3-27，切面范围和细胞染色切片见图 3-3-28。

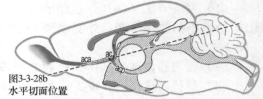

图 3-3-28b
水平切面位置

图 3-3-27 水平切面位置示意图

aca、ac 与 acp 相互延续成的"X"形并非全在同一平面内：acp 末端向腹外侧伸延连到杏仁区，所以水平切面经过 ac 和 aca 时，仅出现 acp 的前端（图 3-3-28b）。

在经 ac 和 aca 长轴的水平切面内，**伏隔核 Acb** 大部分位于 aca 的内侧，Calleja 大岛 ICjM 仍作为 Acb 与斜角带 DB 的分界的标志。ac 之前、左右 Acb 之间的浅染区为**隔区 Spt** 与**斜角带区 DB** 的交界处，两者的核团共存。ac 的外侧端和 acp 的周围有**终纹床核 BST** 围绕，ac 的后方有**第三脑室** 3V（图 3-3-28）。

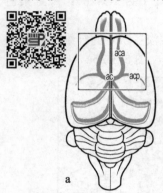
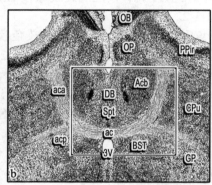
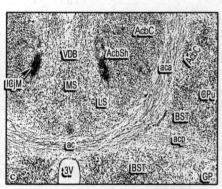

图 3-3-28 经前连合前部和前连合的水平切面（b、c. 细胞染色）

2. 经视前区节段的矢状切面 本节段切面位置参考图 3-3-29，连续矢状切片见图 3-3-30，重点观察纹状体 Str、隔区 Spt、基底前脑 BF 和下丘脑视前区 PA。

图 3-3-30a 以**胼胝体 cc、前连合 ac** 和**视交叉 och** 作为定位标志。cc 与 ac 之间为**隔区 Spt** 的后份，**海马腹侧连合 vhc** 纤维致密，构成 Spt 的后界。vhc 前的垂直下行纤维为**穹窿 f**，两纤维束之间主要是**隔三角核 TS**；vhc 后方有深染的**穹窿下器 SFO** 附着，标志**室间孔 IVF** 所在位置。och 与 ac 之间是**下丘脑视前区 PA**，斜行深染的带状区为室管膜细胞重叠或斜切面所致。此区的前部为第三脑室 3V 前端，**视上隐窝 SoRe、终板 LTm** 和**终板血管器 VOLT** 均位于此处。

图 3-3-30b 以 ac 作为定位标志。原位于隔区 Spt 后缘的 vhc 延续为**海马伞 fi，隔伞核 SFi** 细胞散在于 fi 的纤维束内；**穹窿 f** 降至 ac 后方，须与**髓纹 sm** 的纤维相区别。ac 腹侧的下丘脑视前区 PA 为**视前内侧区 MPA** 所在，向前与斜角带 DB 区延续，向后与下丘脑前区 AH 延续。

图 3-3-30c 以 aca 和 ac 作为定位标志。ac 背侧的隔区 Spt 缩小，fi 纤维致密，**侧脑室 LV** 出现；ac 腹侧与**嗅结节 Tu** 之间主要是**视前外侧区 LPA**；ac 后方和后上方出现**终纹核 BST**。

图 3-3-30d 以 acp 作为定位标志。acp 背侧的**尾壳核 Cpu** 内纤维束密集，提示**内囊 ic** 即将或已经出现。acp 与 aca 的交角处和后方均为**终纹床核 BST**，前方为**伏隔核 Acb**。acp 与嗅结节 Tu 之间的浅染区为**腹侧苍白球 VP**，向前的狭窄浅染带穿插入 Tu 与 Acb 之间。

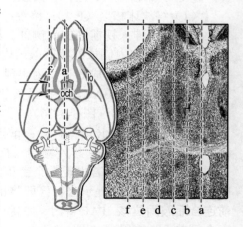

图 3-3-29 矢状切面位置示意图

图 3-3-30e 和图 3-3-30f 仍以 acp 作为定位标志。背侧的尾壳核 CPu 内穿行纤维继续增多，**苍白球GP 出现**。腹侧主要有**嗅结节 Tu** 和**腹侧苍白球 VP**，后者绕 acp 后缘与 GP 相连。

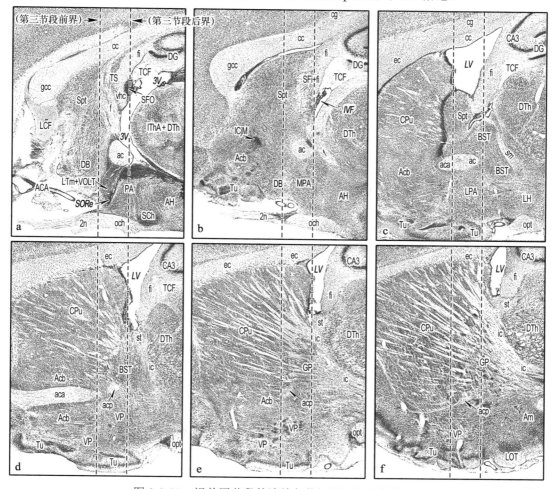

图 3-3-30　视前区节段的连续矢状切面（细胞染色）

三、视前区节段的动脉分布

本节段内的脑动脉主干有大脑前动脉环段的后半和大脑中动脉的腹侧段。

大脑前动脉 ACA 环段的后半位于本节段内视交叉的外侧，向背侧发出穿动脉进入腹侧部脑区，其深穿支到达纹状体内侧部。**大脑中动脉 MCA 腹侧段**主要位于本节段内，发出丰富的穿动脉，其中的深穿支到达纹状体的外侧部（图 3-3-31）。

（一）下丘脑区、基底前脑和梨状皮质区的动脉

动脉分布区相当于本节段的腹侧区，与前一节段的同名区相延续，同时下丘脑 HTh 前部的视前区 PA 出现。

1. 下丘脑支（hypothalamic branch）　即下丘脑穿动脉，是 Willis 环向背内侧发出的一组穿动脉，直接进入下丘脑 HTh 区的内侧部。在本节段内，此组穿动脉起自紧邻视交叉外侧缘处的 ACA 环段，直接穿入视前内侧区 MPA（图 3-3-31a～c）。

2. 下丘脑外侧动脉（lateral hypothalamic artery）　是 Willis 环向背侧发出的另一组较大的穿动脉，直接进入下丘脑 HTh 区的外侧部。在本节段内，此组穿动脉起自嗅动脉 OlfA 起点之后的 ACA，向背侧穿入本节段内的视前外侧区 LPA（图 3-3-31c）。

3. **基底前脑支**（forebrain branch of perforating artery） 是起自大脑中动脉 MCA 腹侧段的一组穿动脉，向背侧穿入嗅结节深方的基底前脑 BF 区（图 3-3-31c）。

4. **梨状动脉 PirA** 起自 MCA 腹侧段，在梨状皮质表面行向后外，数目不定，若仅一支则较粗大，分支分布到梨状皮质及其深方的皮质下核团（图 3-3-31a～c）。

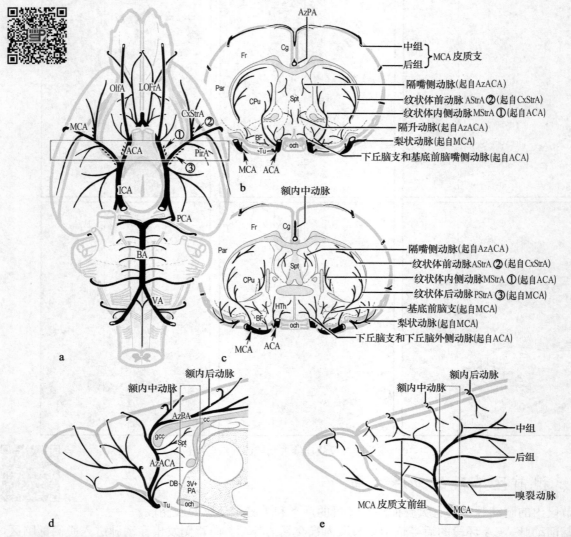

图 3-3-31 视前区节段主要动脉分布（a. 腹侧面；b. 经前连合前冠状节段；c. 经前连合冠状节段；d. 正中矢状面；e. 外侧面）

（二）隔区的动脉

动脉分布区相当于本节段的中央内侧区，动脉从前一节段延续而来，仍为起自大脑前奇动脉 AzACA 的**隔升动脉**和**隔嘴侧动脉**分支分布（图 3-3-31b～d）。

（三）纹状体区的动脉

动脉分布区相当于本节段的中央外侧区，大致为尾壳核 CPu 的前半（图 3-3-31a～c）。

1. **纹状体内侧动脉 MStrA** 起自本节段以及前一节段内的 ACA 环段，实为一组深穿支，向背侧穿经基底前脑 BF 达纹状体 Str 的内侧部。

2. **纹状体前动脉 AStrA** 与前一节段相同，起自皮质纹状体动脉 CxStrA，分布到本节段前半的纹状体背外侧部。

3. **纹状体后动脉 PStrA** 是 MCA 腹侧段向背侧发出的深穿支，穿行路径同 AStrA，分布到本节段后半的纹状体背外侧部。

与大鼠不同，小鼠有直接起自 MCA 的纹状体前内侧动脉（anterior medial striate artery），但未提及纹状体内侧动脉 MStrA。

（四）半球皮质区的动脉

与前一节段相延续（图 3-3-31d、e）。

1. **大脑中动脉 MCA 皮质支中、后组** 在本节段前部，MCA 背侧段的上端分成前、后两支，呈"Y"形。向前和前上发出的皮质支即前组（见前一节段），向后和后上发出皮质支同样数目不定、形式多变，可分为中、后 2 组，中组主要分布到半球的背侧面但不到达背侧缘，后组主要分布到半球的外侧面但不到达嗅裂 RF。

2. **嗅裂动脉**（rhinal artery） 特指在嗅裂 RF 内（或其附近）后行的 MCA 皮质支，其管径个体差异较大。嗅裂动脉向背侧与 MCA 皮质支后组的分支相吻合，向腹侧与颈内动脉 ICA 环段在梨状皮质表面的动脉分支相吻合，向后与大脑后动脉 PCA 的皮质支相吻合。这些动脉的吻合形式为端-端吻合，故吻合管径较粗，是半球背外侧面动脉与腹侧面动脉的重要吻合通路。

3. **额内中动脉**（middle internal frontal artery） 起、止及其分布形式同前一段，其终末端绕过半球背侧缘，在半球背侧面与 MCA 皮质支中组的小分支端-端吻合（图 3-3-31d、e）。

（五）脑动脉的深穿支

在人的脑血管解剖中，从 Willis 环以及近环段动脉发出的**深穿支**又称**中央支**，营养内囊、基底核、间脑等脑深部结构，是临床脑血管病变的高发区（图 3-3-32）。

动脉深穿支各群以及各亚群的分法及名称有数种，且不同专业的习惯用法有别，常易混淆。本教材采用以穿动脉各群在 Willis 环上起点的解剖学方位命名法，简单直观，便于初学者理解记忆。

以 Willis 环为中心，可将人脑动脉深穿支分为前内侧、前外侧、后内侧和后外侧 4 群（组），鼠脑动脉的深穿支与人脑的基本相同但存有差异。在本节段内已出现的鼠脑动脉深穿支分群与人脑的对应关系大致如下。

1. **前内侧群** 又称**豆纹内侧动脉**或**纹体内侧动脉**，人脑起自 ACA 的 A1 段（环段）和前交通动脉 AComA（图 2-5-5b），又分为内侧和外侧两个亚群（组）。鼠的 ACA 环段发出的深穿支（名称略）与此群基本对应。人脑此群内最大的一支穿动脉称 Heubner 回返动脉，多数起于大脑前动脉 ACA 的 A2 段且靠近 AComA，一般认为鼠脑无此分支。

2. **前外侧群** 又称**豆纹外侧动脉**或**豆纹动脉**，人脑起自 MCA 的 M1 段（又称水平段）和 ICA 的 C1 段（环段）（图 2-5-5b），也分为内侧和外侧两个亚群（组）。鼠的 MCA 腹侧段和 ICA 环段的前部发出的深穿支（名称略）与此群基本对应。

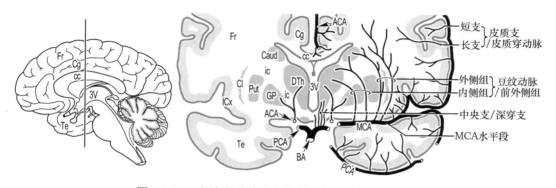

图 3-3-32　人脑穿动脉分布类型（经乳头体冠状切面）

（陈幽婷　马传响）

第四节　第四段——隔海马移行区节段

一、概述

本节段的背外侧面有额皮质、顶皮质和岛皮质（嗅裂之上），内侧面有扣带皮质（胼胝体之上），腹侧面的正中有视交叉后部、视束和下丘脑结节区前半，两侧有杏仁区和杏仁周皮质。本节段的脑内结构主要有隔海马移行区、背侧丘脑前 1/3、下丘脑前区、纹状体和杏仁核群。侧脑室随隔区的变化而增宽变浅，第三脑室被丘脑间黏合分为背侧部和腹侧部（图 3-4-1）。

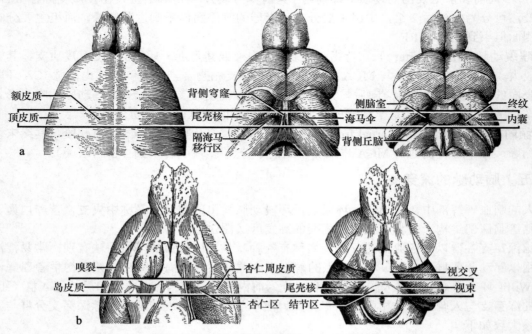

图 3-4-1　隔海马移行区节段脑背侧面（a）和腹侧面（b）形态

背侧的隔海马移行区纤维丰富细胞少，腹侧的下丘脑前区为视前区的延续，外侧的背侧纹状体在本节段后半开始缩小、腹侧纹状体在本段末延续为杏仁前区，背侧丘脑居中出现并迅速增大。随着杏仁核的出现，梨状前皮质延续为杏仁周皮质；随着海马的出现，扣带皮质延续为压后皮质。

（一）重要纤维束和脑室系统

1. 重要纤维束　前段脑表面的外侧嗅束 lo 在本段前部消失，脑内的胼胝体 cc、外囊 ec 和扣带 cg 延续到本节段内且变化不大，描述略去（图 3-4-2）。

（1）**海马伞 fi** 和**海马腹侧连合 vhc**：两者构成隔海马移行区，fi 可作为定位侧脑室 LV 内侧壁的标志，其游离缘作为界分 LV 与室间孔 IVF 或大脑横裂 TCF 的定位标志。

（2）**内囊 ic** 和**终纹 st**：ic 显著增大，st 紧贴其内上，两者可作为背侧丘脑外侧界的标志。st 与海马伞缘密切毗邻，同样作为界分 LV 与室间孔 IVF 或大脑横裂 TCF 的定位标志。

（3）**穹窿 f**：在本节段内降入下丘脑，可作为下丘脑内、外侧区的脑内分界标志。

（4）**髓纹 sm** 和**髓纹前部 sma**：sm 位于丘脑背侧面的中线旁，sma 又称髓纹前弯，绕丘脑前端行向外下。sm 可作为背侧丘脑的背侧界，sma 是丘脑最前端出现的标志（图 2-1-6c）。

（5）**视交叉 och** 和**视束 opt**：och 在本节段前半继续增宽，至后半中部断开并向两侧伸延，改称 opt。左、右 opt 之间为下丘脑前区和结节区的脑表标志，och 外侧缘（本段前半）以及 opt 内侧缘（本段后半）与穹窿 f 的连线可作为下丘脑内、外侧区的脑内分界标志（图 3-4-2）。

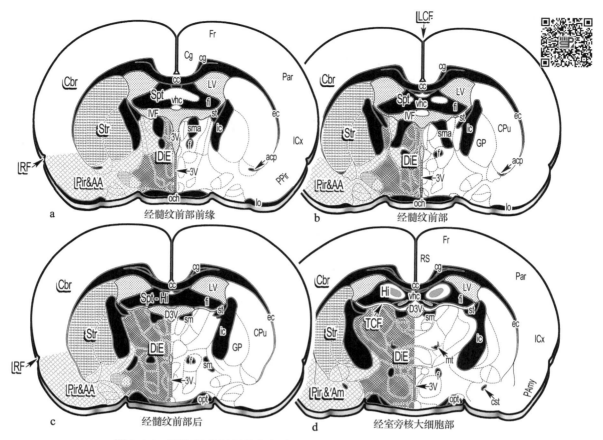

图 3-4-2　隔海马移行区节段各脑区的重要纤维束和脑室系统

2. 脑室系统　也作为脑内结构的重要定位标志（图 3-4-2）。

（1）侧脑室 LV：位于胼胝体 cc、海马伞 fi 和尾壳核 CPu 之间，明显增宽变浅。自室间孔 IVF 向后，fi 伞缘有**侧脑室脉络组织** tchLV 和**侧脑室脉络丛** chpLV 附着，tchLV 分隔了侧脑室 LV 与大脑横裂 TCF 内的蛛网膜下隙（参见图 3-4-28b）。

（2）第三脑室 3V：自**丘脑间黏合** IThA 在本节段出现后，3V 被分为背、腹两部：**3V 背侧部** D3V 宽而浅，室顶由**第三脑室脉络组织** tch3V 封闭，并有**第三脑室脉络丛** chp3V 附着；**3V 腹侧部** V3V 或仍称 3V，依旧为狭窄裂隙。室间孔 IVF 在本节段始部（或已在前段末）出现，穹窿下器 SFO 位于左、右 IVF 之间，可作为定位 IVF 的参考标志（图 3-4-2a、b，图 3-4-3a）。

3. 第三脑室的比较解剖　鼠与人脑 3V 的形态差异主要有（图 3-4-3）：

（1）分部：鼠的丘脑间黏合 IThA 巨大，几乎将左、右背侧丘脑 DTh 连为一体，并将 3V 分为背、腹两部：背侧的 D3V 侧壁主要为上丘脑 Eth，腹侧的 V3V 侧壁主要为下丘脑 HTh（图 2-3-1，图 3-4-3a）。人的 IThA 很小甚或缺如，3V 被下丘脑沟（3V 侧壁上的浅沟）分为前、后两部：前下方的 3V 侧壁为下丘脑，称 3V 下丘脑部；后上方的 3V 侧壁为背侧丘脑，称 3V 丘脑部。

（2）室壁：鼠与人的 3V 前壁（主要为终板 LTm 所在）差异巨大，鼠的 LTm 为狭窄脑区，仅形成第三脑室前端（视上隐窝 SORe 所在），周围连接斜角带 DB 和下丘脑视前区 PA，几乎无游离面。人的 LTm 宽大，从视交叉 och 上方经前连合 ac 前连至胼胝体嘴，表面被覆软脑膜且相对应的蛛网膜下隙较宽阔，临床学科称此处为终板池，是第三脑室的手术入路之一（图 3-4-3）。

（3）隐窝：鼠与人的 3V 壁在中线处有数个深浅不等的小凹陷，称脑室隐窝（图 3-4-3）。

1）**视上隐窝 SORe**：人鼠相似，壁内都有终板血管器 VOLT，但人的相对宽大（图 3-3-8a）。

2）**漏斗隐窝 IRe**：位于漏斗柄内，鼠 IRe 随垂体向后延伸且较细长；人的紧邻视上隐窝 SORe 且较宽大，在临床的第三脑室 3V 内镜手术中作为定位标志。

3）**乳头体隐窝** MRe：鼠的 MRe 深入乳头体的后半，较宽大；人的仅在乳头体区中线处微凹，没有明显隐窝。

4）**松果体隐窝** PiRe：鼠松果体柄细长，PiRe 随之后延故细而长；人 PiRe 浅而小，但松果体上方多有一较大的松果体上隐窝，实为第三脑室顶的后端。

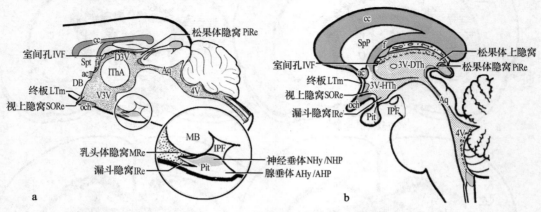

图 3-4-3　鼠（a）与人（b）的第三脑室和脑室隐窝

（二）隔海马移行区

隔海马移行区 Spt-Hi 与前段的隔区 Spt、后段的海马 Hi 为相延续结构，并无明显界线，人为规定以室间孔 IVF 的出现作为前界，以海马 CA3 区和齿状回 DG 的出现为后界（图 3-4-2）。

隔海马移行区的纤维丰富细胞很少。前段内的**海马伞** fi 和**海马腹侧连合** vhc 延入本节段，**背侧穹窿** df 在本节段内明显。残留的隔核（LSD，SFi，TS）细胞均在本节段消失，而海马 Hi 最前端的细胞将在本节段末出现。隔海马移行区与髓纹前部 sma 上端之间有室间孔 IVF（图 3-4-2a、b），在中线处有**穹窿下器** SFO 向腹侧膨隆。SFO 属感受性室周器官（图 3-3-8a）。

（三）背侧丘脑

背侧丘脑 DTh 自本节段开始出现，位于脑的中央，在隔海马移行区与下丘脑区之间迅速扩大，并将纹状体推向外侧。位于本节段的是 DTh 前 1/3，考虑到结构的完整性和知识的系统性，将背侧丘脑的形态结构归纳在此、一并描述。

背侧丘脑 DTh 为间脑 DiE 诸部中体积最大者，占据 DiE 的背侧部（图 2-1-6c）。DTh 由众多大小不一、形态各异的核团聚集而成，并有两块纤维薄板穿插其中。根据细胞构筑、纤维联系以及功能等，可将 DTh 划分为数个核群，各核群与其他脑区或核团之间存在定位的纤维联系。

1. 内髓板和外髓板　为两块近乎平行的弧形纤维薄板，在切片内作为分隔丘脑各核群的重要参考标志（图 3-4-4）。

（1）**内髓板** iml：位于 DTh 的背内侧部，主要以无髓鞘的松散纤维组成。iml 内有板内核分布，并将丘脑内侧核群与其他核群分隔开。

（2）**外髓板** eml：位于 DTh 的腹外侧部，主要以有髓鞘的纤维组成。eml 在 DTh 前半仅为菲薄，自后半开始逐渐增厚，继而分成背、腹两部，背侧部主要含丘脑发出的丘脑上辐射 str，腹侧部主要含内侧丘系 ml 的纤维。外髓板将丘脑网状核与丘脑其他核群分隔开。

2. 丘脑核群和各核群的主要核团　常将鼠的 DTh 划分为如下 8 个核群（图 3-4-4）。

（1）**中线核群**：位于丘脑间黏合 IThA 及其两侧（合称中线区），主要有**丘脑室旁核** PV、带旁核 PT、菱形核 Rh 和**连结核** Re 等。PV 位于中线区前部和背侧部，Re 位于腹侧部，两核几乎环绕了丘脑间黏合 IThA 的大半。

（2）**板内核群**：位于内髓板内，有中央内侧核 CM、中央外侧核 CL、中央旁核 PC、**束旁核** PF 和束旁下核 SPF，鼠脑 PF 为最大的板内核。

（3）**丘脑网状核** Rt：位于外髓板与内囊之间，呈弧形板状包绕在 DTh 的外侧面，此核几乎与背侧丘脑（的前后长轴）等长。

（4）**内侧核群**：位于内髓板与中线核群之间，仅有**内侧背核** MD，主要由内侧部、中央部和外侧部 3 个亚核组成，此核约占 DTh 长度的前 2/3。

（5）**前核群**：位于内、外髓板之间的前内侧，包括**前背侧核** AD、**前腹侧核** AV 和**前内侧核** AM。此核群约占 DTh 长度的前 1/3。

（6）**腹侧核群**：位于内、外髓板之间的腹后外侧，包括**腹内侧核** VM、**腹前核** VA、**腹外侧核** VL 和**腹后核** VPo，后者又分为**腹后内侧核** VPM 和**腹后外侧核** VPL。此核群约占 DTh 长度的后 2/3。

（7）**外侧核群**：位于内、外髓板之间的背侧，主要有**外侧背核** LD 和**外侧后核** LP，约占 DTh 长度的后 2/3，且后端延伸入中脑内。

（8）**后核群**：位于内、外髓板之间的后半，出现在上述核群的中心区，该核群内最大的是**丘脑后核** Po，约占 DTh 长度的后 1/3。其他数个大小不一的核团主要位于 Po 后半的腹内侧，与 Po 共同延伸入中脑内，有学者将这些小核团所在区合称**丘脑后核腹内侧部** PoMV。

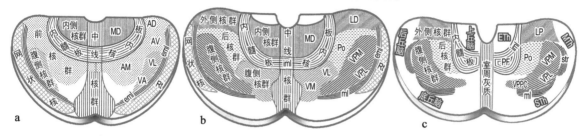

图 3-4-4　鼠背侧丘脑前部（a）、中部（b）和后部（c）核群位置模式图（冠状切面）

AD：前背侧核；AM：前内侧核；AV：前腹侧核；eml：外髓板；iml：内髓板；LD：外侧背核；LP：外侧后核；MD：内侧背核；ml：内侧丘系；VPPC：腹后核小细胞部；PF：束旁核；Po：丘脑后核；VA：腹前核；VL：腹外侧核；VM：腹内侧核；VPL：腹后外侧核；VPM：腹后内侧核；Rt：丘脑网状核；str：丘脑上辐射

3. 位于本段内的丘脑核团　图 3-4-4a 显示本节段内主要丘脑核团的位置。

（1）中线核和板内核：中线核有**丘脑室旁核** PV、带旁核 PT 和连结核 Re，板内核有中央内侧核 CM 和中央旁核 PC。

（2）内侧核群：位于内髓板 iml 的背内侧，有**内侧背核** MD 的内侧部和外侧部。

（3）前核群：位于内髓板 iml 与外髓板 eml 之间，贴近 iml，**前背侧核** AD、**前腹侧核** AV 和**前内侧核** AM 全部出现并不断增大。在本节段后部，左右 AM 相连形成 AM 中间部 IAM。

（4）腹侧核群：位于 iml 与 eml 之间，贴近 eml，有**腹前核** VA、**腹外侧核** VL 和**腹内侧核** VM。

（5）丘脑网状核 Rt：位于 eml 与内囊 ic 之间，其内侧端延伸至下丘脑 HTh 的背侧。

4. 背侧丘脑的比较解剖　鼠与人 DTh 虽形态差异颇大，但其细胞构筑和纤维联系基本对应。主要形态差异有：

（1）内髓板 iml：鼠 iml 为一块弧形纤维板，将内侧核群与其他核群隔开，并在中线处左右相连（图 3-4-4）；人的为前端分叉的"Y"形纤维板，板主部将内侧核群隔开，前端的分叉又将前核群与其他核群隔开（图 3-4-5）。

（2）中线核和板内核：鼠中线核群位于丘脑间黏合 IThA 内，人的主要位于 3V 侧壁室管膜下，已经退化。鼠脑最大的板内核为束旁核 PF，在人脑对应的板内核称中央正中核-束旁核复合体，中央正中核与鼠 PF 的外侧部为同功器官。

（3）腹侧核群：鼠脑的腹内侧核 VM 可能与人脑的腹前核 VA 对应，而鼠的腹前核 VA 为腹外侧核 VL 的前端。

（4）丘脑后核 Po：鼠丘脑后核 Po 与人丘脑枕 P 虽位置对应，却并未被认定为同源结构，但近年的研究发现两者均与视觉的传导以及整合功能有关，或可称为"视觉相关性联络核团"。

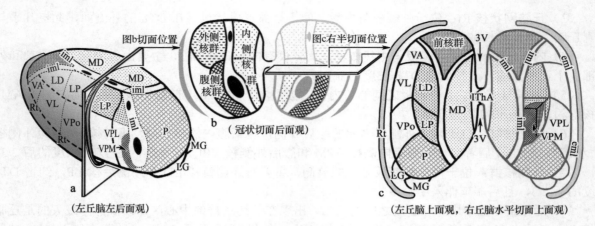

图 3-4-5　人背侧丘脑核群位置模式图

eml：外髓板；iml：内髓板；IThA：丘脑间黏合；LD：外侧背核；LG：外侧膝状体；LP：外侧后核；MD：内侧背核；MG：内侧膝状体；VA：腹前核；VL：腹外侧核；VPL：腹后外侧核；VPM：腹后内侧核；P：丘脑枕；Rt：丘脑网状核；VPo：腹后核

（四）下丘脑区

视前内侧区 MPA 在本节段内延续为下丘脑前区 AH，视前外侧区 LPA 延续为下丘脑外侧区 LH。穹窿 f 已降至该区内，并作为 AH 与 LH 的分界标志。下丘脑背侧区 DA 在本段内出现（图 3-4-6）。

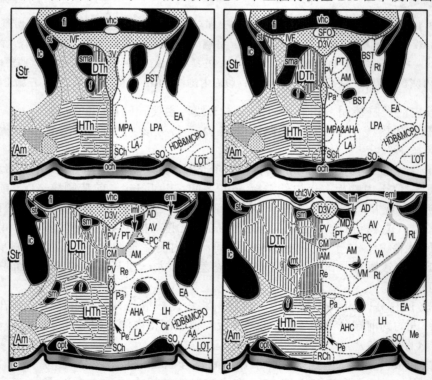

图 3-4-6　隔海马移行区节段内间脑各部的主要核团

1. **下丘脑前区 AH**　在本段前半与视前内侧区 MPA 共存，视前内侧核 MPO 和交叉上核 SCh 延伸至本节段的前半，室周核 Pe 贯穿本段全长。在本节段内新出现的核团有（图 3-4-6c、d）：

（1）**下丘脑前核前部 AHA** 和**中央部 AHC**：AH 内最大的核团为**下丘脑前核 AH**（共用同一缩写词），可分为 AHA、AHC 和后部 AHP 三个亚核。AHA 前部与下丘脑视前核 APO 后部共存，向后延续为 AHC，AHP 出现在后段内。各亚核延续处虽无明显分界，但细胞构筑有所不同。

（2）**外侧前核 LA**：紧邻 AHA 的腹侧，几乎伴随其全长，可作为 AHA 的识别标志。

（3）**环状核 Cir**：散在于 AHA 之内的数个神经内分泌大细胞簇，也可作为 AHA 的识别标志。

（4）**交叉后区 RCh**：出现在交叉上核 SCh 消失、视交叉 och 断开之后，形成第三脑室的底。

　2. **下丘脑背侧区 DA**　即**下丘脑室旁核 Pa** 所在区域。DA 的前端出现在前连合 ac 消失之后（本段初），后端延伸至结节区（后段中）。Pa 为下丘脑内最大的神经内分泌核团，根据细胞的大小，将其亚核归为大细胞部和小细胞部两组（图 3-4-6）。详情参见图 3-4-27。

（1）**室旁核大细胞部 PaMC**：又称大细胞室旁核，包括外侧大细胞部 PaLM 和内侧大细胞部 PaMM。

（2）**室旁核小细胞部 PaPC**：又称小细胞室旁核，包括前小细胞部 PaAP、内侧小细胞部 PaMP、背侧帽 PaDC、腹侧部 PaV 和后部 PaPo。

　3. **下丘脑外侧区 LH**　在本段内与视前外侧区 LPA 相延续，**视上核 SO** 后延至本段末，原经行在嗅结节 Tu 深方的**前脑内侧束** mfb 逐渐移位入 LH 内后行。

（五）杏仁区

杏仁区 Am 位于下丘脑的外侧、杏仁周皮质的内侧，前端以嗅结节 Tu 或外侧嗅束 lo 后缘为界，后端达海马 Hi 的垂直部或乳头体 MB 后缘之后，背侧邻背侧纹状体 DStr，腹侧裸露于脑表面。广义概念的杏仁区 Am 包括杏仁核群、杏仁移行区和杏仁相关纤维束（图 3-4-7）。

图 3-4-8 为经杏仁区的连续冠状切面模式图，连续切面所在脑段见图 3-4-7b。

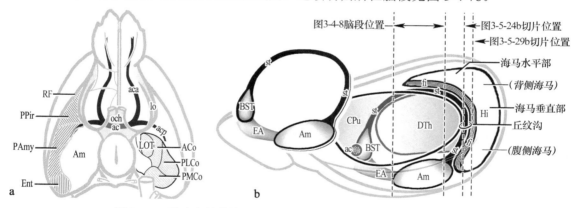

图 3-4-7　鼠杏仁核投影（a）与杏仁终纹复合体投影（b）模式图

　1. **杏仁核群**　根据位置、细胞构筑、纤维联系、细胞化学、功能以及脑发生学等有数种分类方法，本教材仅根据位置和细胞构筑将其粗略归纳为杏仁主核和杏仁皮质核两类。

（1）**杏仁主核 Amy**：又称**杏仁核主部 Amy**，主要包括如下核团：

1）**杏仁中央核 Ce**：位于尾壳核 CPu 的腹侧，占据主核 Amy 的背内侧部，分为内侧部 CeM、外侧部 CeL 和囊部 CeC 亚核，内侧部 CeM 内有终纹连合部 cst 穿过（图 3-4-8c～j）。

2）**杏仁外侧核 La**：位于 CPu 和杏仁中央核 Ce 后半的外侧、外囊 ec 延伸部的深方，占据主核 Amy 的背外侧部，分为背外侧部 LaDL、腹内侧部 LaVM 和腹外侧部 LaVL 亚核（图 3-4-8f～k）。

3）**杏仁基外侧核 BL**：位于 La 的前部和腹侧、外囊 ec 延伸部的深方，占据主核 Amy 的腹外侧部，分为前部 BLA、后部 BLP 和腹侧部 BLV 亚核（图 3-4-8d～k）。

4）**杏仁基内侧核 BM**：位于 BL 的腹内侧、杏仁皮质核 CoAm 深方，分为前部 BMA 和后部 BMP 亚核（图 3-4-8b～k）。

5）**杏仁内侧核 Me**：位于下丘脑外侧区 LH 的外侧、基内侧核 BM 和皮质核 CoAm 的内侧，占据主核 Amy 的腹内侧部，分为前背侧部 MeAD、前腹侧部 MeAV、后背侧部 MePD 和后腹侧部 MePV

亚核（图 3-4-8）。

6）杏仁中介核 I：散在于主核前端和主核之内，位置数目不恒定，其中最大且位置较恒定的一个称杏仁**中介核主部** IM 或杏仁中介主核（图 3-4-8f）。

（2）**杏仁皮质核** CoAm：又称**杏仁皮质区**，位于半球腹侧脑表面，为 3 层的皮质结构（图 3-4-7a）。

1）**杏仁前皮质核** ACo：占据杏仁皮质区的前外侧部，此核前端可代表杏仁核主部 Amy 的开始（图 3-4-8b～g）。

2）**杏仁后内侧皮质核** PMCo 和**后外侧皮质核** PLCo：合称**杏仁后皮质核**，占据杏仁皮质区的后部，向后直至杏仁区结束（图 3-4-8g~k）。PMCo 为均质核团，不分层。

3）**外侧嗅束核** LOT：占据杏仁皮质区的前内侧部，此核前端代表嗅结节区 Tu 消失、杏仁区 Am 开始（图 3-4-8a～c）。LOT 来源于嗅皮质，与**杏仁前区** AA 同属嗅脑。

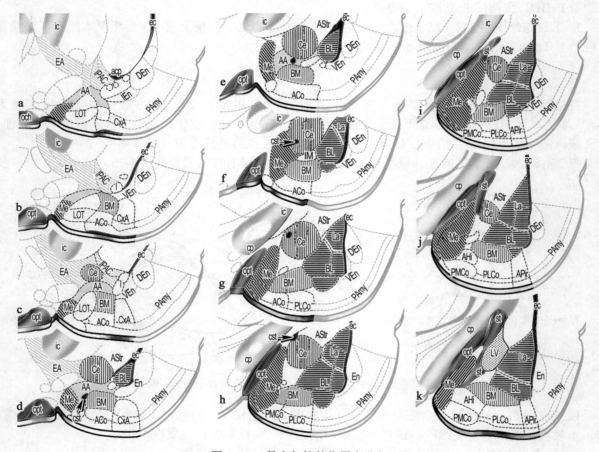

图 3-4-8　鼠杏仁核的位置和分部

2. **杏仁移行区**　将前两类核团与周围其他结构相连的皮质区或核区（图 3-4-8）。

（1）**皮质杏仁移行带** CxA：是外侧嗅束核 LOT 和杏仁前皮质核 ACo 与 PAmy 的连接区（分层）。

（2）**杏仁梨状皮质移行区** APir：是杏仁后皮质核与 PAmy 和内嗅皮质 Ent 的连接区（分层）。

（3）**杏仁海马移行区** AHi：是后内侧皮质核 PMCo 与海马下托 S 的连接区。

（4）**杏仁纹体移行区** AStr：与背侧的尾壳核 CPu 相连。

（5）**杏仁前区** AA：与前端的斜角带 DB 相连。

（6）**杏仁延伸部** EA：经内囊 ic 和纹状体 Str 的腹侧，连接到终纹床核 BST、基底前脑 BF 与杏仁核群之间（图 3-4-7b，图 3-4-8a～d）。EA 与无名质 SI 以及前连合后肢间位核 IPAC 相同，均为发育过程中杏仁核的遗留部。

3. 杏仁相关纤维束　终纹 st 主要为杏仁核 Amy 的传出纤维组成，仅有少量传入纤维以及与对侧杏仁核交互的连合纤维。st 自核背后方出核后，在尾壳核 CPu 与背侧丘脑 DTh 相连处的丘纹沟内绕行，恰与海马伞 fi 的伞缘和内囊 ic 上端相邻。终纹 st 与终纹床核 BST 和杏仁主核 Amy 组成**杏仁终纹复合体**（图 3-4-7b）。在杏仁主核 Amy 内可见 st 的两束纤维（图 3-4-8）：

（1）**终纹连合部** cst：起于本节段内外侧嗅束核 LOT 的背侧，纤维束细小。cst 实则为走行在终纹 st 内、经前连合 ac 到对侧、联系两侧外侧嗅束核 LOT 的连合纤维。

（2）**终纹起始部** ost：杏仁主核 Amy 发出的纤维在杏仁区内汇聚成较粗大的 ost（或直接称 st），在即将出杏仁区处与 cst 合并，形成**终纹** st，向后上进入丘纹沟内绕行。详情见图 3-4-30。

4. 本段内的杏仁结构　在前段末，当嗅结节 Tu 的层次减少、即将消失时，杏仁前区 AA、杏仁前皮质核 ACo 和外侧嗅束核 LOT 先后出现，延续到本节段前部内先增大、后缩小，杏仁内侧核 Me、基内侧核 BM、杏仁中央核 Ce 等杏仁主核 Amy 前端的亚核依次出现，详细描述见后。

5. 杏仁核的比较解剖　已知啮齿类与人类杏仁核群的细胞构筑以及纤维联系多为对应关系，但仍存在显著种属差异，对于核群的归纳分类和名称也有不同。

通常将杏仁中央核 Ce 和杏仁内侧核 Me 称杏仁内侧核群，将外侧核 La、基外侧核 BL 和基内侧核 BM 称外侧核群。人的外侧核群高度发达，而内侧核群相对小；鼠的两群差别不大（图 3-4-9）。

人的杏仁外侧核 La 名称不变，但基外侧核 BL 又称基底杏仁核（basal amygdaloid nucleus），基内侧核 BM 又称副基底杏仁核（accessory basal amygdaloid nucleus）。

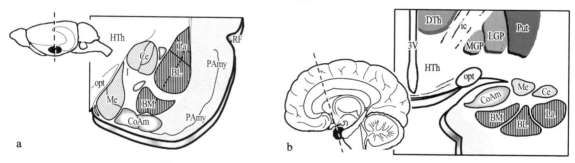

图 3-4-9　鼠（a）与人（b）杏仁核最大冠状切面

（六）纹状体区

背侧纹状体区与前段的相延续。自本节段向后，腹侧纹状体区已全部被杏仁区取代。

1. **尾壳核 CPu 和苍白球 GP**　本节段内的 CPu 和 GP 先增大后缩小。CPu 的腹侧主要毗邻杏仁前区 AA 和杏仁核 Amy，GP 的腹侧主要毗邻杏仁延伸部 EA。

2. **Meynert 基核 B**　或称 Meynert 核，为三五聚集的大细胞簇，散在分布于苍白球 GP 的腹侧份和腹侧苍白球 VP 之内。B 为脑内胆碱能神经元 Ch4 群所在处。

鼠的 Meynert 核虽称之为核团，因细胞簇稀疏散入其他核团内，自身并无清晰境界，已有学者认为鼠视前大细胞核 MCPO（或称斜角带外侧核 LDB）和斜角带核水平部 HDB 同属于 Meynert 核。人的 Meynert 核位于纹状体腹侧、前穿质的深方，与 SI 同一区域（图 3-2-4，图 3-2-7）。

3. **内囊 ic**　在本节段内纤维显著增多，切面宽大。ic 内侧紧连背侧丘脑 Dth，外侧紧连纹状体 Str，上端毗邻终纹 st，下端毗邻杏仁延伸部 EA 和下丘脑外侧区 LH，向后此毗邻关系基本不变，直至纹状体消失、海马垂直部出现。

（七）半球皮质区与皮质内核团

额皮质 Fr 缩小，顶皮质 Par 增大（图 3-4-10）。当海马 Hi 前端出现后，**扣带皮质 Cg** 延续为**压后皮质 RS**；当杏仁区 Am 出现后，梨状前皮质 PPir 延续为**杏仁周皮质 PAmy**（图 3-4-7a）；当髓纹前部 sma 出现后，PAmy 深方的**梨状内核中间部 IEn** 延续为**腹侧部 VEn**，**背侧部 DEn** 基本不变（图 3-4-8）；当室旁核大细胞部 PaMC 消失后，岛皮质 ICx 深方的屏状核 Cl 消失。

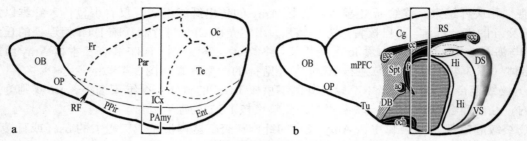

图 3-4-10　隔海马移行区节段的主要皮质区

二、经隔海马移行区节段的断面解剖

成年大鼠脑本节段的嘴尾长度约 1.2mm，小鼠的约 0.7mm，可划分为 7 个脑区：隔海马移行区（A 区）、丘脑前 1/3 区（B 区）、下丘脑区（C 区）、杏仁区和梨状皮质区（D 区）、纹状体区（E 区）、终纹床核区和杏仁延伸部（F 区）。选取三张典型切片进行描述：第一张经髓纹前部，第二张经髓纹前部后，第三张经室旁核大细胞部（图 3-4-11）。

自本节段向后，丘脑区占据切片中央，下丘脑区和杏仁区占据腹侧部，此三脑区的共同特点是核团众多、密集相连，各亚核周界不清、穿插存在，多数在普通染色切片内难以区别。对于初学者，利用纤维束和脑室作为定位参考进而辨识核团可靠且重要。

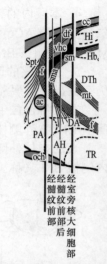

图 3-4-11　第四段典型切片位置

（一）经髓纹前部

本切面的特征形态是两侧的髓纹前部近乎"八"字形紧贴丘脑前端，穹窿下器出现在左、右室间孔相通连处（图 3-4-12，图 3-4-13）。

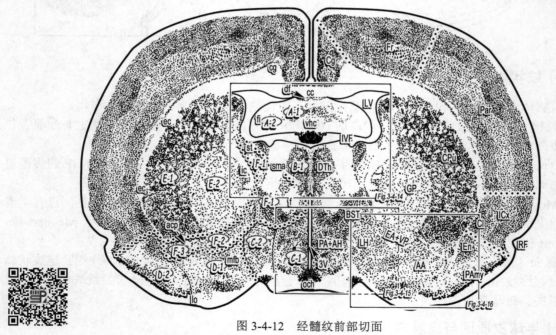

图 3-4-12　经髓纹前部切面

1. 隔海马移行区（A 区）　原隔区延续而来，仍分为内侧区（A-1）和外侧区（A-2）。该区的背侧界和外侧界未变，腹侧界为室间孔 IVF 所在。

（1）内侧区（A-1）：整体趋于宽扁，纤维更多、细胞更少。

1）海马腹侧连合 vhc 和背侧穹窿 df：均为海马的相关纤维。vhc 致密增厚，df 的断面增大，两者之间尚残留少量**隔三角核** TS 的深染细胞（图 3-4-14）。

2）**穹窿下器** SFO 和**室间孔** IVF：SFO 垂于 vhc 腹侧的中线处，整体深染，其大小似有种属品系差异。SFO 外侧与丘脑髓纹 sm 之间即 IVF 所在。鼠的 IVF 在冠状切面内似一横行短管，外侧端连通侧脑室 LV（图 3-4-13，图 3-4-14）。

（2）外侧区（A-2）：几乎全部为**海马伞** fi 的致密纤维，**隔伞核** SFi 已近消失。fi 构成 LV 的内侧壁，**侧脑室脉络丛** chpLV 绕 fi 伞缘穿过室间孔 IVF（图 3-4-13），向后将与第三脑室脉络丛 chp3V 相延续。chpLV 在冰冻切片、漂浮染色时极易脱落丢失（图 3-4-14）。

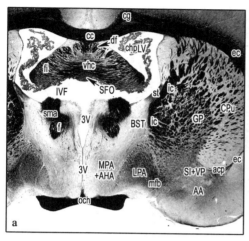
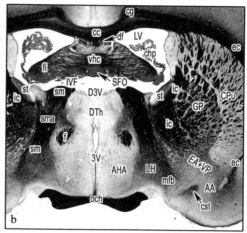

图 3-4-13　经髓纹前部前缘（a）和后缘（b）处切面（纤维染色）

2. 丘脑前 1/3 区（B 区）　在前连合 ac 与穹窿 f 垂直段后方新出现的脑区，髓纹前部为背侧丘脑 DTh 最前端的标志（图 2-1-6c，图 3-4-14）。

（1）髓纹前部内侧区：**髓纹前部** sma 或称**髓纹前弯**，即**髓纹** sm 前端的垂直下行部（图 2-1-6c），切面内为宽带状的浅染纤维区，左右呈"八"字形夹持丘脑的最前端，**穹窿** f 已降至其内下方。中线处左右相连的脑实质即**丘脑间黏合** IThA，其背侧的**第三脑室背侧部** D3V 尚不典型，腹侧的第三脑室腹侧部 V3V 仍标注为 3V（图 3-4-13，图 3-4-14）。**丘脑室旁核** PV 最先出现在中线两侧，细胞密集深染；**带旁核** PT 紧随其外侧，细胞稀疏染色稍浅（图 3-4-14）。

（2）髓纹前部外侧区：sma 外侧上半出现**前腹侧核** AV，细胞中等、染色均匀；外侧下半的终纹床核 BST 细胞极性明显、容易识别（图 3-4-14）。此区向后将迅速扩展为 DTh 前核群和外侧核群区。

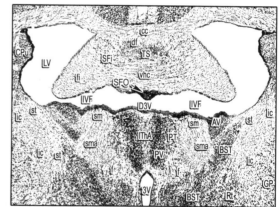

图 3-4-14　经髓纹前部切面的背侧丘脑（细胞染色）

3. 下丘脑区（C 区）　**视前区** PA 与新出现的**下丘脑前区** AH 共存，但分区不变，中线区仍称室周区，内侧区（C-1）的细胞丰富（图 3-4-12，图 3-4-15），外侧区（C-2）的纤维丰富（图 3-4-13）。

（1）中线区：此时**第三脑室** 3V 的背侧界为丘脑间黏合 IThA，腹侧界仍为**视交叉** och。下丘脑**室周核** Pe 围绕在 3V 室管膜下，小而深染的梭形细胞未变，背腹方向的极性排列较明显（图 3-4-15）。

（2）内侧区（C-1）：在本切面内，视前内侧区 MPA 与下丘脑前区 AH 共存，核团较复杂。

1）**下丘脑室旁核** Pa：此处为 Pa 的**室旁核前小细胞部** PaAP，位于第三脑室 3V 上端的两侧，小细胞散在浅染，类似下丘脑室周核 Pe 上部的扩展，但细胞排列无极性，以此区别于 Pe。Pa 所在处即**下丘脑背侧区 DA**，Pa 的亚核详情见后图 3-4-27。注意：**穹窿 f** 以及随其下降的**终纹床核 BST** 位于 PaAP 的外侧，BST 形成密集深染的细胞带，但不属于下丘脑核团（图 3-4-15a）。

2）**视前内侧核 MPO**：此处仅存 **MPO 内侧部 MPOM**，靠向 3V 侧壁，染色较深（图 3-4-15a）。

3）**下丘脑前核前部 AHA**：出现在 MPOM 的外侧，细胞松散染色稍浅、周界不清。AHA 内或其周围有数目不定的深染细胞簇，细胞大而圆，称**环状核 Cir**，可作为 AHA 的辨识标志（图 3-4-15b）。

4）**下丘脑外侧前核 LA**：紧随 AHA 的下方，其细胞较 AHA 稍密集、染色较深，此核几乎与 AHA 同起止，也可作为 AHA 的辨识标志（图 3-4-15a）。

5）**交叉上核 SCh**：此处仍可为其最大切面，位置、亚核和细胞染色均不变，但**视交叉 och** 向两侧延伸变薄（图 3-4-15a）。

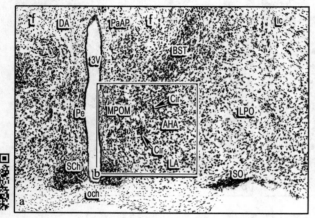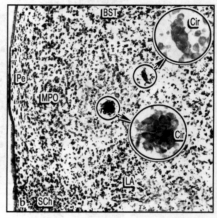

图 3-4-15　经髓纹前部切面的视前区——下丘脑前区（细胞染色）

（3）**外侧区（C-2）**：在本切面内，**视前外侧区LPA** 与**下丘脑外侧区LH** 相延续，细胞稀疏散在、整体染色浅淡，两者在细胞染色切片内难以区分。在纤维染色切片内，LH 神经纤维显著增多，髓纹前部sma的大量纤维散入 LH，前脑内侧束mfb也移位其内（图3-4-13）。**视上核SO** 位置不变，大而深染的细胞增多（图3-4-15a，图3-4-16a）。

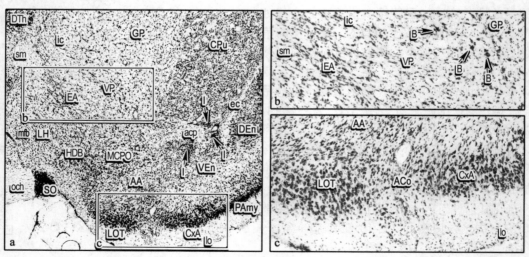

图 3-4-16　经髓纹前部切面的杏仁区（细胞染色）

4. **杏仁区和梨状皮质区（D 区）**　杏仁区自本切面开始出现并迅速增大。

（1）**杏仁区（D-1）**：此时嗅结节 Tu 已完全消失，其余核团（HDB，MCPO，VP）尚存（图3-4-16a）。外侧嗅束核为杏仁区前端的标志性核团，此核的详细描述见后图 3-4-32。

1）外侧嗅束核 LOT 和杏仁前皮质核 ACo：与嗅结节 Tu 相延续，占据杏仁区浅层（图 3-4-16a、c），LOT 背侧的散射状纤维细束为**终纹连合部** cst 的起始端（图 3-4-13b）。

2）**杏仁前区** AA：出现在 LOT 的背侧，周界不规则，细胞稀疏浅染，其背外侧常见数个由密集深染小细胞聚集形成的**杏仁中介核** I（图 3-4-16a）。

（2）杏仁周皮质区（D-2）：当外侧嗅束核 LOT 出现时，原**梨状前皮质** PPir 延续为**杏仁周皮质** PAmy，其内侧端与杏仁前皮质核 ACo 的连接区称**皮质杏仁移行带** CxA（图 3-4-16a、c）。PAmy 的细胞构筑特点见后图 3-4-31。

5. 纹状体区（E 区）　自前段延续而来，分区和周界不变（图 3-4-12，图 3-4-13）。

（1）尾壳核区（E-1）：**尾壳核** CPu 被 GP 挤成弧形，腹侧主要邻接前连合后肢 acp 和前连合后肢间位核 IPAC（图 3-4-16a）。

（2）苍白球区（E-2）：**苍白球** GP 和**内囊** ic 继续增大，腹侧主要邻接杏仁延伸部 EA 和腹侧苍白球 VP（图 3-4-16a）。自前段末起可能出现 **Meynet 基核** B，由 3～5 个大细胞聚集成簇，散在分布于苍白球 GP 和腹侧苍白球 VP 内，此核是脑内胆碱能神经元 Ch4 群所在处（图 3-4-16b）。

6. 终纹床核区和杏仁延伸部（F 区）　自此切面向后，杏仁延伸部出现。

（1）终纹床核区（F-1）：当前连合 ac 消失、髓纹前部 sma 出现后，**终纹床核** BST 的亚核减少、部分细胞随穹窿 f 降至下丘脑，**终纹** st 则形成致密纤维束，位于内囊上端的丘纹沟内，与海马伞缘相对应（图 3-4-13，图 3-4-14，图 3-4-15a）。

（2）杏仁延伸部（F-2）：**杏仁延伸部** EA 出现在苍白球 GP 和内囊 ic 的腹侧，其细胞数量稍多但偏小些，并呈现自背内向腹外侧的极性分布（图 3-4-16a、b）。

（3）前连合后肢区（F-3）：**前连合后肢** acp 细小，位于尾壳核 CPu 的腹侧、紧邻外囊 ec 的末端，染色较深的**前连合后肢间位核** IPAC 随之缩小消失。

（二）经髓纹前部后

本切面的特征形态是背侧丘脑显著增大，髓纹的致密纤维断面紧贴其背侧，腹侧的视交叉中间断开延续为视束（图 3-4-17，图 3-4-18）。

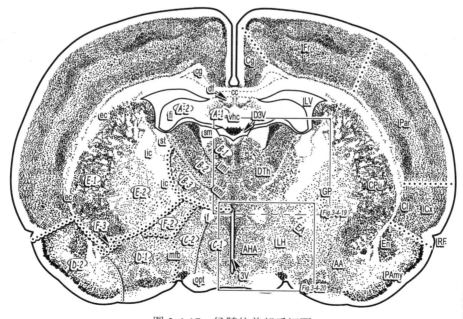

图 3-4-17　经髓纹前部后切面

1. 隔海马移行区（A 区）　切面呈横位宽带状，几乎全由纤维组成，其腹侧界已变为**大脑横裂** TCF，在切面内常与背侧丘脑 DTh 紧贴，易产生两者紧密相连的假象（图 3-4-19a）。

（1）内侧区（A-1）：**海马腹侧连合** vhc 与**背侧穹窿** df 之间的隔核细胞几近消失，**穹窿下器** SFO 即将消失或已消失（图 3-4-18a）。

（2）外侧区（A-2）：全部为**海马伞** fi 的致密纤维组成，伞缘与**终纹** st 之间被侧脑室脉络组织 tchLV 封闭，**侧脑室脉络丛** chpLV 附着于此（图 3-4-18a），详见后图 3-4-28。

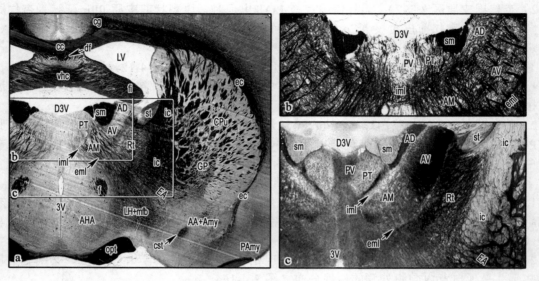

图 3-4-18　经髓纹前部后切面（a、b. 纤维染色；b. AChE-HC 染色）

AChE-HC：乙酰胆碱酯酶组织化学（acetyl cholinesterase histochemistry）

2. **丘脑前 1/3 区（B 区）**　切面显著增大，核团复杂。经**第三脑室背侧部** D3V、**髓纹** sm、**终纹** st、**内囊** ic 至**第三脑室** 3V 上端的连线为**背侧丘脑** DTh 的周界，以中线、**内髓板** iml 和**外髓板** eml 作为内部分界，将此区分为中线区、内髓板之上（B-1）、内髓板与外髓板之间（B-2）以及外髓板与内囊之间（B-3）4 个亚区（图 3-4-17～图 3-4-19a）。

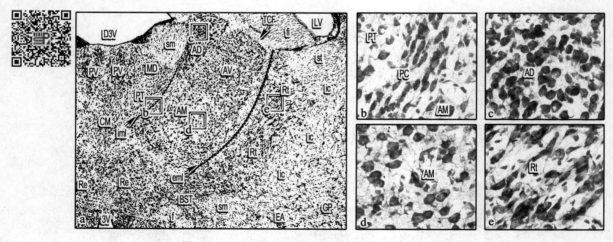

图 3-4-19　经髓纹前部后切面的背侧丘脑区（细胞染色）

（1）**中线核群**：即中线区。**丘脑室旁核** PV 从前一切面延续而来，主要位于 D3V 的腹侧，核团呈纵行带状、细胞密集染色较深；**带旁核** PT 仍位于其外侧，随丘脑内侧背核 MD 的出现而缩小；**连结核** Re 新出现在 3V 的背侧，核团宽大、染色稍浅（图 3-4-19a）。

（2）**内髓板之上（B-1）**：实为内上，包括内髓板、板内核和内侧核群。

1）**板内核和内髓板**：板内核的**中央旁核** PC 和**中央内侧核** CM 先出现，在细胞染色片内，两核所在之处即**内髓板** iml。PC 细胞多为梭形，呈弧形的极性排列（图 3-4-19b）。CM 细胞松散无极性，紧连 PC 并延伸到中线处左右相连，但并非中线核（图 3-4-19a）。在纤维染色片内，iml 为弧形带状的松散纤维区，其两端与髓纹 sm 相连（图 3-4-18a、b）。

2）**内侧核群：内侧背核 MD** 或出现在带旁核 PT 的背侧、髓纹 sm 的腹侧（图 3-4-19a）。

（3）**内、外髓板之间（B-2）：**本切面内均由**前核群**占据，三个亚核间境界清晰。**前背侧核 AD** 紧贴 sm 的外侧，切面呈楔形，细胞稍大、密集深染（图 3-4-19c）。**前腹侧核 AV** 自前一切面延续而来，位于 AD 与外髓板 eml 之间，细胞分布均匀、染色中等。**前内侧核 AM** 位于 AD 和 AV 的腹内侧，纤维丰富、细胞稍稀疏染色较浅。特殊染色内各亚核的染色强度有别（图 3-4-18c，图 3-4-19d）。

（4）**外髓板之下（B-3）：**实为外下，以内囊 ic 为腹侧界，即丘脑网状核所在区。

1）**外髓板 eml：**在细胞染色片内为浅染的线状乏细胞带，比 iml 清晰但更狭细（图 3-4-19a）。eml 在矢状切面内显示清晰，详情见后图 3-4-26。

2）**丘脑网状核 Rt：**位于 eml 与内囊 ic 之间。Rt 实为一弧形扁板状核，隔着 eml 包绕在背侧丘脑 DTh 的外表面，因 DTh 的卵圆形前端与冠状切面近乎平行，故在本切片上 Rt 宽大，随切面后移将逐渐变窄。Rt 的细胞大而深染、分布稀疏，在细胞染色切片上可见核内丰富的浅染纤维束断面，深染的大细胞极性与纤维束走向一致（图 3-4-18a、c，图 3-4-19a、e）

3. **下丘脑区（C 区）**　当穹窿 f 降入该区后，经 f 与视束 opt 外侧端的连线可作为下丘脑内侧区（C-1）与外侧区（C-2）的分界标志。原视前内侧区 MPA 完全延续为**下丘脑前区 AH**，原视前外侧区 LPA 完全延续为**下丘脑外侧区 LH**（图 3-4-17，图 3-4-18a，图 3-4-20）。

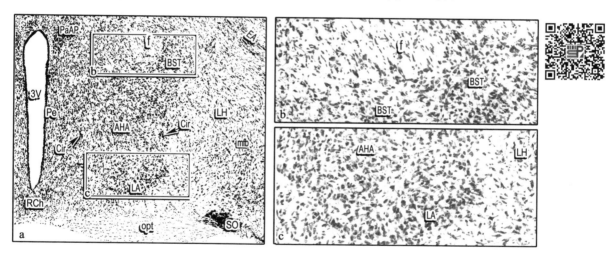

图 3-4-20　经髓纹前部后切面的下丘脑区（细胞染色）

（1）**中线区：第三脑室 3V** 的背侧界仍为丘脑间黏合 IThA。随着视束 opt 的形成和外移，3V 的腹侧界由视交叉 och 变为交叉后区 RCh。**室周核 Pe** 不变（图 3-4-20a）。

（2）**内侧区（C-1）：**与前一切面相延续，但视前内侧核 MPO 完全消失。

1）**下丘脑室旁核 Pa：**仍为**室旁核前小细胞部** PaAP，细胞增多、核团增大，并向腹侧延伸。穹窿 f 周围的终纹床核 BST 细胞明显减少，向后很快消失（图 3-4-20a、b）。

2）**下丘脑前核前部 AHA：**视前内侧核 MPO 已消失，AHA 明显增大，仍可有**环状核 Cir** 存在（图 3-4-20a、c）。

3）**下丘脑外侧前核 LA：**核团增大但位置不变（图 3-4-20a、c）。

4）**交叉后区 RCh：**当视交叉 och 向两侧延续为**视束 opt** 后，原交叉上核 SCh 的深染核团消失，延续为细胞稀疏浅染的交叉后区 RCh（又称**交叉后核**）并形成第三脑室 3V 的底（图 3-4-20a）。

（3）**外侧区（C-2）：下丘脑外侧区 LH** 的特点不变。随着视束 opt 的形成，**视上核 SO** 位于 opt 的外侧端。**前脑内侧束 mfb** 原位于嗅结节 Tu 深方，在本节段初进入下丘脑外侧区 LH（图 3-4-13b），在此向后穿行直至中脑（图 3-4-18a，图 3-4-20a）。

4. 杏仁区和梨状皮质区（D 区）　分区和内容基本同前（图 3-4-17），详情见后图 3-4-32。

（1）杏仁区（D-1）：**杏仁前区 AA** 仍在，或已出现杏仁主核 Amy 的结构，其中**基外侧核 BL** 先出现在外囊 ec 延伸部的内侧。终纹连合部 cst 的纤维断面密集呈束状（图 3-4-18a）。

（2）杏仁周皮质区（D-2）：基本同前一切面，详情见图 3-4-31。

5. 纹状体区（E 区）　周界、分区和细胞构筑不变。**苍白球 GP**（E-2）和**内囊 ic** 继续增大，推挤尾壳核 CPu（E-1）变窄（图 3-4-17，图 3-4-18）。

6. 杏仁延伸部（F 区）　前连合后肢间位核 IPAC 和前连合后肢 acp（F-3）即将消失或已消失，**杏仁延伸部 EA**（F-2）在纹状体的腹侧增大并可分出亚核，连接在丘脑网状核 Rt 与杏仁区之间（图 3-4-18a，图 3-4-19a）。

（三）经室旁核大细胞部

本切面的特征形态是下丘脑区内出现下丘脑室旁核大细胞部的最大切面（图 3-4-21，图 3-4-22a）。

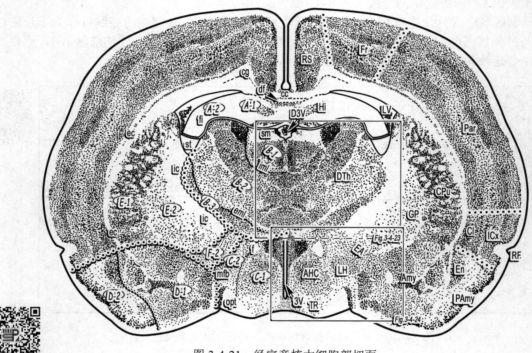

图 3-4-21　经室旁核大细胞部切面

1. 隔海马移行区（A 区）　整体增宽但周界和分区不变（图 3-4-21，图 3-4-22a）。

（1）内侧区（A-1）：**海马腹侧连合 vhc** 继续缩窄上抬，贴近**背侧穹窿 df** 之下。自此向后再出现大而深染的细胞为**海马 Hi** 以及**齿状回 DG** 的细胞，标示海马前端出现。

（2）外侧区（A-2）：**海马伞 fi** 稍增宽，**侧脑室 LV** 基本未变。

2. 丘脑前 1/3 区（B 区）　切面继续增大、核团有变，但周界和分区不变（图 3-4-21～23）。

（1）中线核群：**丘脑室旁核 PV**、**带旁核 PT** 和**连结核 Re** 与前一切面相延续，变化不大。

（2）内髓板之上（B-1）：**内侧背核 MD** 出现，此核为内侧核群的主核。

1）板内核和内髓板：**内髓板 iml** 向腹外侧扩展并增厚，外侧端连到 sm 的外侧（图 3-4-22b）。**中央旁核 PC** 和**中央内侧核 CM** 与 iml 的位置关系不变（图 3-4-23a、b）。

2）内侧核群：**内侧背核 MD** 显著增大，其细胞稍多、染色较 PT 稍深而均匀。自此向后，MD 持续增大并分出亚核，PT 很快消失（图 3-4-22b，图 3-4-23a）。

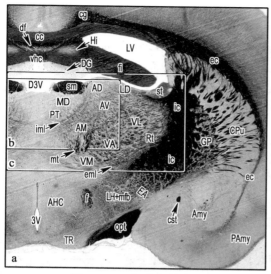
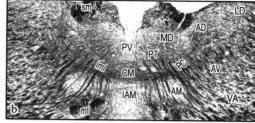
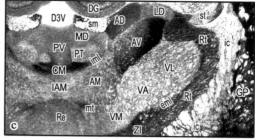

图 3-4-22　经室旁核大细胞部切面（a、b. 纤维染色；c. AChE-HC 染色）

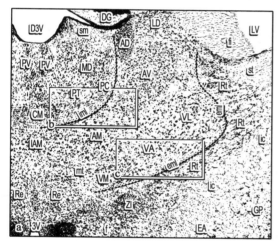
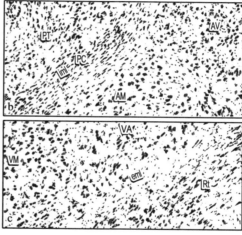
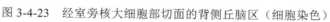
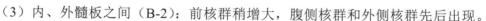

图 3-4-23　经室旁核大细胞部切面的背侧丘脑区（细胞染色）

（3）内、外髓板之间（B-2）：前核群稍增大，腹侧核群和外侧核群先后出现。

1）前核群：**前背侧核 AD、前腹侧核 AV 和前内侧核 AM** 均紧贴内髓板 iml 排列，三者之间的相对位置和细胞染色不变。AM 增大并向中线延伸，在中央内侧核 CM 与连结核 Re 之间形成 **AM 中间部 IAM**（图 3-4-22b、c，图 3-4-23a）。注意：IAM 跨中线但并非中线核。

2）腹侧核群：出现在前核群的腹外侧，贴紧**外髓板** eml 排列。**腹内侧核 VM** 位于前内侧核 AM 的腹侧、连结核 Re 的外侧，细胞较密染色稍深。VM 外侧的大片细胞较少浅染区为**腹前核 VA 和腹外侧核 VL**，VA 占据核的前内部、VL 占据后外部，两者难以分界（图 3-4-23a），故有研究者不将 VA 单独分出而统称 VL。在纤维染色切片内，可见 VA 和 VL 内均有较粗的纤维束横断面或斜断面，而 VM 内纤维束多呈背腹方向经行（图 3-4-22a）。

在连续切片上，此 3 核并非同时出现：最先出现在前核群腹侧的是细胞稀疏浅染的 VA，随之扩大称 VA 和 VL，细胞较多核团较小的 VM 出现最晚。

3）外侧核群：**外侧背核 LD** 出现在内、外髓板之间的背侧部，其背侧面是大脑横裂 TCF。LD 细胞中等大小、松散分布，核团整体染色较浅（图 3-4-22，图 3-4-23a）。

4）**乳头丘脑束** mt：在纤维染色和未染色切片内，可见散射状的 mt 前端出现在前内侧核 AM 与腹内侧核 VM 之间（图 3-4-22a、b），在细胞染色切片内不易辨认。向后 mt 断面明显、境界清晰，并可作为辨识 VM 的标志。

（4）外髓板之下（B-3）：该区变为狭长带状区。

1）**外髓板 eml**：腹外侧仍紧贴丘脑网状核，背内侧与丘脑腹侧核群毗邻（图 3-4-23a、c）。

2）**丘脑网状核 Rt**：已趋狭长，其结构特点不变。Rt 内侧端延伸达下丘脑区（C 区）的背侧，细胞变小、数量增多、极性消失，染色较 Rt 加深，称**未定带 ZI**（图 3-4-22a、c，图 3-4-23a、c）。

3. 下丘脑区（C 区）　在此切面内，下丘脑前区 AH、背侧区 DA 和结节区 TR 共存，但以 AH 为主，且境界和分区不变（图 3-4-24a）。

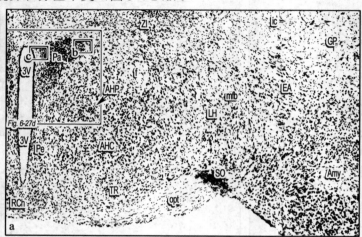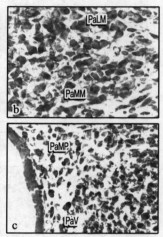

图 3-4-24　经室旁核大细胞部切面的下丘脑区（细胞染色）

（1）中线区：**第三脑室 3V** 和**室周核 Pe** 未变。

（2）内侧区（C-1）：与前一切面相延续，深染的室旁核大细胞部为其典型标志。

1）**下丘脑室旁核 Pa**：达最大切面，整体呈三角形。深染的**室旁核大细胞部 PaMC** 位于核外侧份，包括**室旁核外侧大细胞部 PaLM** 和**内侧大细胞部 PaMM**（3-4-24b）两个亚核；染色较浅的**室旁核小细胞部 PaPC** 毗邻第三脑室 3V 侧壁，此处包括**室旁核内侧小细胞部 PaMP** 和**室旁核腹侧部 PaV** 两个亚核（图 3-4-24c）。室旁核的连续切片变化见后图 3-4-27。

2）**下丘脑前核中央部 AHC**：与下丘脑前核前部 AHA 延续，原外侧前核 LA 消失，一般无环状核 Cir。AHC 的核形大而圆，周界较清晰，细胞分布均匀。若 AHC 背侧的细胞增多、染色加深，提示下丘脑前核后部 AHP 开始出现（图 3-4-24a）。

3）**交叉后区 RCh**：基本未变。

随着视束 opt 向外侧移位，露于脑表面的区域即**下丘脑结节区 TR**。若其深方出现密集深染的核团，提示下丘脑腹内侧核 VMH 开始出现（详见后段）。

（3）外侧区（C-2）：周界基本未变。**视上核 SO** 细胞减少但位置不变，**前脑内侧束 mfb** 仍在**下丘脑外侧区 LH** 内前后穿行（图 3-4-22a，图 3-4-24a）。

4. 杏仁区和梨状皮质区（D 区）　切面增大但周界分区不变，此切面为经杏仁中介主核的典型切面，详细描述见后图 3-4-33。

（1）杏仁区（D-1）：杏仁（主）核 Amy 的大部分核团均已出现。Amy 外侧邻杏仁周皮质 PAmy，背侧邻纹状体 Str，内侧连杏仁延伸部 EA（F-2）和下丘脑外侧区 LH，腹侧即脑表面的杏仁区。

（2）杏仁周皮质区（D-2）：**杏仁周皮质 PAmy** 和**梨状内核 En** 基本同前。

5. 纹状体区（E 区）　随着丘脑区的增大，纹状体 Str 明显缩小但周界和分区不变（图 3-4-21，图 3-4-22a）。

（1）尾壳核区（E-1）：**尾壳核 CPu** 切面缩窄，穿行纤维增加，其腹侧毗邻杏仁主核 Amy。

（2）苍白球区（E-2）：**苍白球 GP** 缩小，其腹侧主要毗邻**杏仁延伸部 EA**，内囊 ic 显著增大，周围毗邻结构不变（图 3-4-21，图 3-4-22a）。

（四）隔海马移行区节段的矢状切面

本节段切面位置参考图 3-4-25，连续矢状切片见图 3-4-26，重点观察背侧丘脑 DTh 的前 1/3、下丘脑前区 AH 和杏仁区 Am 诸结构。

图 3-4-26a 以前连合 ac 和**第三脑室** 3V 为定位标志。3V 环绕背侧丘脑 DTh 的**丘脑间黏合 IThA**，此处为中线核（PV，Re）、板内核（CM）以及跨中线丘脑核（IMD，IAM）共存区。本节段内 DTh 的背侧主要是隔海马移行区，其前部或可残存**穹窿下器 SFO**，齿状回 DG 与 DTh 之间有大脑横裂 TCF 和 D3V；腹侧的 3V（即 V3V）以下主要是**下丘脑前区 AH**，可见**交叉上核 SCh**。

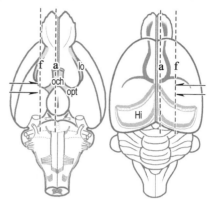

图 3-4-25　矢状切面位置示意图

图 3-4-26b 以前连合 ac、髓纹前部 sma 和髓纹 sm 以及穹窿 f 作为定位标志。ac 后方的 3V 消失，**室间孔 IVF** 出现。**髓纹前部 sma** 标志丘脑的前端，丘脑前核群（前内侧核 AM）紧随其后；**髓纹 sm** 标志丘脑的背侧界，内侧核群（内侧背核 MD）紧贴其腹侧。丘脑腹侧核群（腹内侧核 VM）位于下丘脑区的背侧。**穹窿 f** 降至丘脑与下丘脑之间，f 与 ac 之间的深染细胞团为前连合床核 BAC，可作为下丘脑室旁核 Pa（下丘脑背侧部 DA）前端的标志。下丘脑以**下丘脑前区 AH** 和背侧区 DA 为主，下丘脑前核大部分（AHA，AHC）以及室旁核大细胞部 PaMC 均位于此节段。

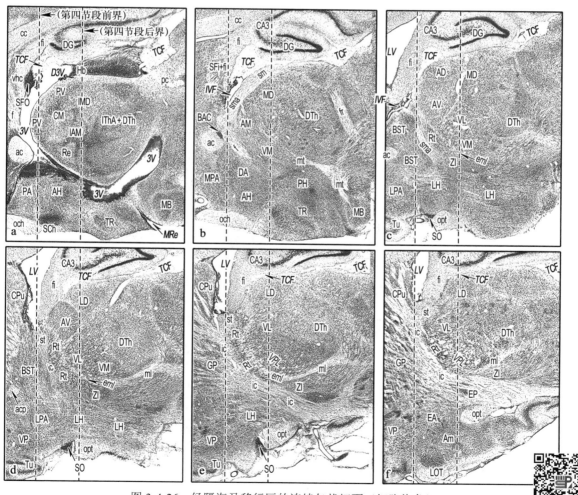

图 3-4-26　经隔海马移行区的连续矢状切面（细胞染色）

图 3-4-26c 以**髓纹前部** sma 作为定位标志。丘脑前核群（AD，AV，AM）位于**背侧丘脑 DTh** 的上半，丘脑腹侧核群（VL，VM）和丘脑网状核 Rt 位于 DTh 的下半。sma 末端可作为 DTh 与下丘脑 HTh 的分界标志，其纤维散入**下丘脑外侧区 LH** 内。LH 为视前外侧区 LPA 的后延，脑表面也从视交叉 och 变为**视束 opt**，位于 opt 前端的深染细胞群为**交叉上核 SCh**。

图 3-4-26d 以**终纹** st、**内囊** ic 和**外髓板 eml** 作为定位标志。丘脑上半部的前核群仅存前腹侧核 AV，其背侧出现外侧核群的外侧背核 LD；下半部的外髓板 eml 呈弧形弯曲明显，其前方的**丘脑网状核** Rt 增大，内囊 ic 或可出现；其后方的腹侧核群区（VL，VM）增大，VL 的前端又称腹前核 VA。在 LH 内前后穿行的松散纤维是前脑内侧束 mfb，opt 前端的 SO 增大。

图 3-4-26e 仍以**内囊** ic 和**外髓板 eml** 作为定位标志。ic 的纤维束密集粗大，其上端与海马伞 fi 之间出现**终纹** st。原丘脑前核群消失，外侧核群（LD）不变，腹侧核群（VL，VPL）增大，eml 增厚，网状核 Rt 清晰。SO 和 opt 仍位于下丘脑外侧区 LH 的腹侧脑表面。

图 3-4-26f 的内囊 ic 纤维继续增多，其背侧的丘脑结构基本未变，腹侧出现**杏仁区 Am，外侧嗅束核 LOT** 为 Am 前端的标志性核团，Am 与 ic 之间为**杏仁延伸部 EA**。此切面向外侧接续图 3-4-38a，背侧的丘脑缩小、腹侧的杏仁区 Am 增大，杏仁核群渐次显现。

三、局部区域与局部结构

（一）室旁核的连续切面

图 3-4-27 为小鼠下丘脑室旁核 Pa 的连续切片，Pa 所在区域即下丘脑背侧区 DA。有学者认为小鼠 Pa 细胞群没有大鼠分化得好，但根据细胞构筑仍能分出各亚核所在。

图 3-4-27a 约为经髓纹前部处切面，3V 上端两侧的稀疏细胞区为 Pa 前端的**室旁核前小细胞部 PaAP**。

图 3-4-27b 约为经髓纹前部后缘处切面，PaAP 的中小细胞显著增多，染色加深；其腹侧部向下延伸并与室周核 Pe 相连，形成**室旁核腹侧部 PaV**。

图 3-4-27c 和图 3-4-27d 约为经 AHC 前半处切面，此处为 Pa 的典型切面。原 PaAP 延续为**室旁核内侧小细胞部 PaMP**，位于其腹侧的仍为 PaV，位于其背侧的有**室旁核背侧帽 PaDC**，三者外侧的密集深染大细胞包括**室旁核外侧大细胞部 PaLM** 和**内侧大细胞部 PaMM**。

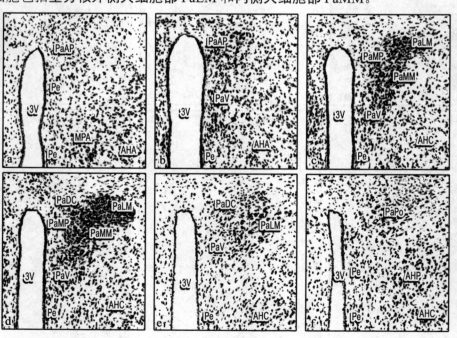

图 3-4-27 下丘脑室旁核连续切面（细胞染色）

图 3-4-27e 和图 3-4-27f 约为经 AHC 后半处切面，此时大细胞显著减少至消失，小细胞向后延续为**室旁核后部 PaPo**。在外侧大细胞部 PaLM 背侧仍可见一团稍小的浅染细胞，即**室旁核背侧帽 PaDC**。

（二）室间孔与大脑横裂

当隔区 Spt 与穹窿 f 完全分离后，**室间孔 IVF** 出现（图 3-3-26）。在结构完整的冠状切片上，可见**侧脑室脉络丛 chpLV** 绕海马伞缘进入 IVF（图 3-4-28a）；在结构不完整的切片上，可根据穹窿下器 SFO 的出现估计 IVF 的大致位置（图 3-4-13，图 3-4-14）。IVF 消失后，海马伞缘与终纹 st 之间被**侧脑室脉络组织 tchLV** 封闭，并有 chpLV 附着，此处称**侧脑室脉络裂**（图 3-4-28b）。

当丘脑间黏合 IThA 和中线核群出现后，两侧的髓纹 sm 之间形成**第三脑室背侧部 D3V**，其上壁由**第三脑室脉络组织 tch3V** 封闭，并有**第三脑室脉络丛 chp3V** 附着。此时背侧丘脑与海马之间的间隙即大脑横裂 TCF，属蛛网膜下隙。在质量好的切片内，可见染色浅淡的疏松网状结构，为蛛网膜小梁和软膜血管等（图 3-4-28b）。蛛网膜小梁和脉络膜极易在切片中损坏丢失，造成各间隙互相通连的假象（图 3-4-22a）；若相邻结构互相重叠，易造成紧密相连成为一体的假象（图 3-4-23a）。

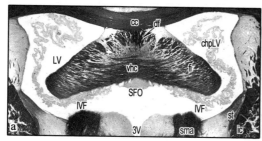
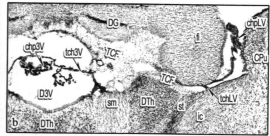

图 3-4-28 室间孔与大脑横裂（a. 纤维染色；b. 细胞染色）

（三）杏仁区与杏仁核群

脑内杏仁区（E 区）已如前述，脑表面的杏仁区指广义的**杏仁核 Am** 在脑腹侧面的投影区，也可指狭义的**杏仁（主）核 Amy** 投影区。Am 在脑外侧面的投影区与**杏仁周皮质 PAmy** 基本一致（图 3-4-7a，图 3-4-29）。

1. **脑表面定位和取材** 此处简介杏仁区脑表面定位和取材的基本方法，其他脑区及核团的定位取材可依此法类推。

以 Paxinos 主编的大、小鼠脑图谱提供的定位坐标为依据，计算出杏仁区的长（前后坐标差）、宽（内外侧坐标差）、高（背腹侧坐标差），然后结合脑表面形态，界定出其脑表投影区的位置。杏仁区的前界为外侧嗅束 lo 后缘，内侧界为下丘脑的外侧缘（或视束 opt 表面），外侧界采用嗅裂 RF。根据图谱坐标可粗略计算出大鼠杏仁主核 Amy 的前后长度约 3.0mm，小鼠的约 2mm。参考图 1-3-2b 所示，将裸脑背侧面向下平置，视交叉 och、外侧嗅束 lo、嗅裂 RF 和下丘脑结节区 TR 均易辨认。用

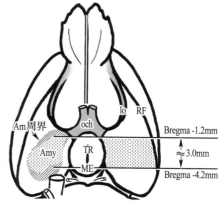

图 3-4-29 大鼠杏仁区的脑表面定位

手术刀尖先从侧方 RF 处水平向内侧切入，再分别经 TR 外侧缘、lo 后缘和 lo 后 3.0mm 处垂直切入。游离出的脑块主要为杏仁区结构。如需更精确，要在解剖镜下进一步别除外侧面的杏仁周皮质和背内侧的纹状体结构。此法对新鲜脑组织的局部取材方便快捷、定位也较准确。

2. **杏仁区周围和杏仁区内的纤维结构** 因实验需要而使用新鲜脑片（或脑块）以及未染色脑片时，利用杏仁区周围和杏仁区内的纤维结构作为定位标志，可辨识杏仁各亚核所在。

图 3-4-30a～f 为固定但未染色连续冰冻切片（30μm），图 3-4-30a′～f′为对应的连续纤维染色切片（30μm）。从髓纹前部处（图 3-4-12）至下丘脑 X 形核处（图 3-5-23）脑段内，杏仁区主要核团均已出现。

（1）**外囊 ec** 的延伸部：ec 腹侧端分叉形成两块纤维薄板延伸入杏仁区内（＊所示），常被称为杏仁核的外板和内板。外板较厚，可视为 ec 向脑腹侧的延伸，其外侧有梨状内核 En 和杏仁周皮质 PAmy；内板的前部明显但菲薄而断续，其内侧主要有杏仁中央核 Ce；两板之间有杏仁外侧核 La 和基外侧核 BL 的大部，此位置关系一直不变（图 3-4-30）。当 ec 腹侧端尚未分叉、但附近出现小而深染的杏仁中介核 I 时，标志嗅结节区与杏仁区正在过渡或已达杏仁区前端（图 3-4-16a）。

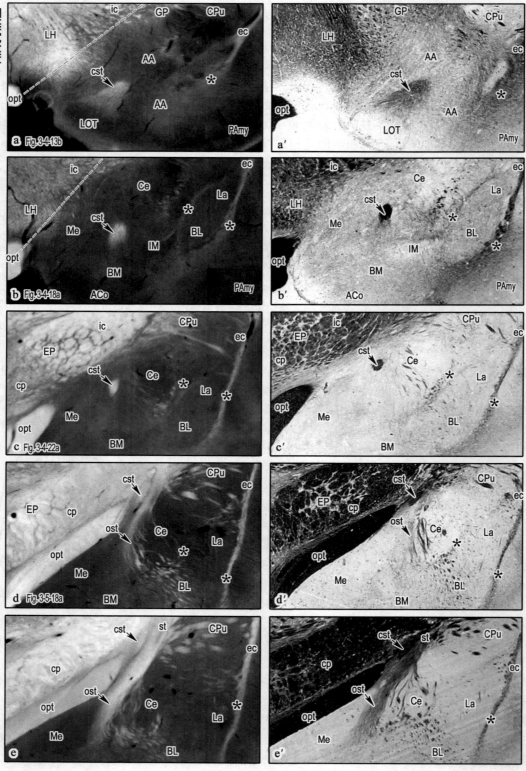

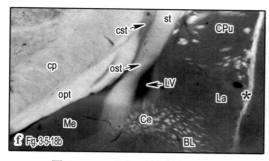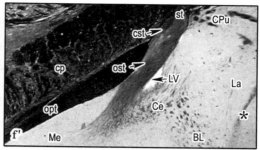

图 3-4-30　杏仁区纤维结构（a～f. 固定未染色冰冻切片；a'～f'. 纤维染色）

（2）**视束 opt** 与**大脑脚 cp**：当两者相遇后，可作为 Am 的内侧界（图 3-4-30c，c'～f、f'）。在此之前，以 opt 外侧端与内囊 ic 内下角的连线作为其内侧界（图 3-4-30a、b）。杏仁内侧核 Me 紧邻内侧界，此位置关系一直不变。

（3）**终纹连合部 cst** 与**终纹起始部 ost**：位于杏仁区 Am 内，是辨识杏仁中央核 Ce 各亚核的重要参考标志。cst 的纤维主要经前连合 ac 连系对侧杏仁区，ost 的纤维主要投射到基底前脑和下丘脑。

1）关于 cst：当 Am 内出现彗星状发散纤维时，标志外侧嗅束核 LOT 出现，也标志此时该区已成为杏仁前区 AA（图 3-4-30a、a'）；当 cst 开始汇聚成致密纤维束时，标志杏仁中央核 Ce 出现，此时该区已成为杏仁主核区 Amy（图 3-4-30b、b'）。向后 cst 上行并穿经杏仁中央核内侧亚核 CeM，故小而致密的 cst 断面标志 CeM 所在（图 3-4-30c、c'）。

2）关于 ost：当 cst 与视束 opt 和大脑脚 cp 相遇时，杏仁主核区中央的散在纤维开始向背侧汇聚成 ost，标志 CeM 基本消失，（图 3-4-30d、d'）；向后 ost 显著增粗，绕 Ce（此处仅有 CeL 和 CeC 两个亚核）的内侧上行，在杏仁区上端与纤细的 cst 会合后共同组成**终纹 st**（图 3-4-30e、e'、f、f'）。

3. 杏仁周皮质 PAmy 和梨状内核 En　PAmy 从梨状前皮质 PPir 延续而来，两者相比有较明显的细胞构筑差异（图 3-4-31），其深方的 En 亚核有变。PAmy 和 PPir 合称**梨状皮质 Pir**，又称**初级嗅皮质**（primary olfactory cortex），按功能属于嗅脑。

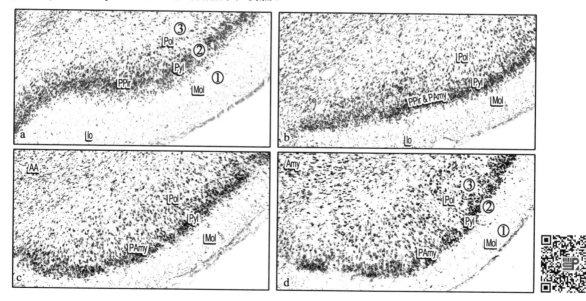

图 3-4-31　梨状前皮质与杏仁周皮质的连续变化（细胞染色）

图 3-4-31a：与图 3-3-12（经前连合前）切面位置相同，PPir 形成跨越嗅束 lo 的弧形弯曲；图 3-4-31b：比图 3-3-22（经前连合后）稍后，已达嗅束 lo 后缘，PPir 向 PAmy 过渡；图 3-4-31c：与图 3-4-32（经杏仁前区）基本相同，PAmy 的锥体细胞层 Pyl 出现断裂口；图 3-4-31d：与图 3-4-34（经杏仁主核区）基本相同，Pyl 的断裂口更明显，多形层 Pol 显著增厚并可分出亚层

总结如下：

（1）**杏仁周皮质 PAmy**：分子层 Mol 又称第 1 层，无明显变化。锥体细胞层 Pyl 又称第 2 层，排列不甚均匀，镜下见深染的细胞带有不规则的小断裂口。多形层 Pol 又称第 3 层，散在的大细胞显著增多、染色加深、并向深方扩展，因有亚层分出而使得该层明显增厚（图 3-4-31c、d）。

（2）**梨状内核 En**：细胞构筑不变。**梨状内核背侧部 DEn** 位置和大小变化不大，**梨状内核腹侧部 VEn** 显著缩小上移，至 PAmy 后半处消失。两亚核的细胞构筑特点见图 3-2-24。

4. 杏仁区的典型冠状切面　选取 4 张切片描述杏仁区的主要内容及其变化规律：第一张经外侧嗅束核 LOT 典型切面，第二张经杏仁中介主核 IM 典型切面，第三张经杏仁中央核 Ce 典型切面，第四张经终纹 st 形成处（后两张切片位于第五段内）。

经嗅裂 RF、外囊 ec 下端、内囊 ic 下端、视束 opt 外侧端至脑表面做连线，可作为杏仁区 Am 的粗略周界。与之前的镜下读片侧重点不同，突出杏仁区结构的解剖位置，有利于指导杏仁区局部取材的操作，因而此处将位于脑表面的杏仁皮质核 AmCo 和杏仁周皮质 PAmy 以及杏仁移行区共同归入"皮质区和移行区"描述；将皮质区深方的所有结构归入"中央区"描述（图 3-4-32～图 3-4-35）。

（1）经外侧嗅束核典型切面：图 3-4-32 为经外侧嗅束核 LOT 的最大最典型切面，约对应于本节段第一张切片（经髓纹前部）稍后（图 3-4-13b，图 3-4-30a、a'），其特征为膨隆且分层的 LOT 构成杏仁皮质区的内侧半。

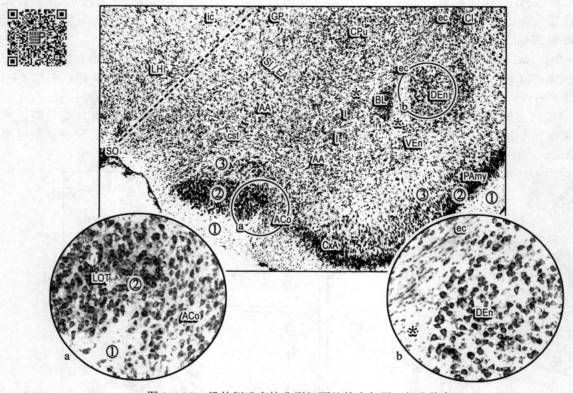

图 3-4-32　经外侧嗅束核典型切面处的杏仁区（细胞染色）

1）皮质区和移行区：均为 3 层结构，与杏仁周皮质 PAmy 的 3 层（图 3-4-31）相互延续。

a. **外侧嗅束核 LOT**：当嗅结节 Tu 消失后出现，LOT 在切面上整体呈半圆形细胞团：脑表面的分子层 Mol（①）细胞稀疏浅染；主细胞层（②）大而密集、均匀深染（图 3-4-32a）；深层（③）细胞大而稀疏，其背侧的浅染区即**终纹连合部** cst。cst 在细胞染色切片内难以发现，在未染色或纤维染色切片内为醒目的"彗星状"散射纤维束（图 3-4-30a、a'），可作为杏仁区 AM 前端的标志。

b. **杏仁前皮质核 ACo**：紧邻 LOT 的外侧（图 3-4-32a）。中小细胞染色稍浅，有较多细胞散入脑表面的分子层为其鉴别特征。

c. 皮质杏仁移行带 CxA：连接 ACo 与外侧的杏仁周皮质 PAmy，其细胞构筑似 PAmy 但深层（③）的大细胞数量较少。

2）中央区：此切面内主要为**杏仁前区 AA**，在外囊 ec 末端或前连合后肢 acp 附近可出现小细胞密集的**杏仁中介核 I**。若 ec 末端已分叉，则出现大而深染的**基外侧核 BL**（图 3-4-32）。

（2）经杏仁中介主核典型切面：图 3-4-33 为经杏仁中介主核的最大最典型切面，约对应于本节段第三张切片（下丘脑室旁核 Pa 最大切面处）（图 3-4-21，图 3-4-30b、b'）。其特征为深染的杏仁中介主核横位于杏仁区中央。

1）皮质区和移行区：外侧嗅束核 LOT 已消失，**杏仁前皮质核 ACo** 向内侧扩展，并与杏仁内侧核 Me 相连。若 ACo 内侧端的浅层内出现密集深染的细胞团，称**副嗅束床核 BAOT**，此核虽位置浅表，但隶属杏仁内侧核群。**皮质杏仁移行带 CxA** 基本未变（图 3-4-33）。

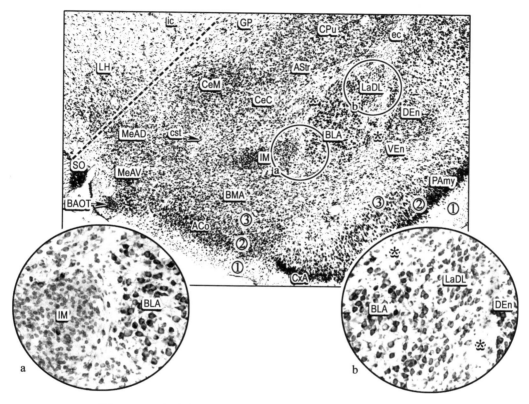

图 3-4-33　经杏仁中介主核典型切面处的杏仁区（细胞染色）

2）中央区：Amy 的核团大部分已出现。

a. **杏仁外侧核 La** 和**杏仁基外侧核 BL**：位于中央区外侧部，两核被 ec 内、外板（＊所示）夹持，在切面上呈水滴样外形。La 位置在上，此处为 La 背外侧部 LaDL，细胞较小染色稍浅；BL 位置在下，此处为 BL 前部 BLA，细胞较大染色深（图 3-4-33b）。

b. **杏仁内侧核 Me**：位于中央区内侧部，紧邻下丘脑外侧区 LH。此处为 Me 前背侧部 MeAD 和前腹侧部 MeAV，细胞中等染色较深，两亚核之间境界不清。MeAD 是主核群内出现最早的，其前端与外侧嗅束核 LOT 的后半共存。

c. **杏仁中介主核 IM**：位于中央，长轴近乎横位，细胞中等偏小、分布均匀。IM 实为杏仁中介核 I 内最大者，故细胞大小及染色均与 I 相同（图 3-4-33a）。

d. **杏仁中央核 Ce**：位于中央区的背侧部，与纹状体（GP，CPu）之间有杏仁纹状体移行区 AStr。Ce 整体呈类圆形，贴近内囊内板（＊所示）的细胞较小、染色稍浅，为 Ce 囊部 CeC；其内侧的细胞较大染色稍深，为 Ce 内侧部 CeM。

e. **杏仁基内侧核** BM：位于中央区的腹侧部，紧邻杏仁前皮质核 ACo 的背侧，核周界不清。此处为 BM 前部 BMA，细胞中等偏小染色稍深，与 ACo 的多形层（深层③）相连、难以区别。

f. **终纹连合部** cst：已从散射状聚集成纤维束，其断面虽细小但周界清晰，在此切面已上升到 CeM 的下方（或即将进入 CeM 之内）。

（3）经杏仁中央核 Ce 典型切面：图 3-4-34 为经杏仁中央核最大最典型切面，约对应于后一段（第五段）第一张切片（海马初现处）稍后（图 3-5-12，图 3-4-30c、c′），其特征为终纹连合部 cst 上行进入杏仁中央核内侧部 CeM 之内，Ce 的 3 个亚核均出现。

1）皮质区和移行区：本切面内**杏仁后外侧皮质核** PLCo 取代原皮质杏仁移行带 CxA，连接内侧的**杏仁前皮质核** ACo 与外侧的**杏仁周皮质** PAmy。PLCo 仍为 3 层的皮质结构，其锥体细胞层（②）较 ACo 的密集深染，但多形层（③）细胞明显较 PAmy 的稀疏浅染（图 3-4-34）。

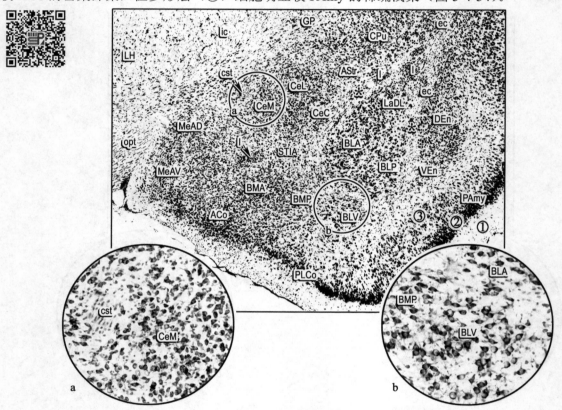

图 3-4-34　经杏仁中央核典型切面处的杏仁区（细胞染色）

2）中央区：核团增大、亚核增多。

a. **杏仁外侧核** La 和**杏仁基外侧核** BL：两核均增大且 BL 的亚核增加。BLA 外侧出现后部 BLP，其细胞较前者稍稀疏浅染；下方出现腹侧部 BLV，其细胞形态与 BLA 相同，但核团整体较小、染色稍浅。注意 BLP 仍在内、外板之间（＊所示），但 BLV 已居其下方（图 3-4-34b）。

b. **杏仁内侧核** Me：核团整体增大但位置不变，在前背侧部 MeAD 上方可能出现后背侧部 MePD，其细胞较密集、染色稍深。

c. **杏仁中央核** Ce：当终纹连合部 cst 上行进入核内时，Ce 内侧部 CeM、外侧部 CeL 和囊部 CeC 三个亚核同时存在；当 cst 上行出核后，CeM 很快消失，整核缩小。

d. **杏仁基内侧核** BM：增大的前部 BMA 向外侧扩展出后部 BMP，两者细胞相似，无明显分界。

e. **终纹连合部** cst、**终纹起始部** ost 和**终纹床核杏仁内部** STIA：从 cst 进入 CeM 之内开始，杏仁中央核 Ce 下方的细胞松散浅染区为 STIA，其内穿行的纤维为 ost。此时的 ost 纤维量少且散在，故细胞染色片内难以发现，参见图 3-4-36a 的纤维染色切片。

（4）经终纹 st 出杏仁区处：图 3-4-35 为终纹出杏仁核处切面，约对应于后一段（第五段）第三张切片（经下丘脑 X 形核处）稍前（图 3-5-23，3-4-30f、f′），其特征为终纹 st 向上出杏仁区，侧脑室 LV 的下角出现。

1）皮质区和移行区：杏仁前皮质核 ACo 消失后，**杏仁后内侧皮质核 PMCo** 连接在**杏仁后外侧皮质核 PLCo** 与杏仁内侧核 Me 之间，此核被认为并不分层。至本切面处，PMCo 背侧出现细胞较密集深染的**杏仁海马移行区 AHi**（图 3-4-35）。

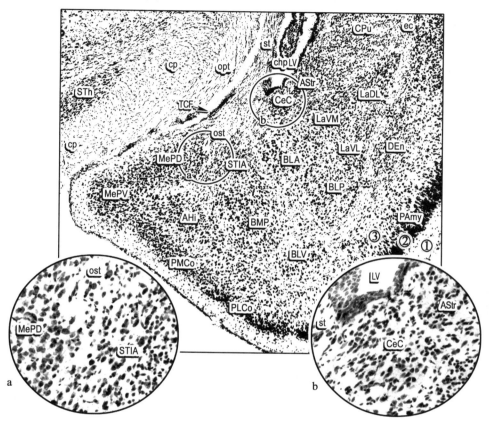

图 3-4-35　经终纹连杏仁区处（细胞染色）

2）中央区：位于该区外侧半的核团增大，其余的均缩小。

a. **杏仁外侧核 La 和杏仁基外侧核 BL**：显著增大，在切面上从前部的水滴形扩展成类三角形。La 的背外侧部 LaDL 下方出现腹内侧部 LaVM 和腹外侧部 LaVL 两个亚核；BL 的前部 BLA、后部 BLP 和腹侧部 BLV 均增大但位置基本未变。

b. **杏仁内侧核 Me**：位置不变，染色较浅的前群亚核（前背侧部 MeAD 和前腹侧部 MeAV）已被细胞致密染色较深的后群亚核（后背侧部 MePD 和后腹侧部 MePV）替代。

c. **杏仁中央核 Ce**：囊部 CeC 和外侧部 CeL 继续缩小，当终纹 st 离开杏仁区后消失（图 3-4-35b）。

d. **基内侧核 BM**：后部 BMP 仍在原位并增大，前部 BMA 几乎随 ACo 同时消失。

e. **终纹 st、终纹起始部 cst 和终纹床核杏仁内部 STIA**：较粗大的 st 在杏仁区上方形成，位于杏仁区内的为 ost，其腹侧的终纹床核杏仁内部 STIA 内细胞因纤维束的穿行而呈背腹方向的极性（图 3-4-35a）。原终纹连合部 cst 已合并入 st（图 3-4-30c、c′～f、f′），但在细胞染色片内难以区别。

此切面之前（终纹连杏仁区处）为杏仁区的前半，杏仁区的后半参见图 3-6-37。

在普通细胞染色切片上，杏仁核群的多数亚核仅细胞疏密度稍有不同，有些亚核的细胞形态差异并不明显（图 1-3-4，图 1-3-5），但纤维构筑和细胞化学差异等可协助辨识各亚核，图 3-4-36 以杏仁中央 Ce 核为例。

5. 杏仁中央核的亚核　目前仍认为**杏仁中央核 Ce** 是主要的输出性核团（传出信息），杏仁外侧核群是主要的输入性核团（接受外来信息）。杏仁中央核 Ce 分为**内侧部 CeM**、**囊部 CeC** 和**外侧部 CeL** 共 3 个亚核，杏仁外侧核群包括**杏仁外侧核 La** 和**基外侧核 BL**。图 3-4-36a 和 b 分别与图 3-4-18a 和图 3-4-22a 切面位置基本对应。

在冠状切面上区分 Ce 亚核时，**终纹连合部 cst** 的小纤维束断面是重要参考标志。图 3-4-36a 和 b 为经杏仁中央核 Ce 典型切面处的特殊法纤维染色切片，图 3-4-36c 为 AChE-HC 染色切片。与普通细胞染色切片相比（图 3-4-34），此两种染色的亚核境界清晰、特点突出。

在 cst 上升入核之前，Ce 仅分为内侧部 CeM 和囊部 CeC，后者紧邻内板（＊所示），此位置关系一直不变（图 3-4-33）。自 cst 进入内侧部 CeM 开始，Ce 外侧部 CeL 随之出现（图 3-4-34）。在放大的纤维染色切片上（图 3-4-36b'），CeM 内除一束深染的 cst 之外，散射状穿行的纤维细束为终纹起始部 ost 纤维网；CeC 贴紧内板（＊所示），核内富含纤细而疏松的纤维网丛；两核区中央染色浅淡、几乎不见纤维网，即 Ce 外侧部 CeL 所在。在放大的 AChE-HC 染色切片内（图 3-4-36c'），CeM 显示为中等强度染色，CeC 显示为浅染区，CeL 为深染区。当 cst 穿出 CeM 之后，CeM 和 CeL 先后消失，唯 CeC 一直延续到侧脑室 LV 的下角出现（图 3-4-35）。

外囊 ec 延续而来的外板和断续的内板在纤维染色片内显示清晰（图 3-4-36a、b），同时显示 La 的纤维网稀疏，而 BL 内的纤维网明显密集并有较多的纤维细束穿行其内。在 AChE-HC 染色切片内，BL 深染，La 显示中等强度染色（图 3-4-36）。

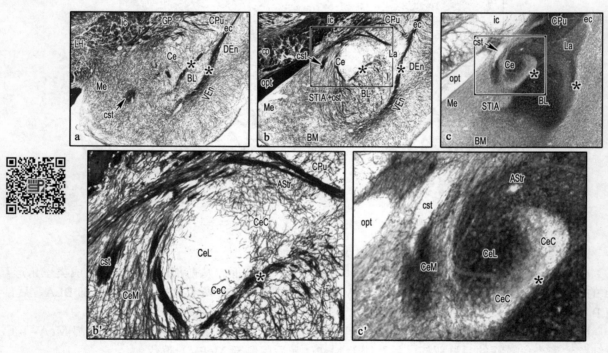

图 3-4-36　杏仁中央核的亚核（a、a'. 纤维染色；b、b'. AChE-HC 染色）

6. 杏仁区的矢状切面　切面位置见图 3-4-37 所示（图内冠状切面见图 3-4-8），连续矢状切面见图 3-4-38。图 3-4-38a 接续图 3-4-26f 的外侧，各切面的大致坐标依次为中线旁开 3.5mm、4.0mm、4.4mm、4.8mm、5.2mm 和 5.6mm。

在矢状切面内，杏仁区 Am 的周界结构是定位杏仁核的重要参考标志：①上界是纹状体 Str，尾壳核 CPu 在前，苍白球 GP 和内囊 ic 在后（图 3-4-38a~d），向外侧 GP 和 ic 消失（图 3-4-38e、f）；②后界主要是海马垂直部和侧脑室 LV；③前界以前连合后肢 acp、外侧嗅束核 LOT 和梨状皮质（PPir，PAmy）深层的浅染带为参考标志；④腹侧界即脑表面的杏仁区。

图 3-4-38a 内深染且分层的外侧嗅束核 LOT 是外侧的杏仁区 Am 与内侧的下丘脑区 HTh 的分界

标志，也是嗅结节 Tu 消失、杏仁区 Am 开始的标志（图 3-4-26f，图 3-4-38a）。LOT 的周围是杏仁前区 AA，苍白球 GP 的腹侧是杏仁中央核 Ce，视束 opt 腹侧直至脑表面的是杏仁内侧核 Me。此切面内以 LOT 和 Me 为主，Me 一直紧随在 opt 的腹侧。

图 3-4-38b 内杏仁区 Am 表面有杏仁皮质核 CoAm 和皮质移行区，外侧嗅束核 LOT 和杏仁前区 AA 消失。苍白球 GP 腹侧的杏仁中央核 Ce 增大、opt 腹侧的杏仁内侧核 Me 缩小，居中区为新出现的杏仁基内侧核 BM。此切面内以 BM 和 Ce 为主，Ce 的高度（深度）与前连合后肢 acp 基本一致。

图 3-4-38c 内杏仁区 Am 表面的 CoAm 变化参考图 3-4-37b。杏仁中央核 Ce 可达最大切面，视束 opt 和杏仁内侧核 Me 消失，基外侧核 BL 或可出现。此切面内以 Ce 和 BM 为主。

图 3-4-38d 内的杏仁皮质核缩小、皮质移行区和杏仁周皮质 PAmy 增大。前连合后肢 acp 消失，在相同高度向后延伸出的浅染乏细胞区为外囊 ec 末端延伸处（＊所示）所在。杏仁中央核 Ce 与苍白球 GP 同步缩小，基内侧核 BM 即将消失或已消失，基外侧核 BL 显著增大。此切面内以 BL 为主。

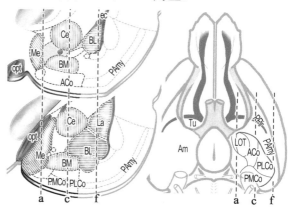

图 3-4-38e 内的脑表面多为杏仁周皮质 PAmy。外囊 ec 末端延伸处（＊所示）更趋明显，作为杏仁区 Am 的上界。杏仁中央核 Ce 与苍白球 GP 同时消失，杏仁外侧核 La 出现在尾壳核 CPu 与基外侧核 BL 之间。此切面内以 La 和 BL 为主。

图 3-4-38f 的杏仁区 Am 整体缩小，尾壳核 CPu

图 3-4-37 杏仁区矢状切面位置示意图

即将消失，切面内仍以 La 和 BL 为主且位置基本不变。La 和 BL 显示出深浅不一但基本平行的染色分层，为各核的亚核所在。此切面也是经屏状核 Cl 和梨状内核 En 的最大矢状切面。

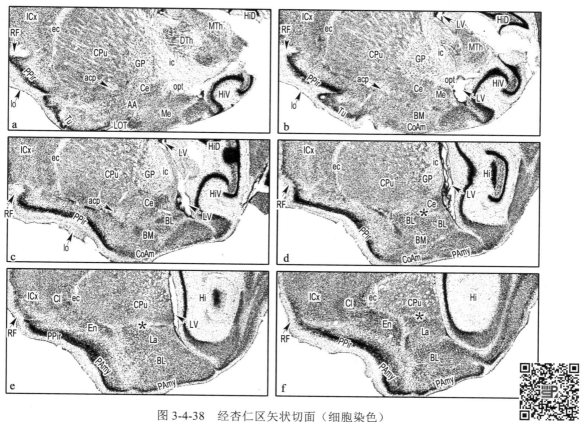

图 3-4-38 经杏仁区矢状切面（细胞染色）

四、隔海马移行区节段的动脉分布

本节段内的脑动脉主干有颈内动脉环段的前半和大脑前、中动脉的起始段。

颈内动脉 ICA 环段沿下丘脑的侧缘前行，向背侧发出穿动脉进入腹侧部脑区。约在视束前端，ICA 环段分成**大脑前动脉 ACA** 和**大脑中动脉 MCA** 两大终支。在本节段内，ICA 环段还发出较大的皮质杏仁动脉 CxAmA 和较小的眼内动脉（图 3-4-39）。

（一）下丘脑区的动脉

动脉分布区相当于本节段的腹内侧区，主要是下丘脑前区 AH 和下丘脑外侧区 LH，分别与前一节段的视前内侧区 MPA 和视前外侧区 LPA 相延续，下丘脑背侧区 DA 出现在本节段的后部。

1. **下丘脑支和下丘脑外侧动脉**　在本节段内起自紧邻视束和视交叉外侧缘处的 ACA 环段和 ICA 环段，向背侧直接穿入下丘脑前区 AH 和下丘脑外侧区 LH（图 3-4-39b、c）。

2. **基底前脑尾侧升动脉**（caudal ascending forebrain artery）　为起自大脑前动脉 ACA 的数条穿动脉，在本节段内分布到嗅结节后部的基底前脑 BF 区（图 3-4-39b）。

3. 其他分支　丘脑腹侧动脉（起自 ACA）有分支分布到下丘脑背侧区的室旁核 Pa（图 3-4-39c），眼内动脉（起自 ICA 环段）的起始段常发出穿动脉进入下丘脑内侧区（图 3-4-39a、c），漏斗动脉（起自 ICA）有分支向前经行分布到本节段的下丘脑区（详见后一段）。

（二）杏仁区和梨状皮质区的动脉

动脉分布区相当于本节段的腹外侧区，杏仁前区 AA 与前一节段的嗅结节和基底前脑相延续，杏仁区 Am 与 AA 在本节段内相延续，杏仁周皮质 PAmy 与梨状前皮质 PPir 相延续。

1. **皮质杏仁动脉 CxAmA**　是分布到杏仁区 Am 最大的动脉，在 MCA 起点的后方起自 ICA 环段的外侧壁，管径约 0.13mm。主干在杏仁区皮质表面经行，发出皮质支分布到杏仁周皮质 PAmy 并与背外侧的嗅裂动脉相吻合；发出的穿支分布到杏仁核群的前部，称杏仁前动脉（图 3-4-39c）。

2. 其他分支　MCA 腹侧段以及 ICA 环段都发出多条细小穿动脉以及皮质支分布到杏仁区和杏仁周皮质。

（三）隔海马移行区的动脉

动脉分布区相当于本节段的背内侧区，在本节段的前端与前一节段的隔区 Spt 相延续，**隔嘴侧动脉**的终末分布到隔区后部；在本节段的后端将延续为海马 Hi 的前端，**海马纵动脉 LHiA**（见后一段）的前端伸延到此区（图 3-4-39b、e）。

（四）背侧丘脑区的动脉

动脉分布区相当于本节段的中央区，背侧丘脑 DTh 的前 1/3 位于本节段内。

1. **丘脑腹侧动脉**（ventral thalamic artery）　在本节段的前部起自 ACA 环段（图 3-4-39b），后部起自 ICA 环段（图 3-4-39c）。此组动脉穿经下丘脑外侧区 LH 到达 DTh 的腹侧部，并有分支到下丘脑背侧区（室旁核 Pa 所在区）。

与大鼠不同，小鼠的丘脑腹侧动脉起自脉络丛前动脉 AChA（ICA 环段的较大分支）。

2. **丘脑背侧动脉**（dorsal thalamic artery）　起自大脑后动脉 PCA 终末支形成的丘上动脉网 SCAN（图 3-7-30，图 3-7-32），为数支在丘脑背侧面从后向前经行的小动脉（图 3-4-39b、c）。

（五）纹状体区的动脉

动脉分布区相当于本节段的中央外侧部、背侧丘脑 DTh 的外侧。前一节段内分布到纹状体 Str 的动脉延续到此，主要有**纹状体内侧动脉 MStrA** 和**纹状体后动脉 PStrA** 分布（图 3-4-39b、c、e）。

（六）半球皮质区的动脉

当海马 Hi 前端在本节段末出现时，胼胝体背侧的扣带皮质 Cg 延续为压后皮质 RS（图 3-4-39b、c）。皮质区的动脉来源与分布形式基本未变：**MCA 皮质支中、后组**以及**嗅裂动脉**与前一节段相延续，分布形式以及吻合方式不变（图 3-4-39b、c）。**额内后动脉**出现在**额内中动脉**的后方，分布到半球内侧面的扣带皮质 Cg 和压后皮质 RS，其分布形式以及吻合方式不变（图 3-4-39e）。

（七）眼内动脉

眼内动脉（internal ophthalmic artery）起自 ICA 环段的内侧壁、近 MCA 起点处，管径约 0.09mm。该动脉在视束腹侧行向前内，近起始段发出穿动脉分布到下丘脑外侧区 LH，主干随视神经入眶。

人的对应动脉为眼动脉（ophthalmic artery），起自 ICA 的环外段，是眶和眶内容的主要营养动脉，而鼠的主要营养动脉是起自翼腭动脉 PPA 的眼外动脉（external ophthalmic artery），眼内动脉的营养范围相对小。

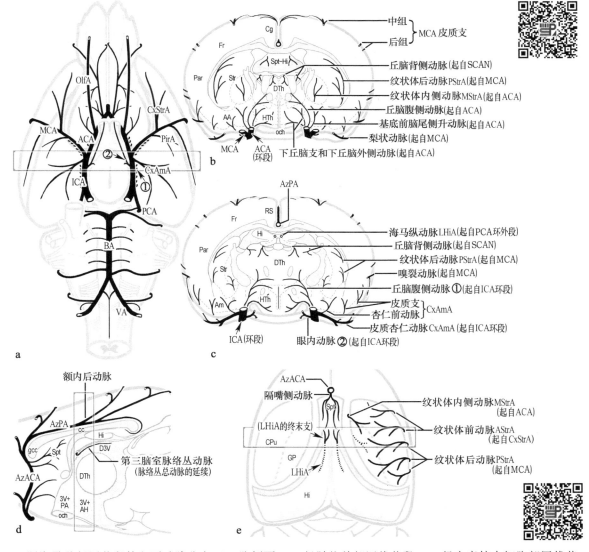

图 3-4-39　隔海马移行区节段的主要动脉分布（a. 腹侧面；b. 经髓纹前部冠状节段；c. 经室旁核大细胞部冠状节段；d. 正中矢状面；e. 半球背侧面透视图）

（陈幽婷　马传响）

第五节　第五段——海马水平部节段

一、概述

　　本节段背外侧面的前半仍为额皮质、顶皮质和岛皮质（嗅裂之上），至后半额皮质消失、顶皮质缩小，枕皮质和颞皮质先后出现。内侧面的原扣带皮质在本节段延续为压后皮质（胼胝体之上）。腹侧面的正中有下丘脑结节区后半和乳头体区前半，两侧仍为杏仁区和杏仁周皮质。本节段的脑内结构主要有海马水平部、背侧丘脑中 1/3、下丘脑结节区、纹状体和杏仁结构，间脑的另外三部也先后出现。在本段末，侧脑室向半球腹侧延伸，第三脑室可分为背侧、中间和腹侧三部（图3-5-1）。

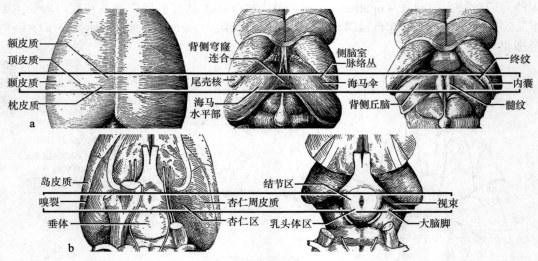

图 3-5-1　海马水平部节段脑背侧面（a）和腹侧面（b）形态

　　居中的背侧丘脑达最大切面，其背侧出现上丘脑，背外侧出现后丘脑，腹外侧出现底丘脑。腹侧的下丘脑也达最大切面，原下丘脑前区延续为结节区。随着纹状体的缩小至消失，内囊与纹状体分离后延续为大脑脚。杏仁主核在本节段末核团减少，向皮质杏仁移行带过渡。海马水平部的分区分层结构典型。

（一）重要纤维束和脑室系统

　　1. 重要纤维束　从前段延续而来的胼胝体 cc、外囊 ec 和扣带 cg 变化不大，描述略去（图3-5-2）。

　　（1）**海马伞 fi 和终纹 st**：fi 与侧脑室 LV 的位置关系不变，st 全长与 fi 伴行，两者仍作为侧脑室 LV 与大脑横裂 TCF 的分界标志。在本节段末 fi 垂直下延，称海马伞前缘，标志海马垂直部即将（或已经）出现（图3-5-2d、图3-5-3b）。在背侧丘脑后缘处（即丘纹沟后端）处，st 在海马伞前缘之前绕过内囊 ic 后缘（图3-4-7b）。

　　（2）**内囊 ic 和大脑脚 cp**：随着纹状体 Str 的缩小，ic 自腹侧端开始延续为 cp。至本段末 ic 与 Str 完全分离而全部延续为 cp，标志间脑与大脑半球完全分离。

　　（3）**髓纹 sm、后屈束 fr、乳头丘脑束 mt 和穹窿 f**：四束纤维断面纵列于间脑内、中线的两侧，后三者呈同步下降趋势。sm 从前段延续而来，可作为缰核 Hb 的定位标志；fr 在本段内出现，可作为上丘脑 ETh 的腹侧界；mt 在丘脑 DTh 内作为定位丘脑腹内侧核 VM 的参考标志，在下丘脑 HTh 内作为下丘脑内侧区和外侧区的分界标志。

　　（4）**内侧丘系 ml 和丘脑上辐射 str**：自本段中部起，外髓板 eml 内侧半的纤维增多形成 ml，可作为背侧丘脑 DTh 与底丘脑 STh 的分界标志；在本段末，eml 外侧半纤维增多形成 str，可作为 DTh 与后丘脑 MTh 的分界标志。

（5）**视束 opt**：在本节段前半位于下丘脑与杏仁区之间，可作为定位杏仁内侧核 Me 的标志；后半紧贴大脑脚 cp 的表面，可作为界分 cp 与内囊 ic 的标志。

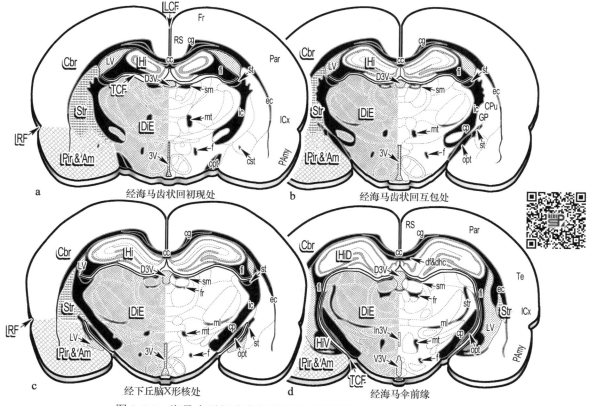

图 3-5-2　海马水平部节段各脑区的重要纤维束和脑室系统

2. 脑室系统　在本节段末端变化大（图 3-5-2）。

（1）**侧脑室 LV**：随着海马水平部的增大和纹状体的缩小，LV 变窄；当海马伞前缘在本段末出现时，LV 沿此缘向下扩展至杏仁区内侧（图 3-5-2d）。

（2）**第三脑室 3V**：在本段末乳头体区出现后，3V 分成 3 部：**3V 背侧部** D3V 未变，**3V 中间部** In3V 位于下丘脑后区内，**3V 腹侧部** V3V 位于乳头体内（图 3-5-2d）。

（二）海马

广义的海马包括**海马本部** Hi 和**齿状回** DG，狭义的海马 Hi 仅指海马本部，两者缩写相同。根据位置将海马 Hi（广义）分为水平部和垂直部，两部的细胞构筑相同。本段内有海马水平部，为减少重复，将 Hi 的整体形态结构归纳在此一并描述（图 2-1-7，图 3-3-5，图 3-5-3～图 3-5-5）。

1. 海马的位置　鼠 Hi 位于大脑半球后半的皮质深方，为宽带状皮质并呈弧形弯曲，包盖间脑的背外侧。Hi 实为半球内侧壁的一部分，背外侧面与大脑深白质 dcw 之间有侧脑室 LV（或 LV 的潜在裂隙），腹内侧面与间脑之间隔有大脑横裂 TCF（图 3-5-1a，图 3-5-3）。

2. 海马的形态　左、右 Hi 的前端在中线处并拢，向前延续为隔海马移行区，海马相关纤维聚集成**穹窿（柱）** f 穿入隔区（图 3-3-5、图 3-5-4）；Hi 的外侧缘（指水平部）和前缘（指垂直部）的窄带状白亮纤维束为**海马伞 fi**，伞缘有侧脑室脉络丛 chpLV 附着；Hi 的内侧缘（指水平部）和后缘（指垂直部）与半球皮质的延续处称**下托 S**。Hi 的脑室面又称背侧面（实为水平部的背侧面和垂直部的外侧面），光滑膨隆颜色白亮，构成 LV 的内侧壁；Hi 的间脑面又称脑裂面或腹侧面（实为水平部的腹侧面和垂直部的内侧面），有两条与 Hi 长轴平行的浅沟：近下托 S 的**海马裂 HiF** 明显，并有纤细的软膜血管附着；近海马伞 fi 的**齿状回沟 SDG** 仅隐约可见（图 3-5-2～图 3-5-4）。

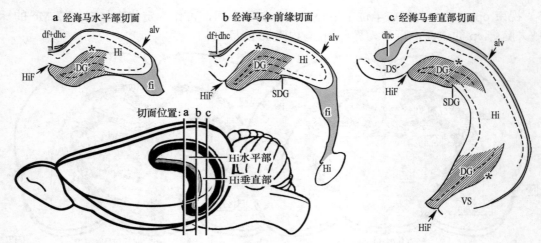

图 3-5-3　海马冠状切面的形态与切面位置的关系

alv：海马槽；df：背侧穹窿；dhc：海马背侧连合；DG：齿状回；DS：背侧下托；fi：海马伞；Hi：海马（本部）；HiF：海马裂；SDG：齿状回沟；VS：腹侧下托

3. 海马的结构和分区　海马断面解剖见后图 3-5-35～图 3-5-41。

（1）细胞分层和主要纤维联系　海马 Hi 和齿状回 DG 均属古皮质，细胞分 3 层排列：Hi 的 3 层为分子层 Mol、锥体细胞层 Pyl 和多形层 Pol；DG 的 3 层为分子层 Mol、颗粒细胞层 Grl 和多形层 Pol（图 3-5-5）。

Hi 的纤维联系可分为内在联系和外在联系两类：内在联系是海马内部的固有通路，由 3 级神经元构成，被称为三突触环路或三突触回路（trisynaptic circuit）；外在联系是海马的传入和传出通路，下托 S 和穹窿 f（海马伞 fi 和背侧穹窿 df 的汇合）为海马纤维进、出的门户（图 3-5-4）。

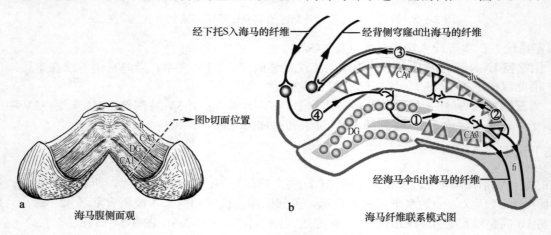

图 3-5-4　海马的纤维联系通路

b：三突触环路的纤维，①DG 颗粒细胞发出苔藓纤维；②CA3 锥体细胞发出 scheffer 侧支；③CA1 锥体细胞发出传出纤维；④内嗅皮质 Ent 发出的穿通纤维

（2）分区　沿 Hi 的长轴做垂直切面时，每一切面都与脑冠状切面内的海马水平部（图 3-5-3a）相似。人的 Hi 与鼠的虽位置外形差异大（图 3-3-5），但细胞构筑和纤维联系基本相同（图 3-5-5）。

根据 Hi 的经典名阿蒙角（Ammon's horn，CA），将海马本部被分为 CA1～4 区：①CA1 区占据海马背侧面的大部，锥体细胞层最薄，排列成 3～5 层；②CA2 区最短，细胞层次稍多且排列最紧密；③CA3 区位于海马伞的深方以及海马腹侧面的外侧半，锥体细胞层最厚，排列成 8～10 层但分布松散；④CA4 区即 DG 的多形层，细胞散在不分层。详见后图 3-5-36。

　　DG 的分子层 Mol 和颗粒细胞层 Grl 折叠成尖向内侧的"V"形，形成了 DG 的背、腹两部：**DG 背侧板**毗邻海马裂 HiF（*所示），**DG 腹侧板**毗邻大脑横裂 TCF，两板间夹持 CA4 区。现已不再单独提及 CA4 区，而将其归入 DG 的多形层 Pol，此处被称为**齿状回门 HDG**（图 3-5-5）。

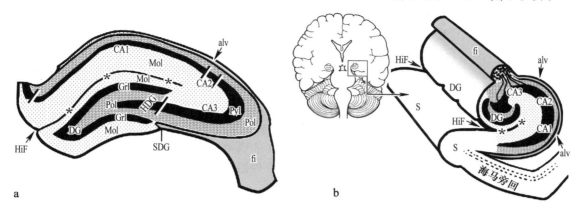

图 3-5-5　鼠（a）与人（b）海马的分层和分区模式图

alv：海马槽；DG：齿状回；fi：海马伞；Grl：颗粒细胞层；HDG：齿状回门（区）；HiF：海马裂（人脑又称海马沟）；Mol：分子层；Pol：多形层；Pyl：锥体细胞层；S：下托；SDG：齿状回沟

（三）背侧丘脑中 1/3

　　背侧丘脑 DTh 的整体核群分部及各核群内主要核团已述于前段，此处仅列出本段内所见，各核群位置模式参见图 3-4-4b。

　　1. 背侧丘脑中 1/3 的核群和主要核团　与前段相延续，至本段末变化显著（图 3-5-6）。

　　（1）中线核群、板内核群和丘脑网状核：①中线核群在本段末减少；②最大的板内核**束旁核 PF** 最前端在本段末出现；③**网状核 Rt** 开始缩小，**未定带 ZI**（此核实属底丘脑的结构）增大。

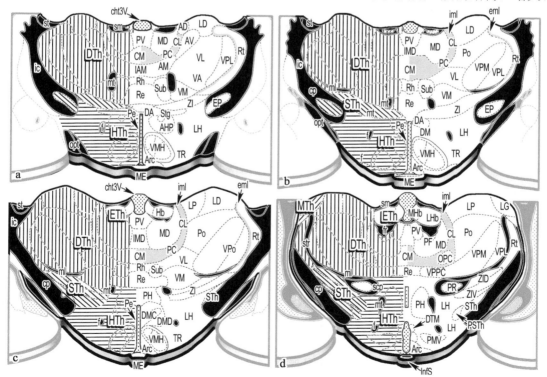

图 3-5-6　海马水平部节段内间脑各区的主要核团

（2）内侧核群：**内侧背核** MD 迅速增大并向中线延伸，形成**内侧背核中间部 IMD**，至本段末 MD 缩小。

（3）前核群和后核群：前核群在本段初消失，后核群的**丘脑后核 Po** 取代其位置出现，Po 向后迅速增大。

（4）腹侧核群：①随着丘脑后核 Po 的出现和增大，**腹内侧核** VM 和**腹外侧核** VL 在本段前部已缩小并向腹侧移位；在本段中部 VL 先消失，在本段末 VM 延续为**红核前区 PR**（属中脑结构），伴随**小脑上脚** scp 的纤维继续向后延伸。②**丘脑腹后核 VPo** 在本段内出现。在本段前部**丘脑腹后外侧核 VPL** 先出现，在本段中部**腹后内侧核 VPM** 出现，两核迅速增大并向后延伸。

（5）外侧核群：在本段中部开始**外侧背核** LD 缩小至消失，**外侧后核 LP** 出现并增大。

2. 相关的纤维束　鼠与人间脑内较大纤维束的名称与核团联系基本相同（图 3-5-7）。

（1）**乳头丘脑束** mt：本段内 mt 在腹内侧核 VM 的内侧降至下丘脑的背侧。

（2）**内侧丘系** ml 和**丘脑上辐射** str：在本段中部**外髓板** eml 内侧半纤维增多，改称 ml；在本段后部 eml 外侧半纤维增多，改称 str。

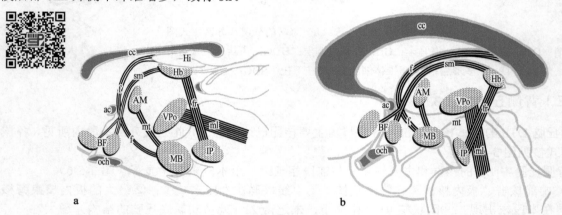

图 3-5-7　鼠（a）与人（b）间脑内主要纤维束位置模式图

AM：前内侧核；fr：后屈束；Hb：缰核；mt：乳头丘脑束；IP：脚间核；VPo：腹后核；sm：髓纹

（四）上丘脑

上丘脑 ETh 位于背侧丘脑 DTh 的背内侧，在本段中部开始出现，构成第三脑室背侧部 D3V 的侧壁。ETh 的主核团是**缰核 Hb**，主要纤维束是**髓纹** sm 和**后屈束** fr。**松果体 Pi** 是位于颅腔内的内分泌腺之一，连于 ETh（本节段末出现）。鼠与人的 ETh 结构基本相同（图 3-5-6，图 3-5-7）。

缰核 Hb 在本段中部开始出现在 sm 的腹侧，并分为**缰内侧核 MHb** 和**缰外侧核 LHb**。**后屈束** fr 又称**缰脚间束**，出现在 Hb 的腹侧。MHb 及其周围是脑内胆碱能神经元的 Ch7 群所在处。

（五）后丘脑

后丘脑 MTh 位于背侧丘脑 DTh 的背外侧，在本段后端仅出现**外侧膝状体 LG** 的前端（图 3-5-6d），详细描述见后段。

（六）底丘脑

底丘脑 STh 位于背侧丘脑 DTh 的腹外侧、大脑脚 cp 深方，包括底丘脑核和未定带。注意：底丘脑核与底丘脑（区）用同一缩写词"STh"。

1. **底丘脑核 STh**　紧贴**大脑脚** cp 的腹内侧，出现在本段后半或后端（图 3-5-6c、d）。

2. **未定带 ZI**　在本段初位于 DTh 与下丘脑外侧区 LH 之间，随着网状核 Rt 的缩小，至本段末已外移至内侧丘系 ml 与大脑脚 cp 之间，并分成 **ZI 背侧部 ZID** 和**腹侧部 ZIV**（图 3-5-6）。

在本节段的 ZI 内侧端与下丘脑室旁核 Pa 之间有脑内多巴胺能神经元 A13 群。

（七）下丘脑

本段内以**下丘脑结节区** TR 为主，至本段末延续为**乳头体区** MB，其相关核团见后一节段。**下丘脑背侧区** DA 在本段后端延续为**下丘脑后区** PH，**下丘脑外侧区** LH 继续向后延续。鼠与人下丘脑的主要核团基本对应（图3-5-8）。

1. 结节区内的主要核团　位于3V侧壁的室周核 Pe 至本段末消失，其他变化如下。

（1）**下丘脑前核后部** AHP：与下丘脑前核中央部 AHC 相延续，其前端与 AHC 共存，细胞较 AHC 的小且稍密集。在 AHP 背内侧有一密集细胞簇称**斑核** Stg，可作为辨识 AHP 的标志。

（2）**背内侧核** DM：可分为**致密部** DMC 和**弥散部** DMD 两个亚核。DMC 细胞密集，斜位于 DM 的中心区；DMD 细胞稀疏，包绕 DMC。有研究者将 DMD 细分为前、后、背侧和腹侧部数个亚核，或简单地分为背侧部 DMD（与弥散部缩写相同）和腹侧部 DMV。

（3）**下丘脑腹内侧核** VMH：斜位于背内侧核 DM 的腹侧，核团境界清晰。可分为3个亚核：**背内侧部** VMHDM 和**腹外侧部** VMHVL 细胞密集，**中央部** VMHC 稍稀疏。

（4）**弓状核** Arc：位于正中隆起 ME 和3V的两侧，细胞小而密集。

DM 和 VMH 与室周核 Pe 之间有脑内多巴胺神经元 A14 群，向前延伸到达 Arc 的外侧部及周围有 A12 群。

（5）**正中隆起** ME：为3V腹侧的脑区带，形成漏斗隐窝 IRe 的腹侧壁，向后延续为漏斗柄 InfS。ME 可分为数层，是下丘脑调节垂体前叶路径中的重要连结点。

2. 下丘脑外侧区 LH　位于穹窿 f、视束 opt 和内囊 ic（或大脑脚 cp）之间，细胞松散分布，形态多样，**前脑内侧束** mfb 继续穿行其内。

另外，下丘脑背侧区 DA 尚有室旁核 Pa 后部的小细胞亚核，下丘脑后区 PH 主要在后一段。

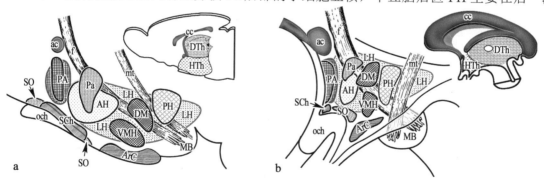

图 3-5-8　鼠（a）与人（b）下丘脑主要核团模式图

（八）杏仁区

杏仁区 Am 的详细内容已述于第四段，Am 位置和分部的连续变化见图3-4-8，纤维结构连续变化见图3-4-30，典型细胞染色切片见图3-4-32至图3-4-35。

此处仅将本段内的主要核团以及纤维束归纳如下：

1. 皮质区　可见：①杏仁前皮质核 ACo 为前段延续而来；②后外侧皮质核 PLCO 出现在 ACo 的外侧，与 PAmy 相连，此时副嗅束床核 BAOT 多消失；③后内侧皮质核 PMCO 出现在 PLCO 的内侧，此时前皮质核 ACo 消失；④杏仁梨状皮质移行区 APir 在本段中部出现并延续到后段，**杏仁海马移行区** AHi 在本段后部出现并延续到后段。

2. 中央区　可见：①**外侧核** La 和**基外侧核** BL 核增大但位置不变；②**内侧核** Me 在本段中部消失；③**中央核** Ce 在本段后部消失；④**基内侧核** BM 位置不变；⑤**杏仁中介主核** IM 多在此段内出现。

3. 相关纤维束　终纹连合部 cst 与终纹起始部 ost 在本节段内汇聚成**终纹** st，向后上出杏仁区进入丘纹沟内绕行（图3-4-7b）。

（九）纹状体和内囊

1. 尾壳核 CPu 和苍白球 GP　本节段内有 CPu 和 GP 的后 1/3，二者不断缩小至消失（图 3-5-2）。

2. 内囊 ic 和大脑脚 cp　随着背侧丘脑 DTh 的增大和纹状体 Str 的缩小，ic 向外侧移位且呈背腹方向扩展（图 3-5-2a，图 3-5-9a）。随着视束 opt 的背移，ic 自腹侧端开始延续为大脑脚 cp（图 3-5-2b、c）。当视束 opt 连于外侧膝状体 LG 时，ic 与纹状体断离、完全延续为 cp（图 3-5-2d）。

3. 内囊的比较解剖　鼠与人纹状体 Str 的形态差异见图 3-2-6 和图 3-2-7，分部差异见图 3-5-9。鼠尾壳核 CPu 前半有丰富而粗大的纤维束穿核而过、连于外囊 ec，内囊 ic 几乎与苍白球 GP 同时出现在 CPu 中段之后（图 3-3-17）。鼠 ic 主要位于 GP 与背侧丘脑 DTh 之间（图 3-4-2），脚内核 EP 在近 CPu 后端处才出现并包埋在 ic 内（图 3-5-2）。人 ic 位于豆状核 Lent 内侧、尾状核 Caud 和 DTh 外侧（图 3-5-9），Lent 前端与 Caud 头虽相连但并无丰富的穿核纤维束（图 3-2-4b）。

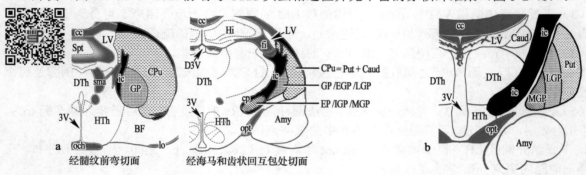

经髓纹前弯切面　　　经海马和齿状回互包处切面

图 3-5-9　鼠（a）与人（b）纹状体分部比较模式图

（十）半球皮质区与皮质内核团

本段内的皮质区变化较大：①**额皮质 Fr 消失、枕皮质 Oc 出现**；②**顶皮质 Par 缩小、颞皮质 Te 出现**。自此段向后，背外侧皮质区一直以 Oc 和 Te 达半球皮质后缘（图 3-5-10a、b）。

与人脑不同，鼠脑的主要皮质功能定位区均位于背外侧面。近年神经科学应用多种新的研究方法，已将各功能区进一步精确细化，此处仅显示鼠脑（图 3-5-10c）经典的皮质功能定位区与人脑（图 3-5-10d）相对应功能区的大致位置。

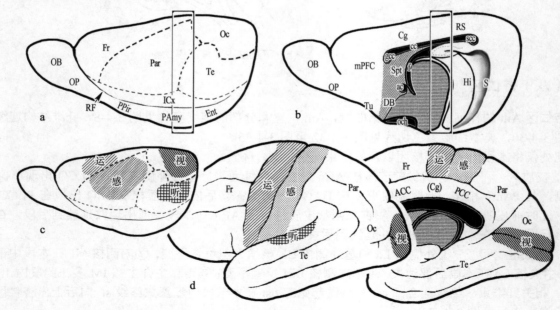

图 3-5-10　脑背外侧面皮质区与皮质功能定位区（a～c. 鼠脑；d. 人脑）

二、经海马水平部节段的断面解剖

成年大鼠脑本段的嘴尾长度约 2.0mm，小鼠的约 1.2mm，可划分为 8 个脑区：海马水平部（A区）、丘脑中 1/3 区（B 区）、下丘脑区（C 区）、杏仁区和梨状皮质区（D 区）、纹状体区（E 区）、上丘脑区（G 区）、底丘脑区（H 区）和后丘脑区（I 区）。选取四张典型切片进行描述：第一张经海马和齿状回初现处，第二张经海马和齿状回互包处，第三张经下丘脑的 X 形核处，第四张经海马伞前缘（图 3-5-11）。

（一）经海马和齿状回初现处

本切面的特征形态是背侧海马和齿状回的深染大细胞均出现，腹侧下丘脑内小细胞密集深染的斑核 Stg 出现（图 3-5-12，图 3-5-13a）。

1. 海马水平部（A 区）　与前段末的隔海马移行区相延续，切面稍增大但周界和分区不变。

（1）内侧区（A-1）：原海马腹侧连合 vhc 的浅染纤维区完全消失，深染细胞区增大（或出现），为**海马 CA3 区**的**锥体细胞层** Pyl。Pyl 的腹侧出现一弯曲的密集深染细胞带，为**齿状回 DG** 的**颗粒细胞层** Grl，此处又称**齿状回腹侧板**。背侧**穹窿** df 位置不变（图 3-5-13b）。

（2）外侧区（A-2）：**海马伞 fi** 和**侧脑室 LV** 基本未变。

2. 丘脑中 1/3 区（B 区）　与前段末的丘脑前 1/3 区相延续，虽切面增大、核团有变，但周界和分区不变（图 3-5-12～图 3-5-14）。

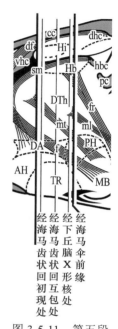

经海马齿状回初现处　经海马齿状回互包处　经下丘脑X形核处　经海马伞前缘处

图 3-5-11　第五段典型切片位置

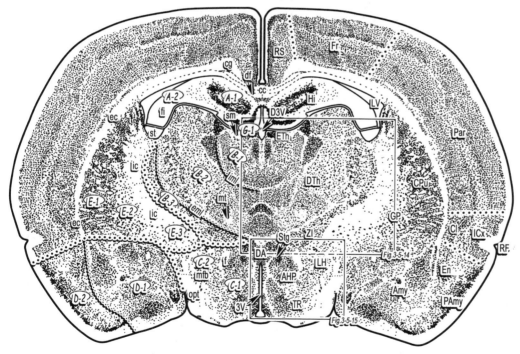

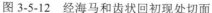

图 3-5-12　经海马和齿状回初现处切面

（1）中线核群：**丘脑室旁核 PV** 和**连结核 Re** 稍缩小但位置不变，**带旁核 PT** 缩小或已消失。**菱形核 Rh** 出现在 Re 的背侧，切面略呈弧形，其细胞小而密集、染色较深（图 3-5-14a）。

（2）内髓板之上（B-1）：切面整体稍增大，核团有变。

1）板内核与内髓板：**中央旁核 PC** 和**中央内侧核 CM** 随**内髓板** iml 向腹外侧扩展，**中央外侧核 CL** 出现在 PC 背侧的 iml 内（也可出现在后一切面），其细胞形态似 PC，但排列较松散，故整体染色稍浅（图 3-5-14a、b）。

2）内侧核群：**内侧背核** MD 显著增大，并可分出亚核。

（3）内、外髓板之间（B-2）：前核群缩小，腹侧核群和外侧核群增大。

1）前核群：仍紧贴**内间板** iml，但**前背侧核** AD 和**前腹侧核** AV 显著缩小并向背侧靠拢，**前内侧核** AM 缩小并向中线处的 **AM 中间部** IAM 靠拢（图 3-5-13c，图 3-5-14a）。

2）腹侧核群：贴紧**外髓板** eml 处新出现**腹后外侧核** VPL，将**腹外侧核** VL 推向内上。VPL 细胞稀疏但纤维束丰富，在细胞染色切片上整体染色较 VL 浅（图 3-5-14a、c），在纤维染色和 AChE 染色切片上可见 VPL 内粗大的纤维束断面，与 VL 和 VM 的对比明显（图 3-5-13a、c）。**腹内侧核** VM 位置不变，**腹前核** VA 已与 VL 合为一体。

3）外侧核群：**外侧背核** LD 增大并分出亚核，向背侧膨隆明显但位置不变（图 3-5-13c，图 3-5-14a）。

4）**乳头丘脑束** mt 和**丘脑中央下核** Sub：mt 纤维束集中，此时已可辨认，其外侧（背外侧或腹外侧）的纤维和细胞丰富区仍为腹内侧核 VM，其内侧（与中线核之间）的纤维和细胞均稀疏浅染区为**丘脑中央下核** Sub（图 3-5-13a，图 3-5-14a），但 AChE 染色时两核几乎没有强度差异（图 3-5-13c）。

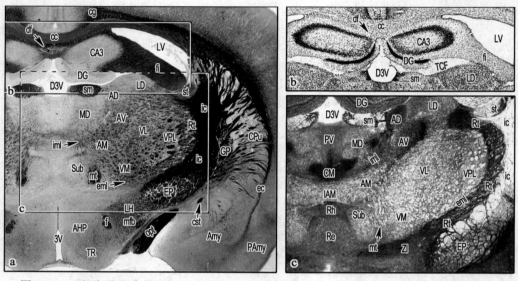

图 3-5-13　经海马和齿状回初现处切面（a. 纤维染色；b. 细胞染色；c. AChE-HC 染色）

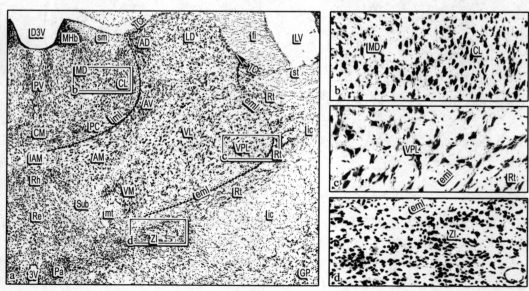

图 3-5-14　经海马和齿状回初现处切面的背侧丘脑区（细胞染色）

（4）外髓板之下（B-3）：当 VPL 出现后，**网状核 Rt** 中段被内囊 ic 与 VPL 相连的纤维束穿过，Rt 细胞随纤维方向排成横行细胞束。Rt 内侧端的**未定带 ZI** 继续增大并向内侧延伸，几乎与下丘脑背侧区 DA 相连，细胞较小密集深染，但 AChE 染色内两者相同（图 3-5-13c，图 3-5-14a、d）。

3. 下丘脑区（C 区） 此处仍为下丘脑前区 AH、背侧区 DA 和结节区 TR 共存，但以 TR 为主。因视束 opt 背移，故以经穹窿 f 的垂直线作为内侧区（C-1）与外侧区（C-2）的分界（图 3-5-15a）。

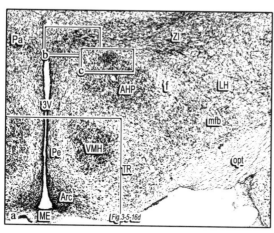
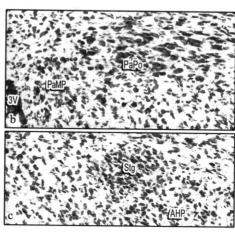

图 3-5-15 经海马和齿状回初现处切面的下丘脑区（细胞染色）

（1）中线区：**第三脑室** 3V 背侧界仍为丘脑间黏合 IThA（中线核群），原腹侧界（第三脑室底）的交叉后区 RCh（图 3-5-16b）已延续为**弓状核 ArC**（图 3-5-16c）或**正中隆起 ME**（图 3-5-16d），但**室周核 Pe** 不变。图 3-5-16 显示自交叉上核 SCh 至正中隆起 Me 之间，3V 腹侧界结构的连续变化。

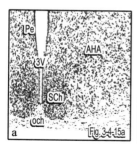
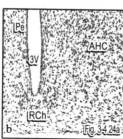
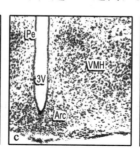
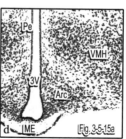

图 3-5-16 第三脑室腹侧界的连续变化（细胞染色）

（2）内侧区（C-1）：仍为下丘脑前区 AH 与结节区 TR 共存，两者约各占一半，下丘脑背侧区 DA 仅占很小部分。

1）**下丘脑室旁核 Pa**：即下丘脑背侧区 DA 所在，此处为**室旁核内侧小细胞部 PaMP** 与**后部** PaPo 共存，稍密集的细胞向背外侧伸延，与未定带 ZI 之间分界不清（图 3-5-15a、b）。

2）**下丘脑前核后部 AHP**：从前段延续而来，原下丘脑前核中央部 AHC 已全部消失。AHP 切面较 AHC 小但细胞稍多染色较深，其背内侧有一密集深染的小细胞团称**斑核 Stg**，为 AHP 的标志性结构（图 3-5-15a、c）。AHP 及周围细胞稀疏浅染区仍属下丘脑前区 AH。

3）**下丘脑腹内侧核 VMH**：出现在 AHP 腹侧，细胞密集深染。VMH 核周的细胞稀疏、染色浅淡区直至脑表面，均属结节区 TR（图 3-5-15a，图 3-5-16c、d）。

4）**弓状核 Arc 和正中隆起 ME**：原细胞稀疏浅染的交叉后核 Rch 处出现密集深染的中小细胞，即 Arc（图 3-5-16c）。向后 3V 下壁开始增宽，形成一横行窄带状脑区称**正中隆起 ME**，Arc 随之移位到 ME 的外侧端（图 3-5-16d）。ME 为一薄层脑板，也属室周器官（图 1-2-30）。

（3）外侧区（C-2）：**下丘脑外侧区 LH** 内的视上核 SO 已消失，其余基本同前（图 3-5-13a，图 3-5-15a）。

4. 杏仁区和梨状皮质区（D区）　此切面为经杏仁中央核的典型切面，详见前一节段图3-4-34。

（1）杏仁区（D-1）：杏仁（主）核 Amy 的各亚核均出现，其中杏仁中央核 Ce 达最大切面处，终纹连合部 cst 上行进入杏仁中央核内侧部 CeM。在此切面内，位于杏仁区脑表面的是杏仁前皮质核 ACo 和后外侧皮质核 PLCo。

（2）杏仁周皮质区（D-2）：基本同前。

5. 纹状体区（E区）　与前段末相延续，内囊增大、纹状体 Str 缩小，脚内核（E-3）可出现（图3-5-12，图3-5-13a）。

（1）尾壳核区（E-1）：尾壳核 CPu 切面更趋狭长，穿行纤维增粗，腹侧毗邻不变。

（2）苍白球区（E-2）：苍白球 GP 虽缩小，其内仍有 Meynert 基核 B 的细胞。原杏仁延伸部 EA 消失后，GP 腹侧与杏仁核毗邻。内囊 ic 增大，腹侧端向腹内侧延伸，即将（或已经）与视束 opt 相遇。

（3）脚内核 EP（E-3）：出现在 ic 腹侧端的纤维内，大细胞成簇深染（图3-5-13a）。详情见后。

6. 上丘脑区（G区）　髓纹 sm 腹侧的缰核 Hb（G-1）增大（或出现）（图3-5-14a）。详情见后。

（二）经海马与齿状回互包处

本切面的特征形态是齿状回的背侧板和腹侧板全部出现，下丘脑结节区完全取代了下丘脑前区（图3-5-17，图3-5-18）。

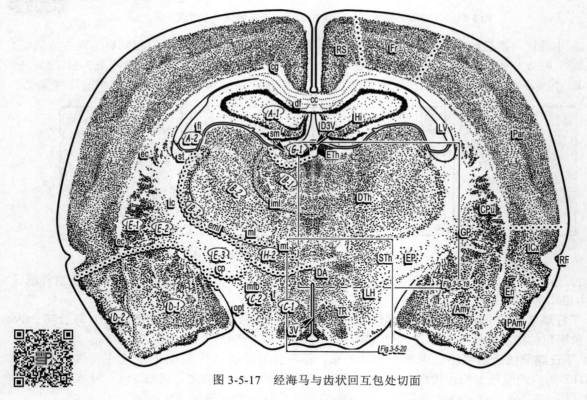

图 3-5-17　经海马与齿状回互包处切面

1. 海马水平部（A区）　切面继续增大，细胞显著增多。

（1）内侧区（A-1）　海马 Hi 各亚区开始出现但并不典型，齿状回 DG 的背侧板和腹侧板均已出现，两板的内侧端以锐角相连并指向背侧（图3-5-17，图3-5-18a）。

（2）外侧区（A-2）　海马伞 fi 和侧脑室 LV 基本未变。

2. 丘脑中 1/3 区（B区）　随着内侧丘系 ml 的形成和未定带 ZI（即将归入底丘脑区）的增大，此区的周界有变：经髓纹 sm 外侧端、终纹 st、内囊 ic、内侧丘系 ml 到中线的连线为此区的周界，但内部分区不变（图3-5-17，图3-5-18）。

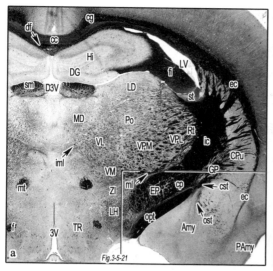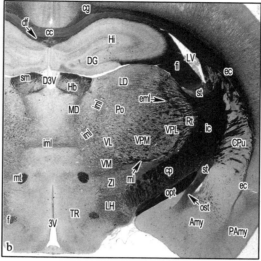

图 3-5-18 经海马与齿状回互包处切面（纤维染色）

（1）中线核群：**丘脑室旁核 PV、菱形核 Rh 和连结核 Re** 大小稍变但位置不变（图 3-5-19a）。

（2）内髓板之上（B-1）：切面继续向腹外侧扩大。

1）板内核与内髓板：**内髓板 iml** 继续向腹外侧扩展，**板内核**随之移位但内容不变。

2）内侧核群：**内侧背核 MD** 继续增大并分出亚核，在中线处左右相连形成**内侧背核中间部 IMD**。注意：IMD 与前核群的前内侧核中间部 IAM 相同，跨中线但并非中线核（图 3-4-23，图 3-5-19a）。

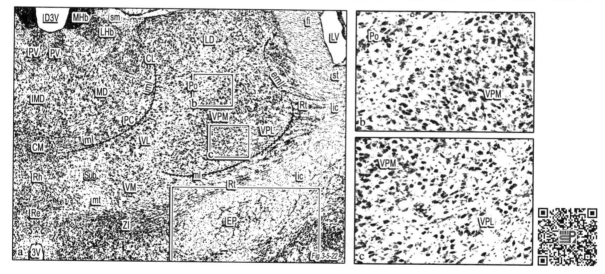

图 3-5-19 经海马与齿状回互包处切面的背侧丘脑区（细胞染色）

（3）内、外髓板之间（B-2）：前核群消失、后核群出现，外侧核群增大，腹侧核群的亚核有变。

1）**外侧核群**和**后核群**：约占据内、外髓板之间的上半。

a. 外侧核群：随着前背侧核 AD 消失，**外侧背核 LD** 显著增大并紧贴内髓板 iml 的外侧。

b. 后核群：随着前腹侧核 AV 的消失，**丘脑后核 Po** 出现并紧贴 iml 的腹外侧。Po 内的纤维束细而松散（图 3-5-18），细胞稍稀疏、染色较浅（图 3-5-19a、b）。

2）**腹侧核群**：约占据内、外髓板之间的下半。

a. 腹后核：紧贴**外髓板 eml** 的腹后外侧核 VPL 与丘脑后核 Po 之间出现细胞均匀密集深染的**腹后内侧核 VPM**，切面上整体呈半卵圆形或弯月形（图 3-5-19）。自 VPM 出现后，eml 内侧半增厚（实为纤维增多），改称**内侧丘系 ml**（图 3-5-18，图 3-5-19a）。

    b. 腹内、外侧核：原居中的**腹外侧核** VL 缩小并被 Po 推向内侧，移位到**腹内侧核** VM 的背侧。自内侧丘系 ml 形成之后，VM 已位于 ml 的内侧，但仍在未定带 ZI 的上方。

    c. 乳头丘脑束和中央下核：原松散的**乳头丘脑束** mt 已聚集成致密纤维束并继续下移，浅染的**中央下核** Sub 已缩小，位于其背内侧（图 3-5-18，图 3-5-19a）。

    （4）外髓板之下（B-3）：**网状核** Rt 中段横行的纤维束和细胞束更趋明显，其内侧端的未定带 ZI 基本未变（图 3-5-17，图 3-5-18，图 3-5-19a）。

    此时外髓板 eml 的内侧半虽已延续为内侧丘系 ml，为简化描述用语，丘脑分区（B-2，B-3）仍沿用"外髓板"称之。

    3. 下丘脑区（C 区）   原下丘脑前区 AH 消失，背侧区 DA 仍在，下丘脑结节区 TR 显著扩大，但周界和分区不变（图 3-5-18，图 3-5-20a）。

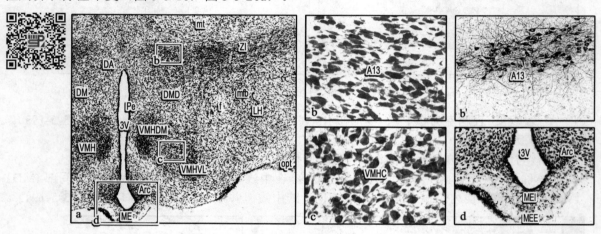

图 3-5-20   经海马与齿状回互包处切面的下丘脑区（a～d. 细胞染色；b'. TH-IHC 染色）

    （1）中线区：**第三脑室** 3V 和**室周核** Pe 不变。

    （2）内侧区（C-1）：原下丘脑前核后部 AHP 消失。

    1）**下丘脑背侧区** DA：**室旁核** Pa 的大细胞部或已消失，小细胞部继续向后延续。Pa 外侧有一小团多巴胺能神经元，属 A13 群。A13 与 Pa 以及未定带 ZI 内侧端的细胞在普通细胞染色切片无法区分，酪氨酸羟化酶免疫组织化学（TH-IHC）染色显示出数量不多的强阳性神经元，聚集成一横位梭形小核团，范围不大但周界清晰（图 3-5-20b、b'）。

    2）**下丘脑背内侧核** DM：占据内侧区的上半，原深染的下丘脑前核后部 AHP 已消失，此处细胞稀疏染色浅淡，为 **DM 弥散部** DMD（图 3-5-20a）。

    3）**下丘脑腹内侧核** VMH：占据内侧区的下半，从前一切面延续而来并显著增大。VMH 分成**背内侧部** VMHDM、**中央部** VMHC 和**腹外侧部** VMHVL 三个亚核。位于中间的 VMHC 细胞稀疏染色稍浅，而 VMHDM 和 VMHC 的细胞密集深染（图 3-5-20a、c）。

    4）**弓状核** Arc 和**正中隆起** ME：**弓状核** Arc 增大，向背侧伸延并分出亚核。**正中隆起** ME 增宽，可分为内、外两层：**ME 内层** MEI 紧贴 3V 室管膜，可见稀疏分布的细胞；**ME 外层** MEE 紧贴软脑膜，为乏细胞的浅染带（图 3-5-20d）。弓状核 Arc 外侧部及周围属脑内多巴胺能神经元 A12 群。

    （3）外侧区 LH（C-2）：周界同前，基本未变（图 3-5-20a）。

    4. 杏仁区和梨状皮质区（D 区）   整体增大，视束 opt 已伸延成杏仁区的内侧界。

    图 3-5-21 位于前一节段图 3-4-34 与图 3-4-35 之间，其标志为杏仁区内的**终纹起始部** ost 纤维已聚集成束但尚未离开杏仁区（图 3-4-30d、d'，图 3-5-18a）。

    （1）杏仁区（D-1）：按杏仁主核和杏仁皮质核分类描述（参考图 3-4-8）。

    1）**杏仁主核** Amy：各核团大小有变、亚核有变但位置基本不变。**杏仁外侧核** La 明显增大并向腹外侧扩展，3 个亚核（LaDL、LaVL、LaVM）全部出现（图 3-4-34，图 3-5-21b）。**基外侧核** BL

的 3 个亚核（BLA、BLP、BLV）继续增大并向腹外侧扩展（图 3-4-34，图 3-5-21c），**基内侧核BM** 的前部 BMA 已消失、后部 BMP 增大（图 3-4-34，图 3-5-21c）。**杏仁内侧核 Me** 前半的亚核（MeAV、MeAD）延续为后半的亚核（MePV、MePD）（图 3-4-34，图 3-5-21c）。**杏仁中央核Ce** 虽明显缩小但 3 个亚核（CeM、CeL、CeC）都在，CeM 缩小明显或即将消失。**终纹床核杏仁内部 STIA** 变化不明显，**中介核 I** 位置、数目、大小仍不恒定（图 3-5-21c）。

2）**杏仁皮质核 CoAm：** 杏仁前皮质核 ACo 或已延续为**后内侧皮质核 PMCo**，两者难以分界，**后外侧皮质核 PLCo** 的第 2 层细胞明显密集深染、易于分辨（图 3-5-21a、d）。

（2）**杏仁周皮质区（D-2）：** 深染的**梨状内核背侧部 DEn** 紧贴外囊延伸部的纤维板，位置始终未变；浅染的**腹侧部 VEn** 紧邻基外侧核 BL，核团小且细胞稀疏、不易分辨。

另外，**杏仁梨状皮质移行区 APir** 出现在 PLCo 与 PAmy 之间（图 3-5-21d），**杏仁纹状体移行区 AStr** 基本未变（图 3-5-21b）。

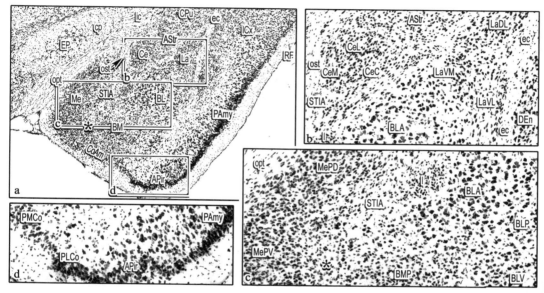
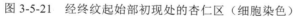

图 3-5-21　经终纹起始部初现处的杏仁区（细胞染色）

5. **纹状体区（E 区）**　尾壳核 CPu（E-1）和**苍白球 GP**（E-2）继续缩小，**内囊 ic** 变短。ic 腹侧延续为**大脑脚 cp**，**脚内核 EP**（E-3）包埋其内，细胞大而深染（图 3-5-22）。

6. **上丘脑区（G 区）**　**上丘脑 ETh** 的**缰核 Hb**（G-1）出现在内侧背核 MD 与**髓纹 sm** 之间，**缰内侧核 MHb** 细胞密集深染，**缰外侧核 LHb** 细胞较少染色稍浅（图 3-5-19a）。MHb 出现较早，在前段或可显现。左右 MHb 之间即**第三脑室背侧部 D3V**，详细内容见图 3-5-27。

7. **底丘脑区（H 区）**　自**大脑脚 cp** 形成后，底丘脑区单列描述，并分为底丘脑核区（H-1）和未定带区（H-2）。

（1）**底丘脑核区（H-1）：** 此切面内仅为**大脑脚 cp** 所在，底丘脑核尚未出现。cp 纤维束内的大多角形深染细胞为**脚内核 EP**（图 3-5-22），相当于人的苍白球内带 IGP（图 3-5-9），故归入纹状体区（E 区）描述。cp 实为内囊 ic 向腹侧的延伸，与脑表面的视束毗邻 opt。

（2）**未定带区（H-2）：未定带 ZI** 的前端几乎与下丘脑室旁核大细胞部同时出现，但未单独划区，仅与丘脑网状核 Rt 并列描述（图 3-4-23a）。向后 ZI 细胞增多并分出亚核，详情见后。

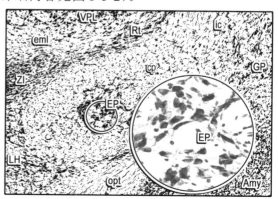

图 3-5-22　脚内核

（三）经下丘脑 X 形核处

本切面的特征形态是下丘脑结节区内两个主核的长轴呈直角交叉，左右相连成深染的"X"形状，X 形核由此得名（图 3-5-23，图 3-5-24a）。

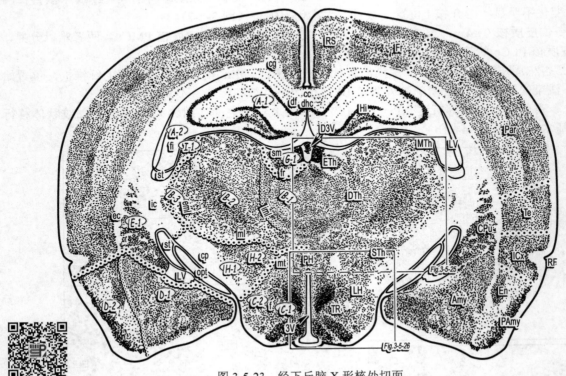

图 3-5-23　经下丘脑 X 形核处切面

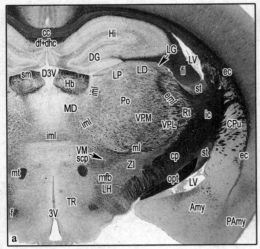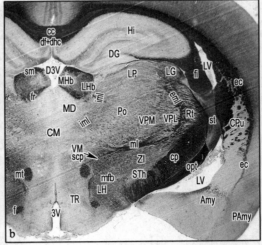

图 3-5-24　经下丘脑 X 形核处（a）和经终纹后缘处（b）切面（纤维染色）

1. 海马水平部（A 区）　此处为海马水平部的典型冠状切面。

（1）内侧区（A-1）：**海马 Hi 水平部**完整显示出 CA1～CA3 和 DG 区，细胞分层分区典型，详见后图 3-5-35～图 3-5-39。

（2）外侧区（A-2）：**海马伞 fi 与侧脑室 LV** 位置关系未变，当 LV 下部出现在杏仁区的内上方时，提示海马垂直部即将出现（图 3-5-23，图 3-5-24）。图 3-5-24b 切面位置参见图 3-4-7b。

2. 丘脑中 1/3 区（B 区）　背侧丘脑 DTh 的实际切面稍增大，周围已被上丘脑 ETh、后丘脑

MTh、底丘脑 STh 以及下丘脑 HTh 的结节区 TR 环绕,但周界和分区基本不变(图 3-5-24,图 3-5-25a)。

（1）**中线核群**：**丘脑室旁核 PV** 位于缰内侧核 MHb 的腹侧，染色仍稍深。菱形核 Rh 消失、**连结核 Re** 缩小，其腹侧的细胞稀疏浅染区为下丘脑后区（图 3-5-25a）。

（2）**内髓板之上（B-1）**：**内髓板 iml** 与板内核继续下降扩展，**中央内侧核 CM** 可达最大切面。CM 外侧出现束旁核前端的深染细胞团，大鼠的又称**中央旁卵圆核 OPC**。内侧核群的**内侧背核 MD** 及其**中间部 IMD** 也可达最大切面（图 3-5-25a），向后将缩小。

（3）**内、外髓板之间（B-2）**：**外髓板 eml** 继续呈弧形扩展，其内侧份的内侧丘系 ml 继续增厚，外侧份也开始增厚（图 3-5-24，图 3-5-25a）。两板间各核群未变但亚核有变。

1）**外侧核群**和**后核群**：约占据内、外髓板之间的内上半。

a. **外侧核群**：**外侧后核 LP** 出现在内髓板 iml 与**外侧背核 LD** 之间，细胞分布不均，常见小斑块状细胞簇，以此与 LD 鉴别（图 3-5-25b、c）。LP 常与后丘脑 MTh 的外侧膝状体 LG 同时出现。

b. **后核群**：**丘脑后核 Po** 紧贴 iml 向腹侧延伸扩展，与外侧核群分界不清(图 3-5-24,图 3-5-25a)。

2）**腹侧核群**：占据内、外髓板之间的外下半。

a. **腹后核**：切面稍增大但位置未变，**腹后外侧核 VPL** 紧贴 eml，整体染色稍浅，**腹后内侧核 VPM** 整体染色较深。**内侧丘系 ml** 纤维增多，紧贴两核的内侧部。（图 3-5-24，图 3-5-25a）。

b. 腹内、外侧核：随着 Po 的增大，腹外侧核 VL 多已消失，**腹内侧核 VM** 稍缩小但位置不变，VM 与未定带 ZI 之间出现明显的浅染区，为**小脑上脚 scp** 的纤维（图 3-5-25a、d）。

c. **乳头丘脑束 mt**：继续下降，其背外侧有 VM，但背内侧浅染的丘脑中央下核 Sub 已经消失或即将消失。

（4）**外髓板之下（B-3）**：**内囊 ic** 的背侧半基本未变，腹侧半的表面与视束 opt 相邻，提示**大脑脚 cp** 形成（图 3-5-24a，图 3-5-25a）。

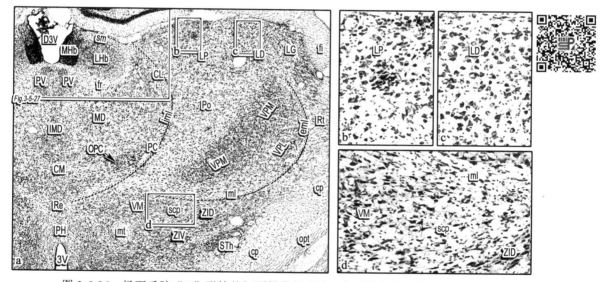

图 3-5-25　经下丘脑"X"形核处切面的背侧丘脑、底丘脑和上丘脑（细胞染色）

3．**下丘脑区（C 区）**　整体开始缩小并明显向脑表膨出，但周界分区不变（图 3-5-23）。

（1）**中线区**：**第三脑室 3V** 底随**正中隆起 ME** 的增宽而变宽，**室周核 Pe** 不变（图 3-5-26）。

（2）**内侧区（C-1）**：主要为下丘脑结节区 TR（图 3-5-26）。

1）**下丘脑后区 PH**：原下丘脑背侧区 DA 延续而来，其细胞稀疏染色浅，位于第三脑室 3V 与丘脑的连结核 Re 之间（图 3-5-25a）。

2）**下丘脑背内侧核 DM**：原背内侧核弥散部 DMD 细胞稀疏浅染（图 3-5-20a），向后细胞增多、染色加深。当核中央出现密集深染的细胞群时，为**背内侧核致密部 DMC**，此时原 DM 弥散部 DMD 改称背侧部 DMD（缩写未变）和腹侧部 DMV。DMC 长轴与其腹侧的下丘脑腹内侧核 VMH

长轴几成直角，左右相连形似"X"，成为本切面的标志性结构（图3-5-23，图3-5-26）。

3）下丘脑腹内侧核 VHH：基本同前，亚核不变。

4）弓状核 Arc：开始缩小，**正中隆起 ME 增宽**（图3-5-26）。

（3）外侧区（C-2）：当乳头丘脑束 mt 降入下丘脑后，以 mt 与穹窿 f 的连线作为**下丘脑外侧区 LH** 的内侧界，其余未变。**前脑内侧束 mfb** 继续在 LH 内前后经行，但位置已逐渐背移至 LH 的上半部、大脑脚 cp 的内上方（图3-5-24，图3-5-26）。

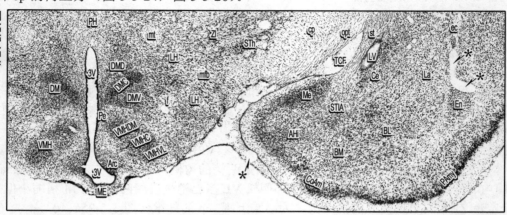

图3-5-26 下丘脑结节区的 X 形核和杏仁区切面（细胞染色）

*：蛛网膜下隙内的一条中等软膜静脉横断面；**：杏仁区内的一条较大穿静脉

4. 杏仁区和梨状皮质区（D 区） 视束 opt 与杏仁区之间的大脑横裂 TCF 明显。

图3-5-26 与前一节段图3-4-35 的切面位置相同（但鼠种不同），其标志为终纹 st 出杏仁区、侧脑室 LV 下部出现（图3-4-30f、f'）。

（1）杏仁区（D-1）：描述分类同前。

1）**杏仁主核 Amy**：位于腹外侧部的各核（La、BL、BM）相对增大且亚核不变，背内侧部的（Me、Ce、STIA）明显缩小或亚核消失。

2）**杏仁皮质核 CoAm**：杏仁后内侧皮质核 PMCo 不分层，细胞松散分布、染色浅，杏仁后外侧皮质核 PLCo 的第 2 层细胞明显密集深染（图3-4-35）。

（2）杏仁周皮质区（D-2）：基本同前。

另外：皮质移行区的**杏仁梨状皮质移行区 APir** 不变、**杏仁纹状体移行区 AStr** 缩小。位于 PMCo 背侧的**杏仁海马移行区 AHi** 出现（图3-5-26）或增大（图3-4-35）。

5. 纹状体区（E 区） 尾壳核 CPu（E-1）缩小趋于消失，苍白球 GP 已完全消失。内囊 ic 的腹侧与视束 opt 毗邻处改称**大脑脚 cp**，背侧与 CPu 相连处仍称 ic（图3-5-24a）。

图3-5-24a 内可见 ic 的上、下两端均有终纹 st，下端者为连于杏仁核的 st 纤维束；图3-5-24b 为紧随其后的切面，恰经过丘纹沟的后缘（参见图3-4-7b），可见 st 垂直插入丘脑 DTh 和尾壳核 CPu 之间，随后此处将出现（或同时出现）海马伞 fi 的前缘（图3-5-29）。自此向后，大脑半球与间脑完全分离，仅借大脑纵裂 TCF 内的软膜及软膜血管相连。

6. 上丘脑区（G 区） 缰核区（G-1）的**缰内侧核 MHb** 和**缰外侧核 LHb** 显著增大，后者又分为**内侧部 LHbM** 和**外侧部 LHbL** 两个亚核。**缰核 Hb** 背侧的浅染纤维带为**髓纹 sm**，腹侧的浅染纤维带为**后屈束 fr**，此处为 fr 的起始部，向后将迅速增粗。左右 MHb 之间为**第三脑室背侧部 D3V**，其顶由第三脑室脉络组织 tch3V 封闭，并有 **3V 脉络丛 chp3V** 附着（图3-5-27）。

MHb 及周围属脑内胆碱能神经元 Ch7 群所在处。

7. 底丘脑区（H 区） 随着视束 opt 的背移，大脑脚 cp 显著增大，若 cp 背侧出现密集深染的细胞群则为**底丘脑核 STh**（H-1）。未定带 ZI（H-2）继续增大，分成 **ZI 背侧部 ZID** 和 **ZI 腹侧部 ZIV** 两个亚核（图3-5-25a，图3-5-26）。

8. 后丘脑区（Ⅰ区）　在近外髓板 eml 的上端附近，或可出现**外侧膝状体** LG（I-1）（图 3-5-24，图 3-5-25a），详情见下一切面。

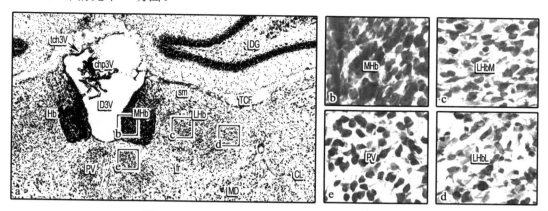

图 3-5-27　上丘脑区和第三脑室背侧部（细胞染色）

（四）经海马伞前缘

本切面的特征形态是海马伞前缘出现，连接背侧海马和腹侧海马。侧脑室沿海马伞前缘向下伸延，第三脑室出现背侧、中间和腹侧三部（图 3-5-28，图 3-5-29）。

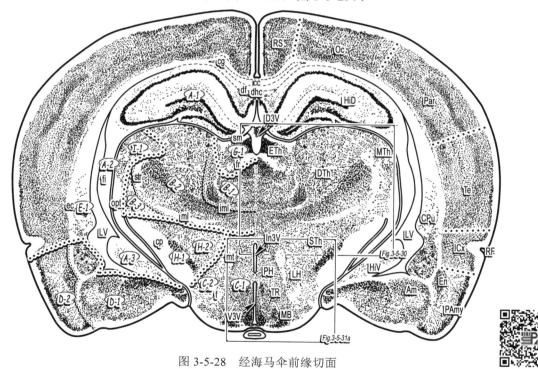

图 3-5-28　经海马伞前缘切面

1. 海马垂直部（A 区）　海马伞 fi 前缘的出现，标示海马水平部延续为垂直部。海马垂直部几乎包盖了间脑后半的表面，仅腹侧的乳头体 MB 露于脑表。海马垂直部内侧面与间脑之间的 "C" 形裂隙均为**大脑横裂** TCF，外侧面与**大脑深白质** dcw 以及纹状体和杏仁核余部之间有侧脑室 LV，并可见**侧脑室脉络丛** chpLV。海马的详细内容见后图 3-5-35～图 3-5-39。在冠状切面上，海马垂直部可分为背侧区（A-1）、连接区（A-2）和腹侧区（A-3）（图 3-5-28，图 3-5-29）。

（1）背侧区（A-1）：又称**背侧海马** HiD，中线处的**海马背侧连合** dhc 和**背侧穹窿** df 明显增大。

（2）连接区（A-2）：此处为**海马伞** fi 的垂直段，又称 fi 前缘。原前后方向经行的 fi 在此处折转垂直下行，恰与脑冠状切面平行（图 3-4-7b，图 3-5-3b，图 3-5-29b）。

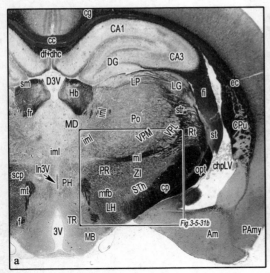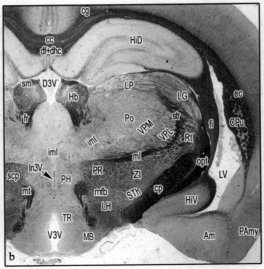

图 3-5-29　经终纹后缘（a）和海马伞前缘（b）处切面（纤维染色）

（3）腹侧区（A-3）：又称**腹侧海马 HiV**，切面内的 HiV 上端连海马伞 fi 垂直段，下端连杏仁区。HiV 内先出现的深染细胞为 CA3 区的锥体细胞。

2. 丘脑中 1/3 区（B 区）　背侧丘脑 DTh 和下丘脑 HTh 的实际切面已开始缩小，上丘脑 ETh、底丘脑 STh 以及后丘脑 MTh 区均增大，但境界和分区基本不变（图 3-5-29，图 3-5-30a）。

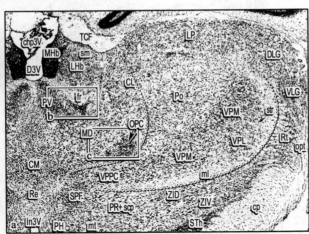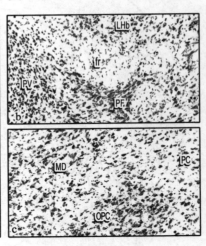

图 3-5-30　经海马伞前缘切面处的背侧丘脑区（细胞染色）

（1）中线核群：**丘脑室旁核 PV** 和**连结核 Re** 明显缩小、即将消失。

（2）内髓板之上（B-1）：内髓板 iml 和板内核（CM、PC、CL）基本同前，中央旁卵圆核 OPC 明显增大。内侧背核 MD 缩小，向后即将消失。**束旁核 PF** 的上部出现在后屈束 fr 腹侧，其细胞形态与 OPC 相同（图 3-5-30b、c），向后两者很快汇合成最大的板内核，详见后一段图 3-6-23。

（3）内、外髓板之间（B-2）：与前一切面相比，各核群位置基本未变。

1）外侧核群和后核群：外侧核群的外侧背核 LD 消失，**外侧后核 LP** 增大并分出亚核。**丘脑后核 Po** 稍缩小但位置不变（图 3-5-30a）。

2）腹侧核群：**腹后核 VPo** 的**腹后外侧核 VPL** 稍缩小，**腹后内侧核 VPM** 沿内髓板 iml 向中线延伸，细胞稍小但分布均匀，称**腹后核小细胞部 VPPC**（图 3-5-30a，图 3-5-31b）。

（4）外髓板之下（B-3）：原外髓板 eml 内侧半形成的**内侧丘系 ml** 继续增宽增厚，界分背侧丘脑 DTh 与底丘脑的未定带 ZI（G-2）。此时 eml 外侧半也明显增厚，改称**丘脑上辐射 str**，界分 DTh 与后丘脑 MTh 的外侧膝状体 LG。**丘脑网状核 Rt** 继续缩短，仅限于 ZI 与 LG 之间，但仍有丰富的横行纤维束穿过（图 3-5-29，图 3-5-30a）。

3. 下丘脑区（C 区）　　此切面内下丘脑结节区 TR、乳头体区 MB 与下丘脑后区 PH 共存。

（1）中线区：随着乳头体区的出现，原**第三脑室腹侧部 V3V**（或仍称 3V）在左右下丘脑后区 PH 之间延伸出 **3V 中间部 In3V**，至此室周核 Pe 消失（图 3-5-29，图 3-5-31a）。

（2）内侧区（C-1）：三个亚区大小相似（图 3-5-31a）。

1）**下丘脑后区 PH**：位于 3V 中间部 In3V 的两侧和 V3V 的背侧，外侧界为**乳头丘脑束 mt**。PH 的细胞散在染色均匀，但没有细胞聚集而成的核团。

2）**下丘脑结节区 TR**：位于 V3V 的两侧，原 TR 诸核（DM，VMH，Arc）压缩至此，细胞密集染色深、核间境界不清。

3）**乳头体区 MB**：位于 TR 诸核外侧与穹窿 f 之间，或可出现细胞密集的**乳头体前核腹侧部 PMV**（图 3-5-31a）。

（3）外侧区 LH（C-2）：同前一切面，基本未变（图 3-5-29，图 3-5-31b）。

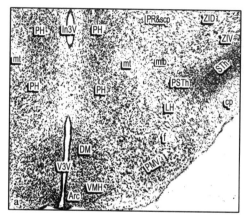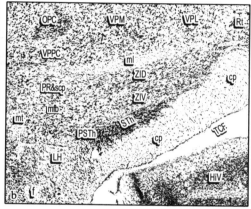

图 3-5-31　下丘脑结节乳头体交界区（a）和底丘脑区（b）（细胞染色）

4. 杏仁区和梨状皮质区（D 区）　　已达**杏仁核 Am** 的后部，杏仁主核 Amy 背内侧部的亚核完全消失，**杏仁皮质核 CoAm** 和皮质移行区增大，**杏仁周皮质 PAmy** 缩短，详情见后段图 3-6-37。

5. 纹状体区（E 区）　　仅存尾壳核 CPu 后端（E-1），与海马伞 fi 前缘之间有侧脑室 LV（图 3-5-29）。

6. 上丘脑区（G 区）　　位置内容不变但切面增大。**髓纹 sm** 腹侧的**缰核（F-1）**（**缰内侧核 MHb** 和**缰外侧核 LHb**）继续增大，**后屈束 fr** 纤维增多并向腹侧下降。紧邻 fr 腹侧出现的密集深染细胞与 OPC 一致，同为束旁核 PF 的前端（参见后图 3-6-23），此核属背侧丘脑的板内核（图 3-5-30）。

7. 底丘脑区（H 区）　　此处为底丘脑区的典型切面，其背侧界为内侧丘系 ml，腹侧界即大脑脚 cp，内侧界为 ml 内侧端与 cp 内侧端的连线，并与下丘脑外侧区 LH 相连（图 3-5-29，图 3-5-31b）。

（1）底丘脑核区（H-1）：此切面内，内囊 ic 纤维完全延续为大脑脚 cp。**底丘脑核 STh** 紧贴大脑脚 cp 内侧半的背侧，细胞中等偏大密集深染，在切面上呈扁卵圆形或近似梭形。**底丘脑旁核 PSTh** 连于 STh 的内侧端，稍浅染的细胞散入下丘脑外侧区 LH 内（图 3-5-31）。

（2）未定带区（H-2）：**未定带 ZI** 更趋宽大，呈现底向内侧、尖向外侧的三角形核区。ZI 可分为**背侧部 ZID** 和**腹侧部 ZIV**，前者紧邻内侧丘系 ml，后者紧邻大脑脚 cp。ZID 内侧端的细胞稀疏浅染区为原丘脑腹内侧核 VM 延续而来，称**红核前区 PR**（属中脑结构），其内有前后穿行的纤维束为（交叉后）**小脑上脚 scp**（图 3-5-29～图 3-5-31）。

8. 后丘脑区（I 区）　　**外侧膝状体 LG**（I-1）显著增大，并分出**背侧核 DLG** 和**腹侧核 VLG** 两个亚核。LG 的内侧界为丘脑上辐射 str，腹侧已与**视束 opt** 相连（图 3-5-29）。opt 的纤维进入 LG 内，使 VLG 细胞多呈背腹方向的极性排列（图 3-5-30a）。

（五）海马水平部节段的矢状切面

　　本节段切面位置参考图 3-5-32，连续矢状切片见图 3-5-33，重点观察背侧丘脑 DTh 的中 1/3、上丘脑 ETh、底丘脑 STh 和下丘脑结节区 TR 诸结构。

　　图 3-5-33a 内位于**丘脑间黏合 IThA** 的各类核群位置稍变，但背侧部的**丘脑室旁核 PV**（中线核群）和腹侧部的**连结核 Re**（中线核群）不变。深染的**缰内侧核 MHb**（上丘脑 ETh）位于 DTh 的背侧，与海马之间有**大脑横裂 TCF** 分隔；下丘脑**结节区 TR** 位于 DTh 腹侧，因脑腹侧部位置不垂直而出现 3V 与 TR 主要核团（VMH，DM）共存的现象。

　　图 3-5-33b 以**髓纹 sm**、**后屈束 fr** 和**乳头丘脑束 mt** 作为定位标志。DTh 背侧半内的内侧核群（MD）向后延伸并向腹侧扩展（图 3-5-34），前核群（AM）则很快消失；腹侧半内的腹内侧核 VM 伴行在 mt 的前后。ETh 的**缰外侧核 LHb** 浅染，位于后屈束 fr 的背侧端。下丘脑结节区 TR 内主要有下丘脑的**背内侧核 DM** 和下丘脑**腹内侧核 VMH**。TR 背侧的前半为下丘脑背侧部 DA（室旁核 Pa 的伸延），后半则为**下丘脑后区 PH**。

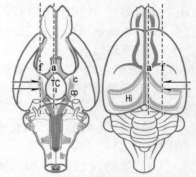

图 3-5-32　矢状切面位置示意图

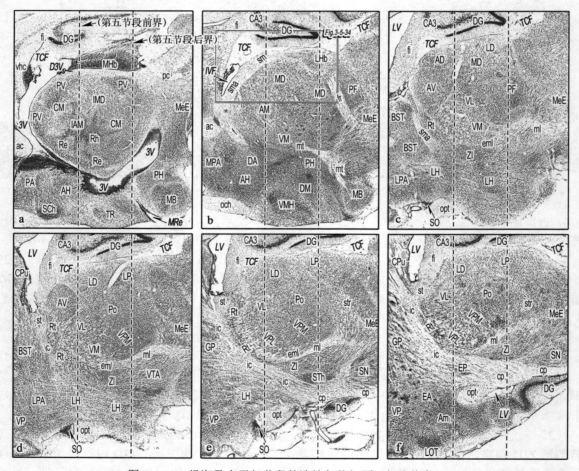

图 3-5-33　经海马水平部节段的连续矢状切面（细胞染色）

　　图 3-5-33c 以**外髓板 eml** 为定位标志。DTh 背侧半内出现外侧核群（LD），腹侧半内的腹侧核群（VM）新增加**腹外侧核 VL**。eml 纤维增多，**未定带 ZI 增大但位置不变**。上丘脑 ETh（sm，Hb）或已消失，下丘脑外侧区 LH 与前段延续，区域增大但结构未变。

图 3-5-33d 仍以**外髓板** eml 为定位标志。DTh 背侧半的外侧核群（LD）新增加外侧后核 LP，其腹侧出现**丘脑后核** Po（后核群）；腹侧半的腹侧核群继续增大，**腹后内侧核** VPM 出现在 eml 的背侧。eml 腹侧的**未定带** ZI 增大，**下丘脑外侧区** LH 穿行纤维（前脑内侧束 mfb 最重要）增多。

图 3-5-33e 以内囊 ic 和 eml 为定位标志。DTh 背侧半内主要核团基本未变（LD，LP，PO），腹侧半的腹侧核群新出现**腹后外侧核** VPL。未定带与内囊 ic 之间出现**底丘脑核** STh，LH 即将消失，视束 opt 仍位于脑表面。

图 3-5-33f 以**内侧丘系** ml 和**大脑脚** cp 为定位标志。ml 为外髓板 eml 的增厚延续，cp 为内囊 ic 的增厚延续。DTh 内核群未变，但 VPL 显著增大、纤维断面增多。**视束** opt 被**杏仁区** Am 遮盖，此处主要是杏仁内侧核 Me。opt 背侧的大脑脚 cp 内有**脚间核** EP，后方可见侧脑室 LV 下角。

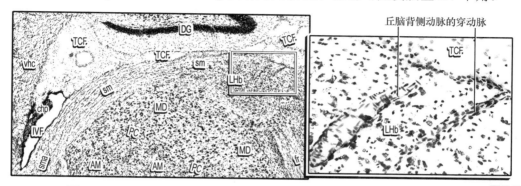

图 3-5-34　丘脑背侧面与大脑横裂 TCF（矢状切面，细胞染色）

三、局部区域与局部结构

（一）脑冠状切面内海马水平部的形态

图 3-5-35 为经海马水平部的连续未染色冰冻切片（厚度 30μm），纤维越致密，颜色越白亮，其细致度几乎等同于普通的纤维染色效果。

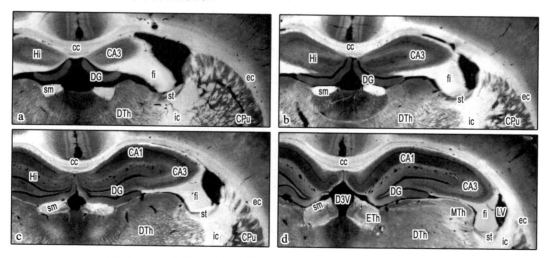

图 3-5-35　海马水平部连续冠状切面（未染色冰冻切片）

在冠状切面内，最先出现的海马 Hi 水平部前端为 CA3 区和齿状回 DG 腹侧板（图 3-5-35a）。随着切面后移，当 DG 的背侧板和腹侧板同时出现后，Hi 的分区和分层完整显现（图 3-5-33c）。

海马裂 HiF 与**齿状回沟** SDG 在海马腹侧表面形成纵行浅沟，均用作整体海马分区取材的重要定位标志（图 2-1-7a，图 3-5-4a，图 3-5-5a）。HFi 深入海马内，形成一潜在的裂隙，在冠状切面上呈弧形弯曲，以一排不连续的小血管断面以及小而深染的软膜细胞作为识别标志。HFi的内侧端在海马表面形成的浅沟肉眼可见。SDG 实为 DG 腹侧板的外侧端，其表面无海马槽 alv 的白亮纤维层覆盖，可借助放大镜进行区别。

1. **CA1 区**　占据 Hi 的背侧，位于胼胝体 cc 与海马裂 HFi 之间，在未染色切片内，显示为颜色最深的等宽区带（图 3-5-35c、d）。成年大鼠海马水平部的 CA1 区长度（内-外侧，M-L）超过 4mm，小鼠的超过 2.5mm。

（1）**锥体细胞层 Pyl**：为大锥体细胞的胞体组成。在未染色切片上呈几近透明的细线状区（图 3-5-35）。在细胞染色切片的低倍镜下呈深染的线状（图 3-5-36a），高倍镜下可见有 4～5 层的大锥体细胞密集排列（图 1-2-6）。石蜡切片的高倍镜下可见浅染的胞核大而圆，核内多有 1～2 个点状深染的核仁，核周的胞质量少、染色较深，隐约可见较粗的顶树突干伸向分子层（图 3-5-36b）。

（2）**分子层 Mol**：位于 Pyl 与 HFi 之间，为锥体细胞的顶树突组成。普通染色切片内似大脑皮质的分子层，细胞小而稀少，镜下呈浅染的等宽带状区。特殊染色可见密集平行排列的锥体细胞顶树突，根据顶树突的形态又可分出亚层（图 3-5-37）。

（3）**多形层 Pol**：又称始层 Or，为锥体细胞的基树突和轴突根部组成，位于 Pyl 与海马槽 alv 之间。细胞大小不等数量稀少，比 Mol 的染色稍深，但其宽度明显小于 Mol（图 3-5-36b，图 3-5-37）。

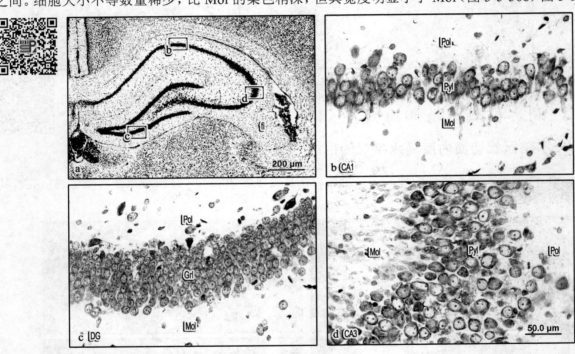

图 3-5-36　海马各区分层及细胞形态（细胞染色；a. 冰冻切片；b～d. 石蜡切片）

2. **CA2 区**　连接 CA1 与 CA3，成年大鼠仅长 0.5～0.8mm。CA2 的 Pyl 大约有 5～8 层细胞，排列最紧密，在实验中多归入 CA3 区分析处理（图 3-5-36a，图 3-5-37）。

3. **CA3 区**　占据 Hi 的腹外侧部，位于 HiF 外侧端与齿状回沟 SDG 连线的外侧，其背侧连 CA2，腹侧折转向内连 DG（图 3-5-36a，图 3-5-37）。

（1）**锥体细胞层 Pyl**：由 8～10 层大锥体细胞松散排列，在低倍镜下为深染粗线状（图 3-5-36a），弯曲呈"C"或横位"U"形，高倍镜下可见大锥体细胞形态似 CA1，但排列明显疏松（图 3-5-36d）。

（2）**分子层 Mol**：位于 Pyl 与 HFi 外侧端之间，背侧端与 CA2 的 Mol 延续，腹侧端主要与 DG 背侧板的 Mol 延续。根据顶树突的形态也分出亚层，但与 CA1 的亚层并不完全相同（图 3-5-37）。

（3）**多形层 Pol**：位于 Pyl 与海马伞 fi 之间，普通细胞染色切片内表现与 CA1 区的并无明显差异（图 3-5-36b、d），但特殊染色法显示两者有别（图 3-5-37）。

4. 齿状回 DG　占据 Hi 的腹内侧部，位于 HiF 与大脑横裂 TCF 之间，由**背侧板**与**腹侧板**组成，两板外侧端连线内侧的区域即**齿状回门** HDG 所在（图 3-5-5a，图 3-5-36a，图 3-5-37）。

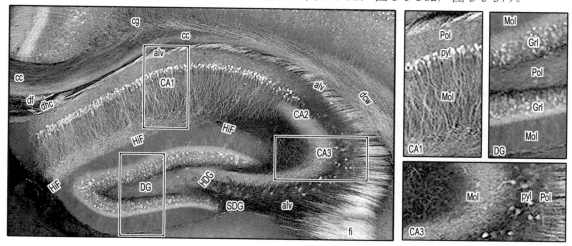

图 3-5-37　海马水平部的典型冠状切面（激光扫描共聚焦显微成像）

（1）**颗粒细胞层 Grl**：又称**齿状回颗粒细胞层 GrDG**，由 10～12 层大颗粒细胞密集堆砌而成，在冰冻切片细胞染色的低倍镜下呈浓密深染带，背、腹两板的 Grl 内侧端相连，切面上呈横位"V"形（图 3-5-36a）。石蜡切片细胞染色的高倍镜下可见颗粒细胞密集，胞体较海马大锥体细胞的小，胞核浅染且圆而大，内有 1-2 个点状深染核仁，核周的胞质量少、染色稍深（图 3-5-36c）。颗粒细胞与锥体细胞都是胞核大胞质少，在实验中需特别注意胞核与胞质的区别辨认。

（2）**分子层 Mol**：为颗粒细胞的树突组成。背侧板的 Mol 位于 Grl 与 HFi 之间，外侧端连接 CA3 的 mol；腹侧板的 Mol 位于 Grl 与大脑横裂 TCF 之间，外侧端在脑表微隆起，形成的浅沟即齿状回沟 SDG，可用作 DG 与 CA3 的脑表面分界标志（图 3-5-37）。

（3）**多形层 Pol**：为颗粒细胞的轴突和大小不等的各种细胞（总称门区细胞）共同组成，夹持在背、腹侧 Grl 之间。Pol 的中小细胞内散在较多的大细胞，向外侧与 CA3 的锥体细胞层 Pyl 相连。

近年的研究已证实成年脑 DG 的 Grl 深方以及与 Pol 的交界处有神经干细胞存在，此区域被称为**齿状回颗粒下带 SGZ**。与侧脑室 LV 处的脑室下带 SVZ（图 3-2-16）相同，均为研究成年脑神经干细胞之处（图 3-5-38）。

5. 海马的纤维　进、出海马的纤维组成下述镜下可见的纤维结构（图 3-5-35，图 3-5-36a，图 3-5-37，图 3-5-39）。

（1）海马槽与海马伞：①**海马槽 alv** 又称**室床**，两

图 3-5-38　齿状回颗粒下带（冰冻切片，Doublecortin-IHC，甲酚紫复染）

名同用"alvus"。alv 为锥体细胞轴突组成的菲薄纤维层，被覆在 CA1～CA3 区多形层 pol 的表面，在 Hi 外侧缘汇聚成海马伞 fi，注意 DG 表面无此层（图 3-5-37，图 3-5-39a）。②**海马伞 fi** 在冠状切面上为宽大的浅染纤维区，外侧（实为海马背侧面）参与构成侧脑室 LV 的内侧壁，内侧（海马腹侧面）与间脑之间有大脑横裂 TCF。fi 的游离缘与 st（实为其附近的丘脑表面）之间有侧脑室脉络组织 tchLV 相连，并有侧脑室脉络丛 chpLV 附着。在切片制作中，膜性结构常损伤丢失，虽镜下未见，但须清楚此处的完整结构（图 3-5-36a，图 3-5-39a）。

（2）穹窿与海马连合：海马连合又称穹窿连合。①**穹窿 f** 与**海马腹侧连合 vhc** 出现在隔区后半和隔海马移行区，分别是粗大的纤维束和宽厚的纤维板。②**背侧穹窿 df** 和**海马背侧连合 dhc** 位于

海马水平部的背侧，df 为较细的纤维束，在 cc 下的中线两旁前后经行；dhc 为扁薄的纤维板，前窄后宽，在 df 与海马槽 alv 之间跨越中线（图 3-3-5a，图 3-5-37，图 3-5-39a）。

高质量的磁共振成像 MRI 也能清晰显示各脑区的亚结构，图 3-5-39b 为海马影像图，显示的海马层次与未染色脑切片（图 3-5-35d）以及纤维染色切片（图 3-5-29，图 3-5-39a）相对应。有些染色切片的制作过程常造成脑组织收缩，产生侧脑室 LV 和大脑横裂 TCF 相对宽大以及脑内血管增粗的假象，在实验结果分析中应注意甄别（图 3-5-39a）。

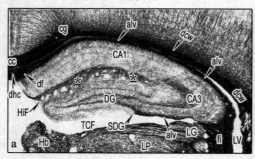
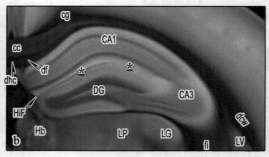

图 3-5-39　海马槽与海马伞（a. 纤维染色；b. MRI）

（二）脑水平切面内海马的形态

在脑水平切面内观察海马 Hi 垂直部的细胞层次清晰，特别是与下托 S 的延续关系显示完整，而 S 是海马传入信息的主要路径。图 3-5-40 选取 Hi 代表性水平切面，切面位置参考图 3-5-40a。

图 3-5-40b 经海马 Hi 水平部上缘，海马背侧连合 dhc 显示面积最大，但 Hi 切面不典型、层次不完整。

图 3-5-40c 经海马水平部的前后长轴，此切面内海马伞 fi 宽大，前端在隔区 Spt 后延续为海马腹侧连合 vhc。此时 Hi 的层次已经完整，但整体形状有变。此切面内侧脑室 LV 的前后径最长。

图 3-5-40d 经海马垂直部的上份，已出现海马垂直部的典型横切面。海马整体呈卵圆形，各分区分层明显，下托 S 与皮质区的连续关系清晰。海马伞 fi 中部被新出现的内囊 ic 和终纹 st 纤维冲断，将 LV 分成前、后两部。

图 3-5-40e 经海马垂直部的中份，海马 Hi 分区分层同图 3-5-40d，但其前端的海马伞 fi 缩短呈短带状。Hi 与隔区 Spt 之间的内囊 ic 迅速增大，连接背侧丘脑 DTh 与尾壳核 CPu。此时侧脑室 LV 的后部多已闭合，仅存留近 fi 处者，但位于隔区 Spt 和 CPu 之间的 LV 前部始终存在。

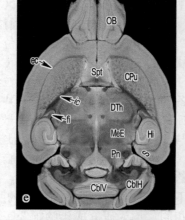

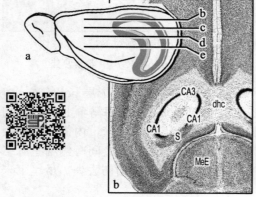
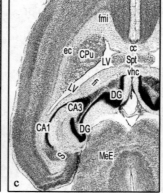
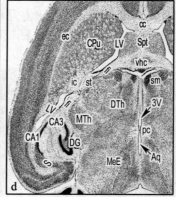

图 3-5-40　脑水平切面内的海马形态（b~d. 细胞染色；e. MRI）

（三）脑矢状切面内海马的形态

图 3-5-41 选取海马 Hi 的代表性矢状切面，切面位置参考图 3-5-41a。

图 3-5-41b 经海马水平部的长轴稍偏外侧，恰为经前连合前肢 aca 长轴的矢状层面（图 3-3-30d，图 3-5-33d），成年大鼠约为中线旁开不足 2mm，小鼠约 1.0mm 处。此时切片内海马 Hi 的分区分层与冠状切面内的海马水平部相似，但方位旋转 90°：海马伞 fi 连于 Hi 前端，下托 S 连于后端。位于海马裂 HiF 内的血管纵切面（＊）称海马内横动脉，位于大脑横裂 TCF 内的血管横断面（↑）称海马纵动脉 LHiA（图 3-5-39b、b'）。血管分布参见图 3-5-43。MRI 所获得的活体影像图能真实地反映某些结构的自然状态，图 b″内可见侧脑室脉络丛 chpLV 显示良好。

图 3-5-41c 经 Hi 垂直部起始处，大鼠中线旁开不足 4mm，小鼠约 2.5mm 处。可见背侧海马 HiD 与腹侧海马 HiV 之间虽有背侧丘脑 DTh 和后丘脑 MTh 分隔，但海马切面仍典型。当间脑消失后，背、腹海马相连，海马分区和分层不典型（图 3-4-38）。

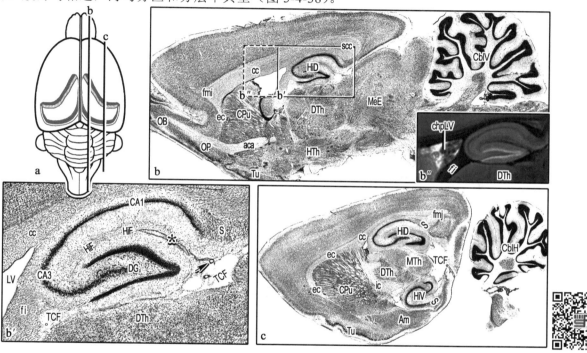

图 3-5-41　脑矢状切面内的海马形态（细胞染色，b". MRI）

无论是在冠状、矢状或水平（横）切面内，虽得到的 Hi 典型切面方位不同，但毗邻关系与分区分层特点基本不变：①与细胞松散的下托 S 相连处是 CA1 区；②细胞排列最紧密染色最深的是齿状回 DG；③与海马伞 fi 相连处一定是 CA3 区。

四、海马水平部节段的动脉分布

本节段内的脑动脉主干有颈内动脉环段的后半、环外段的末端和后交通动脉的起始段。

颈内动脉 ICA 环段沿下丘脑的侧缘前行，向背侧发出穿动脉进入腹侧部脑区。约在下丘脑结节区后缘的外侧，粗大的**后交通动脉 PComA** 起始处作为 ICA 环段与环外段的分界标志。在本节段内，ICA 环段还发出较大的**脉络丛前动脉 AChA**，环外段发出较小的**漏斗动脉**（图 3-5-42a）。

（一）下丘脑区的动脉

动脉分布区相当于本节段的腹内侧区，主要是下丘脑 HTh 的结节区 TR 和下丘脑外侧区 LH，与前一节段的下丘脑前区 AH 以及 LH 相延续。在本节段后端，乳头体区 MB 出现。

1. **下丘脑支和下丘脑外侧动脉**　在本节段内起自下丘脑外侧缘处的 ICA 环段，向背侧分别穿入本节段的下丘脑结节区 TR 和下丘脑外侧区 LH（图 3-5-42b、c）。

2. **漏斗动脉**（infundibular artery）　起自 ICA 的内侧壁、后交通动脉 PComA 起点的附近。该动脉向前、向内侧发出分支，其中分布到正中隆起 ME 的分支参与下丘脑垂体门脉系统的组成。在中线处，两侧分支相互吻合（图 3-5-42a～c）。

（二）杏仁区和梨状皮质区的动脉

动脉分布区相当于本节段的腹外侧区，与前一节段相延续，主要结构基本未变。

1. **皮质杏仁动脉 CxAmA**　自前一节段延续而来，分支分布并继续向后延续。

2. **杏仁后动脉**（posterior amygdaloid artery）　起自脉络丛前动脉 AChA 的起始段，经杏仁区 Am 内侧穿入，分布到杏仁核群的后部（图 3-5-42b、c）。

3. **其他分支**　脉络丛前动脉 AChA 在起始处发出小的皮质支，分布到杏仁皮质区的后半；在 ICA 环段的外侧壁，也可直接发出较小皮质支分布到杏仁皮质区的后半。

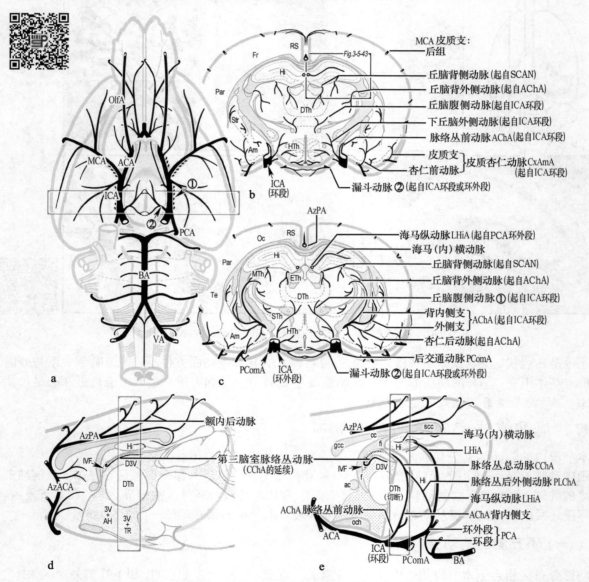

图 3-5-42　海马水平部节段的主要动脉分布（a. 腹侧面；b. 经 X 形核冠状节段；c. 经海马伞前缘冠状节段；d. 正中矢状面；e. 海马内侧面动脉）

（三）背侧丘脑区的动脉

动脉分布区相当于本节段的中央区，与前一节段相延续，约占背侧丘脑 DTh 全长的中 1/3。DTh 的周围先后出现上丘脑 ETh、后丘脑 MTh 和底丘脑 STh 区，但为简便描述，仍称之为"背侧丘脑区"。

1. **丘脑腹侧动脉**和**丘脑背侧动脉**　与前一节段相延续，动脉来源和分布同前（图 3-5-42b、c）。

2. **丘脑背外侧动脉**（dorsolateral thalamic artery）　起自脉络丛前动脉 AChA 的背内侧支，为数个小分支，分布到 AChA 经行路径上的丘脑背外侧部（图 3-5-42b、c）。

（四）海马水平部的动脉

动脉分布区即海马水平部，与前一节段的隔海马移行区相延续。

1. **海马纵动脉 LHiA**　起自大脑后动脉 PCA 环外段的起始处，是海马的动脉主干。LHiA 与海马长轴走向一致，故在本节段内海马水平部的冠状切面上，仅见位于海马裂表面的 LHiA 断面（图 3-5-41b'，图 3-5-42c、e，图 3-5-43）。

2. **海马横动脉**（transversal hippocampal artery）　起自海马纵动脉 LHiA 的一组分支，沿海马裂 HiF 深入海马内，又称**海马内横动脉**。LHiA 同时向海马腹侧面发出较细的**海马外横动脉**，两组横动脉都发出丰富的穿支进入海马实质内（图 3-5-41b'，图 3-5-42c，图 3-5-43）。

3. **其他分支**　丘上动脉网 SCAN（大脑后动脉 PCA 分支组成，见后段）向前发出的小分支分布到海马 Hi 水平部的腹面，脉络丛前动脉 AChA（见后段）也有分支分布到海马伞附近的海马区。

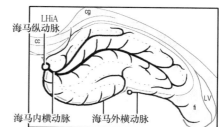

图 3-5-43　鼠海马动脉分布模式图

（五）半球皮质区的动脉

额皮质 Fr 在本节段后部消失，枕皮质 Oc 和颞皮质 Te 先后出现，但动脉分布形式与前一节段基本相同（图 3-5-42）。

1. **MCA 皮质支中组**和**后组**　分布到背外侧面大部分皮质区（图 3-3-31e）。

2. **嗅裂动脉**　分布到嗅裂周围皮质区。

3. **额内后动脉**　分布到压后皮质 RS 和半球背侧缘的额、顶和枕皮质（图 3-5-42d）。

（六）脉络丛前动脉

1. **起始和经行**　脉络丛前动脉 AChA 起自颈内动脉 ICA 环段的背侧，是 ICA 环段的较大分支。AChA 在大脑横裂 TCF 内近海马伞缘处弧形上行，与脉络丛后外侧动脉（起自海马纵动脉 LHiA）吻合后改称**脉络丛总动脉 CChA**，其前端穿室间孔 IVF 折转进入第三脑室背侧部 D3V，参与组成第三脑室脉络丛（图 3-5-42b、c、e）。为方便与人脑的血管分支名对应，常将脉络丛总动脉视为脉络丛前动脉的直接延续，仍称为 AChA。

2. **分支和分布**　AChA 在起始段分出较大的杏仁后动脉和脉络丛支后，主干有时被称为背内侧支（图 3-5-42c）。

（1）**杏仁后动脉**（posterior amygdaloid artery）：起自 AChA 的起始段，在大脑横裂 TCF 内向外侧穿入杏仁区 Am 的后部，并发出一小分支分布到附近的梨状皮质区（图 3-5-42c）。

（2）**外侧支**：或称**脉络丛支**，较粗大，经海马腹侧部 HiV 处的脉络裂进入侧脑室 LV，参与组成侧脑室脉络丛 chpLV（图 3-5-42c），

（3）**其他分支**：AChA 主干向背侧延续改称**背内侧支**，经行中发出 2～3 支**丘脑背外侧动脉**分布到丘脑，并与脉络丛后外侧动脉吻合（图 3-5-42e）。

除与脉络丛后外侧动脉的吻合之外，AChA 还直接与 LHiA 以及丘脑背侧动脉有多处吻合。

（陈幽婷　马传响）

第六节　第六段——海马垂直部节段

一、概述

本节段的背外侧面主要为枕皮质、顶皮质、颞皮质和岛皮质（嗅裂之上），内侧面仍为压后皮质（胼胝体之上），腹侧面的正中有乳头体区后半（垂体去除），两侧的前半为杏仁区和杏仁周皮质，后半为内嗅皮质。本节段的脑内结构除海马垂直部之外，前半以间脑为主，有背侧丘脑后 1/3、下丘脑乳头体区、上丘脑、后丘脑和底丘脑；后半以中脑为主，有顶盖前区、后连合区、大脑脚、黑质和中脑被盖等。因间脑与中脑的结构互相穿插，难以划定明确界线，故又称此段为间脑-中脑移行段。侧脑室已成为半球内的潜在裂隙，第三脑室在本段末延续为中脑导水管（图 3-6-1）。

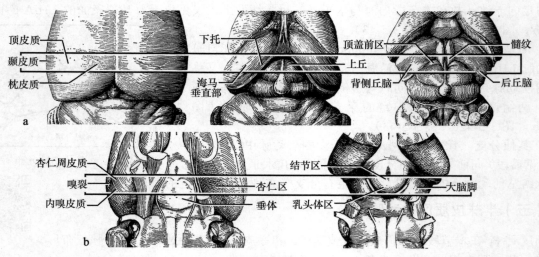

图 3-6-1　海马垂直部节段脑背侧面（a）和腹侧面（b）形态

海马垂直部形成大脑半球内侧壁的后半，其外侧面与大脑深层白质之间有侧脑室的潜在裂隙，内侧面与间脑之间有大脑横裂。背侧丘脑与中脑被盖区穿插延续，上丘脑与中脑顶盖前区穿插延续，底丘脑与中脑大脑脚区穿插延续。下丘脑结节区延续为乳头体区，后丘脑继续向后伸延入中脑。

（一）重要纤维束和脑室系统

1. 重要纤维束　从前段延续而来的胼胝体 cc、髓纹 sm、后屈束 fr、内侧丘系 ml 等在本段内均有变化，新出现的纤维束虽较细但定位功能重要（图 3-6-2）。

（1）**胼胝体压部 scc 与胼胝体大钳 fmj**：在本节段后半，胼胝体 cc 纤维增加（实际为 cc 与海马背侧连合 dhc 纤维共同增加）改称 scc，其后端左、右分开形成 fmj，此时左、右大脑半球完全分离（图 3-6-2c、d）。

（2）**后连合 pc**：在本段中部 pc 出现，跨越中线形成第三脑室 3V 顶，pc 后缘作为 3V 与中脑导水管 Aq 的分界标志，也是鼠脑冠状切面标准基线的背侧定位点（图 3-6-2c、d）。

（3）**后屈束 fr、乳头丘脑束 mt 和穹窿 f**：三者继续在中线两侧下行。fr 显著增大，可作为束旁核 PF 的定位标志，也作为背侧丘脑 DTh 与中脑 MeE 前后分界的标志之一；mt 与 f 的连线可作为下丘脑内侧区与外侧区 LH 的分界标志。

（4）**内侧丘系 ml 和丘脑上辐射 str**：ml 显著增厚并下降，仍作为背侧丘脑 DTh 与底丘脑 STh 的分界标志；str 显著增厚，仍作为 DTh 与后丘脑 MTh 的分界标志。

（5）**大脑脚 cp**：在本段的前半宽厚，背侧紧邻底丘脑核 STh；至后半变得扁薄弯曲，其背侧紧邻中脑黑质 SN。

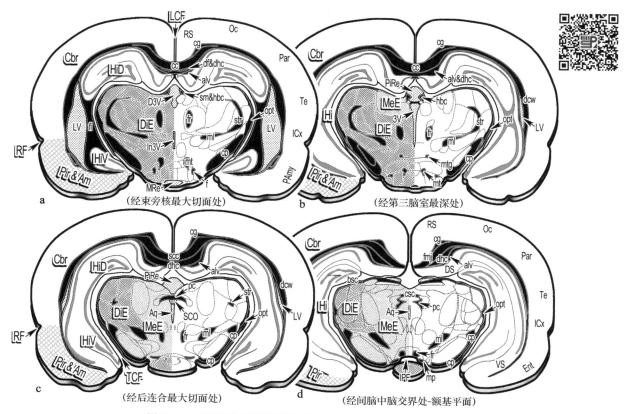

图 3-6-2 海马垂直部节段各脑区的重要纤维束和脑室系统

2. 脑室系统 本节段内有第三脑室与中脑导水管的交界处。

（1）**第三脑室** 3V 和**中脑导水管** Aq：图 3-6-3 内的虚线与图 3-6-2 的同序数切面位置对应。

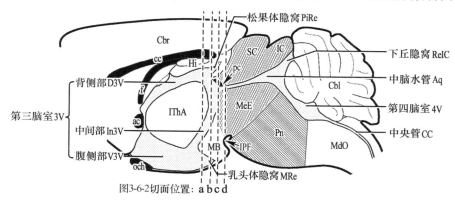

图 3-6-3 第三脑室的分部（正中矢状切面）

a 线位置与图 3-6-2a 对应，切面经海马伞 fi 前缘，与前段末相延续。此时脑室仍分为 3 部，背侧部 D3V 和中间部 In3V 基本未变，但腹侧部 V3V 延伸入乳头体内，改称**乳头体隐窝 MRe**。

b 线位置与图 3-6-2b 对应，切面经后连合 pc 的前缘，此时丘脑间黏合 IThA 消失，原 D3V 与 In3V 相连而使 3V 突然变深，故此切面被称为第三脑室 3V 最深处。原 D3V 的背侧向后延伸入松果体柄内，称**松果体隐窝 PiRe**。

c 线位置与图 3-6-2c 对应，切面经后连合 pc 最大直径处，3V 明显变浅，此处实为 3V 与中脑导水管 Aq 的过渡之处（3V/Aq），但组织结构并无明显差异。

d 线位置与图 3-6-2d 对应，切面经 pc 的后缘，作为 Aq 前端的标志，也是额基平面的上定位点。

（2）侧脑室 LV：当海马伞 fi 前缘存在时，半球深白质 dcw 与 fi 之间的 LV 室腔宽阔并有侧脑室脉络丛 chpLV（图 3-6-2a，图 3-6-4a）；当 fi 消失后，LV 逐渐闭合成潜在裂隙（图 3-6-2d，图 3-6-4b）。

（二）海马垂直部

因脑冠状切面与海马垂直部的长轴近乎平行，故本段 Hi 切面形态及各区的位置关系与前段的 Hi 水平部差异甚大，仅将规律性总结如下。

先确认海马内侧面的海马裂 HiF 以及海马内的海马裂（*）位置，再进一步辨识：①当**背侧海马 HiD** 与**腹侧海马 HiV** 之间仅以纤维结构（alv，fi）相连时，HiD 分区与海马水平部相同（图 3-6-2a，图 3-6-4a）。②当背、腹侧海马的锥体细胞层 Pyl 完全相连时，其连接区的内侧半是 CA3、外侧半是 CA2（图 3-6-2d，图 3-6-4b）。③下托 S（DS、VS）细胞分布松散、染色稍浅，与其相连的是 CA1；齿状回 DG 颗粒细胞层 Grl 排列致密、染色深浓，与其相连的是 CA3。④海马裂 HFi 的两岸均为分子层 Mol，贴近大脑深白质 dcw 的是多形层 Pol。

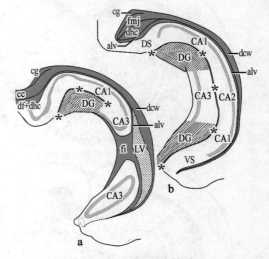

图 3-6-4　海马垂直部前份（a）和中份（b）冠状切面模式图

（三）背侧丘脑后 1/3

在本段内，间脑与中脑结构穿插存在，部分丘脑结构向后延续入中脑内（图 3-6-5）。

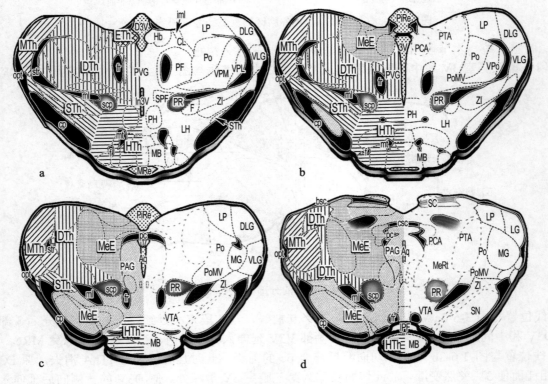

图 3-6-5　海马垂直部节段内间脑和中脑各区的主要核团

1. 背侧丘脑后 1/3 的核群和主要核团　大部区域与中脑网状结构 MeRt 相延续。

（1）中线核群、板内核群和丘脑网状核：分别与前一节段相延续。中线核群在近丘脑间黏合 IThA 后缘处消失，此时中线区和 3V 侧壁处的灰质统称**室周灰质 PVG**（图 3-6-5a、b）。随着第三脑室 3V 延续为中脑导水管 Aq，室周灰质 PVG 随之延续为**管周灰质 PAG**，其腹侧出现眼运动相关结构（图 3-6-5c、d）。**束旁核 PF** 是最大的板内核，在本段前半出现，至本段中部消失。内髓板 iml 及其他板内核均在本段前半消失。丘脑网状核 Rt 在本段初随着丘脑上辐射 str 的形成和后丘脑 MTh 的增大而消失（图 3-6-5a、b）。

人的丘脑间黏合 IThA 很小，中线核不发达；人的最大板内核称中央中核，与束旁核共同组成丘脑中央中核-束旁核复合体（centromedian-parafascicular nuclear complex）。

（2）腹侧核群：**腹后核 VPo**（VPL，VPM）在本段中部消失后，内侧膝状体 MG（属后丘脑 MTh）出现在其位置处（图 3-6-5b、c）。

（3）外侧核群：**外侧后核 LP** 在顶盖前区 PTA 与外侧膝状体 LG 之间向后延入中脑。

（4）后核群：**丘脑后核 Po** 在本段前部增大，自中部向后缩小。Po 周围先后出现若干小核团，统称丘脑后核腹内侧部 PoMV，与 Po 共同延入中脑。

2. 相关的纤维束　本节段的丘脑内可见 3 个较大的纤维束。

（1）**后屈束 fr**：实属上丘脑缰核 Hb 的传出纤维，自前段延续而来，在本段内降入 DTh 内，在本段末降至脚间窝 IPF 的背侧。图 3-6-6b 与图 3-5-33b 为同一层面，fr 显示清晰（图 3-6-5，图 3-6-6）。

（2）**内侧丘系 ml**：在本段内纤维继续增多并向腹内侧下降（图 3-6-5）。

（3）**小脑上脚 scp**：自前段出现，其前端纤维松散包绕丘脑腹内侧核 VM，向后与红核前区 PR 穿插共存，并与 ml 的位置关系密切（图 3-5-24，图 3-5-29，图 3-6-5）。

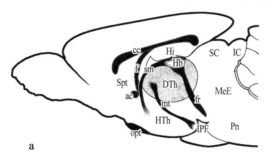
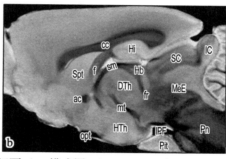

图 3-6-6　经髓纹和后屈束的旁正中矢状切面（a. 模式图；b. MRI T₂WI）

（四）上丘脑

上丘脑 ETh 自前段延续而来，**缰核 Hb** 在本段前份消失。**缰连合 hbc、髓纹 sm** 和**后屈束 fr** 均为 ETh 的相关纤维束：hbc 是 sm 后端左、右相连的纤细纤维束，出现在本段前份；fr 在本段内降至脚间窝 IPF 处。细长的松果体柄起始段与第三脑室 3V 相通，形成松果体隐窝 PiRe（图 3-6-3，图 3-6-5）。

图 3-6-7 是鼠与人间脑和中脑背侧面的形态比较。上丘脑 ETh 的外形以及与间脑的体积比虽有差别，但核团、纤维联系与功能基本对应，缰核 Hb（MHb，LHb）、缰连合 hbc 和髓纹 sm 常合称**缰复合体**（图 3-6-7）。

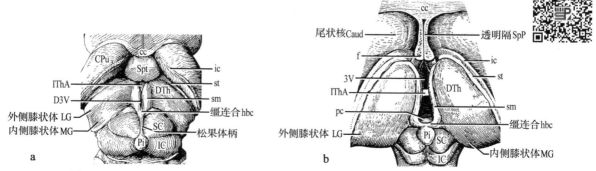

图 3-6-7　鼠与人的间脑和中脑形态比较（a. 鼠脑背侧面观；b. 人脑后面观）

（五）后丘脑

后丘脑 MTh 自前段末出现，在本段内扩大并继续向后延续，主核团是外侧膝状体和内侧膝状体，相关纤维束是视束和丘脑上辐射。

1. **外侧膝状体 LG 和视束 opt**　LG 是视觉的特异性中继核，起于前段后份、丘脑背外侧的脑表面，在本段内先增大后缩小。LG 的主核是**背侧核 DLG 和腹侧核 VLG**，视束 opt 的大部分纤维终止于此，小部分绕其表面终止于中脑的顶盖前区 PTA 和上丘 SC（图 3-6-5，图 3-6-7a）。人外侧膝状体呈典型的分层结构，从浅入深分为 6 层。

2. **内侧膝状体 MG 和丘脑上辐射 str**　MG 是听觉的特异性中继核，起于本段中份、丘脑腹后核 VPo 的后端，向后增大并伸延至中脑。MG 主要有 **MG 背侧部 MGD 和腹侧部 MGV** 两个亚核，发出的纤维加入**丘脑上辐射 str**。str 自前段延续而来，至本段后份消失（图 3-6-5，图 3-6-7a）。

后丘脑 MTh 因与背侧丘脑 DTh 的腹后核 VPo 位置贴近、功能相同，都中继特异性感觉到大脑皮质，故常将其直接归入 DTh 内，不再单独分出。

（六）底丘脑

底丘脑 STh 自前段延续而来，主核团仍是底丘脑核和未定带，图 3-6-8 的染色切片见图 3-6-35e。

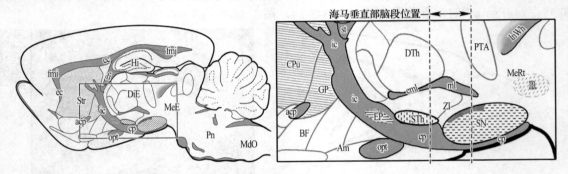

图 3-6-8　鼠底丘脑与基底节（经底丘脑核长轴的旁正中矢状切面）

1. **底丘脑核 STh**　紧贴大脑脚 cp，在冠状切面和矢状切面内都近似扁卵圆形（图 3-6-5a，图 3-6-8）。

2. **未定带 ZI**　在本段前部基本未变，中部向后逐渐缩小，延续为中脑网状结构（图 3-6-5）。

底丘脑核 STh 为锥体外系的重要中继核，向后与中脑的黑质 SN 和红核 R、向前与纹状体 Str（CPu，GP）和脚内核 EP 等锥体外系核团（人脑向前与尾状核 Caud、豆状核壳 Put、苍白球 GP）联系密切。临床常统称其为**基底节**（basal ganglia）或**基底神经节**。

在临床神经外科学，人的底丘脑 STh 还包括红核 R 和黑质 SN 的上端在内，合称腹侧丘脑；人的底丘脑核又称吕伊斯体（Luys' body），其内血管丰富（图 3-6-9）。

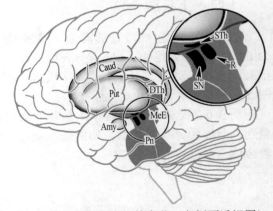

图 3-6-9　人底丘脑与基底节（左侧面透视图）

（七）下丘脑

以**乳头体区 MB** 为主，前段的下丘脑后区 PH 和下丘脑外侧区 LH 在本段内先后消失（图 3-6-5）。

1. **乳头体区内的主要核团**　主要有五个核群（或核团）（图 3-6-10，图 3-6-11）。

（1）**结节乳头体背侧核 DTM**：曾用名结节大细胞核，可作为 MB 起始的标志（图 3-6-10a）。

（2）**乳头体前核 PM**：分为腹侧部 PMV 和背侧部 PMD（图 3-6-10a～c）。

（3）**乳头体内侧核 MeM**：分为正中部 MnM、内侧部 MM 和外侧部 ML（图 3-6-10d～f）。

（4）**乳头体外侧核 LM**：单一的且最小的核团（图 3-6-10d、e）。

（5）**乳头体上核 SuM**：分为内侧部 SuMM 和外侧部 SuML（图 3-6-10c～e）。

2. **下丘脑后区 PH 和下丘脑外侧区 LH**　前者延续为中脑中线结构，后者延续为中脑被盖腹侧区 VTA，原经行在 LH 内的前脑内侧束 mfb 继续在 VTA 内经行（图 3-6-5，图 3-6-10）。

3. **相关纤维束和脑室**　穹窿 f 和乳头丘脑束 mt 先后降入 MB 并消失；乳头体上交叉 sumd 界分MB 和下丘脑区 PH；乳头体脚 mp 起于 MB 中部并后延入中脑的前部。原第三脑室 3V（即 V3V）延续为**乳头体隐窝 MRe**，在本段末 MRe 消失（图 3-6-5，图 3-6-10）。

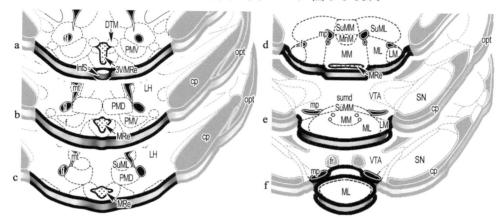

图 3-6-10　乳头体的主要核团、纤维束和脑室

（八）杏仁区

本段内的杏仁区 Am 主要有杏仁皮质核 CoAm 和杏仁移行区，前部尚存少量杏仁主核 Amy。

1. **杏仁后内侧皮质核 PMCo 和杏仁后外侧皮质核 PLCo**　两核持续缩小至消失。

2. **杏仁海马移行区 AHi 和杏仁梨状皮质移行区 APir**　两区持续增大。AHi 经腹侧下托 VS 连海马腹侧部 HiV；APir 在本段前部连杏仁周皮质 PAmy，后部连内嗅皮质 Ent。详情见图 3-6-37。

（九）中脑结构

自中脑的顶盖前区出现后，间脑结构减少、中脑结构增多，两者穿插存在，并无明显分界。至前连合后缘（额基平面）层面，已大部分为中脑 MeE 结构（图 3-6-2，图 3-6-5）。

出现在本节段内的中脑结构主要有（图 3-6-11）：

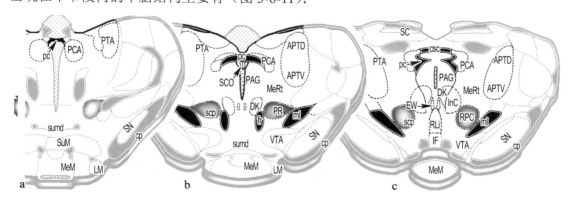

图 3-6-11　顶盖前区、后连合区和中脑网状结构

1. **顶盖前区 PTA**　自前段末 PTA 的核团已出现在缰核 Hb 的外侧，在本段内迅速增大、核团增多、并向腹外侧扩展。PTA 由数个大小不等的核团共同组成，其中**顶盖前区前核 APT** 出现最早（上

段末即出现）、消失最晚（可达上丘中部层面）、体积最大，向腹侧扩展入中脑网状结构内，并分为**APT 背侧部** APTD 和**腹侧部** APTV 两个亚核。

2. **后连合区** PCA　当缰核 Hb 消失时随即出现，由**后连合** pc 和**后连合核（群）**共同组成。pc 横越 3V 背侧，构成 3V 的背侧界。后连合核群由数个小而分散的核团组成，位于 pc 的纤维束内以及周围的脑区，较易辨识的是**后连合大细胞核** MCPC。pc 跨越 3V 背侧处的室管膜上皮特化后，形成**连合下器** SCO，为脑内的室周器官之一（图 1-2-31）。

后连合 pc 可作为中脑导水管 Aq 前端的定位标志。在鼠脑作为冠状切面用标准基线（**额基平面**）的上定位标志点，即后连合 pc 后缘与脚间窝 IPF 前缘的连线（图 1-3-2a，图 3-6-12a）；在人脑立体定位手术时，**AC-PC 线**是影像学脑横断层面的精确定位基线，即前连合 ac 与后连合 pc 之间的连线，但临床用大写"AC-PC"（图 3-6-12b）。

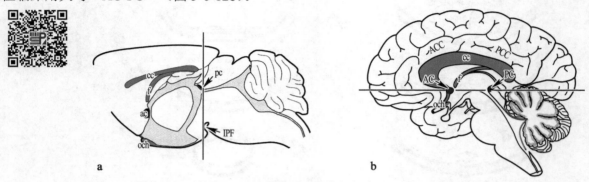

图 3-6-12　鼠脑（a）的额基平面基线与人脑（b）的 AC-PC 基线

3. **黑质和被盖腹侧区**　其前半位于本节段内（图 3-6-13）。

（1）**黑质** SN：紧贴 cp 背侧，前端在底丘脑核 STh 之后，后端至脑桥基底部 Pn 前缘（图 3-6-8）。SN 可分为 3 个亚核。

1）**黑质致密部** SNC：细胞密集聚成细胞板，又分为 **SNC 背侧带** SNCD、**内侧带** SNCM 和**腹侧带** SNCV 三个亚核。

2）**黑质网状部** SNR：被大脑脚 cp 形成的纤维板覆盖，呈卵圆形，体积最大但细胞稀疏。

3）**黑质外侧部** SNL：位于前两部的背外侧，细胞略稀疏，表面仍有 cp 覆盖。

（2）**被盖腹侧区** VTA：位于 SN 与中缝核群之间，前端与下丘脑外侧区 LH 相延续，后端与脑桥网状结构相延续，其内包含**臂旁色素核** PBP、**束间旁核** PIF 和**黑质旁核** PN 三个亚核。

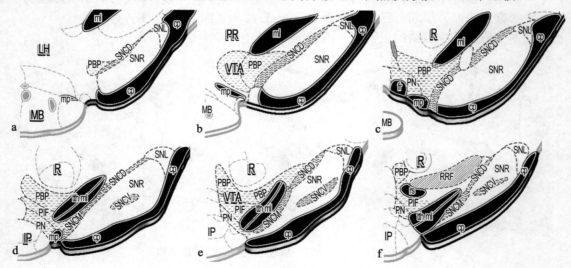

图 3-6-13　黑质和被盖腹侧区

SN、VTA 和红核后区 RRF 及其周围是脑内多巴胺能神经元的第一个富集区（第二个在下丘脑），包括 A8～A10 群。已知 RRF 属 A8 群，SNC 属 A9 群，VTA 属 A10 群。

4. 中脑导水管和管周灰质　当背侧丘脑 DTh 的中线核群消失后，丘脑间黏合 IThA 后缘和第三脑室 3V 侧壁的灰质改称**室周灰质 PVG**；当 3V 延续为**中脑导水管 Aq** 时，PVG 则延续为**管周灰质 PAG**。在 Aq 腹侧的管周灰质 PAG 内，出现调节眼运动的相关核团以及与顶盖前区功能密切相关的中继核，详情见后段。

5. **中缝核（群）Rph**　位于中线处以及 Aq 的腹侧，在本段后份先后有**脑桥嘴侧线形核 RLi** 和**束间核 IF** 出现，详情见后段。

6. 中脑顶盖　在本段末，**上丘 SC** 与**上丘连合 csc** 出现在中脑导水管 Aq 的背侧，详情见后段。

7. 中脑网状结构　除去上述结构，中脑中央部统称**中脑网状结构 MeRt**，其内有**红核前区 PR** 或有**红核 R** 出现，详情见后段。

（十）半球皮质区与皮质内核团

本段内的主要变化是：①**枕皮质 Oc** 和**颞皮质 Te** 增大，顶皮质 Par 缩小并消失；②随着背侧海马 HiD 与腹侧海马 HiV 的相连，侧脑室 LV 闭合为潜在裂隙；③随着**胼胝体大钳 fmj** 的形成，左、右大脑半球完全分离；④随着杏仁核的消失，杏仁周皮质 PAmy 延续为**内嗅皮质 Ent**（图 3-6-14）。

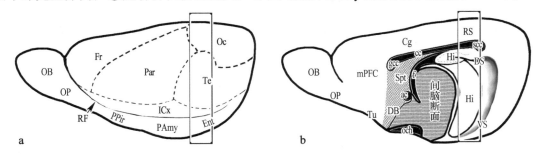

图 3-6-14　海马垂直部节段的主要皮质区

二、经海马垂直部节段的断面解剖

成年大鼠脑本节段的嘴尾长度约 1.5mm，小鼠的大于 1.0mm。前与海马水平部断面的分区相连续，后与中脑的结构相对应，将本节段划分为海马垂直部（A 区）、丘脑后 1/3 区-中脑移行区（B 区）、下丘脑区-中脑移行区（C 区）、杏仁区和梨状皮质区（D 区）、上丘脑区-中脑移行区（G 区）、底丘脑区-中脑移行区（H 区）以及后丘脑区（I 区）共 7 个脑区。选取四张典型切片进行描述：第一张经束旁核最大切面处，第二张经第三脑室最深处，第三张经后连合最大切面处，第四张经额基平面（图 3-6-15）。

在本节段内，根据间脑 DiE 各部与中脑 MeE 的延续变化情况，对各区的描述顺序做了适当调整。

（一）经束旁核最大切面处

本切面的特征形态是束旁核达最大切面，密集深染的细胞围绕浅染的后屈束 fr 近乎方形；原第三脑室腹侧部 V3V 延续为乳头体隐窝 MRe（图 3-6-16，图 3-6-17）。

本切面的分区布局与前一段末相延续，注意描述顺序有所改动。

1. 上丘脑区（G 区）　与前段的**上丘脑 ETh** 区相延续。**第三脑室背侧部 D3V** 两侧的**缰核 Hb**（G-1）缩小，**髓纹 sm** 的纤维减少并向中线靠拢。后屈束 fr 离开 Hb，降入背侧丘脑区（B 区）内（图 3-6-16～图 3-6-18）。

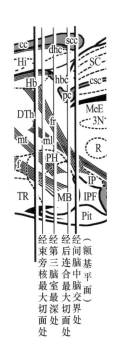

图 3-6-15　第六段典型切片位置

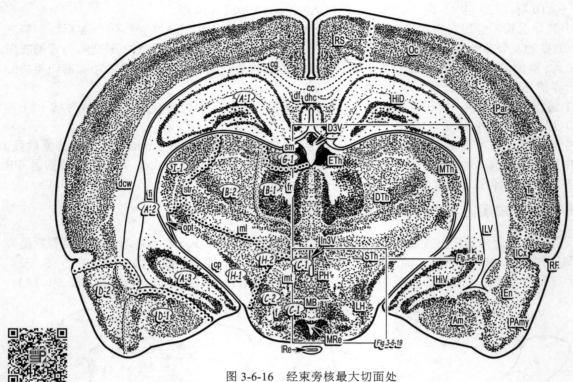

图 3-6-16　经束旁核最大切面处

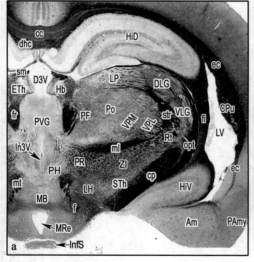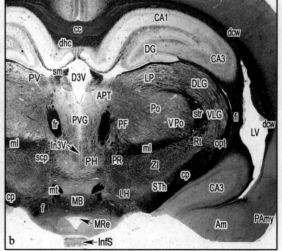

图 3-6-17　经束旁核最大切面处的连续切片（纤维染色）

　　2. 丘脑后 1/3 区（B 区）　中线核群消失后，此处改称中线区（图 3-6-16，图 3-6-17）。

　　（1）中线区：原中线核群仅存少量**丘脑室旁核** PV，其余均消失。位于 D3V 与 In3V 之间的细胞稀疏浅染区为**室周灰质** PVG，此处实为丘脑间黏合 IThA 的后缘（图 3-6-17，图 3-6-18）。

　　（2）内髓板与内髓板之上（B-1）：原内髓板 iml 和板内核群仅存**中央外侧核 CL**，原内侧核群（MD）完全消失，**后屈束 fr** 和**束旁核 PF** 占据该区。fr 自缰核 Hb 的腹侧下降，因纤维束的斜行而使其在冠状切面内呈背腹方向增长（图 3-6-6a）。PF 是最大的板内核，在此显示其最大冠状切面，整体近乎方形，细胞中等、密集深染。PF 腹内侧的一小团深染细胞为**束旁下核 SPF**，其细胞形态和染色表现与 PF 相同（图 3-6-18）。

　　（3）内髓板与外髓板之间（B-2）：与前段相延续，在本切面内仍为丘脑核团。原外髓板 eml

增厚形成的**内侧丘系 ml** 和**丘脑上辐射 str** 纤维显著增多，形成了较宽的纤维带，界分腹侧的底丘脑 STh（ZI，STh）和外侧的后丘脑 MTh（LG）。**外侧后核 LP、丘脑后核 Po** 和**腹后核 VPo**（VPM，VPL）均与前段末的切面相延续，核团大小有变但位置基本未变（图 3-6-17，图 3-6-18a）。

（4）外髓板与大脑脚之间（B-3）：此区随**丘脑网状核 Rt** 的缩小即将消失，使后丘脑区（I 区）与底丘脑区（H 区）直接相连（图 3-6-16，图 3-6-22）。

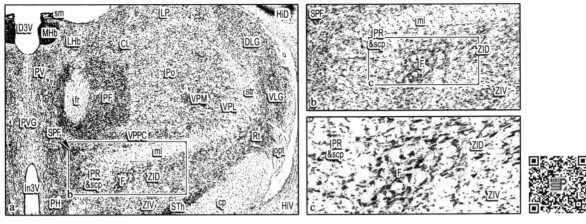

图 3-6-18　经束旁核最大切面处的背侧丘脑（细胞染色）

3. 下丘脑区（C 区）　此切面为乳头体区的前部，境界分区有变：左右内侧丘系 ml 内侧端的连线为下丘脑区的上界，ml 内侧端与大脑脚 cp 内侧端的连线为其外侧界；乳头丘脑束 mt 与穹窿 f 的连线可作为内侧区（C-1）与外侧区（C-2）的分界（图 3-6-16，图 3-6-17，图 3-6-19）。

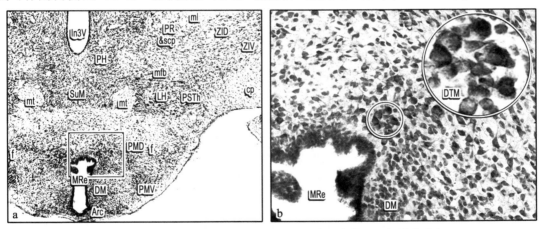

图 3-6-19　经束旁核最大切面处的下丘脑乳头体区（细胞染色）

（1）内侧区（C-1）乳头体区结构典型，从背侧向腹侧可分为三层（图 3-6-19a）。

1）**下丘脑后区 PH**：与前段末相延续，位于**第三脑室中间部 In3V** 的两侧和腹侧，中小细胞均匀分布，但无明显的核团。

2）乳头体上区：为乳头体上核 SuM 所在区域，位于 In3V 的腹侧、左右 mt 之间。SuM 由中等和较大的细胞组成，染色较深，以此与 PH 作鉴别（图 3-6-19a）。

3）乳头体区：前段内的第三脑室腹侧部 V3V 已延续为**乳头体隐窝 MRe**，其侧壁处仍见深染的结节区残核（DM，Arc），向后很快消失。在 MRe 上端的两侧有少量深染的大细胞组成**结节乳头体背侧核 DTM**（曾用名结节大细胞核），可作为结节区与乳头体区的分界标志（图 3-6-19b）。上述核团外侧的细胞较密集区分别为**乳头体前核背侧部 PMD**（新出现）和**乳头体前核腹侧部 PMV**（前段延续而来。人脑在尼氏染色切片内并未发现乳头体前核。

（2）外侧区（C-2）：与前段的**下丘脑外侧区 LH** 相延续，**前脑内侧束 mfb** 仍穿行其内，**底丘脑**

旁核 PSTh 延入此区（图 3-6-19a）。

4. 底丘脑区（H 区）　　与前段末切面的结构配布基本一致，**底丘脑核 STh（H-1）**仍在或已消失，**未定带背侧部 ZID 和腹侧部 ZIV（H-2）**继续增大。ZID 内侧端的内侧丘系 ml 下方可见一小片深染的大细胞，称富氏区或 **F 区** F。红核前区 PR 与小脑上脚 scp 位于 F 区和 ml 的内侧，其细胞稀疏浅染，与 F 区的深染细胞对比明显（图 3-6-18b、c）。人的 PR 与 F 似乎并未如鼠脑的分界清晰，直接称为红核前区（prerubral field）或福雷尔 H 区（tegmental region of Forel）。

5. 后丘脑区（I 区）　　与前段末相延续，**外侧膝状体 LG（I-1）**的背侧核 DLG 和腹侧核 VLG 基本未变。**视束 opt** 的少量纤维包绕 LG 表面，向背内侧延伸（图 3-6-17，图 3-6-18a）。

6. 海马垂直部（A 区）　　与前段末的同名区相延续，仍分为背侧区（A-1）、连接区（A-2）和腹侧区（A-3）（图 3-6-16，图 3-6-17）。

（1）背侧区（A-1）：**背侧海马 HiD** 基本未变。

（2）连接区（A-2）：**海马伞 fi** 前缘增宽。

（3）腹侧区（A-3）：**腹侧海马 HiV** 增大，深染的椭圆形或椭圆环形是 CA3 区锥体细胞（图 3-6-16）。

7. 杏仁区和梨状皮质区（D 区）　　杏仁主核 Amy 腹外侧部的核团（La，BL，BM）尚有残存，以**杏仁皮质核 CoAm** 和杏仁移行区为主，**杏仁周皮质 PAmy** 仍在。详细描述见后图 3-6-37。

本节段半球皮质区的主要变化有：**顶皮质 Par** 缩小，**枕皮质 Oc** 和**颞皮质 Te** 增大。尾壳核 CPu 消失后，**大脑深白质 dcw** 不再称"外囊 ec"。海马伞 fi 与 dcw 之间仍有侧脑室 LV（图 3-6-16，图 3-6-17a）。

（二）经第三脑室最深处

本切面的特征形态是中线处的丘脑间黏合完全消失，使第三脑室背侧部与中间部相连，形成第三脑室最深处，室顶由后连合封闭（图 3-6-20，图 3-6-21）。

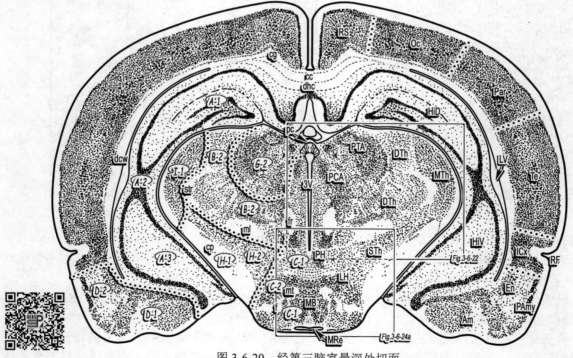

图 3-6-20　经第三脑室最深处切面

自本切面向后，间脑 DiE 与中脑 MeC 的过渡变化显著，尤以背侧丘脑（B 区）复杂。上丘脑（G 区）因与背侧丘脑的延续关系密切，故将两区一并描述。

1. 上丘脑和背侧丘脑后 1/3-中脑移行区（G 区，B 区）　　原上丘脑区（G-1）和原背侧丘脑内髓板之上区（B-1）共同延续为中脑顶盖前区 PTA 和后连合区 PCA（G-2），原内、外髓板之间的 B-2 区继续后延但切面缩小、核团有变，原外髓板与内囊之间的 B-3 区已经完全延续为上丘脑（DLG，VLG）和底丘脑（ZI，STh）的结构（图 3-6-20，图 3-6-21）。

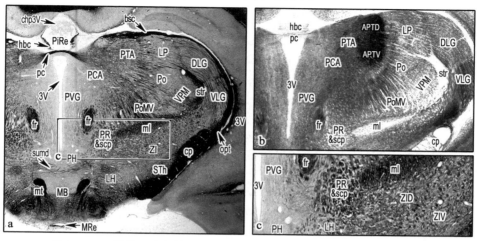

图 3-6-21　经第三脑室最深处切面（a. 纤维染色；b. AChE-HC 染色）

（1）中线区：当缰核 Hb 消失后，原髓纹 sm 后端越中线左右相连形成**缰连合** hbc，原第三脑室背侧部 D3V 向后延续出**松果体隐窝** PiRe，其起始处仍有第三脑室脉络丛 chp3V。当丘脑间黏合 IThA 完全消失后，纵深的第三脑室 3V 侧壁均称为**室周灰质** PVG，3V 的顶由**后连合** pc 封闭（图 3-6-20～图 3-6-22a）。

（2）顶盖前区和后连合区（G-2）：包括数个大小不一、境界不清的核团。

1）**顶盖前区** PTA：原缰核 Hb 所在区先后出现数个大小不等的 PTA 核团并向腹外侧扩展，其背侧面有视束 opt 延续而来的**上丘臂** bsc 覆盖（图 3-6-21a，图 3-6-22a）。PTA 内的**顶盖前区前核** APT 最大，细胞密集染色较深，并分成 **APT 背侧部** APTD 和**腹侧部** APTV 两个亚核（图 3-6-21b，图 3-6-22b）。

2）**后连合区** PCA：随着缰核 Hb 和髓纹 sm 的消失、后屈束 fr 和束旁核 PF 的下降缩小，该区延续为 PCA，其内也有数个小核团（图 3-6-22，图 3-6-23）。**后连合** pc 主要由 PCA 与 PTA 发出的纤维跨越中线组成，其腹侧有深染的**连合下器** SCO，属室周器官（图 1-2-31，图 3-6-22a）。

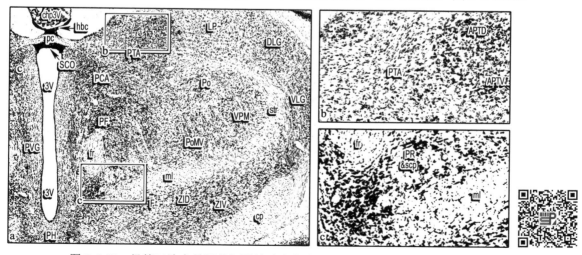

图 3-6-22　经第三脑室最深处切面的丘脑中脑移行区（细胞染色）

（3）原内髓板与外髓板之间（B-2）：可分为内侧部和外侧部描述（图 3-6-21，图 3-6-22）。

1）内侧部：以**后屈束** fr 为定位标志。fr 沿室周灰质 PVG 外侧下降，可见残存的**束旁核** PF 随其下降（图 3-6-22a、c，图 3-6-23c）。fr 与内侧丘系 ml 之间的细胞稀疏区为**小脑上脚 scp 与红核前区 PR** 的穿插共存处（图 3-6-22c，图 3-6-23b、c），在纤维染色切片上，可见此处密集点状的 scp 纤维断面（图 3-6-21c）。

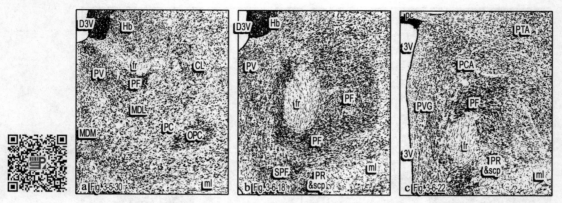

图 3-6-23　后屈束与束旁核的连续变化（细胞染色，连续切片）

2）外侧部：即残存的丘脑核团所在区。**外侧后核 LP** 位于顶盖前区 PTA 与外侧膝状体 LG 之间，此位置关系延续至本段末不变。**丘脑后核 Po 和腹后内侧核 VPM** 均缩小，其腹内侧有数个境界不清的小核团，并有丰富的放射状纤维穿行，现统称其为**丘脑后核腹内侧部 PoMV**，暂归属丘脑后核群（图 3-6-21，图 3-6-22a）。

2. 下丘脑区（C 区）　已达乳头体中部，分区分层和主要结构基本同前（图 3-6-10，图 3-6-24）。

（1）内侧区（C-1）：仍可分为三层。

1）下丘脑后区 PH：位置未变，以乳头被盖束 mtg 的纤维断面定位其侧界（图 3-6-24b）。

2）乳头体上区：**乳头体上核 SuM** 稍增大，内侧部 SuMM 与外侧部 SuML 之间有乳头丘脑束 mt，SuMM 与 PH 之间的浅染纤维区为**乳头体上交叉 sumd**。

3）乳头体区：**乳头体内侧核 MeM** 位于 mt 和 f 的内侧，包括正中部 MnM、内侧部 MM 和外侧部 ML 三个亚核。**乳头体外侧核 LM** 位于 f 的外侧，细胞圆而较大染色深，易于区别（图 3-6-24a）。

（2）外侧区（C-2）：**下丘脑外侧区 LH** 和穿行的**前脑内侧束 mfb** 基本未变（图 3-6-21a，图 3-6-24b）。

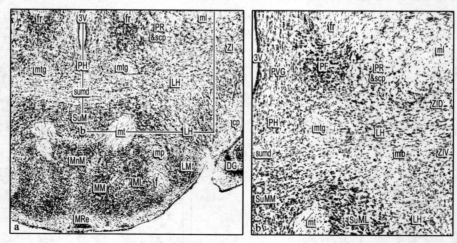

图 3-6-24　经乳头体中部切面（细胞染色）

3. 底丘脑区（H 区）　**底丘脑核 STh**（H-1）缩小（图 3-6-21a）或消失（图 3-6-22a），**未定带 ZI**（H-2）基本未变。

4. 后丘脑区（I 区）　后丘脑 MTh 的**外侧膝状体 LG**（I-1）和**视束 opt** 基本未变（图 3-6-20，图 3-6-21）。

5. 海马垂直部（A区）　原海马伞 f（A-2）的浅染纤维区出现深染的细胞层，将**背侧海马 HiD**（A-1）与**腹侧海马 HiV**（A-3）相连。HiV 显著增大，各亚区均出现，但齿状回 DG 多不完整。海马槽 alv 与大脑深白质 dcw 相贴，使侧脑室 LV 大部闭合成潜在腔隙，当脑室压力异常增高时室腔可再次出现。LV 与海马垂直部的连续变化见后图 3-6-36。

6. 杏仁区和梨状皮质区（D区）　杏仁主核 Amy 完全消失，**杏仁皮质核 CoAm**（PMCo，PLCo）缩小，杏仁移行区（AHi，APir）增大，详细描述见后图 3-6-37。

半球皮质区的**顶皮质 Par** 缩小，**颞皮质 Te** 增大，其余基本未变。

（三）经后连合最大切面处

本切面的特征形态是第三脑室缩小，其顶壁的后连合切面达最宽大处（图 3-6-25，图 3-6-26）。

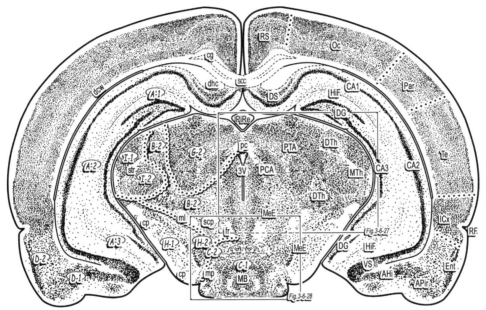

图 3-6-25　经后连合最大切面处

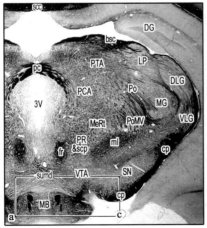
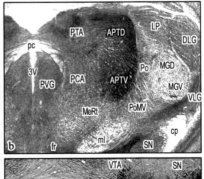
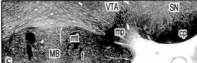

图 3-6-26　经后连合最大切面处（a、c. 纤维染色；b. AChE-HC 染色）

1. 上丘脑、背侧丘脑后 1/3-中脑移行区（G区，B区）与前一切面相延续（图 3-6-25～图 3-6-27）。

（1）中线区：第三脑室 3V 向**中脑导水管 Aq** 过渡，同时室周灰质 PVG 向**管周灰质 PAG** 过渡（图 3-6-26，图 3-6-27a）。在 3V/Aq 腹侧的中线旁，或可见深染的 **DK 核 DK**（图 3-6-27a）。

（2）顶盖前区和后连合区（G-2）：显著增大。

1）顶盖前区 PTA：**顶盖前区前核背侧部 APTD 和腹侧部 APTV** 继续增大，向腹外侧扩展入中脑网状结构 MeRt，其外侧和腹侧与丘脑后端的数个残核和近乎平行的松散纤维束相邻（图 3-6-27a、c）。

2）后连合区 PCA：若干亚核先后出现，围绕在**后连合 pc** 的周围或散入其纤维束内，核团大小不等、境界不清，其中**后连合大细胞核 MCPC** 的大细胞数量虽少但深染醒目（图 3-6-27b）。pc 的纤维束切面增大，其腹侧的**连合下器 SCO** 仍在（图 3-6-27a）。

（3）原内髓板与外髓板之间（B-2）：被扩展的顶盖前区挤占而继续缩小。

1）内侧部：**后屈束 fr** 继续下降，**红核前区 PR** 与小脑上脚 scp 已位于 fr 与内侧丘系 ml 之间的上方（图 3-6-26，图 3-6-27a）。

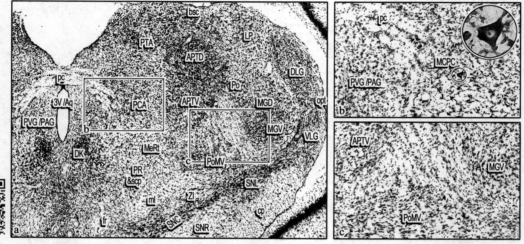

图 3-6-27　经后连合最大切面处的丘脑中脑移行区（细胞染色）

2）外侧部：原腹后内侧核 VPM 消失，新出现的细胞均匀深染区为**内侧膝状体 MG（I-2）**，属后丘脑 MTh（I 区）结构。残存的背侧丘脑 DTh 核团（LP，Po，PoMV）显著缩小，ml 纤维增多并向内侧端汇集，其背侧的浅染区统称**中脑网状结构 MeRt**（图 3-6-26，图 3-6-27a）。

2. 下丘脑-中脑移行区（C 区）　**乳头体 MB** 整体缩小，但主要核团（C-1）尚在，**乳头体脚 mp** 出现，向外侧连于大脑脚 cp 的内侧端，可依此作为原下丘脑外侧区 LH（C-2）延续为中脑的**被盖腹侧区 VTA（H-2）**的参考标志（图 3-6-26c，图 3-6-28）。

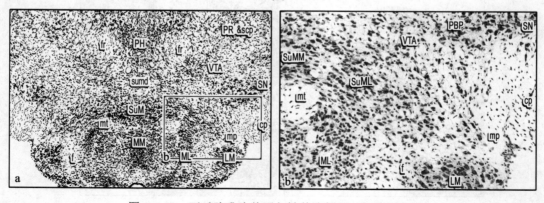

图 3-6-28　下丘脑乳头体区与被盖腹侧区（细胞染色）

3. 底丘脑-中脑移行区（H 区）　底丘脑核 STh 消失后，**黑质 SN（H-1）**出现并迅速增大，**大脑脚 cp** 包绕在黑质表面，此时**未定带 ZI（H-2）**缩小，其内侧端与原下丘脑外侧区共同延续为中脑的被盖腹侧区 VTA（H-2+C-2）（图 3-6-26a，图 3-6-27a，图 3-6-28）。详情见后图 3-6-39。

4. 后丘脑区（I 区）　原丘脑上辐射 str 纤维迅速减少几近消失，其外侧的**外侧膝状体 LG（I-1）**

整体缩小；内侧重又出现分布均匀染色深的细胞团为**内侧膝状体 MG**（I-2）。MG 的主要亚核是**背侧部 MGD** 和**腹侧部 MGV**（图 3-6-27a）。

图 3-6-29 为腹后核 VPo 与内侧膝状体 MG 交界处连续切片：VPo 核团（VPL，VPM）染色较深（图 3-6-29a），当被丰富的纤维细束穿过时，该区域细胞稀疏染色变浅（图 3-6-29b），向后再次出现的均匀深染细胞团即 MG，此时丘脑上辐射 str 纤维近乎消失（图 3-6-29c）。

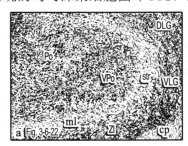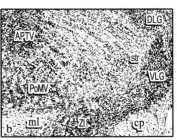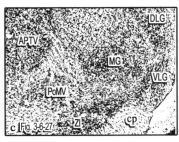

图 3-6-29　腹后核与内侧膝状体的延续变化（细胞染色，连续切片）

5. 海马垂直部（A 区）　与前一切面相比 Hi 整体增宽，**背侧海马 HiD**（A-1）与**腹侧海马 HiV**（A-3）的各细胞层完全相连，相连处（A-2）的外侧部为 CA2，内侧部为 CA3（图 3-6-4b）。与 HiD 的 CA1 区连接的细胞松散浅染带为**背侧下托 DS**，与 HiV 相连的为**腹侧下托 VS**（图 3-6-25）。

6. 杏仁区和梨状皮质区（D 区）　随着杏仁皮质核 CoAm 的消失，杏仁周皮质 PAmy 延续为**内嗅皮质 Ent**。详见图 3-6-37。

半球皮质区的顶皮质 Par 继续缩小，**枕皮质 Oc** 略增大，其余基本未变。在后连合 pc 中部向后，胼胝体 cc 改称**胼胝体压部 scc**（图 3-6-25a，图 3-6-26a）。

（四）经间脑中脑交界处——额基平面

本切面的特征形态为中脑导水管背侧的后连合断开（后连合后缘），乳头体的背侧出现脚间窝（脚间窝前缘），此两点间的连线作为鼠脑冠状切面的标准基线，经此基线所做的冠状切面称**额**（额状位即冠状位）**基**（基本）**平面**，是鼠脑冠状切面的基准平面（图 1-3-1，图 3-6-30～图 3-6-32）。

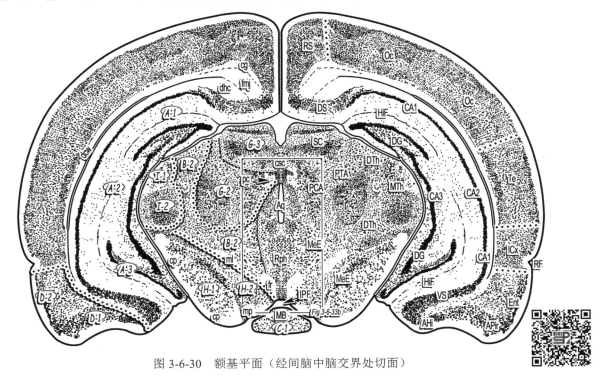

图 3-6-30　额基平面（经间脑中脑交界处切面）

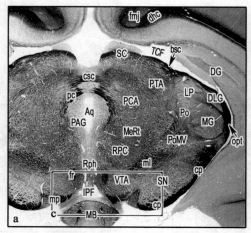
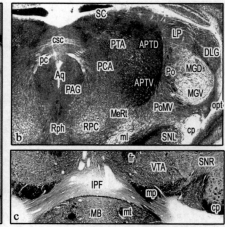

图 3-6-31　额基平面（a、c. 纤维染色；b. AChE-HC 染色）

1. 上丘脑、背侧丘脑-中脑移行区（G 区，B 区）　背侧出现中脑上丘 SC 的浅层结构，余部虽与前一切面相延续但变化较大（图 3-6-31，图 3-6-32a）。

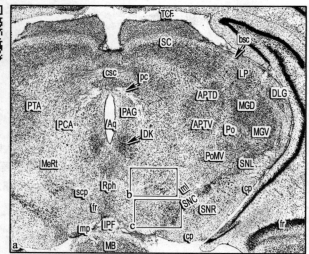
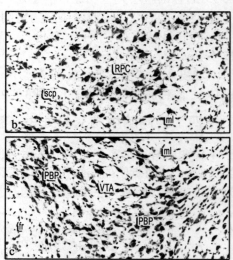

图 3-6-32　额基平面（细胞染色）

（1）中线区：自前一切面（图 3-6-27a，图 3-6-33a）向后，原中线区分为背、腹两部（段），背侧部延续为中脑的管周灰质，腹侧部延续为中脑中线区（图 3-6-32a，图 3-6-33b）。

1）管周灰质 PAG：原第三脑室 3V 延续为**中脑导水管** Aq，原室周灰质 PVG 延续为**管周灰质** PAG，原 3V 背侧界的后连合 pc 在中线处断开，其背侧出现**上丘连合** csc。

重点结构位于 PAG 的腹侧部。较大而深染的 **DK 核** DK 从前段延续而来，动眼神经 3n 相关核团出现，位于中线处细胞小而呈极性排列的为 **EW 核** EW（动眼神经副交感核），其两侧的小细胞松散分布区为动眼神经内侧副核 MA3（图 3-6-33b1，图 3-6-33b3）。在 MA3 的外侧可见深染且松散分布的大细胞区为 **Cajal 间位核** InC（图 3-6-33b2），此核属网状结构核团（见后）。

2）中脑中线区：重点结构为中缝核群以及交叉的纤维束。中脑**中缝核群** Rph 的嘴侧线形核 RLi 和**束间核** IF 先出现。RLi 位于 EW 的腹侧，中小细胞染色稍浅，排列无极性；IF 位于脚间窝 IPF 的背侧、左右后屈束 fr 之间，小细胞密集深染（图 3-6-33b）。Rph 的多数核团在冠状切面内区域狭窄且细胞稀疏，镜下辨别困难，但在正中矢状切面内显示较清晰，详情见图 3-7-6 内所示。

（2）顶盖前区和后连合区（G-2）：整体开始缩小，顶盖前区的背侧出现上丘 SC（G-3）的分层结构（图 3-6-31，图 3-6-32a）。

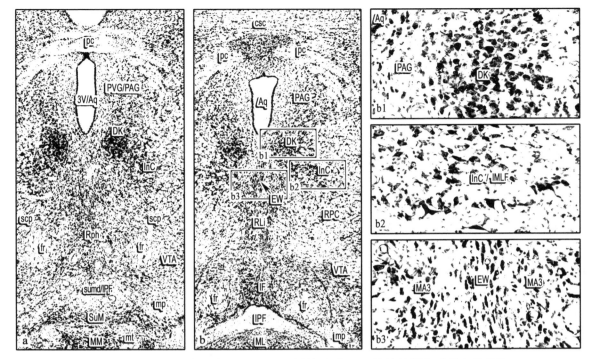

图 3-6-33　经后连合最大切面（a）和额基平面（b）处的管周灰质及中线结构

（3）原内髓板与外髓板之间（B-2）：更趋狭长（图 3-6-31，图 3-6-32a）。

1）内侧部：**后屈束 fr** 已降至脚间窝 IPF 的上缘，**内侧丘系 ml** 继续下降且纤维向内侧聚集。原红核前区 PR 内出现大小不一的散在细胞为**红核小细胞部 RPC**，小脑上脚 scp 位于 RPC 的腹内侧，为浅染的纤维区（图 3-6-32b）。**Cajal 间位核 InC** 位于 RPC 的背内侧，为境界不清的散在大细胞分布区（图 3-6-33b2）。内侧部的其他区域均为**中脑网状结构 MeRt**（图 3-6-30，图 3-6-31b，图 3-6-32a），MeRt 详细内容见后一节段。

2）外侧部：背侧丘脑的残核（LP，Po，PoMV）排列在后丘脑（MG，LG）与顶盖前区前核（APTD，APTV）之间的狭长区域（图 3-6-31，图 3-6-32a），各细胞群大小有变但位置基本未变。

2. **下丘脑-中脑移行区（C 区）**　**乳头体 MB**（C-1）的背侧出现**脚间窝 IPF**，或 MB 已与脑主体完全分离。原下丘脑后区 PH 和乳头体上区与中脑的中线核群相延续（图 3-6-33a，b）。

3. **底丘脑-中脑移行区（H 区）**　未定带 ZI 多已消失，内侧丘系 ml 继续下降并向内侧端聚集。**大脑脚 cp、黑质 SN**（H-1）和**被盖腹侧区 VTA**（H-2）基本同前（图 3-6-31，图 3-6-32a）。

4. **后丘脑区（I 区）**　**外侧膝状体 LG**（I-1）的腹侧核 VLG 几近消失或已消失，背侧核 DLG 显著缩小。**内侧膝状体 MG**（I-2）已靠近脑表面（图 3-6-31，图 3-6-32a）。

5. **海马垂直部（A 区）**　**背侧海马 HiD**（A-1）和**腹侧海马 HiD**（A-3）基本未变，两者之间的连接区（A-2）继续增宽（图 3-6-30）。海马的连续变化详见后图 3-6-36。

6. **杏仁区和梨状皮质区（D 区）**　**杏仁海马移行区 AHi** 占据杏仁区内侧半，内侧端与海马的腹侧下托 VS 相延续；**杏仁梨状皮质移行区 APir** 占据杏仁区外侧半，外侧端与**内嗅皮质 Ent** 相延续。杏仁区后端与内嗅皮质的连续变化详见后图 3-6-37。

半球皮质区的**顶皮质 Par** 消失，**枕皮质 Oc** 增大，其余未变。**胼胝体压部 scc** 断开形成**胼胝体大钳 fmj**，两大脑半球完全分离。

（五）海马垂直部节段的矢状切面

本节段切面位置参考图 3-6-34，连续矢状切片见图 3-6-35，重点观察背侧丘脑 DTh 的后 1/3、后丘脑 MTh、底丘脑 STh 和下丘脑乳头体区 MB 等间脑结构，以及中脑的顶盖前区 PTA 和黑质 SN

等。上述结构穿插存在，故间脑与中脑并无明显的分界。

图 3-6-35a 以后连合 pc 后缘和**脚间窝 IPF** 前缘作为定位标志点
（＊），两者之间的连线即鼠脑冠状切面用标准基线。丘脑间黏合
IThA 的后缘和 3V 侧壁主要是**室周灰质 PVG**，向后延续为中脑导水
管周围灰质 PAG。**乳头体 MB** 背侧有第三脑室中间部 In3V，腹侧有
乳头体隐窝 MRe。标准正中矢状切面内的 3V（D3V，In3V，V3V）
与中脑导水管 Aq 的通连关系如图 3-6-3 所示。

图 3-6-35b 以**后屈束 fr** 和**乳头丘脑束 mt** 作为定位标志。fr 的周
围有深染的**束旁核 PF**，其前仍为丘脑内侧核群（MD），其后连中脑
的**顶盖前区 PTA** 和后连合区 PCA。下丘脑的结节区 TR、乳头体区
MB 和下丘脑后区 PH 仍在，丘脑与下丘脑交界处的弧形松散纤维
主要为小脑上脚 scp，此区即**红核前区 PR**，前连丘脑
腹内侧核 VM，后连中脑红核 R。

图 3-6-35c 以**内侧丘系 ml** 作为定位标志。ml 的背侧部以**束旁核 PF** 和顶盖前区核
团为主，腹侧的下丘脑外侧区 LH 延续为**被盖腹侧区 VTA**，MB 即将消失。

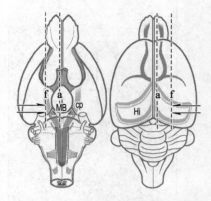

图 3-6-34　矢状切面位置示意图

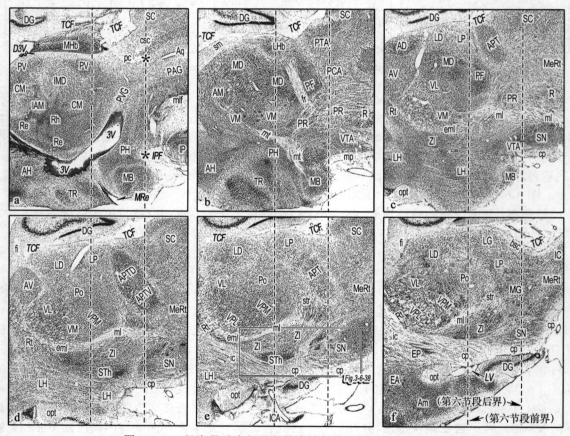

图 3-6-35　经海马垂直部节段的连续矢状切面（细胞染色）

图 3-6-35d 仍以**内侧丘系 ml** 作为定位标志。ml 背侧前半为丘脑核团（LP，Po，VPM），后半
可见中脑顶盖前区最大的**顶盖前区前核 APT**（APTD，APTV）。ml 腹侧为底丘脑区，包括**未定带 ZI**
和**底丘脑核 STh**。下丘脑区即将消失，大脑脚 cp 出现。

图 3-6-35e 与图 3-6-35d 基本相似，ml 背侧出现的松散纤维为**丘脑上辐射 str**，ml 腹侧的**底丘脑
STh** 和**黑质 SN** 结构典型。**大脑脚 cp** 纤维密集，表面可见海马垂直部的腹侧端。

图 3-6-35f 内的**丘脑上辐射** str 背后侧主要为**后丘脑** MTh（LG，MG），腹侧的**底丘脑** STh 区和**黑质** SN 缩小，**大脑脚** cp 和海马垂直部的下端显著增大。

三、局部区域与局部结构

（一）侧脑室与海马的位置关系

以室间孔 IVF 为界，可将侧脑室 LV 分为前、后两部。LV 前部位于胼胝体 cc、尾壳核 CPu 与隔区 Spt 之间，室腔相对宽阔且无脉络丛，是脑室内注射的常用部位（图 3-2-19，图 3-3-22）。

LV 后部室腔（*所示）随海马 Hi 而变：在 Hi 水平部节段（图 3-6-36a～d），LV（或称 LV 背侧部）位于海马 Hi 水平部、胼胝体 cc 与尾壳核 CPu 之间，室腔狭窄，但有侧脑室脉络丛 chpLV；在终纹 st 出杏仁核之后（图 3-6-36b），LV 腹侧部出现在杏仁区 Am 的背内侧（图 3-6-36c、d），可见侧脑室脉络膜和脉络丛 chpLV；当海马伞 fi 前缘出现之后（图 3-6-36e），LV 的背、腹两部相连，室腔内仍可见 chpLV。向后 LV 位于 Hi 垂直部与大脑深白质 dcw 之间（图 3-6-36f~j），随着海马垂直部的增大，LV 闭合为一潜在裂隙，当脑室压力增高时扩张为可见腔隙（图 3-6-36）。

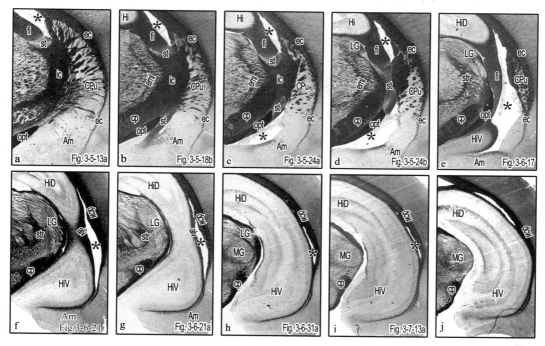

图 3-6-36　侧脑室后部在冠状切面内的连续变化（纤维染色）

（二）杏仁区后半主要结构的变化

杏仁区 Am 前半主要位于海马水平部节段，其结构及变化见第四节内图 3-4-32～图 3-4-35 及相关描述。杏仁区后半主要位于海马垂直部节段，以终纹 st 后缘或海马伞 fi 前缘的出现为定位标志（图 3-6-36d）。Am 后半仍有杏仁核主部 Amy，但以杏仁皮质核 CoAm 和皮质移行区为主。

图 3-6-37 显示自终纹 st 后缘之后，Am 内结构的连续变化。以背侧海马 HiD 与腹侧海马 HiV 之间的连接变化作为定位参考，将 Am 后半分为三段描述（图 3-6-37）。

1. 背、腹海马以海马伞相连处　如图 3-6-36d 和图 3-6-36e 所示 HiD 与 HiV 之间的连接方式，此时背、腹海马之间并未真正有细胞层的相连（图 3-6-37a、b）。

（1）皮质区和移行区：杏仁皮质核 CoAm 有后内侧皮质核 PMCo 和后外侧皮质核 PLCo；皮质移行区有杏仁海马移行区 AHi 和杏仁梨状皮质移行区 APir。核团从前段延续而来但大小有变。

（2）中央区：原位于杏仁主核 Amy 腹外侧部的杏仁外侧核 La、基外侧核后部 BLP 和基内侧核后部 BMP 尚在，原位于 Amy 背内侧部的均消失（图 3-6-37a、b）。

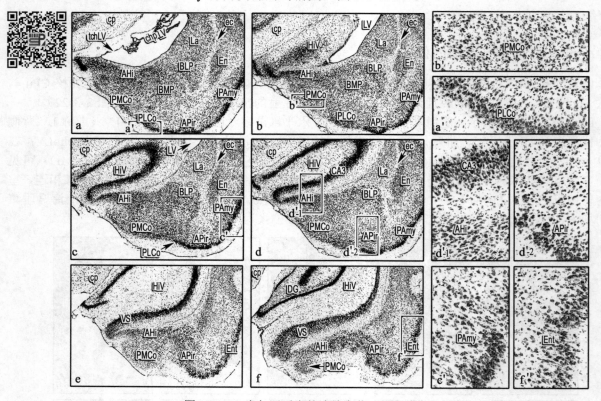

图 3-6-37　杏仁区后半的连续变化（细胞染色）

2. 背、腹海马不完全相连处　如图 3-6-36f 和图 3-6-36g 所示，此时 HiD 与 HiV 相连处尚未出现锥体细胞层。

（1）皮质区和移行区：杏仁后内侧皮质核 PMCo 基本未变或稍增大，杏仁后外侧皮质核 PLCo 缩小，杏仁海马移行区 AHi 显著增大，杏仁梨状皮质移行区 APir 基本未变（图 3-6-37c、d）。

（2）中央区：外侧核 La 和基外侧核后部 BLP 尚在但已缩小，其余均消失。

杏仁主核 Amy（La，BLP）虽小尚在，故杏仁区外侧仍见梨状内核 En 和杏仁周皮质 PAmy。

3. 背、腹海马完全相连处　如图 3-6-36h 和图 3-6-36i 所示，此时 HiD 与 HiV 三层完全相连，向后 Hi 的切面逐渐缩小。

自此切面开始，杏仁主核 Amy 和杏仁后外侧皮质核 PLCo 全部消失，杏仁后内侧皮质核 PMCo 显著缩小。杏仁海马移行区 AHi 与杏仁梨状皮质移行区 APir 均增大并直接相连。此时梨状内核 En 消失，杏仁周皮质 PAmy 延续为内嗅皮质 Ent（图 3-6-37e、f）。

（三）底丘脑核与黑质

自大脑脚 cp 形成之后，内侧丘系 ml 与 cp 之间即为底丘脑-中脑移行区，底丘脑核 STh 和黑质 SN 在功能上同为锥体外系的重要中继核，在人脑常将两核与中脑的红核 R 以及前脑的背侧纹状体 DStr（尾状核和豆状核）共同称为"基底神经节"（图 3-6-8）。

1. 底丘脑核 STh　近似双凸透镜状核团，大鼠的前后长约 1mm，左右最宽处不足 1.5mm，最厚处约 0.3mm；小鼠的长约 0.7mm，最宽处不足 1mm，最厚处约 0.2mm。STh 紧贴大脑脚 cp 的背侧，其前端在脚内核 EP 之后、约在下丘脑 X 形核层面出现（图 3-5-25），后端在海马伞垂直部出现之后、约在第三脑室最深处层面消失（图 3-6-22）。

STh 核团以中等细胞为主，均匀分布密集深染。在冠状切面内，可观察到 STh 内侧端的细胞松散，向内侧扩散入下丘脑外侧区 LH，称底丘脑旁核 PSTh（图 3-5-31）。在矢状切面内，STh 仍呈双凸透镜形或梭形，细胞均匀密集、周界清晰（图 3-6-38，图 3-6-39a）。

2. 黑质 SN 近似扁卵圆形，大鼠的前后长近 2.5mm，小鼠的约 1.5mm。SN 将大脑脚 cp 挤压成纤维薄板，包绕在其腹侧面（图 3-6-13）。SN 前端与底丘脑 STh 的距离很近但并非紧密相连（图 3-6-22，图 3-6-39b）。SN 的三个亚核分界相对清楚，染色差异较明显（图 3-6-39c）：①黑质网状部 SNR 紧贴 cp 背侧，细胞大而稀疏、整体染色浅淡。②黑质致密部 SNC 紧贴 SNR 的背侧，整体呈薄板状，细胞大而密集，在矢状和冠状切面内都显示为一深染的细胞带（图 3-6-38，图 3-6-39c、d）。③黑质外侧部 SNL 位于前两部的外侧，表面仍有 cp 覆盖，细胞略小些，分布密度和染色强度介于前两者之间（图 3-6-39c）。SNC 的背内侧由中等稍大细胞组成臂旁色素核 PBP，此核大部分向内侧延续入被盖腹侧区 VTA，少部分向外侧延伸入黑质致密部 SNC 与内侧丘系 ml 之间（图 3-6-39c）。

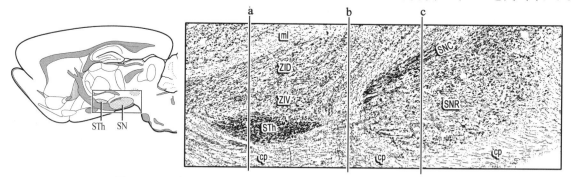

图 3-6-38 底丘脑核与黑质的位置（旁正中矢状切面，细胞染色）

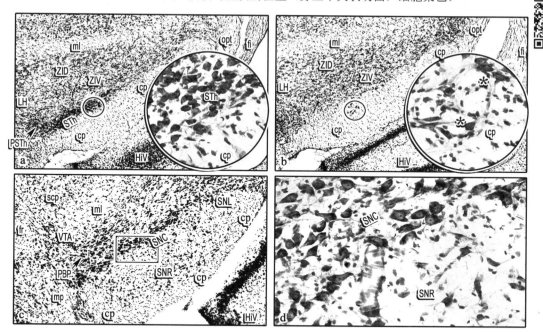

图 3-6-39 底丘脑核与黑质的连续冠状切面（细胞染色）

图 3-6-39 冠状切面位置如图 3-6-38 内 a～c 线所示。图 3-6-39a 为底丘脑核 STh 的典型冠状切面，细胞中等大小密集深染。图 3-6-39b 经 STh 与黑质 SN 之间，若见数个大细胞簇出现在大脑脚 cp 的纤维内（＊所示），提示 SN 即将出现。图 3-6-39c 为 SN 的典型冠状切面，黑质致密部 SNC 的细胞明显大于 STh，但细胞分布密度较 STh 低（图 3-6-39d），且有少量大细胞散入黑质网状部 SNR 内，这类大细胞的化学特性见第七节段内图 3-7-28。SNC 为较薄的大细胞板，脑内多巴胺能神经元 A9 群大多数位于 SNC，但 SNR 及周围仍有少量该群的细胞。

四、海马垂直部节段的动脉分布

本节段内的脑动脉主干有颈内动脉环外段和后交通动脉。

颈内动脉 ICA 环外段离开下丘脑表面，在垂体的两侧经行，并发出三叉神经动脉；**后交通动脉**PComA 在大脑脚表面行向后外，并发出下丘脑穿动脉（图 3-6-40）。

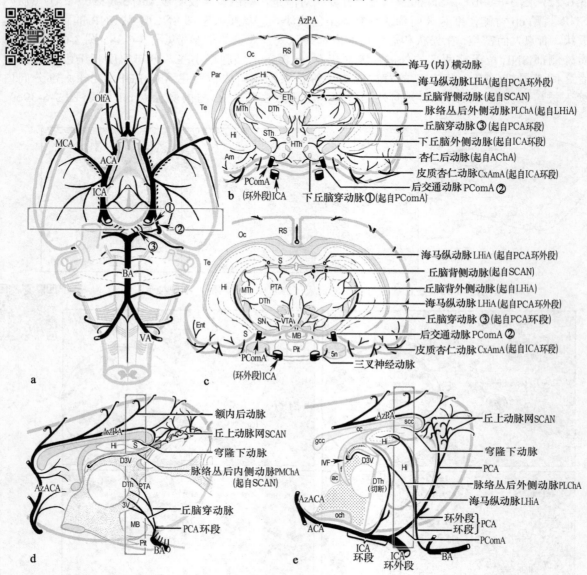

图 3-6-40　海马垂直部节段的主要动脉分布（a. 腹侧面；b. 经束旁核最大处冠状节段；c. 经额基平面处节段；d. 正中矢状面；e. 半球内侧面动脉）

（一）下丘脑区和中脑大脑脚的动脉

动脉分布区相当于本节段的腹内侧区。乳头体区 MB 与前段的结节区 TR 相延续，下丘脑外侧区 LH 延续为中脑被盖腹侧区 VTA（图 3-6-40b、c）。

1. 下丘脑穿动脉　起自后交通动脉 PComA 的一组穿动脉，行向内侧穿入下丘脑内侧部，分布到本节段乳头体 MB 和下丘脑后区 PH（图 3-6-40a、b）。

人脑起自 PComA 的穿动脉称丘脑穿动脉前组（丘脑穿前动脉或丘脑结节动脉）。

2. 下丘脑外侧动脉　与前一节段相延续，分布到本节段的下丘脑外侧区 LH（图 3-6-40b）。

3. 其他分支 起自大脑后动脉 PCA 环段的丘脑穿动脉分布到下丘脑后区 PH（图 3-6-40b）。

（二）杏仁区和梨状皮质区的动脉

动脉分布区相当于本节段的腹外侧区，仍以**皮质杏仁动脉 CxAmA** 的分支分布为主，但杏仁周皮质 PAmy 在本节段末延续为内嗅皮质 Ent。

（三）丘脑后部与中脑前部的动脉

动脉分布区相当于本节段的中央区和中脑黑质区，约占背侧丘脑 DTh 全长的后 1/3。在前半节段内间脑各部（DTh、ETh、MTh、STh、HTh）尚存；至后半节段内，间脑各部缩小并与中脑前部结构相互穿插。

1. **丘脑穿动脉**（thalamo-perforating artery） 起自大脑后动脉 PCA 环段，每侧一般有 3 支，向前上穿脚间窝进入脑实质，分支分布到本节段的 DTh 腹侧部、下丘脑后区 PH 以及黑质 SN 等处（图 3-6-40c、d）。

人脑起自 PCA 环段（P1）的对应穿动脉称丘脑穿动脉后组（或丘脑穿后动脉）。

2. **丘脑背侧动脉** 与前一节段相延续，其动脉来源、经行和分布不变。

3. **其他分支** 海马纵动脉 LHiA（起自 PCA 环外段）以及脉络丛后外动脉（起自 LHiA）在上行过程中都发出小分支到丘脑外侧部；丘脑背外侧动脉（起自 AChA）以及颈内动脉环段都有穿动脉分布到底丘脑 STh 和黑质 SN（图 3-6-40b、c）。

（四）海马垂直部的动脉

与前一节段的海马水平部相延续，本节段内的海马垂直部组成大脑半球的内侧壁包绕间脑，与间脑之间的大脑横裂内有海马纵动脉和大脑后动脉等较大的动脉及分支经行（图 3-6-40e）。

1. **海马纵动脉 LHiA** 起自大脑后动脉 PCA 环外段的起始部，是海马的动脉主干，起始处的管径约 0.25mm，与大脑中动脉 MCA 几乎等粗。LHiA 起始段与 PCA 同行，然后在海马裂 HiF 表面沿海马长轴经行，前端直至隔区的后部（图 3-6-40b、c、e）。

2. **海马横动脉** 起自海马纵动脉 LHiA 的一组较粗的分支，沿海马裂 HiF 全长等距离的分布，近乎直角深入 HiF 内（图 3-6-40b、e）。海马脑裂面（内侧面）尚有纤细的**海马外横动脉**，两组分支的分布模式见图 3-5-43。

3. **其他分支** 丘脑背侧动脉（起自丘上动脉网 SCAN）有分支分布到海马水平部的脑裂面，脉络丛前动脉 AChA 发出分支分布到海马伞附近的海马区。

人海马的动脉分布与鼠相似，以大脑后动脉 PCA 来源的分支为主（超过 80%），另 16% 分支来自脉络丛前动脉 AChA。

（五）半球皮质区的动脉

在本节段内，顶皮质 Par 消失，枕皮质 Oc 和颞皮质 Te 增大，动脉分布与前一节段基本相同。

1. **MCA 皮质支后组和嗅裂动脉** 分支分布到本节段半球背外侧面的枕皮质 Oc、颞皮质 Te 和岛皮质（图 3-6-40b、c）。

2. **额内后动脉和穹窿下动脉** 前者分支分布到压后皮质 RS 和半球背侧缘的枕皮质 Oc，后者为胼周奇动脉 AzPA 的延续，绕胼胝体压部后缘至其腹侧（图 3-6-40d、e）。

（六）侧脑室和第三脑室脉络丛的动脉

侧脑室脉络丛 chpLV 和第三脑室脉络丛 chp3V 的动脉主干起自前段和本段内的 Willis 环，在此将其来源及经行归纳如下（图 3-5-42，图 3-6-41，图 3-6-42）。

1. **脉络丛前动脉 AChA** 起自颈内动脉 ICA 环段的后半，行向背侧进入大脑横裂 TCF 内。AChA 先发出**外侧支**参与组成 chpLV，主干改称**背内侧支**沿海马伞缘附近继续弧形上行，与脉络丛后外侧动脉吻合后改称脉络丛总动脉。AChA 在经行中还向外侧发支（杏仁后动脉）分布到杏仁区内后部，向内侧发支分布到丘脑外侧部和后丘脑（丘脑背外侧动脉），另有若干小支分布到近海马伞处的海马结构（图 3-5-42，图 3-6-40～图 3-6-42a）。

2. **脉络丛后外侧动脉 PLChA**　起自近海马纵动脉 LHiA 起点处或直接起自 PCA 环外段，在大脑横裂 TCF 内斜向前上，与脉络丛前动脉 AChA 吻合。PLChA 在经行中发出若干小支分布到海马的脑裂面（内侧面）以及背侧丘脑 DTh 的背外侧部和后丘脑 MTh（图 3-6-40～图 3-6-42a）。

3. **脉络丛总动脉 CChA**　脉络丛前动脉 AChA 与脉络丛后外侧动脉 PLChA 融合后改称 CChA，常被认为是 AChA 在海马水平部向前的延续。CChA 发支参与组成海马水平部的脉络丛，主干前端穿室间孔 IVF 进入第三脑室背侧部 D3V 内后行，参与第三脑室脉络丛 chp3V 前部的组成，并与脉络丛后内侧动脉吻合（图 3-6-40d，图 3-6-41，图 3-6-42）。

4. **脉络丛后内侧动脉 PMChA**　起自丘上动脉网 SCAN，行向背内侧进入第三脑室背侧部 D3V，参与第三脑室脉络丛 chp3V 后部的组成，并与第三脑室前部的脉络丛动脉（来自 CChA 或仍称 AChA）吻合（图 3-6-40d，图 3-6-41，图 3-6-42a）。

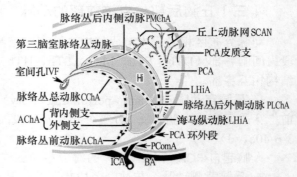

图 3-6-41　脉络丛的动脉（半球外侧面透视图）

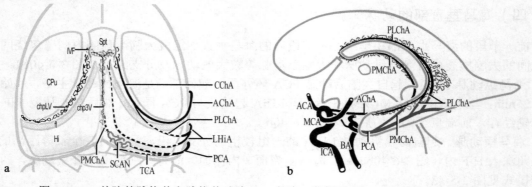

图 3-6-42　前脑的脉络丛和脉络丛动脉（a. 鼠脑，背侧面观；b. 人脑，左侧面观）

人脉络丛前动脉 AChA 多起自 ICA 的终末段（C1 段），或可起自大脑中动脉 MCA 起始段（M1 段）；脉络丛后外侧动脉 PLChA 常有 2 支，均起自 PCA 环外段的中后部，与 AChA 共同参与侧脑室脉络丛 chpLV 的组成。脉络丛后内侧动脉 PMChA 起自 PCA 环外段的前部，参与第三脑室脉络丛 chp3V 的组成（图 3-6-42b）。

人脑 AChA 细而长、供血范围广，发支分布到视束、下丘脑、丘脑、内囊、基底核、杏仁核、海马以及大脑脚、黑质、红核等处，具有重要临床意义。

（七）三叉神经动脉

三叉神经动脉（trigeminal artery）在垂体的外侧缘处起自 ICA 环外段，是 ICA 主干进入颅内的第一个分支。该动脉管径狭细，随三叉神经的眼神经前行进入眶内，在眼球后极处与眼外动脉（external ophthalmic artery，面动脉的分支）和眼内动脉（internal ophthalmic artery，ICA 环段的分支）的终末支吻合（图 3-4-39，图 3-6-40c，图 3-6-43）。

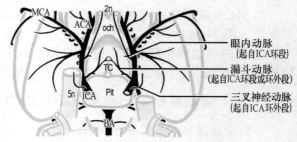

图 3-6-43　三叉神经动脉（下丘脑和垂体腹侧面观）

（王德广　马传响）

第七节 第七段——上丘节段

一、概述

本节段的背外侧面主要有半球的枕皮质、颞皮质和岛皮质（嗅裂之上），去除大脑半球后，位于本节段背侧的主要是上丘。腹侧面的前半（垂体去除）为大脑脚和脚间窝，后半为脑桥基底部的前半（图 3-7-1）。

左、右大脑半球在本节段内已完全分离并缩小，半球皮质的深方是海马垂直部的后半。本节段脑内结构以中脑的为主，脑桥的仅占腹侧份的后半，两者以小脑上脚交叉和小脑上脚为分界标志。属于中脑的有上丘、中脑导水管、管周灰质、中脑网状结构、黑质和大脑脚等，属于脑桥的有脑桥网状结构和脑桥基底部等。另外，动眼神经以及滑车神经的相关结构先后出现。

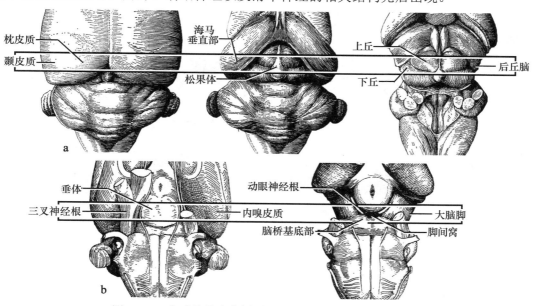

图 3-7-1 上丘节段脑背侧面（a）和腹侧面（b）形态

（一）重要纤维束和脑室系统

1. 重要纤维束 从前段延续而来的有上丘连合 csc、内侧丘系 ml 和大脑脚 cp，新出现的纤维束仍作为重要的定位标志（图 3-7-2）。

（1）上丘连合 csc：在本节段内先增粗后变细至消失，可作为管周灰质的背侧界。

（2）内侧纵束 mlf：起于本节段前端的中线旁，向后纵贯脑干，可作为管周灰质的腹侧界。

（3）顶盖脊髓束 ts：起于本节段后部，位于 mlf 腹侧，向后纵贯脑干，可作为中线区的外侧界（图 3-7-2d）。

（4）小脑上脚交叉 dscp 和小脑上脚 scp：dscp 在本节段中部的中线处形成，向后逐渐背移并增粗，其两端即 scp 所在。此横行纤维束作为界分中脑与脑桥的重要脑内标志（图 3-7-2c、d）。

（5）内侧丘系 ml 和三叉丘脑束 tth：从前段延续而来的 ml 继续向腹内侧移位，在本节段内达中线区外侧。tth 又称三叉丘系 tl，紧贴 ml 背侧，在脑切片中常将其并入 ml 内描述（图 3-7-2d）。

（6）大脑脚 cp 和桥纵纤维 lfp：当黑质在本节段中部消失后，薄板状的 cp 纤维向腹内侧聚集为粗大纤维束，并移位至脑桥基底部深方，改称 lfp（图 3-7-2d）。

（7）小脑中脚 mcp：起于本节段后半、由脑桥基底部的桥横纤维 tfp 汇聚而成，向后逐渐背移并增粗，表面有三叉神经根 5n（s5，m5）附着（图 3-7-2d）。

2. 脑室系统　原第三脑室 3V 延续为狭细的**中脑导水管** Aq，原室周灰质 PVG 延续为**管周灰质 PAG**（图 3-7-3）。本节段内的 Aq 为脑室系统最狭窄之处。

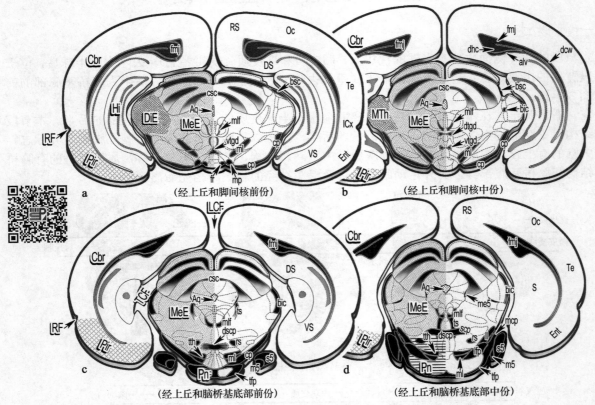

图 3-7-2　上丘节段各脑区的重要纤维束和脑室系统

（二）上丘

上丘 SC 占据中脑背侧的前半，全长均被大脑半球遮盖。SC 向外侧经**上丘臂** bsc 连外侧膝状体 LG，向内侧经**上丘连合** csc 左、右相连，向腹侧发出纤维形成**被盖背侧交叉** dtgd（图 3-7-2）。

1. 上丘的分部和分层　上丘 SC 为灰白质相间的板层结构，共有 7 层，可归纳为浅、深两部（层）。

（1）浅部：又称**上丘浅层**，以接受传入纤维为主。浅部包括 3 层结构（图 3-7-3）：

1）带状层 Zo：位于脑表面的菲薄灰质层，接受枕叶投射来的细纤维。

2）浅灰层 SuG：又称外灰质层，接受皮质和视束的纤维。

3）浅白层 SuWh：又称上丘视神经层 Op，接受外侧膝状体和视束的纤维。

（2）深部：又称**上丘深层**或**丘系层**，是重要的皮质下感觉运动整合中枢，发纤维投射到包括半球皮质在内的广泛脑区和脊髓。深部包括 4 层结构，接续浅部的分层顺序依次有（图 3-7-3）：

1）中灰层 InG：外侧与顶盖前区诸核相延续。

2）中白层 InWh：接受来自脊髓和脑干的纤维。

3）深灰层 DpG：层内的大细胞发纤维加入深白层。

4）深白层 DpWh：位于管周灰质的背侧和背外侧，为上丘连合 csc 两侧的深层纤维组成。

2. 上丘的比较解剖　随着物种的进化，SC 从视觉高级中枢（硬骨鱼纲）逐步退位为视觉反射中枢（哺乳动物纲）。大脑皮质的分化度越高，上丘所占的脑功能比越小。人上丘的位置和细胞构筑与鼠的基本相同，都分为 7 层，但人上丘所占脑体积比和功能比远小于鼠。

鼠上丘 SC 巨大，占据整个中脑背侧部且膨隆向后并遮盖下丘 IC 前端。在冠状切面内，SC 后端已达腹侧的脑桥基底部中份（图 3-7-7）。人的上、下丘均小，两者之间并无重叠（图 3-8-37a、b）。

（三）管周灰质

管周灰质 PAG 围绕在中脑导水管 Aq 的周围，在人脑常称**中脑中央灰质**。本节段内 PAG 的背侧界为上丘连合 csc，腹侧界为内侧纵束 mlf，外侧界主要为上丘深白层 DpWh 发出的弧形纤维（图 3-7-3）。

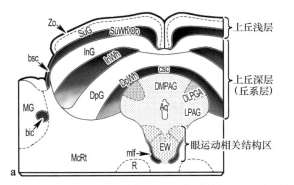 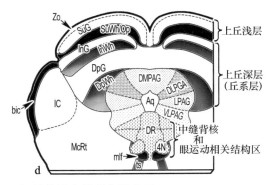

图 3-7-3　上丘前部（a）与后部（d）的分层和管周灰质分区

管周灰质 PAG 并非均质结构，脑神经核和中缝核等多聚集在 PAG 的腹侧份，其余区域的细胞构筑相同，根据位置分为背内侧部 DMPAG、背外侧部 DLPAG、外侧部 LPAG 和腹外侧部 VLPAG 等数个亚区，这些亚区纤维联系丰富而广泛，在功能上隶属边缘系统的皮质下调节中枢。为简化描述用语，利用中脑导水管 Aq 定位，将腹侧的核团聚集区称腹侧部，其余简称背侧部和外侧部。

位于本节段 PAG 腹侧部内的核团主要有（图 2-4-1，图 2-4-2，图 3-7-4，图 3-7-5）：

1. 动眼神经 3n 相关的核　约占本节段 PAG 腹侧的前大部。

（1）**动眼神经核 3N**：位于上丘中部和后部层面内，紧邻内侧纵束 mlf 的背侧（图 3-7-4～图 3-7-6），为大运动神经元组成，发纤维组成 3n，支配 7 块眼外肌中的 5 块（上斜肌和外直肌除外）。

（2）**EW 核 EW**：即动眼神经副交感核，位于上丘前部和中部层面内、mlf 之间的中线处（图 3-7-4～图 3-7-6），为中小型内脏运动神经元组成，发纤维加入 3n，支配 3 块眼内肌中的 2 块（睫状肌和瞳孔括约肌）。

（3）动眼神经内侧副核 MA3：主要位于 EW 前半的两侧，其细胞较 EW 稍大（图 3-7-5）。

人的动眼神经核可清楚地分为大细胞部和小细胞部：大细胞部由左右成对的外侧核和居中单一的正中核共同组成，前者大而纵贯核的全长，又称主核；后者仅存于核的中段，又称 Perlia 中央核。小细胞部分为两个亚核，支配瞳孔括约肌的称缩瞳核，支配睫状肌的称睫状核。

2. 滑车神经 4n 相关的核　仅占本节段 PAG 腹侧的后端。

（1）**滑车神经核 4N**：位于上丘后部层面内、紧随 3N 之后，两者无明显分界，仅细胞数目较 3N 少，且有部分细胞混入内侧纵束 mlf 的纤维束之内（图 3-7-4，图 3-7-5d）。4N 发纤维组成 4n，支配上斜肌。

（2）**滑车神经旁核 Pa4**：位于 4N 旁的中脑网状结构内，实属中脑网状结构的核团。

3. 三叉神经 5n 相关结构　**三叉神经中脑核 Me5** 位于 PAG 的外侧缘处，自上丘中部层面出现，向后延续入脑桥（图 3-7-4，图 3-7-5）。Me5 细胞大而圆，是位于脑实质内的感觉神经元胞体，等同于脊神经后根的神经节细胞。Me5 发出的纤维组成**三叉神经中脑束 me5**，全长伴行于 Me5 的外侧，传导头面部的本体感觉和压觉。

4. **中缝背核 DR**　自本节段后半出现（图 3-7-4），最大切面位于后一段，详细描述见后。

图 3-7-4　上丘节段的主要核团（背侧面透视图）

（四）中线区

中线区指内侧纵束 mlf 腹侧的中线及两侧（脑桥基底部除外），以顶盖脊髓束 ts 为其外侧界。脑干中线区主要有中缝核群和交叉的纤维，本节段内尚有脚间核 IP（图 3-7-5，图 3-7-6）。

1. **中缝核群**　鼠脑**中缝核** Rph 包括 8 个核团，在本节段内先后出现 5 个（图 3-7-5）。有的核团在冠状切面上识别困难，但在正中矢状切面上可利用中线处交叉纤维协助定位（图 3-7-6）。

（1）**中缝嘴侧线形核** RLi：位于脑干中缝核的最前端，与中脑脚间窝 IPF 几乎同时出现。在正中矢状切面内占据中脑中线区的前上部而并非"线形"，至本节段中部消失（图 3-7-6）。RLi 细胞中小型、散在分布，染色浅淡、不易分辨。

（2）**中缝尾侧线形核** CLi：位于 RLi 的后方，占据中脑中线区的后下部，后端可达脑桥前份。CLi 的前半与 RLi 的后半呈背腹方向叠加存在，加之两者的细胞形态相同，在冠状切面内难以区别，故中线处的三束交叉纤维束（被盖腹侧交叉 vtgd，被盖背侧交叉 dtgd，小脑上脚交叉 dscp）是协助辨认两核的重要参考标志（图 3-7-5，图 3-7-6）。

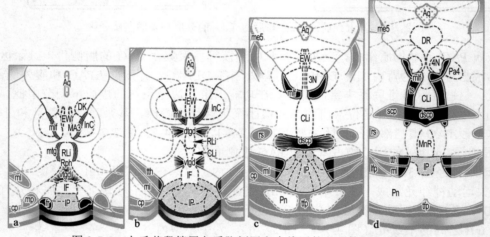

图 3-7-5　上丘节段管周灰质腹侧区和中线区的主要核团和纤维束

（3）**束间核** IF：位于脚间核 IP 的背侧，较 RLi 稍后出现，向后至脑桥前部消失（图 3-7-5，图 3-7-6）。IF 细胞小但密集深染，较易辨认。

人中脑线形核分为嘴侧和中间亚核，整体与鼠的 RLi 和 CLi 相对应，但未提及束间核 IF。

（4）**中缝背核** DR：是最大的中缝核，前端出现在本节段末的管周灰质 PAG 腹侧中线处，向后延伸至脑桥中部（图 3-7-5d，图 3-7-6），详情见后一节段。

（5）**中缝正中核** MnR：是仅次于 DR 的较大中缝核，前端出现在本段末的小脑上脚交叉 dscp 腹侧，向后伸延至脑桥中部（图 3-7-5d，图 3-7-6），详情见后一节段。

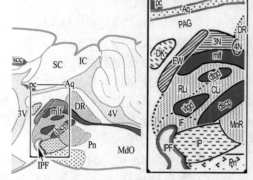

图 3-7-6　脑干中线区主要结构（正中矢状位）

以中缝核群 Rph 为主的脑干中线区是脑内 5-羟色胺能神经元胞体最密集之处，化学神经解剖将此类神经元分成 B1-B9 群，因区域狭窄、亚核穿插、加之种属差异，鼠 Rph 各亚核的归属群见仁见智。此简单归属仅供参考：出现在本节段内的 IF 属 B9 群，RLi 和 CLi 属 B8 群，DR 属 B7+B6 群，MnR 属 B8+B6 群。

根据位置将 Rph 归为**中脑中缝核**、**脑桥中缝核**和**延髓中缝核**，本节段内的前 4 个属中脑中缝核。

2. **脚间核 IP**　位于脚间窝 IPF 内，鼠的 IP 发达，形成明显的膨隆，并分成 5 个亚核（图 3-7-5，图 3-7-6），人 IP 很小。

3. 纤维结构　以交叉的纤维束为主。本节段内先后出现**被盖腹侧交叉** vtgd、**被盖背侧交叉** dtgd 和**小脑上脚交叉** dscp（图 3-7-5）。vtgd 为红核 R 发出的交叉纤维；dtgd 为上丘 SC 发出的交叉纤维；dscp 为小脑核 CblN 发出的交叉纤维。

（五）中脑腹侧区

中脑腹侧区的主要结构分别从前段的底丘脑-中脑移行区和下丘脑-中脑移行区延续而来。

1. **大脑脚** cp　在本节段前半内先随黑质 SN 的增大而延展成薄板状包绕 SN，后随 SN 的缩小消失而向腹侧会聚。在本节段后半被脑桥基底部 Pn 遮盖，改称**桥纵纤维** lfp（图 3-7-7，图 3-7-8）。

2. **内侧丘系** ml　在本节段内已移位至中线区外侧，三叉丘脑束 tth（三叉丘系 tl）紧随其背侧同行。当 SN 消失后，ml 与 cp 贴近并被脑桥基底部 Pn 遮盖（图 3-7-8）。

3. **黑质** SN　在本节段前部仍为最大切面，各亚核均在，向后逐渐缩小至消失，其后端与脑桥网状结构的脚桥被盖核 PPTg 相延续（图 3-7-8）。

4. **被盖腹侧区** VTA　位置不变但逐渐缩小，其内主要有臂旁色素核 PBP、黑质旁核 PN 以及束间旁核 PIF。向后与脑桥网状结构 PnRt 相延续（图 3-7-8，图 3-7-28）。

（六）脑桥腹侧区

脑桥腹侧区指脑桥基底部 Pn 所在区域，自本节段后半开始出现并向后延伸。Pn 由脑桥核 Pn 和桥横纤维 tfp 组成，Pn 的细胞密集深染，tfp 的纤维束横穿细胞群、左右交叉，在脑桥两侧汇聚成**小脑中脚** mcp（图 3-7-7d，图 3-7-8d）。注意：脑桥、脑桥基底部和脑桥核常用同一缩写"Pn"。

鼠中脑顶盖（SC，IC）相对发达，使中脑背侧的前后径远大于腹侧，在矢状切面内呈上宽下窄的楔形，因此经上丘前半的冠状切面内以中脑为主（图 3-7-2b，图 3-7-7b），经上丘后半的冠状切面内显示为中脑后部与脑桥前部共存，两者之间以小脑上脚交叉 dscp 和小脑上脚 scp 为分界标志（图 3-7-2d，图 3-7-7d）。

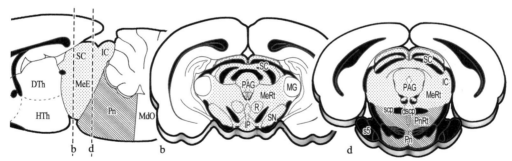

图 3-7-7　经上丘前部（b）和后部（d）的切面

（七）外侧区

本节段外侧区的前半主要有内侧膝状体，后半主要有外侧丘系和小脑中脚（图 3-7-8）。

1. **内侧膝状体** MG　从前段延续而来，在本节段已移位到外侧脑表面，至本节段中部缩小至消失（图 3-7-8a、b）。紧随其后的下丘 IC 和下丘臂 bic 属中脑四叠体，将归入背侧区内描述。

2. **外侧丘系** ll 和**小脑中脚** mcp　均出现在本节段末。ll 为脑桥外侧部的松散纤维束，呈背腹方向经行；mcp 在 ll 的浅面向背后方延伸，**三叉神经根** 5n 贴附在 mcp 的浅面（图 3-7-8d）。

（八）脑干网状结构

脑干网状结构位于脑干（背-腹侧方向）的中部，根据位置分为**中脑网状结构** MeRt、**脑桥网状结构** PnRt 和**延髓网状结构** MdRt，其所在区也分别是中脑被盖部、脑桥被盖部和延髓被盖部的主体区域（图 3-7-9，图 3-8-9）。本节段的前部为 MeRt，后部为 MeRt 与 PnRt 共存，两者以小脑上脚交叉 dscp 和小脑上脚 scp 为分界标志（图 3-7-7d，图 3-7-8d）。

1. **中脑网状结构 MeRt** 即中脑中央区所在，主要的核团如下（图 3-7-8）：

（1）**红核 R**：位于本节段的前半，是 MeRt 内最大的中继核。R 分为大细胞部和小细胞部，两部均由大、中和小型细胞组成，仅大、小细胞的数量不同而已。R 与小脑上脚 scp 和红核脊髓束 rs 的关系密切（图 3-7-8a、b）。详情参见图 3-8-35b。

1）**红核小细胞部 RPC**：组成核的前上部，前端与红核前区 PR 相延续。RPC 内的小细胞数目多，大细胞稀疏散在。

2）**红核大细胞部 RMC**：组成核的后下部，后端与红核后区 RRF 毗邻。RMC 内的大细胞数目明显增多，易于分辨。

R 是锥体外系的重要结构之一，RPC 在进化上较新，又称新红核；RMC 在进化上较古老，又称旧红核，此部的大细胞发出纤维组成被盖腹侧交叉 vtgd 后下行至脊髓，称**红核脊髓束 rs**。

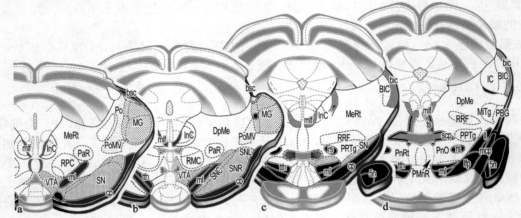

图 3-7-8 上丘节段腹侧区、外侧区和脑干网状结构的主要核团和纤维

（2）**红核旁核 PaR**：位于 R 背外侧的网状结构内，细胞较小、分布均匀（图 3-7-8a、b）。

（3）**红核后区 RRF**：前端位于上丘中部层面的 RMC 腹外侧，向后随 scp 向背外侧移位，细胞散在、境界不清（图 3-7-8c、d）。RRF 及其周围是脑内多巴胺能神经元 A8 群所在处。

（4）**脚桥被盖核 PPTg**：前端出现在黑质 SN 即将消失处，向后紧随 scp 的外侧端移位至脑桥背外侧，细胞散在、境界不清（图 3-7-8c、d）。PPTg 及其周围是脑内胆碱能神经元 Ch5 群所在处。

（5）**Cajal 间位核 InC**：位于内侧纵束 mlf 腹外侧的网状结构内，先伴随在 DK、后伴随在动眼神经核群的外侧（图 3-7-8a～c）。

（6）**被盖腹侧区 VTA**：位置同前，在本节段内逐渐缩小，后端与脑桥网状结构相延续。

2. **脑桥网状结构 PnRt** 出现在本节段的后半、小脑上脚交叉 dscp 的腹侧（图 3-7-8d），**脑桥嘴侧网状核 PnO** 为其最大核区。详细描述见后段。

鼠与人脑干网状结构的位置、分部、核团、穿行纤维等相似度很高，主要功能定位区的名称以及纤维联系差异不大，故在神经功能学研究中有较好的参照性（图 3-7-9）。

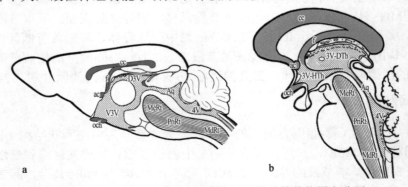

图 3-7-9 鼠（a）与人（b）脑干网状结构的位置和分区

脑干网状结构因丰富的纤维细束交织成网而得名，由穿经脑干的长纤维束发出的侧支、终止于脑干核团的纤维终支以及脑干核团发出的纤维共同组成。功能形态相同或相似的神经细胞相对集中在某区域内，有的细胞密集易于辨认，如红核 R；有的细胞稀疏散在分布，难以分辨其周界，但习惯上仍称该区域为核，如脚桥被盖核 PPTg；也有的直接称区，如红核后区 RRF。

脑干网状结构内有维持呼吸、心跳、内脏活动以及觉醒等状态的重要功能区，对维系生命活动至关重要。脑干网状结构向前与间脑内的丘脑板内核群、丘脑网状核 Rt、底丘脑未定带 ZI、下丘脑外侧区 LH 以及中脑的被盖腹侧区 VTA 相延续，向后与脊髓中间带相关联。脑干网状结构的内侧大半以大、中型细胞为主，其发出的纤维上行到前脑或下行到脊髓；外侧小半内小型细胞居多，以接受传入信息为主，发纤维多向内侧半投射。也有学者将中缝核群作为脑干网状结构的正中区。

（九）半球皮质区

本节段内的半球背外侧面主要为**枕皮质 Oc** 和**颞皮质 Te**，嗅裂之下主要为**内嗅皮质 Ent**。半球内侧面的胼胝体压部 scc 后端仍为**压后皮质 RS**，scc 腹侧的海马垂直部缩小、**下托 S** 增大（图 3-7-10）。

除已出现的**背侧下托 DS** 和**腹侧下托 VS** 之外，在海马垂直部后缘处主要有**前下托 PrS** 连于 DS、VS 和内嗅皮质 Ent 之间（图 3-7-10b，图 3-8-36）。

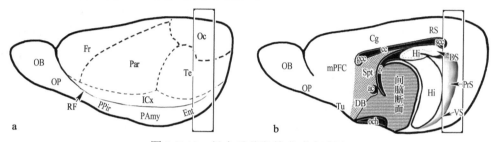

图 3-7-10　经上丘节段的半球皮质区

二、经上丘节段的断面解剖

成年大鼠脑本节段的嘴尾长度约 1.8mm，小鼠的约 1.2mm。去除大脑半球，本节段脑干可划分为 6 个脑区：管周灰质和背侧区（A 区）、中线区（B 区）、中脑腹侧区（C 区）、脑桥腹侧区（D 区）、外侧区（E 区）以及中央区（F 区）。选取四张典型切片进行描述：第一张经上丘和脚间核前份；第二张经上丘和脚间核中份；第三张经上丘和脑桥基底部前份；第四张经上丘和脑桥基底部中份（图 3-7-11）。

自本节段向后，脑干的结构布局与前脑不同：在中脑以中脑导水管和管周灰质为中心，其他结构环绕其周；脑干网状结构发达，网状核等散在其内、穿插存在，故脑亚区根据主要核团所在位置划定。

半球皮质和海马已近后端，略去各切面图内的半球结构，将其汇总在后一段的图 3-8-36 内一并描述。

（一）经上丘和脚间核前份

本切面的特征形态是中脑导水管背侧的上丘连合增大而后连合完全消失，腹侧的脚间窝内出现脚间核而乳头体完全消失，外侧的膨隆为内侧膝状体而外侧膝状体完全消失（图 3-7-12，图 3-7-13a）。

1. 管周灰质区和背侧区（A 区）　在本切面内管周灰质区（A-1）的背侧为上丘区（A-2），分别与前段末的同名结构所在处延续。

（1）上丘区（A-2）：包括**上丘 SC**、**上丘连合 csc** 和**上丘臂 bsc**，此时 SC 的浅、深各层已全部出现。

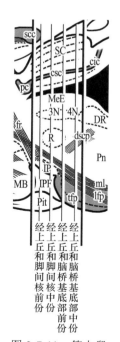

图 3-7-11　第七段典型切片位置

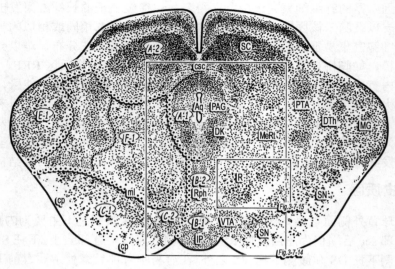

图 3-7-12　经上丘和脚间核前份切面

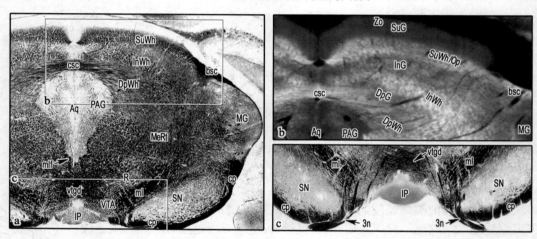

图 3-7-13　经上丘和脚间核前份切面（a、c. 纤维染色；b. 未染色冰冻切片）

1）上丘浅层：在细胞染色切片内，位于脑表面的**带状层** Zo 浅染，**浅灰层** SuG 细胞增多染色较深，**浅白层** SuWh 细胞少染色浅。SuWh 又称**视神经层** Op，在未染色切片内，纤维丰富颜色亮白的 Op 外侧与**上丘臂** bsc 相连，其浅面的 Zo 和 SuG 均为带状透光区（图 3-7-13b）。

2）上丘深层：又称**丘系层**，在细胞染色切片内分层不清：**中灰层** InG 染色稍深，其外侧与顶盖前区 PTA 的残存核团相延续；**深灰层** DpG 内有少量深染的大细胞，并向腹外侧散入中脑网状结构内；**深白层** DpWh 向腹外侧发出丰富的纤维，构成管周灰质 PAG 的外侧界（图 3-7-13a、b）。

（2）管周灰质区（A-1）：从前段的**管周灰质** PAG 延续而来，在本节段内，由上丘连合 csc、上丘深白层 DpWh 的弧形纤维和内侧纵束 mlf 共同围成清晰的 PAG 周界（图 3-7-13a）。在近中脑导水管 Aq 处的 PAG 细胞稀疏浅染，近 PAG 周界处细胞密集染色较深（图 3-7-14a）。

1）PAG 背侧部和外侧部：细胞均以外密内疏的形式分布，并无明显的核团，根据位置分为**背内侧部** DMPAG、**背外侧部** DLPAG 和**外侧部** LPAG 三个亚区（图 3-7-3a，图 3-7-14a）。

2）PAG 腹侧部：眼运动相关核（DK，EW，MA3，InC）均从前段延续而来，其大小稍变但位置基本未变。在细胞染色切片内，**内侧纵束** mlf 仅依稀可辨（图 3-7-14b、c）。

2. 中线区（B 区）　本节段前半的中线区分为脚间核区（B-1）和中脑中缝核区（B-2）。

（1）脚间核区（B-1）：**脚间核** IP 出现在**脚间窝** IPF 内并向脑表面膨隆，由密集深染的中小细胞组成。此切面内 IP 尚小，IPF 的侧壁处有动眼神经根 3n 穿出（图 3-7-13a、c，图 3-7-14a）。

（2）中脑中缝核区（B-2）：前段末已出现的**嘴侧线形核 RLi** 和**束间核 IF** 延续到本切面内，**被盖腹侧交叉 vtgd** 出现在 RLi 与 IF 之间，在细胞染色片内为两核之间的浅染区（图 3-7-14d），在纤维染色切片内，显示为 IP 背侧密集深染的斜行交叉纤维（图 3-7-13a、c）。

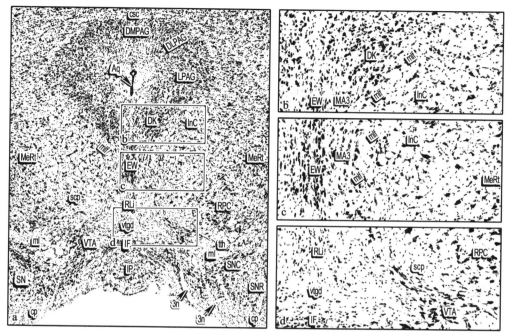

图 3-7-14　经上丘和脚间核前份切面处的中线结构（细胞染色）

3. 中脑腹侧区（C 区）　　前段末的下丘脑和底丘脑-中脑移行区延续而来，在本节段内分为黑质区（C-1）和被盖腹侧区（C-2）。

（1）黑质区（C-1）：**黑质 SN、大脑脚 cp** 和**内侧丘系 ml** 均从前段延续而来。SN 的细胞构筑不变，cp 仍包绕其表面，两者的内侧部可见动眼神经 3n 的纤维穿出。ml 继续向腹内侧移位且纤维聚拢，三叉神经丘脑束 tth 贴附其背侧（图 3-7-13a、c，图 3-7-14a）。

（2）被盖腹侧区（C-2）：**被盖腹侧区 VTA** 在本切面内位于中缝核 Rph、内侧丘系 ml 和黑质 SN 围成的三角形区域内（图 3-7-13a，图 3-7-14a）。VTA 与 SN 的详情见后图 3-7-28a。

4. 外侧区（E 区）　　前段末的后丘脑-中脑移行区延续而来，原外侧膝状体 LG 消失后，**内侧膝状体 MG（E-1）** 移位至脑表面（图 3-7-12，图 3-7-13）。

5. 中央区（F 区）　　前段末的上丘脑和丘脑-中脑移行区延续而来，主要为**中脑网状结构 MeRt（F-1）** 所在，包括红核相关结构、顶盖前区以及背侧丘脑残核等。

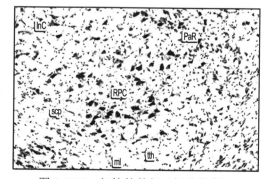

图 3-7-15　红核的前部（细胞染色）

（1）红核和小脑上脚：**红核 R** 是 MeRt 内最大的核团，位于本切面内的是**红核小细胞部 RPC**，但醒目的仍为深染的大细胞。**小脑上脚 scp** 的纤维继续伴其周围或穿经核内（图 3-7-14a、d）。RPC 的背外侧新出现的中小细胞团染色稍深，称红核旁核 PaR（图 3-7-15）。

（2）顶盖前区的残核和背侧丘脑的残核：围绕在内侧膝状体 MG 的内侧，主要有顶盖前区 PTA 的顶盖前区前核 APT 以及背侧丘脑后核群的数个小核团（图 3-7-12）。

除去上述结构之外，MeRt 的其他区域可统称为**中脑深核 DpMe**。

（二）经上丘和脚间核中份

本切面的特征形态是动眼神经核出现，脚间核显著增大，内侧膝状体缩小（图 3-7-16，图 3-7-17）。

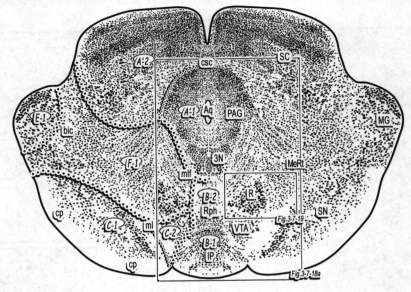

图 3-7-16　经上丘和脚间核中份切面

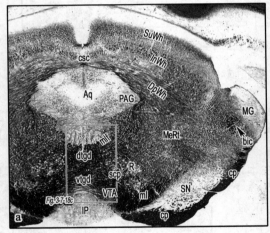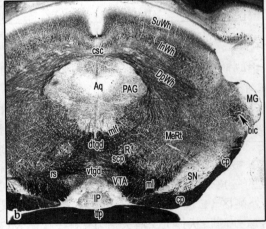

图 3-7-17　经脚间核中份（a）和后份（b）的切面（纤维染色）

1. 管周灰质和背侧区（A 区）　主要变化为动眼神经运动核出现。

（1）上丘区（A-2）：**上丘** SC 稍增大但层次不变，原上丘臂 bsc 消失。部分上丘深白层 DpWh 纤维绕管周灰质 PAG 至腹侧，在内侧纵束 mlf 的腹侧形成**被盖背侧交叉** dtgd（图 3-7-17，图 3-7-18）。

（2）管周灰质区（A-1）：**管周灰质** PAG 腹侧部的 DK 核和动眼神经内侧副核 MA3 已消失，**Cajal 间位核** InC 和 **EW** 核仍在。**动眼神经运动核** 3N 出现在 EW 与内侧纵束 mlf 之间，大细胞密集深染，发纤维穿中线旁的中脑网状结构行向腹侧（图 3-7-18）。

2. 中线区（B 区）　因交叉纤维增多，故中缝核难以辨认。

（1）脚间核区（B-1）：**脚间核** IP 在本切面内显著增大，各亚核的细胞大小不同、分布疏密不均（图 3-7-17a，图 3-7-18）。向后 IP 缩小，至脑桥前缘处被桥横纤维 tfp 遮盖（图 3-7-17b）。

（2）中脑中缝核区（B-2）：细胞染色切片内浅染，纤维染色内深染（图 3-7-17，图 3-7-18）。

1）中缝核群：**尾侧线形核** CLi 取代原嘴侧线形核 RLi，在冠状切面内两者不易区分，其前、后位置变化关系结合图 3-7-6 的正中矢状面简图分析理解。**束间核** IF 仍位于脚间核 IP 的背侧，细胞小而密集深染，与 IP 之间常可见脑内穿动脉的断面（图 3-7-18）。

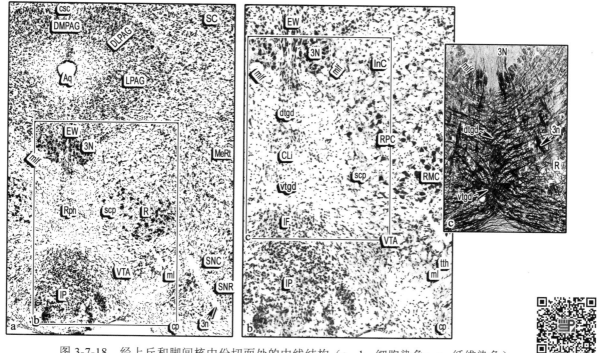

图 3-7-18　经上丘和脚间核中份切面处的中线结构（a、b. 细胞染色；c. 纤维染色）

2）纤维结构：**被盖腹侧交叉** vtgd 仍在，交叉后纤维已在内侧丘系 ml 的背侧聚集成**红核脊髓束** rs 后行（图 3-7-17b，图 3-7-21b）。**被盖背侧交叉** dtgd 的斜行纤维出现在内侧纵束 mlf 的腹侧，两交叉在纤维染色切片内为斜行交叉的纤维细束，在细胞染色切片内则为浅染的乏细胞区（图 3-7-17，图 3-7-18）。两交叉纤维之间的中小细胞稀疏区为尾侧线形核 CLi，vtgd 与脚间核 IP 之间的小细胞密集深染区即束旁核 IF（图 3-7-18b）。

3. 中脑腹侧区（C 区）　结构配布基本同前，但**黑质** SN（C-1）和**被盖腹侧区** VTA（C-2）均缩小，**大脑脚** cp 和**内侧丘系** ml 的纤维向腹内侧汇聚（图 3-7-17，图 3-7-18）。

4. 外侧区（E 区）　**内侧膝状体** MG（E-1）显著缩小、即将消失，原丘脑后端残核消失（图 3-7-16，图 3-7-17a）。

5. 中央区（F 区）　**中脑网状结构** MeRt（F-1）内的红核达最大切面。

（1）红核和小脑上脚：**红核** R 由众多大而深染的大细胞和染色稍浅的中小细胞共同组成，核内的乏细胞浅染区为穿入 R 的小脑上脚 scp 纤维断面所在。**R 小细胞部** RPC 位于背内侧，从前段末延续而来；**R 大细胞部** RMC 位于腹侧或腹外侧，在本切面内最大。**红核旁核** PaR 增大，但位置和细胞形态不变（图 3-7-19）。**小脑上脚** scp 的位置不变（图 3-7-17，图 3-7-18）。

（2）其他结构：自此切面向后，背侧丘脑以及顶盖前区的残核全部消失，**下丘** IC 的前端即将在此处出现，**下丘臂** bic 的纤维开始在内侧膝状体 MG 的内侧聚集，当此纤维断面清晰时，可作为间脑结构完全消失的标志（图 3-7-17）。

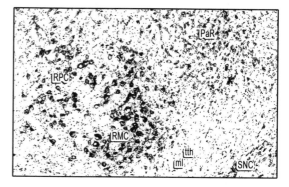

图 3-7-19　红核的中部（细胞染色）

（三）经上丘和脑桥基底部前份

本切面的特征形态是背侧的上丘缩小，外侧的内侧膝状体消失，腹侧出现脑桥基底部的前份（图 3-7-20，图 3-7-21）。

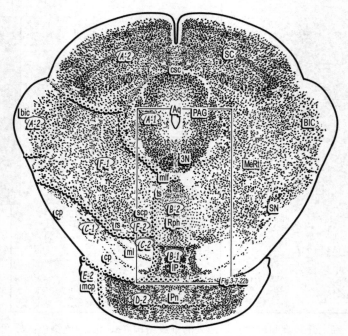

图 3-7-20　经上丘和脑桥基底部前份切面

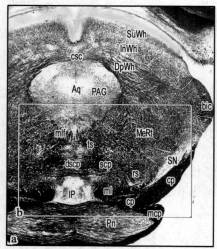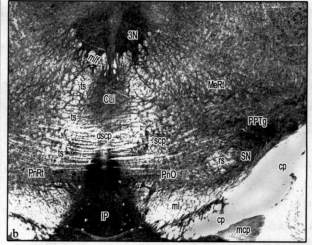

图 3-7-21　经上丘和脑桥基底部前份切面（a. 纤维染色；b. AChE-HC 染色）

1. 管周灰质和背侧区（A 区）　主要变化为下丘区（A-2）的形成。

（1）上丘区（A-2）：上丘 SC 开始缩小但层次结构不变（图 3-7-20，图 3-7-21a）。

（2）下丘区（A-2）：当内侧膝状体 MG 消失后，下丘臂 bic 纤维增多并移至脑表面，其内侧出现细胞中等染色稍深的下丘臂核 BIC，此时下丘不明显（图 3-7-20，图 3-7-21a）。

（3）管周灰质区（A-1）：管周灰质 PAG 腹侧部内的 EW 核和动眼神经核 3N 等细胞减少、核团缩小或消失，中缝背核 DR 在中线处出现并迅速向两侧扩大，内侧纵束 mlf 的纤维增多、切面增大（图 3-7-22b）。PAG 外侧部的外侧缘处出现三叉神经中脑核 Me5，仅有数个细胞，大而圆且深染，此时的三叉神经中脑束 me5 因纤细暂难分辨（图 3-7-22c）。

2. 中线区（B区）　图3-7-22显示中线区在本切面（b）及其前（a）、后（c）的连续变化。

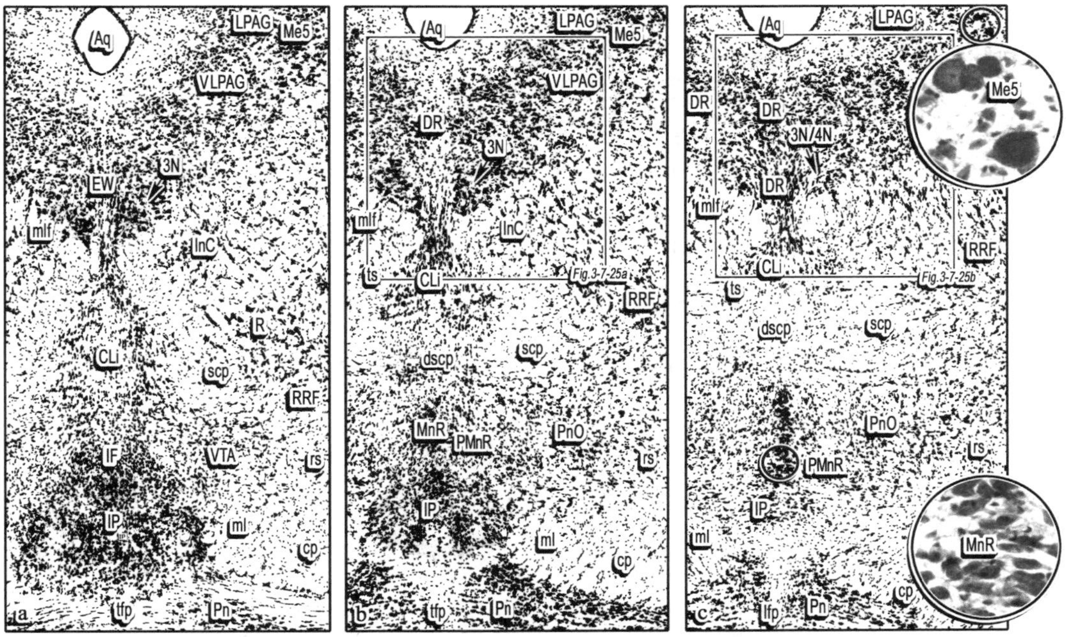

图3-7-22　经上丘和脑桥基底部前份的中线区连续切面（细胞染色）

（1）脚间核区（B-1）：**脚间核IP**被内侧丘系ml和脑桥基底部Pn包围，核团缩小，向后很快消失（图3-7-22b、c）。

（2）中脑和脑桥中缝核区（B-2）：以浅染的小脑上脚交叉dscp和小脑上脚scp作为定位标志。

1）中缝核群：中缝核Rph的**尾侧线形核CLi**延续到本切面，在dscp的背侧向上移位。细胞小而密集的束间核IF消失后，细胞较大的**中缝正中核MnR**出现在脚间核IP与小脑上脚交叉dscp之间（图3-7-22b、c）。MnR属脑桥中缝核，详见后一切面。

2）纤维结构：被盖腹侧交叉vtgd、被盖背侧交叉dtgd与小脑上脚交叉dscp的先后顺序以及位置关系见图3-7-6。

a.小脑上脚交叉dscp：原斜行交叉的vtgd和dtgd纤维先后消失（图3-7-22a），dscp的横行纤维出现在中线区，其外侧端即**小脑上脚scp**所在（图3-7-21，图3-7-22b、c）。

b. 顶盖脊髓束ts：被盖背侧交叉dtgd的交叉后纤维沿内侧纵束mlf腹侧的中线旁向后经行，形成ts（图3-7-21，图3-7-22b、c）。直至延髓末端，ts所在位置不变，可作为脑干中线区外侧界的标志。

3. 中脑腹侧区（C区）和脑桥腹侧区（D区）　在本切面内，脑桥基底部前份与中脑大脑脚后份共存（图3-7-20，图3-7-21）。

（1）**黑质SN**和**大脑脚cp**（C-1）：SN仅存少量细胞贴附在cp的背外侧，若cp背侧出现松散分布的大细胞，则为网状结构的脚桥被盖核PPTg（图3-7-21b内的深染区）。大脑脚cp与**内侧丘系ml**继续向腹内侧汇聚，直至完全被脑桥基底部覆盖。

（2）**被盖腹侧区VTA**（C-2）：此时位于scp与ml之间并显著缩小，若出现深染的大多角形细胞，则提示已延续为脑桥嘴侧网状核PnO（图3-7-22a、b）。

（3）**脑桥基底部Pn**（D-2）：由桥横纤维tfp和脑桥核Pn组成，详细内容见后。

4. 外侧区（E区）　内侧膝状体MG（E-1）完全消失后，下丘IC即将（或已经）出现，自此向后，将下丘臂bic和下丘臂核BIC归入下丘区（A-2）描述（图3-7-20）。随着脑桥基底部Pn的增大，小脑中脚mcp将背移到脑干外侧面，外侧丘系LL和三叉神经根5n也即将出现，故此区的亚区划分随之改变，详情见后一切面。

5. 中央区（F区） 脑桥网状结构虽已出现，但仍以中脑网状结构为主。

（1）中脑网状结构区（F-1）：**中脑网状结构** MeRt 内有红核大细胞部 RMC 的后端，细胞减少直至消失。当被盖腹侧区 VTA 明显缩小时，细胞稀疏的**红核后区 RRF** 出现在红核大细胞部 RMC 与内侧丘系 ml 之间（图 3-7-22a），向后逐渐背移到小脑上脚 scp 背外侧的 MeRt 内（图 3-7-22b、c）；当黑质 SN 即将消失时，细胞稍大而稀疏的**脚桥被盖核 PPTg** 出现（图 3-7-21b），详情见后一切面。

（2）脑桥网状结构区（F-2）：以小脑上脚交叉 dscp 的出现为标志，**脑桥网状结构 PnRt** 取代被盖腹侧区 VTA，**脑桥嘴侧网状核 PnO** 为其主核（图 3-7-22a、b）。PnO 内侧界为细胞稀疏浅染的**中缝旁正中核 PMnR**（图 3-7-22 b、c），详情见后一切面。

（四）经上丘和脑桥基底部中份

本切面的特征形态是滑车神经核出现，背侧的上丘缩小、下丘前端出现，腹侧的脑桥基底部增大（图 3-7-23，图 3-7-24）。

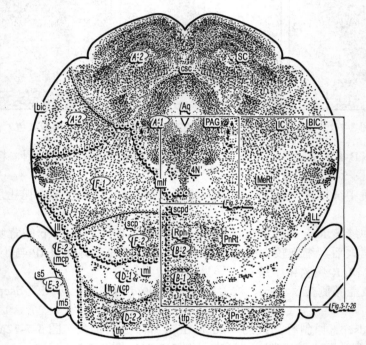

图 3-7-23 经上丘和脑桥基底部中份切面

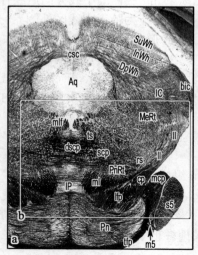
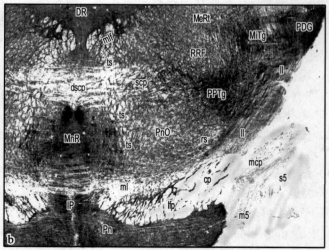

图 3-7-24 经上丘和脑桥基底部中份切面（a. 纤维染色；b. AChE-HC 染色）

1. 管周灰质和背侧区（A区）　上丘区（A-2）缩小，下丘区（A-2）增大。

（1）上丘区（A-2）：上丘 SC 明显变窄，但其层次结构不变（图 3-7-23，图 3-7-24）。

（2）下丘区（A-2）：**下丘臂** bic 与**下丘臂核** BIC 均增大，其内侧出现的细胞稍密集深染区为**下丘** IC 最前端（图 3-7-23，图 3-7-24a）。

（3）管周灰质区（A-1）：**管周灰质** PAG 腹侧部内的动眼神经核 3N 细胞突然减少，表示向**滑车神经核** 4N 延续（图 3-7-25b）；见到有大细胞混入内侧纵束 mlf 的纤维内，为 4N 的特征性标志（图 3-7-25c）。3N 外侧毗邻 mlf 和 Cajal 间位核 InC，4N 外侧毗邻 mlf 和**滑车神经旁核** Pa4。**中缝背核** DR 前端在前一切面已经出现（图 3-7-22），在此切面之后细胞增多、染色加深并分出亚核，各亚核名称和细胞形态见后一节段。

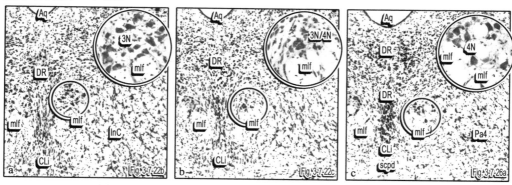

图 3-7-25　动眼神经核与滑车神经核的延续（细胞染色）

2. 中线区（B区）　小脑上脚交叉继续上行，中缝核区以脑桥中缝核为主。

（1）脚间核区（B-1）：脚间核 IP 即将消失或已经消失（图 3-7-24a，图 3-7-26a）。

（2）脑桥中缝核区（B-2）：随着**小脑上脚交叉** dscp 的背移，中脑的尾侧线形核 CLi 缩小，即将消失（图 3-7-25b、c）。脑桥的**中缝正中核** MnR 增大，细胞增多、染色加深，（图 3-7-22c，图 3-7-26a，图 3-7-27a）。

MnR 及其周围相当于脑内 5-羟色胺能神经元 B8 群和 B6 群，详情参见图 3-10-33。

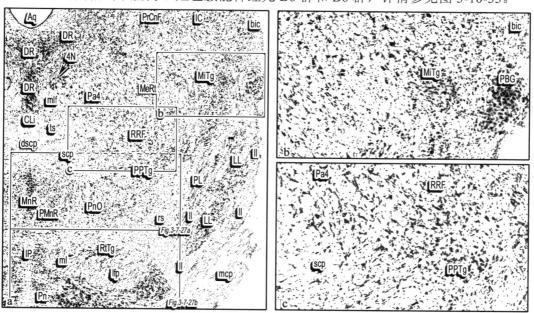

图 3-7-26　经上丘和脑桥基底部中份切面（细胞染色）

3. 脑桥腹侧区（D区）　原中脑腹侧区的核团完全消失，但纤维束（cp，ml）继续后延，自此向后将该区分为深方的背侧纵行纤维束区（D-1）和浅面的腹侧桥核区（D-2）。

（1）背侧纵行纤维束区（D-1）：**内侧丘系 ml** 和**大脑脚 cp** 的纵行纤维束继续向中线处聚集（图 3-7-23，图 3-7-24）。当 cp 完全被脑桥核遮盖时，改称桥纵纤维 lfp（图 3-7-26a）。

（2）腹侧桥核区（D-2）：**脑桥核 Pn** 细胞中等偏大、密集深染，**桥横纤维 tfp** 横穿 Pn 细胞群（图 3-7-26a，图 3-7-27b、e）。注意：脑桥、脑桥基底部和脑桥核常用同一缩写"Pn"。

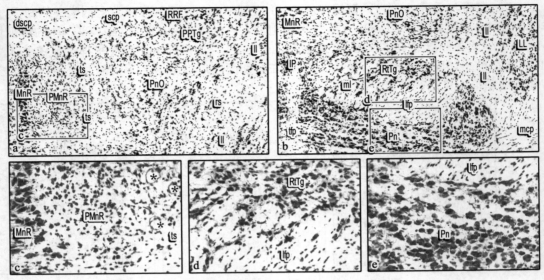

图 3-7-27　经上丘和脑桥基底部中份切面处的脑桥网状结构（细胞染色）

4. 外侧区（E 区）　因下丘 IC 的移出、小脑中脚 mcp 的移入、外侧丘系 LL 和三叉神经根 5n 的出现，此区改划为外侧丘系和小脑脚区（E-2）以及 5n 相关区（E-3）。

（1）外侧丘系和小脑脚区（E-2）：**外侧丘系 ll** 和**外侧丘系核 LL** 新出现在外侧区浅层，纤维与核团穿插分布。ll 纤维束松散，呈背腹方向经行，束内散在中等大小的深染细胞，可分成数个亚核（详情见后），统称 LL。**小脑中脚 mcp** 由桥横纤维 tfp 在脑桥基底部外侧汇聚而成，粗大致密的纤维束在 ll 的浅面向背侧延伸（图 3-7-26，图 3-7-27a）。

（2）5n 相关区（E-3）：**三叉神经根 5n** 贴附在 mcp 表面，**5n 的感觉根 s5 粗大，运动根 m5 较细**（图 3-7-23，图 3-7-24）。因 5n 仅以软脑膜包裹贴附 mcp 表面，故切片制作过程中容易丢失。

5. 中央区（F 区）　中脑网状结构 MeRt 与脑桥网状结构 PnRt 共存，两者以小脑上脚交叉 dscp 和小脑上脚 scp 为界（图 3-7-24）。网状结构内有若干大小不等、境界不清的网状核区（核团），有些核区仅在特殊染色切片内能区分清楚。

（1）中脑网状结构区（F-1）：**中脑网状结构 MeRt** 位于 dscp 和 scp 的背外侧，已明显缩小，此处的主要核区（团）如下：

1）**红核后区 RRF**：位于 MeRt 的腹侧，随后逐渐向背外侧移位至消失（图 3-7-26a、c）。RRF 的细胞化学特点以及在 MeRt 内的位置变化分别见图 3-7-28b 和图 3-7-29。

2）**滑车神经旁核 Pa4**：位于 MeRt 的内侧，随滑车神经核 4N 而出现。Pa4 替代了原 Cajal 间位核 InC，其范围较小但细胞数目稍多（图 3-7-25，图 3-7-26）。

3）**楔形核前区 PrCnF**：位于 MeRt 的背侧，随下丘 IC 而出现在其内侧，细胞松散分布，与其后的楔形核 CnF 相延续，两者分界不清（图 3-7-26a）。

4）**二叠体旁核 PBG 和被盖小细胞核 MiTg**：位于 MeRt 的外侧、下丘区的腹侧，核周有外侧丘系 ll 的松散纤维。PBG 紧贴脑表面，细胞密集深染；MiTg 位于 PBG 内侧，细胞稍稀疏染色稍浅（图 3-7-26a、b）。PBG 的细胞化学特点见图 3-7-29。

5）**脚桥被盖核 PPTg**：位于 MeRt 的腹侧、scp 的外侧，并跟随 RRF 向背外侧移位（图 3-7-26a、c）。PPTg 的细胞化学特点见图 3-7-29。

（2）脑桥网状结构区（F-2）：**脑桥网状结构 PnRt** 位于小脑上脚交叉 dscp 和小脑上脚 scp 的腹

侧，随着中脑网状结构 MeRt 的缩小而增大，此处的主要核区（团）如下：

1）**脑桥嘴侧网状核 PnO**：是脑桥前半最大的网状核，其前端接续中脑被盖腹侧区 VTA，向后随 scp 的背移而迅速扩大。PnO 为稀疏分布的中小细胞内散在少量深染的大细胞，其他较小的网状核环绕在其周围（图 3-7-26a，图 3-7-27a）。

2）**中缝旁正中核 PMnR**：位于 PnO 的内侧、MnR 的外侧，其前端随中缝正中核 MnR 同时出现，细胞小而稀疏浅染（图 3-7-26a，图 3-7-27a）。PMnR 与 PnO 之间有顶盖脊髓束 ts 的纤维经行，两者之间常见数个穿动脉的断面（图 3-7-27c 内 * 所示）。

3）**脑桥被盖网状核 RtTg**：简称被盖网状核，在本切面内出现在 PnO 的腹侧、桥纵纤维 lfp 的背侧，细胞大而深染、易与脑桥核的细胞混淆（图 3-7-27b、d）。

另外，**红核脊髓束 rs** 已移位到 PnO 的外侧、外侧丘系 ll 的内侧（图 3-7-26a，图 3-7-27a）。

三、局部区域与局部结构

（一）中脑被盖腹侧区、黑质致密部和红核后区

中枢多巴胺能神经元胞体聚集区分为 A8～A17 共 10 群，中脑的被盖腹侧区 VTA（A10）、黑质致密部 SNC（A9）和红核后区 RRF（A8）虽仅为 3 群，但全脑绝大多数的多巴胺能神经元聚集于此。采用酪氨酸羟化酶免疫组织化学法（TH-IHC）染色，三个核区及其周围显示出密集的强阳性染色胞体以及丰富的阳性纤维（图 3-7-28）。其他各群的细胞数量很少，其中 A11～A15 群主要分布在下丘脑的第三脑室 3V 附近（又称下丘脑室周区），A16 群在嗅球小球层，A17 群在视网膜。各群对应的核团以及脑区已在相应脑节段内描述。

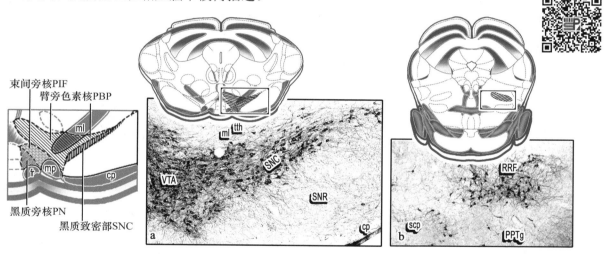

图 3-7-28　中脑多巴胺能神经元群（TH-IHC 染色）

1. **被盖腹侧区 VTA**　前端自后连合层面与下丘脑外侧区 LH 相延续，后端在脑桥嘴侧网状核 PnO 出现时消失。广义的"VTA"至少包括**臂旁色素核 PBP**、**黑质旁核 PN** 和**束间旁核 PIF** 三个亚核，其范围几乎占据了中脑腹内侧中线旁到黑质致密部内侧半之间的区域，这在中脑的 TH-IHC 染色切片上得到印证：呈强阳性染色的胞体和纤维向内侧伸达中线处，向背内侧伸达管周灰质的腹侧，其范围远大于普通细胞染色切片内划定的 VTA 区域（图 3-6-13，图 3-7-8，图 3-7-28a）。

2. **黑质致密部 SNC**　前、后端基本与 VTA 一致，TH-IHC 染色特点也与 VTA 相同：强阳性染色的胞体（SNCD，SNCM）充满内侧丘系 ml 与黑质网状部 SNR 之间的三角形区域（细分此处，大部分属于臂旁色素核 PBP 的阳性细胞），纤维向腹侧伸入 SNR 内，向外侧伸延到 SNL 处（图 3-7-28a），其范围也远大于细胞染色切片内 SNC 的区域（图 3-6-13，图 3-7-8）。在黑质后部的 SNR 内可见少量强阳性染色细胞，为 SNC 腹侧部 SNCV。

3. **红核后区 RRF**　先位于 MeRt 的腹侧，后随小脑上脚 scp 向背外侧移位至消失（图 3-7-29）。

RRF 的前端出现在 VTA 后端处的红核 R 与黑质 SN 之间（图 3-7-22a），被视为 VTA 内的多巴胺能神经元向中脑网状结构 MeRt 背外侧的延续，其细胞散在于网状结构内，在普通细胞染色切片内境界不清，与腹侧的脚桥被盖核 PPTg 不易分辨（图 3-7-26a、c）。在 TH-IHC 染色切片上显示为中脑网状结构内独立且清晰的 TH-IHC 阳性细胞团，且附近常见散在的阳性细胞，而紧随其腹侧的脚桥被盖核 PPTg 为阴性染色（图 3-7-28b）。

（二）脚桥被盖核和二叠体旁核

中枢胆碱能神经元分布广泛，从大脑皮质到脊髓都有散在分布的胆碱能神经元。至今已将脑内胆碱能神经元胞体聚集区分为 Ch1~Ch8 群：位于端脑的（基底前脑 BF）有隔内侧核 MS（Ch1）、斜角带垂直部 VDB（Ch2）、斜角带水平部 HDB（Ch3）和 Meynet 基核 B（Ch4），此 4 群为脑内胆碱能神经元最密集之处；位于间脑的是上丘脑缰内侧核 MHb（Ch7）；位于脑干的如下：

1. **脚桥被盖核 PPTg** 属 Ch5 群，前端起于黑质 SN 即将消失处（图 3-7-29a），伴 RRF 随小脑上脚 scp 向背外侧移位（图 3-7-29b），至脑桥基底部后份（后一节段）消失。在细胞染色切片上，RRF 与 PPTg 均为网状结构内的稀疏大细胞区（图 3-7-26a、c），采用 TH-IHC 染色和 AChE-HC（乙酰胆碱酯酶组织化学法）染色则可分别显示：RRF 在 TH-IHC 染色切片内显示强阳性（图 3-7-28b），PPTg 在 AChE-HC 染色切片内显示强阳性（图 3-7-29）。

2. **二叠体旁核 PBG** 属 Ch8 群，是位于 MeRt 外侧脑表处的小核团（图 3-7-26b，图 3-7-29）。

3. **背外侧被盖核 LDTg** 属 Ch6 群，位于后一节段的脑桥中央灰质内，详情见后图 3-8-23。

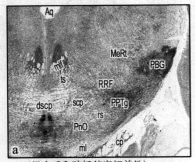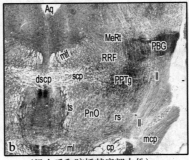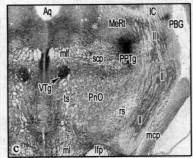

（经上丘和脑桥基底部前份）　　（经上丘和脑桥基底部中份）　　（经下丘和脑桥基底部中后份）

图 3-7-29　脚桥被盖核和二叠体旁核（AChE-HC 染色）

四、上丘节段的动脉分布

本节段内的脑动脉主干有基底动脉的前段、小脑上动脉的腹侧段、大脑后动脉环段和环外段以及后交通动脉的后端。

基底动脉 BA 前段即 BA 的前 1/3，其前端在脑桥前缘分为左右**小脑上动脉 SCA 腹侧段**。大脑**后动脉 PCA 环段**的内侧端起自 SCA 腹侧段，外侧端与**后交通动脉 PComA** 的后端汇合后称 **PCA 环外段**（图 3-7-30a）。本节段的动脉来源复杂，PCA 和 PComA 的种属品系差异明显，鼠与人的比较解剖见图 2-5-2 和图 2-5-5。

脑干和小脑的动脉来源和分布形式与前脑的显著不同：①动脉来源于椎-基底动脉系（后循环）（图 2-5-5，图 3-7-30a）；②脑干表面软膜动脉的分支分布较规律，纵行的基底动脉 BA 向两侧发出横行的软膜动脉；③脑干内穿动脉的分布形式也较规律，丰富的穿动脉进入脑实质后向脑室方向汇聚，深穿支可达管周灰质或室底灰质处（图 3-7-30）。

（一）脑干腹侧部的动脉

本节段内的脑干腹侧部指位于中脑导水管 Aq 腹侧的脑区，主要有大脑脚 cp、黑质 SN、红核 R、动眼神经核群 3N、脑桥基底部 Pn 前半以及网状结构，相当于人的大脑脚和中脑被盖部。

基底动脉 BA 前段位于脑桥腹侧中线处，管径最粗，小脑上动脉 SCA 腹侧段可视为其终末分支。

大脑后动脉 PCA 环段管径最细，在大脑脚 cp 表面与后交通动脉 PComA 的后端汇合后管径立刻增粗，改称 PCA 环外段并随即发出较大分支（图 3-7-30a、e）。以上动脉主干均属大的软膜动脉。

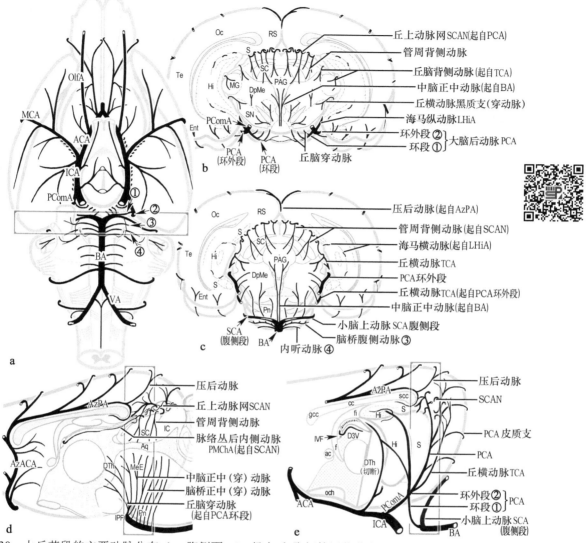

图 3-7-30　上丘节段的主要动脉分布（a. 腹侧面；b. 经上丘-脚间核冠状节段；c. 经上丘-脑桥基底部冠状节段；d. 正中矢状面；e. 半球内侧面动脉）

BA 的分支归为两类：①向背侧发出长且密集的**深穿支**（或称**深穿动脉**），直接穿至脑室系统的腹侧；②向两侧发出多支横行且长短不一的**软膜动脉**，这些横行动脉在经行中也发出深穿支进入脑干深部。软膜动脉中的长支绕脑干至小脑或脑干背侧面，短支仅位于脑干腹侧面。软膜动脉逐级继续分支直至最后组成脑干的软膜动脉网，由网上发较短的穿动脉进入脑干浅层结构。

脑干腹侧部的动脉按软膜动脉和深穿支分类描述，在本节段内的主要有：

1. **软膜动脉**　包括基底动脉 BA 发出的一级和较大的二级分支。

（1）**大脑后动脉 PCA**：PCA 环段横行于大脑脚 cp 的表面，向前上直接发出丘脑穿动脉。PCA 环外段在中脑外侧的大脑横裂内上行，先后分出海马纵动脉 LHiA 和丘横动脉 TCA（图 3-7-30）。

1）**海马纵动脉 LHiA**：是 PCA 最大的分支，本节段内仅见其起始段，其余见图 3-6-40。人海马的动脉是起自 PCA 的三条（或组）小分支，分别称海马前、中、后动脉。

2）**丘横动脉 TCA**：伴 PCA 在大脑横裂内上行，在脑腹侧部没有大分支。

（2）**小脑上动脉 SCA**：SCA 腹侧段横行于脑桥基底部的表面，向背侧发出脑干穿动脉，向前发出 PCA，主干延续为 SCA 外侧段（图 3-7-30a、c）。

（3）**脑桥腹侧动脉**（pontine ventral artery）：有数条短支，在脑桥基底部 Pn 表面横行，向背侧发穿动脉进入脑桥基底部，向外侧在第 5、7 和 8 对脑神经根处终止，相邻分支之间常有纵行的吻合支相连（图 3-7-30a、c）。人脑的对应血管称脑桥动脉（pontine artery）。

（4）**内听动脉**（internal auditary artery）：又称**迷路动脉**（labyrinthine artery），绝大多数起自本段内，细长的动脉行向外侧，与第 7 和第 8 对脑神经共同进入内耳道（图 3-7-30a、c）。

人的内听动脉约 80% 以上起自小脑下前动脉 AICA，少数起自基底动脉 BA 始段（近椎动脉），但入内耳门的路径与鼠的相同。

2. **深穿支**　除内听动脉之外，横行的软膜动脉均发穿动脉入脑。鼠与人脑干穿动脉的分布特点相似，根据位置将其分为 3 组：

（1）**正中组**：与人脑干的**旁正中动脉**相对应（图 3-7-31）。此组直接起自基底动脉 BA 的背侧壁，密集且平行，几乎以直角进入脑干。**中脑正中动脉**（median mesencephalic artery）穿至中脑导水管 Aq 腹侧的管周灰质 PAG，**脑桥正中动脉**（median pontine artery）穿至第四脑室 4V 处的脑桥中央灰质 CGPn（图 3-7-30c、d）。在小鼠，分别称为中脑内侧动脉和脑桥内侧动脉。

（2）**内侧组**：与人脑干的**短旋支**（短旋动脉）相对应。此组由脑桥腹侧动脉和 SCA 腹侧段直接发出。起自 PCA 环段的**丘脑穿动脉**（thalamo-perforating artery）相当于正中组加内侧组，一般每侧有 3 支，向前上经脚间窝 IPF 穿至间脑后部，分布到背侧丘脑 DTh 的腹后部和下丘脑后区 PH（图 3-6-40，图 3-7-30a、d）。

（3）**外侧组**：与人脑干的**长旋支**（长旋动脉）相对应。PCA 环外段以及到小脑的 3 条动脉（SCA，AICA，PICA）均为长旋支的主干。另外，起自 PCA 环外段的丘横动脉 TCA 相当于 PCA 的长旋支（图 3-7-30a、e，图 3-7-32b）。

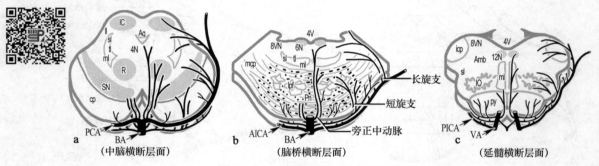

图 3-7-31　人脑干动脉分布模式图

（二）脑干背侧部的动脉

本节段内的脑干背侧部指位于中脑导水管 Aq 背侧的脑区，包括上丘 SC、内侧膝状体 MG（后丘脑）的后端以及管周灰质 PAG 的大部分，与人中脑顶盖、顶盖前区以及丘脑枕区基本对应。

1. **软膜动脉**　脑干背侧面没有大的动脉分支。

（1）**丘横动脉 TCA**：主要分布到下丘的表层（外皮质区），并发出吻合支参加丘上动脉网 SCAN（图 3-7-30，图 3-7-32）。

人的相应分支称四叠体动脉（quadrigeminal artery）或丘动脉（collicular artery），分布到下丘 IC 和外侧丘系 LL。

（2）**丘上动脉网 SCAN**：位于上、下丘（中脑顶盖）的表面，主要由 PCA 的终末分支吻合而成。SNCA 除发出丰富的分支之外（图 3-7-30，图 3-7-32），与其周围的动脉也有非常丰富的吻合。

1）**丘脑背侧动脉**（dorsal thalamic artery）：自 SCAN 向前发出的一组小分支（少数直接起自 PCA 或 TCA），在海马水平部腹侧的大脑横裂 TCF 内前行，分布到丘脑 DTh 背侧部（实为间脑背侧部）以及背侧海马 HiD（海马水平部）（图 3-4-39，图 3-5-42，图 3-6-40，图 3-7-30、32）。

此组软膜动脉虽细小但经行路径长、分布区域广，其分布范围参考的图 2-5-10，与鼠大脑深静脉系的分布大致对应但范围小些。

2）**脉络丛后内侧动脉 PMChA**：自 SCAN 向腹内侧发出，参与第三脑室脉络丛 chp3V 后半的组成（图 3-6-42a，图 3-7-30d，图 3-7-32b）。

人的 SCAN 由 SCA 与 PCA 发出的分支组成且非常薄弱，而 SCA 和 PCA 主干发出较粗分支直接分布到相应脑区，故此网被忽略不提。

2. **深穿支**　SCAN 直接向腹侧发出**管周背侧动脉**（dorsal periaqueductal artery）和**管周外侧动脉**（lateral periaqueductal artery）（或统称管周背侧动脉），深达中脑管周灰质（图 3-7-30b~e）。丘横动脉 TCA 和大脑后动脉 PCA 发出的穿动脉分布到其经行路径中的脑区。

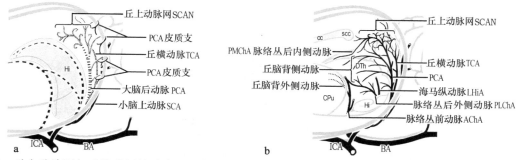

图 3-7-32　丘上动脉网与丘脑背侧的动脉（a. 海马和半球枕极主要血管-外侧面观投影图；b. 海马和半球枕极主要血管-外侧面观透视图，海马切除）

（三）半球皮质区和海马的动脉

本节段皮质区以枕、颞皮质为主，顶皮质消失，海马垂直部缩小。

1. **大脑后动脉 PCA 皮质支**（cortical branchies of PCA）　起自 PCA 环外段，有 3~4 支，绕半球后缘折转到背外侧面的枕皮质区，并与 MCA 皮质支后组的终末支吻合（图 3-7-30e，图 3-7-32a）。

2. **压后动脉**（retrosplenoid artery）　在胼胝体压部 scc 后端起自胼周奇动脉 AzPA，分布到压后皮质和背外侧面的枕皮质区，并与周围的皮质支以及丘上动脉网 SCAN 相吻合（图 3-7-30c~e）。

（四）前脑的深穿支

至本节段前半，Willis 环消失（图 3-7-30b），前脑的深穿支已经全部出现，在此总结如下。

不同于脑干的深穿支，分布到前脑的深穿支由 Willis 环和近环段的动脉主干发出。根据起点位置将前脑穿动脉分为前内、前外、后内和后外侧 4 群。

自鼠脑纹状体 Str 出现（图 3-2-11）到背侧丘脑 DTh 之前（图 3-4-12）的脑节段内，人脑与鼠脑深穿支的对应关系已在本章第三节内对比描述（图 3-3-32）：人的深穿支**前内侧群**与鼠 ACA 环段的深穿支基本对应；**前外侧群**与鼠 MCA 腹侧段和 ICA 环段前半的深穿支基本对应。从背侧丘脑 DTh 出现（图 3-4-12）到消失（图 3-7-12）的脑节段内，人脑与鼠脑深穿支各群的对应关系如下：

1. **后内侧群**　又称**丘脑结节动脉**或**丘脑穿动脉**，人脑的起自基底动脉 BA 末端、大脑后动脉 PCA 的 P1 段（环段）和后交通动脉 PComA（图 2-5-5b），又分为前、后 2 个亚群（组）。鼠的同名动脉发出的深穿支（名称略）与此群基本对应。不同的是鼠的 PComA 相对短，但颈内动脉 ICA 环段长，根据分布范围推导：鼠 ICA 环段后部的深穿支相当于人后内侧群的前组，鼠 PComA 和 PCP 环段的深穿支相当于人后内侧群的后组。

2. **后外侧群**　又称**丘脑膝状体动脉**，人脑的起自 PCA 的 P2 段（环外段）（图 2-5-5b）。鼠的 PCA 环外段主干丘横动脉 TCA 发出之前段很短，根据分布范围推导：鼠的海马纵动脉 LHiA、丘横动脉 TCA、丘上动脉网 SCAN 以及 PCA 环外段在经行中发出的深穿支等同于该群。

（陈幽婷　宋　亮）

第八节　第八段——下丘节段

一、概述

本节段的背外侧面主要有半球后端的枕皮质，去除大脑半球后，位于本节段背侧的主要是下丘。腹侧面的前半为脑桥基底部的后半，后半为斜方体的前半（图 3-8-1）。

左、右大脑半球皮质的深方主要有下托，大脑纵裂的后端可见松果体。本节段脑内结构的背侧半属中脑，腹侧半属脑桥，两者以小脑上脚交叉和小脑上脚为分界。中脑导水管在本节段前半增粗，在后半延续为第四脑室。属于中脑的有下丘、中脑导水管、管周灰质和中脑网状结构；属于脑桥的有第四脑室、脑桥中央灰质、脑桥网状结构、脑桥基底部和斜方体等。另外，三叉神经以及前庭蜗神经的相关结构先后出现，小脑结构另述。

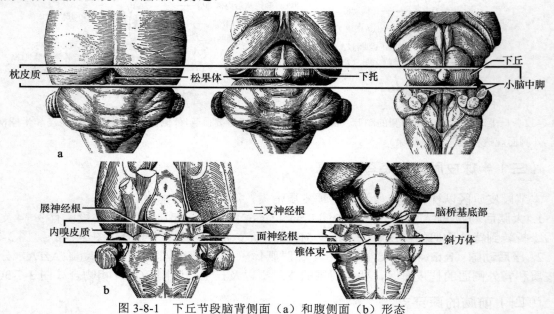

图 3-8-1　下丘节段脑背侧面（a）和腹侧面（b）形态

（一）重要纤维束和脑室系统

1. 重要纤维束　从前段延续而来的内侧纵束 mlf、顶盖脊髓束 ts、内侧丘系 ml 和三叉丘系 tl（三叉丘脑束 tth）变化不大，描述略去（图 3-8-2）。

（1）小脑上脚交叉 dscp 和小脑上脚 scp：两者仍作为界分中脑和脑桥的重要脑内标志。当 dscp 的横行纤维背移至内侧纵束 mlf 腹侧时消失，而左、右 scp 继续向背外侧移位。scp 纤维致密，周围被若干核团围绕并随之移位，故作为这些核团的定位标志（图 3-8-2）。

（2）小脑中脚 mcp：在脑桥两侧继续背移并增粗，至本节段末进入小脑，其前半仍有三叉神经感觉根 s5 贴附（图 3-8-2a～c）。

（3）桥纵纤维 lfp 和锥体束 py：在本节段前半的脑桥基底部深方，lfp 不变；在本节段后半的斜方体表面，lfp 改称 py，其前端作为脑桥基底部与斜方体的表面分界标志（图 3-8-1b，图 3-8-2）。

（4）三叉神经感觉根 s5：在本节段前半贴附在小脑中脚 mcp 表面，向后进入脑桥外侧部内并紧贴三叉神经感觉核的外侧，可作为三叉神经感觉核的脑内定位标志（图 3-8-2）。

2. 脑室系统　本节段前半的**中脑导水管** Aq 显著增粗，后半因有小脑蚓挤入（或谓发达的下丘遮盖了小脑蚓前端）而扩展成背、腹两部，背侧部的三棱锥状腔称**下丘隐窝 ReIC**，腹侧部的宽扁裂隙即**第四脑室** 4V（图 3-8-2，图 3-8-3）。

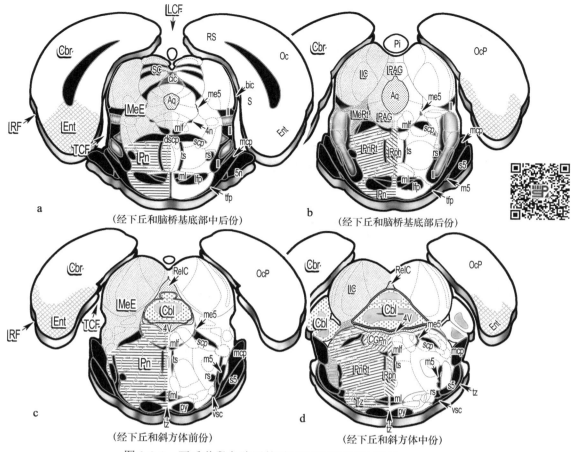

图 3-8-2　下丘节段各脑区的重要纤维束和脑室系统

本节段为中脑导水管 Aq 与第四脑室 4V 的延续区，图 3-8-3a 内标示线显示图 3-8-2 切面的位置：a 切面内（a 线）的 Aq 管腔已显著增粗；b 切面内（b 线）的 Aq 管腔最为宽大；c 和 d 切面内（c 线，d 线）出现小脑蚓 CblV，其背侧为下丘隐窝 ReIC、腹侧为第四脑室 4V（图 3-8-4）。图 3-8-3b 为鼠脑正中矢状层面的磁共振扫描像（MRI T2WI），脑脊液显示的白亮高信号区勾勒出脑室系统的断面形态，是影像学读片时的重要定位参考（图 3-8-3）。

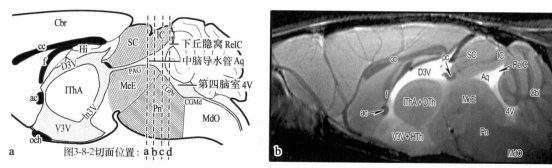

图 3-8-3　中脑导水管与第四脑室（b. MRI T2WI）

（二）下丘

下丘 IC 占据中脑背侧的后半，与上丘 SC 合称**四叠体**或**中脑顶盖**。IC 前端出现在前段末的 SC 腹侧，向后增大并背移，随着 SC 的缩小逐渐替代了 SC 的位置。IC 经**下丘臂 bic** 连内侧膝状体 MG，经**下丘连合 cic** 左右相连，并发纤维参与组成顶盖脊髓束 ts。

1. 下丘的细胞构筑　不同于 SC 细胞的分层排列，IC 的细胞组成 3 个亚核（区）（图 3-8-4）。

（1）**下丘中央核 CIC**：占据 IC 的腹内侧，内侧与管周灰质 PAG 毗邻，余部被下丘皮质包绕。

（2）**下丘外皮质 ECIC**：最大，包绕了 CIC 的大部，发纤维组成下丘连合 cic 腹侧部。

（3）**下丘背侧皮质 DCIC**：又称下丘中央周核，包绕 CIC 背内侧部，发纤维组成 cic 背侧部。

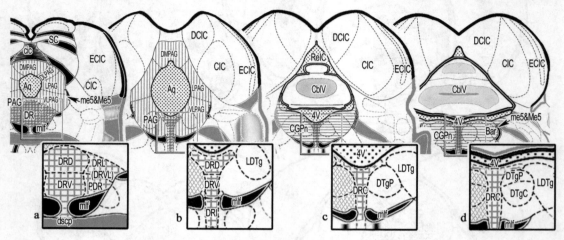

图 3-8-4　下丘、管周灰质和脑桥中央灰质

2. 下丘的比较解剖　与上丘的进化规律相同，在哺乳动物，下丘的主要功能为皮质下听觉反射中枢，还是听觉与躯体感觉及运动系统等多种信息的整合部位。人的部分听觉相关功能已上移到大脑皮质，故人下丘的脑体积比和功能比远小于鼠。

（三）管周灰质和脑桥中央灰质

在本节段前半，**管周灰质 PAG** 的分区以及细胞构筑与前段相同；在本节段后半，原 PAG 腹侧部在 4V 腹侧延展为**脑桥中央灰质 CGPn**。传统神经解剖学将位于 4V 底的灰质统称为**室底灰质**，而 CGPn 即室底灰质的前半。位于本节段 PAG 和 CGPn 内的核团主要有（图 3-8-4，图 3-8-5）：

1. **中缝背核 DR**　从前段延续而来，在本节段前部的 PAG 腹侧部达最大切面（图 3-8-4a），向后在 CGPn 内缩小至消失。大鼠 DR 分为背侧部 DRD、腹侧部 DRV、外侧部 DRL、尾侧部 DRC 和中缝背后核 PDR（图 3-8-4～图 3-8-7）。在小鼠，DRL 和 PDR 合称中缝背核腹外侧部 DRVL；在人脑，将 DRD 和 DRV 的外侧，包括邻近的 VLPAG 统称 DRL。DR 相当于脑内 5-羟色胺能神经元的 B7 群和 B6 群。

2. **被盖背侧核 DTg**　位于 DR 的外侧，起于本节段中部并向后延续。DTg 分为中央部 DTgC 和中央周部 DTgP 两个亚核（图 3-8-4c、d，图 3-8-5）。

3. **被盖背外侧核 LDTg**　位于 DTg 的外侧，起于本节段前部并向后延续（图 3-8-4b～d，图 3-8-5）。LDTg 及其周围是脑内胆碱能神经元 Ch6 群所在处。

4. **Barrington 核 Bar**　位于 LDTg 与三叉神经中脑核 Me5 之间，起于本节段末并向后延续，细胞小而浅染，此核所在脑区被认为是脑干内的排尿排便调节中枢所在（图 3-8-4d）。

5. **三叉神经 5n 相关的核**　随着 4V 的形成，**三叉神经中脑核 Me5** 和**中脑束 me5** 从管周灰质 PAG 侧方逐渐移位至脑桥中央灰质 CGPn 侧方，Me5 细胞明显增多，me5 纤维束增粗（图 3-8-4）。

（四）中线区

本节段中线区腹侧界的前半是脑桥基底部，后半是斜方体，外侧界不变（图 3-8-6，图 3-8-7）。

1. **中缝核群**　位于本节段的中缝核有 3 个，中缝背核 DR 已归入管周灰质区内描述。

（1）**中缝正中核 MnR**：从前段延续而来，在本节段初达最大切面，在脑桥基底部 Pn 消失之前延续为脑桥中缝核。MnR 相当于脑内 5-羟色胺能神经元 B8 群和 B6 群，对应于人脑的"中央上核"。

（2）**脑桥中缝核 PnR**：又称**中缝脑桥核**，位置上可视为 MnR 的后延，鼠的 PnR 小且细胞稀疏、不易分辨。PnR 属脑内 5-羟色胺能神经元 B5 群，对应于人脑的"中央下核"。

2. 纤维结构　顶盖脊髓束 ts 位置不变。**小脑上脚交叉 dscp** 在本节段前端已紧贴内侧纵束 mlf 的腹侧，向后很快自中线处消失（图 3-8-7a）。

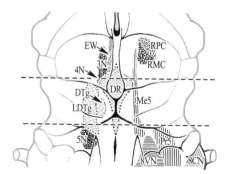

图 3-8-5　下丘节段的主要核团（背侧面透视图）

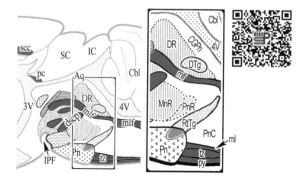

图 3-8-6　脑干中线区主要结构（正中矢状位）

（五）脑桥腹侧区

本节段腹侧区的前半为脑桥基底部的后半，后半为斜方体的前半。前段延续而来的纵行纤维束（lfp，ml）先位于脑桥基底部的背侧，后占据斜方体的内侧（图 3-8-7）。

1. **脑桥基底部 Pn**　脑桥核 Pn 和桥横纤维 tfp 均增多，**小脑中脚 mcp 增粗**。Pn 深方的**桥纵纤维 lfp** 和**内侧丘系 ml**（包括三叉丘脑束 tth）已向内侧聚拢至中线旁（图 3-8-7a、b）。

2. **斜方体 Tz**　紧连 Pn 之后，由横行的斜方体纤维和上橄榄核群组成。与 Pn 相比，主要变化有：①内侧半的脑桥核消失，桥纵纤维 lfp 位于腹侧脑表面，改称**锥体束 py**，而内侧丘系 ml 的位置基本未变；②外侧半的脑桥核 Pn 很快被**上橄榄核群 SOli** 取代（详细描述见后一段）；③桥横纤维 tfp 消失，**斜方体纤维 tz** 分成细束，横行穿过纵行的锥体束 py 和内侧丘系 ml，在中线处左右交叉至对侧（图 3-8-7c、d）。

鼠与人脑桥结构的发育差异见图 3-8-37 和图 3-8-38。

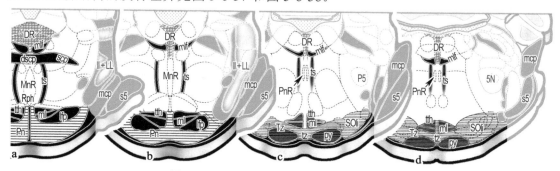

图 3-8-7　下丘节段的中线区和脑桥腹侧区

（六）外侧区

位于本节段外侧区的结构较复杂，从前段未延续而来的小脑中脚、外侧丘系和 5n 相关结构显著增大，在本段内新出现 8n 相关结构（图 3-8-7，图 3-8-8）。

1. **小脑中脚 mcp**　自前段一直沿脑桥侧面向背侧伸延，至本节段末与小脑相连（图 3-8-8d）。

2. **外侧丘系 ll 和外侧丘系核 LL**　位于小脑中脚 mcp 的内侧，从前段延续而来，至本节段中部消失。ll 为背腹方向经行的松散纤维束，LL 的细胞群穿插其内，可分成数个亚核，主要有**背侧核 DLL、中间核 ILL 和腹侧核 VLL**（图 3-8-8a、b）。

3. **5n 相关结构**　自本节段的后半起，5n 相关结构成为外侧区的主要内容（图 3-8-8）。

（1）**三叉神经感觉根 s5** 与**感觉主核 Pr5**：s5 从前段延续而来，至本节段末被斜方体纤维 tz 包盖入脑内。Pr5 起于本节段末的 s5 内侧，分为**背内侧部 Pr5DM** 和**腹外侧部 Pr5VL** 两个亚核。

（2）**三叉神经运动根 m5** 与**三叉神经运动核 5N**：较细的 m5 为 5N 发出的运动纤维，5N 位于脑桥网状结构的外侧部，所分亚核的名称与其定位支配的咀嚼肌名称相对应。

另外，5N 的周围尚有若干小核团与其功能相关，主要有**三叉神经核周带 P5**，三叉神经上核 Su5，三叉神经束间核 IF5（又称三叉神经运动核小细胞部 PC5）等，此类核团属脑桥网状结构。

4. 8n 相关结构　8n 包括**前庭神经 8vn**（前庭部）和**蜗神经 8cn**（蜗部），在本节段末或可出现**蜗腹侧核前部 VCA**（图 3-8-8d），详情见后一节段。

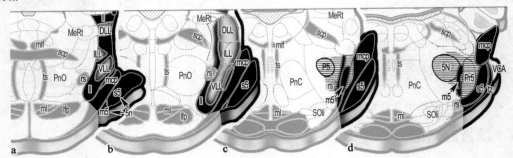

图 3-8-8　下丘节段的外侧区

（七）脑干网状结构

本节段内**中脑网状结构 MeRt** 与**脑桥网状结构 PnRt** 共存，但以后者为主，小脑上脚交叉 dscp 和小脑上脚 scp 仍为其分界标志（图 3-8-8，图 3-8-9）。

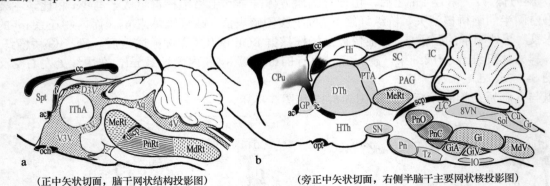

（正中矢状切面，脑干网状结构投影图）　　　（旁正中矢状切面，右侧半脑干主要网状核投影图）

图 3-8-9　鼠脑干网状结构分区示意图

8VN：前庭神经核；Cu：楔束核；Gi：巨细胞网状核；GiA：巨细胞网状核 α 部；GiV：巨细胞网状核腹侧部；Gr：薄束核；IO：下橄榄核；LC：蓝斑；MdRt：延髓网状结构；MdV：延髓腹侧网状核；MeRt：中脑网状结构；PnC：脑桥尾侧网状核；PnO：脑桥嘴侧网状核；PnRt：脑桥网状结构；Sol：孤束核

1. 中脑网状结构 MeRt　位于小脑上脚交叉 dscp 和小脑上脚 scp 的背侧，向后随着 scp 背移而缩小。**滑车神经旁核 Pa4、二叠体旁核 PBG、被盖小细胞核 MiTg、楔形核前区 PrCnF** 和**脚桥被盖核 PPTg** 均从前段延续而来，前三者在本节段前半即消失。PrCnF 在本节段前部延续为**楔形核 CnF**，PPTg 在本节段后部与新出现的**臂旁外侧核 LPB** 和 KF 核 KF（见 PnRt）穿插延续（图 3-8-10）。

另一种简单定位分法是以小脑上脚交叉 dscp 为标志，将 MeRt 分为前、后两部：自中脑前端至 dscp 消失之前的 MeRt 统称**中脑深核 DpMe**（图 3-7-8，图 3-8-10a），dscp 消失后的 MeRt 统称**楔形核 CnF**（图 3-8-10b、c）。

2. 脑桥网状结构 PnRt　位于小脑上脚交叉 dscp 和小脑上脚 scp 的腹侧，向后随着 scp 背移而增大。PnRt 以**脑桥嘴侧网状核 PnO** 和**脑桥尾侧网状核 PnC** 为主，前者主要位于脑桥基底部 Pn 节段，后者主要位于斜方体 Tz 节段（图 3-8-10）。本节段内围绕此两核（区）周围的主要有：

（1）位于 PnO 和 PnC 背侧的：多与小脑上脚 scp 位置关系密切（图 3-8-10）。

1）**被盖脚下核 SPTg** 和**臂旁内侧核 MPB**：位于 scp 的腹侧，SPTg 在前，向后延续为 MPB。

2）**脚桥被盖核 PPTg** 和 **KF 核 KF**：位于 scp 的外侧并随之移位，PPTg 在前，其背侧半与臂旁外侧核 LPB 相延续，腹侧半与 KF 核相延续。

LPB、MPB 和 KF 共同组成臂旁复合体（parabrachial complex），不单是生理学的**脑桥呼吸组**（pontine respiratory group, PRG）所在，还参与脑干的多种重要调节活动。KF 核被认为属脑内去甲肾上腺素能神经元 A7 群，也有学者认为臂旁复合体均属 A7 群。

3）**被盖前核 ATg** 和**被盖腹侧核 VTg**：位于内侧纵束 mlf 的腹侧，ATg 在前，向后延续为 VTg。

4）**被盖背内侧区 DMTg**：主要位于 PnC 的背侧，此时 SPTg 已随 scp 移位至背外侧。

5）**被盖背外侧核腹侧部 LDTgV**：是室底灰质内的 LDTg 越过 mlf、向腹侧延伸入网状结构的部分，被认为与 LDTg 同属脑内胆碱能神经元 Ch6 群。

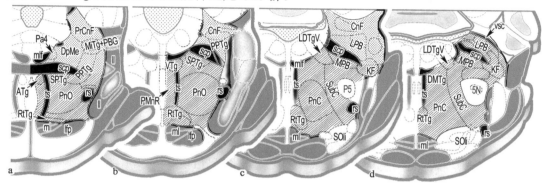

图 3-8-10　下丘节段中脑和脑桥网状结构内主要核团

（2）位于 PnO 和 PnC 腹侧和内侧的：即脑桥基底部的深方和中缝核（图 3-8-10）。

1）**被盖网状核 RtTg**：先位于 PnO 的腹侧、ml 和 lfp 的背侧，向后逐渐移位到 PnO 的内侧。

2）**中缝旁正中核 PMnR**：位于中缝正中核 MnR 与顶盖脊髓束之间（图 3-8-10a、b），目前认为，鼠（啮齿类）的此核属网状结构的核团（不含 5-羟色胺能神经元），人（灵长类）的此核内含有 5-羟色胺能神经元，故归属中缝核群，与 MnR 同称"中央上核"。

（3）位于 PnO 和 PnC 外侧的：**蓝斑下核 SubC** 最大，与三叉神经核周核 P5（或运动核 5N）几乎同时出现，位于 PnC 与 5N 之间（图 3-8-10c、d）。SubC 的位置在蓝斑 LC 之前，从脑发育过程来看，可视为 LC 细胞向网状结构内的延续。

脑内去甲肾上腺素能神经元 A7 群主要位于本节段的后半，大致在三叉神经运动核 5N 前部的周围、蓝斑下核 SubC 的外侧、小脑上脚 scp 的腹侧（图 3-8-10b、c）。有研究者认为除 KF 核外，蓝斑下核 SubC 也归属 A7 群。也有学者认为 SubC 应归属 A5 群（因其向后与 A5 群相连）。

（八）半球皮质区

本节段已达大脑半球后端的枕极 OcP，半球背外侧面的**枕皮质 Oc**、**颞皮质 Te** 尚在，腹侧面的**内嗅皮质 Ent** 和内侧面的**下托 S**（DS，PrS，VS）相对增大（图 3-8-2，图 3-8-11）。

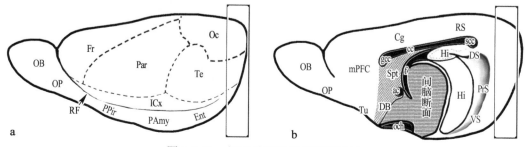

图 3-8-11　经下丘节段的半球皮质区

二、经下丘节段的断面解剖

成年大鼠脑本段的嘴尾长度约 2.0mm，小鼠约 1.3mm，可划分为 5 个脑区：管周灰质和背侧区（A 区）、中线区（B 区）、脑桥腹侧区（D 区）、外侧区（E 区）以及中央区（F 区）。选取四张典型切片进行描述：第一张经下丘和脑桥基底部中后份；第二张经下丘和脑桥基底部后份；第三张经下丘和斜方体前份；第四张经下丘和斜方体中份（图 3-8-12）。

（一）经下丘和脑桥基底部中后份

本切面的特征形态是背侧的上丘几近消失，腹侧有宽阔的脑桥基底部，横行的小脑上脚交叉已经紧贴内侧纵束的腹侧（图 3-8-13，图 3-8-15）。

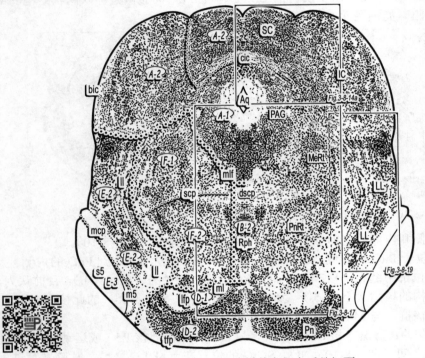

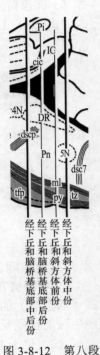

图 3-8-13 经下丘和脑桥基底部中后份切面

图 3-8-12 第八段典型切片位置

1. 管周灰质和背侧区（A 区） 与前段的同名区相比，上丘区（A-2）即将消失，下丘区（A-2）显著增大（图 3-8-13～图 3-8-15），管周灰质区（A-1）的亚区基本不变（图 3-8-16）。

（1）上丘区（A-2）：本切面已达**上丘 SC** 后端，原上丘连合 csc 延续为**下丘连合 cic**。SC 的脑表面积虽缩小（图 3-8-14a），但深部各层结构均在，向后从浅到深很快消失（图 3-8-14c）。

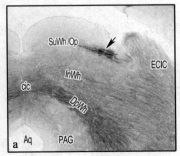
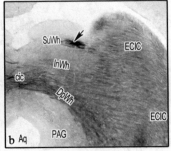
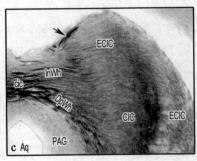

图 3-8-14 上丘后端与下丘前端连续切片（纤维染色）

视觉相关纤维经上丘臂 bsc 进入浅白层 SuWh，故此层又称视神经层 Op。自 SC 后部起（图 3-7-2），下丘臂 bic 的听觉相关纤维也进入该层（箭头所指）。

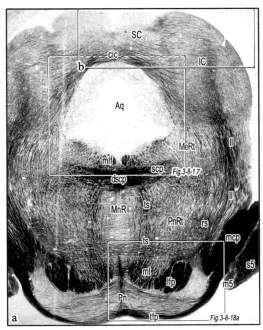
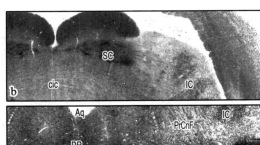
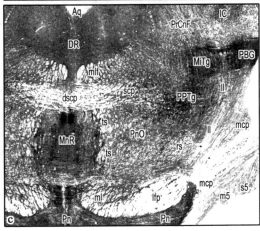

图 3-8-15 经下丘和脑桥基底部中后份切面（a. 纤维染色；b、c. AChE-HC 染色）

（2）下丘区（A-2）：**下丘IC**占据背侧大部，**下丘连合**cic取代原上丘连合csc成为管周灰质PAG的背侧界，两者之间无明显分界。原下丘臂核BIC已消失，从IC前端（图3-7-23）延续而来的**下丘外皮质ECIC**迅速增大，**下丘中央核CIC**或已出现（图3-8-14，图3-8-15a）。

（3）管周灰质区（A-1）：在普通细胞染色切片内，除腹侧区的核团所在部位，其他区域均呈现内浅外深的染色表现（图 3-8-16a）；在纤维染色和 AChE 染色切片内，同样难以将管周灰质 PAG 各亚区境界划清（图 3-8-15）。应用非磷酸化神经丝蛋白免疫组织化学（SMI-32-ICH）染色可助区别，各亚区的阳性染色纤维密度及分布形式有显著差异（图 3-8-16b）。

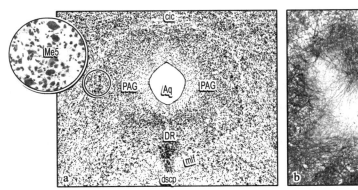
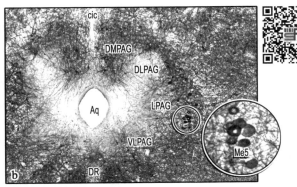

图 3-8-16 管周灰质的亚区（a. 细胞染色；b. SMI-32-ICH 染色）

与前段末相比，管周灰质 PAG 的主要变化有：①PAG 的背侧界从上丘连合 csc 延续为下丘连合 cic，外侧界处的三叉神经中脑核 Me5 和中脑束 me5 较显著；②滑车神经核 4N 已消失，但滑车神经旁核 Pa4 尚存（图 3-8-17a）；③中缝背核 DR 可达最大冠状切面。

中缝背核 DR 在最大切面处几乎占据整个 PAG 腹侧部，细胞中等大小、整体深染，各亚核的细胞相对集中。**DR 腹侧部 DRV** 位于内侧纵束 mlf 背侧，并伸入左、右内侧纵束 mlf 之间（小鼠称此为**束间部 DRI**），**背侧部 DRD** 邻近中脑导水管 Aq，**外侧部 DRL** 邻接管周灰质腹外侧部 VLPAG。**中缝背后核 PDR** 指 DRV 外侧的细胞略稀疏区，染色稍浅（图 3-8-16a，图 3-8-17a~c，3-8-24a）。

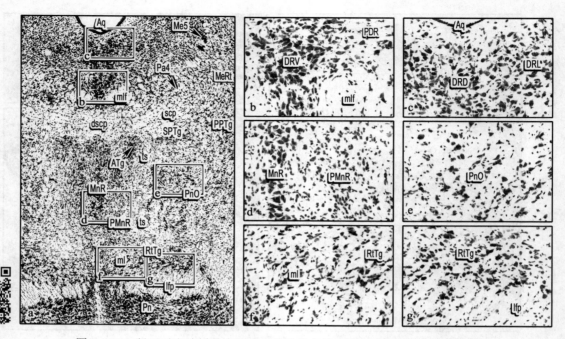

图 3-8-17 经下丘和脑桥基底部中后份处的中线结构和网状结构（细胞染色）

2. 中线区（B 区） 前段的脚间核区（B-1）已消失，本切面向后均为脑桥中缝核区（B-2）。

（1）脑桥中缝核区（B-2）：**中缝正中核 MnR** 在本切面（或后一切面）内可达最大最典型切面，中线处细胞密集深染，两侧的细胞稀疏浅染区为网状结构的中缝旁正中核 PMnR（图 3-8-17d），两者之间常见数个小血管断面，为发自基底动脉 BA 的脑桥正中穿动脉分支（参见后图 3-8-40b、d）。

（2）**小脑上脚交叉 dscp**：在细胞染色切片内形成紧邻内侧纵束 mlf 腹侧的横行宽大浅染纤维区，向两侧延伸的小脑上脚 scp 内有稀疏散在细胞，故境界不清；在纤维染色切片内可见 dscp 两端所连的纤维较疏松，即 scp 所在（图 3-8-15，图 3-8-17a）。

3. 脑桥腹侧区（D 区） 纵行纤维束后延，脑桥基底部增大。

（1）背侧纵行纤维束区（D-1）：在细胞染色切片内**桥纵纤维 lfp** 紧贴桥核区的深方，纤维束致密、周界清晰、染色浅淡；**内侧丘系 ml** 靠近中线，纤维束稍松散，因内部散在少量细胞而周界不清、染色稍深，其背侧仍有**三叉丘脑束 tth**（或称三叉丘系 tl）随之同行（图 3-8-15，图 3-8-17a）。

（2）腹侧桥核区（D-2）：密集深染的**脑桥核 Pn** 和横行浅染的**桥横纤维 tfp** 共同组成脑桥基底部 Pn，tfp 在脑桥基底部外侧聚集成一致密粗大纤维束即**小脑中脚 mcp**，向后将沿外侧脑表行向背侧，故归入外侧部描述（图 3-8-15，图 3-8-18）。

图 3-8-18 显示脑桥基底部 Pn 向斜方体延续的连续变化。随着 Pn 缩小至消失和斜方体 Tz 的形成，桥纵纤维 lfp 逐渐转至中线旁、内侧丘系 ml 的腹侧。图 3-8-18a 为脑桥基底部典型切面，图 3-8-18c 为脑桥与斜方体共存切面，内侧半仍见脑桥核 Pn，外侧半已出现上橄榄核群 SOli。

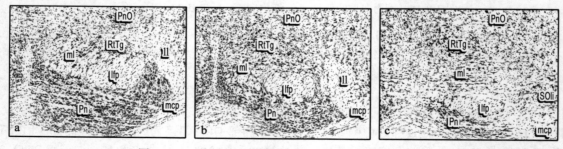

图 3-8-18 脑桥基底部后半的连续切面（细胞染色）

4. 外侧区（E区）　分区和内容均与前段末相延续。

（1）外侧丘系和小脑脚区（E-2）：**外侧丘系** ll 的纤维明显增多，腹侧份纤维密集，向背侧逐渐松散。**外侧丘系核** LL 被平行的 ll 纤维穿过，使细胞多呈背腹方向极性；根据位置大致可辨别出**外侧丘系腹侧核** VLL、**中间核** ILL 和**背侧核** DLL，各核间境界不清。中脑网状结构的二叠体旁核 PBG 和被盖小细胞核 MiTg 仍位于外侧丘系和下丘之间。位于外侧丘系 ll 浅面的小脑中脚 mcp 纤维显著增多，并继续向背侧移位（图 3-8-15，图 3-8-19）。

（2）5n 相关区（E-3）：粗大的**三叉神经感觉根** s5 和较细的**三叉神经运动根** m5 延续到本切面，部分 m5 纤维插入 mcp 与 ll 之间（图 3-8-15，图 3-8-19）。三叉神经核仍未出现。

5. 中央区（F区）　随着小脑上脚交叉 dscp 和小脑上脚 scp 背移，中脑网状结构缩小，脑桥网状结构增大（图 3-8-15a，图 3-8-17a）。

（1）中脑网状结构区（F-1）：**中脑网状结构** MeRt 整体缩小，但主要核区均从前段末延续而来，变化不大。

1）**滑车神经旁核** Pa4：仍位于 MeRt 的内侧部（图 3-8-20b）。

2）**楔形核前区** PrCnF：仍位于 MeRt 背侧部（图 3-8-20c）。

3）**二叠体旁核** PBG 和**被盖小细胞核** MiTg：仍位于外侧部，并有外侧丘系 ll 的纤维穿过（图 3-8-15c，图 3-8-19）。

4）**脚桥被盖核** PPTg：围绕在小脑上脚 scp 的外侧端，随 scp 背移，境界不清（图 3-8-20e）。

因小脑上脚交叉 dscp 仍在，此切面内的 MeRt 仍可称为"中脑深核 DpMe"。

（2）脑桥网状结构区（F-2）：**脑桥网状结构** PnRt 显著增大，有核团从前段末延续而来，也有新核团出现。

1）**脑桥嘴侧网状核** PnO：仍位于中央但明显增大、境界不清（图 3-8-15，图 3-8-17a、e）。

2）**被盖网状核** RtTg：仍位于 PnO 腹侧，核团增大且稍内移，细胞中等偏大染色深（图 3-8-17，图 3-8-18）。

3）**中缝旁正中核** PMnR：仍位于 PnO 内侧（图 3-8-17d）。

4）**被盖脚下核** SPTg：新出现在 PnO 的背侧、scp 的腹侧（图 3-8-20d），细胞稍密集。

5）**被盖前核** ATg：新出现在 SPTg 的内侧，为密集深染的小核团（图 3-8-17a，图 3-8-20a）。

6）**红核脊髓束上核** ERS：新出现在 PnO 外侧、外侧丘系 ll 的内侧，仅为数个大而深染的多角细胞，在细胞染色切片上可作为红核脊髓束 rs 的定位标志（图 3-8-19）。

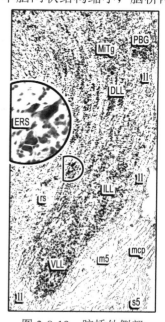

图 3-8-19　脑桥外侧部
（细胞染色）

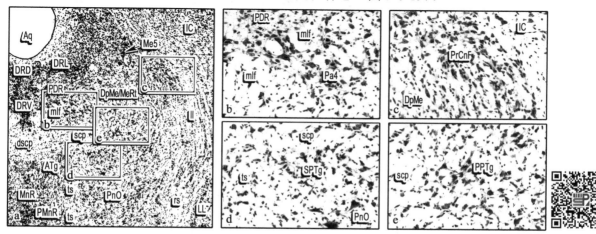

图 3-8-20　小脑上脚周围的网状结构核团（细胞染色）

（二）经下丘和脑桥基底部后份

本切面的特征形态是小脑上脚交叉完全消失，小脑上脚向背外侧移位；上丘 SC 完全消失，背侧部仅有下丘；腹侧的脑桥基底部缩小，桥核细胞减少（图 3-8-21，图 3-8-22）。

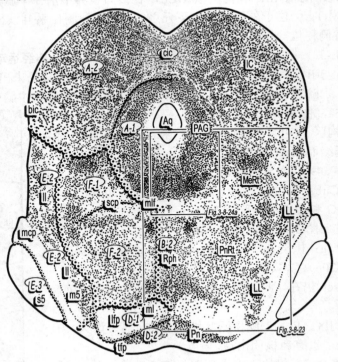

图 3-8-21　经下丘和脑桥基底部后份切面

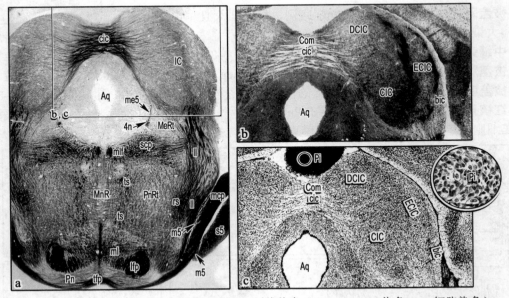

图 3-8-22　经下丘和脑桥基底部后份切面（a. 纤维染色；b. AChE-HC 染色；c. 细胞染色）

1. 管周灰质和背侧区（A 区）　上丘消失、下丘（A-2）占据背侧部，中脑导水管增粗、管周灰质区（A-1）变薄。

（1）下丘区（A-2）：当上丘 SC 深部的层次完全消失后，**下丘 IC 的三个亚核全部出现：下丘中央核 CIC 和下丘外皮质 ECIC 增大但位置不变，下丘背侧皮质 DCIC 出现在下丘连合 cic 的外侧。**

cic 纤维增多但松散分布，与 IC 内侧面的薄层纤维共同组成管周灰质 PAG 的背外侧界。cic 的松散纤维束内散在少量细胞，形态和染色均与 DCIC 相似，称**下丘连合核 Com**（图 3-8-22）。

松果体 Pi 出现在上丘 SC 后端、下丘 IC 的背侧，内分泌细胞和间质细胞密集深染，并有丰富的毛细血管，在厚切片内难以分辨细胞类型（图 1-2-32，图 3-8-22c）。Pi 与 IC 表面仅以菲薄的软脑膜相连，在散染切片制作过程中易于丢失。

（2）管周灰质区（A-1）：与前一切面相延续，主要变化有：①**中脑导水管 Aq** 扩大，管周灰质 PAG 变薄但各亚区仍在。②PAG 腹侧部内的**中缝背核 DR** 缩小、**被盖背外侧核 LDTg** 出现（图 3-8-23a）。LDTg 细胞大小不一、密集深染（图 3-8-23d），AChE-HC 染色呈强阳性（图 3-8-23b），属脑内胆碱能神经元第 6 群（Ch6）。③**三叉神经中脑核 Me5** 的大细胞继续增多，**三叉神经中脑束 me5** 以及**滑车神经根 4n** 仍伴其同行（图 3-8-22a）。

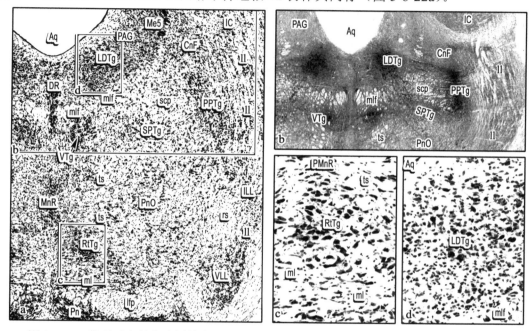

图 3-8-23　经下丘中份和脑桥基底部后份切面（a、c、d. 细胞染色；b. AChE-HC 染色）

图 3-8-24 与图 3-7-25 相延续，此处为管周灰质腹侧部后半，相当于中缝背核 DR 中段的连续切面，图 3-8-24a 和 b 已达 DR 的最大冠状切面。**中缝背核外侧亚核 DRL** 的细胞中等大小、较密集深染（图 3-8-24a、b）；当 DRL 消失后又出现细胞大小不一的深染核团时，为**被盖背外侧核 LDTg**（图 3-8-24c、d）。在 LDTg 出现之后，中缝后背核 PDR 很快消失，而中线处的 DR 背侧部 DRD 和腹侧部 DRV 继续向后延伸入脑桥中央灰质内。

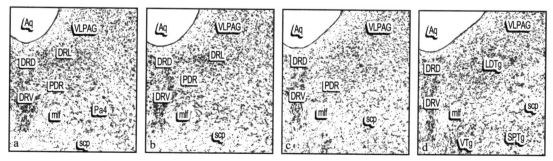

图 3-8-24　经下丘前、中份的管周灰质腹侧部连续切面（细胞染色）

2. 中线区（B 区）　因脑桥网状结构的被盖网状核 RtTg 已达中线旁并开始背移，使脑桥中缝核区（B-2）的**中缝正中核 MnR** 逐渐缩短，但**顶盖脊髓束 ts** 不变（图 3-8-23a、c）。

3. 脑桥腹侧区（D 区）　已达脑桥基底部后份或后缘。

（1）背侧纵行纤维束区（D-1）：桥纵纤维 lfp 和内侧丘系 ml 基本未变（图 3-8-22a，图 3-8-23a）。

（2）腹侧桥核区（D-2）：脑桥核 Pn 细胞和桥横纤维 tfp 均减少，脑桥基底部 Pn 整体缩小（图 3-8-21，图 3-8-22a）。

4. 外侧区（E 区）　分区和内容与前一切面基本相同。

（1）外侧丘系和小脑脚区（E-2）：外侧丘系 ll 和外侧丘系核 LL 稍缩小，原穿插在 ll 内的二叠体旁核 PBG 和被盖小细胞核 MiTg 已消失。小脑中脚 mcp 继续向背侧延伸（图 3-8-22a，图 3-8-23a）。

（2）5n 相关区（E-3）：三叉神经感觉根 s5 和运动根 m5 位置基本同前，仍紧贴 mcp 的表面（图 3-8-22a）。

5. 中央区（F 区）　小脑上脚 scp 继续向背外侧移位，使中脑网状结构区（F-1）缩小而脑桥网状结构区（F-2）增大，但各区的周界不变。此时的 scp 纤维束仍较松散，周围核团的细胞散入其内，故在细胞染色切片内境界不清（图 3-8-22a，图 3-8-23a、b）。

（1）中脑网状结构区（F-1）：中脑网状结构 MeRt 已局限于管周灰质 PAG、下丘 IC、外侧丘系 ll 和小脑上脚 scp 围成的菱形区域内，此区又称楔形核 CnF。脚桥被盖核 PPTg 一直伴随在小脑上脚 scp 的外侧，是该区内较大的核区，其余小核区不易辨认（图 3-8-23a、b）。

（2）脑桥网状结构区（F-2）：脑桥网状结构 PnRt 各核区位置基本同前。

1）脑桥嘴侧网状核 PnO：位置居中、继续扩大（图 3-8-22a，图 3-8-23a）。

2）被盖网状核 RtTg：已靠近中线并继续背移，细胞增多、核团增大（图 3-8-23a、c）。

3）中缝旁正中核 PMnR：因 RtTg 的挤占，与中缝正中核 MnR 同步缩短至消失。

4）脚下被盖核 SPTg：仍在 scp 腹侧并随之向背外侧移位（图 3-8-23a、b）。

5）被盖腹侧核 VTg：新出现在内侧纵束 mlf 的腹侧，核团较原被盖前核 ATg 大，细胞稍松散且染色略浅，ACh-HC 染色呈强阳性（图 3-8-23a、b）。

（三）经下丘和斜方体前份

本切面的特征形态是背侧的下丘尚在而腹侧的脑桥基底部消失、斜方体出现；原中脑导水管的腹侧部扩展成第四脑室、背侧部延续为下丘隐窝，两者之间有小脑蚓前端（图 3-8-25，图 3-8-26）。

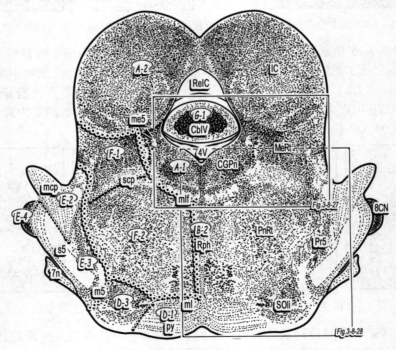

图 3-8-25　经下丘和斜方体前份切面

1. 室底灰质区和背侧区（A 区） 原管周灰质 PAG 的腹侧部延续为室底灰质的脑桥中央灰质区（A-1），背侧的下丘区（A-2）基本未变（图 3-8-26，图 3-8-27）。

（1）下丘区（A-2）：整体开始缩小，下丘臂 bic 消失，**下丘外皮质 ECIC 变薄**，但**下丘中央核 CIC** 和**下丘背侧皮质 DCIC** 相对增大。下丘连合 cic 消失后，两侧下丘 IC 之间仅以细胞相连，向后相连处变窄，直至左、右 IC 完全分开。（图 3-8-26a、b）。

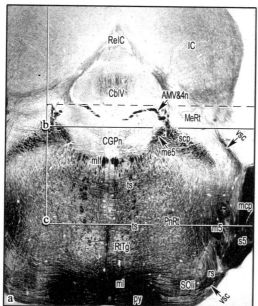
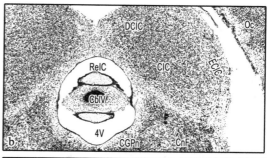
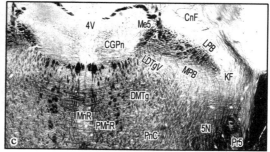

图 3-8-26 经下丘和斜方体前份切面（a、c. 纤维染色；b. 细胞染色）

（2）脑桥中央灰质区（A-1）：变化显著：①原中脑导水管 Aq 背侧半延续为**下丘隐窝 ReIC**，原管周灰质 PAG 的背侧部变薄至消失（图 3-8-26，图 3-8-27a）；②原 Aq 腹侧半横行延展成**第四脑室 4V**，原 PAG 的腹侧部扩展为室底灰质，此处称**脑桥中央灰质 CGPn**，原管周灰质 PAG 腹侧部的核团延续至此并有新核团出现（图 3-8-27）；③**小脑蚓 CblV** 的前端出现在 ReIC 与 4V 之间，在纤维染色切片内，可见深染的**滑车神经根 4n** 位于脑桥中央灰质 CGPn 与小脑蚓 CblV 之间，标志此处为**前髓帆 AMV** 所在（图 3-8-26a）。

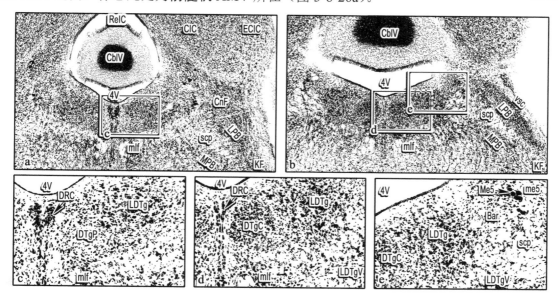

图 3-8-27 经下丘后份和斜方体前份切面处的脑桥中央灰质（细胞染色）

位于本切面**脑桥中央灰质 CGPn** 内的核团主要有：

1）**中缝背核尾侧部 DRC**：仅存于中线处的少量中缝背核 DR 的细胞改称 DRC（图 3-8-27c、d）。

2）**被盖背侧核 DTg**：新出现在 DRC 的外侧，核团呈圆形，细胞密集深染区为**被盖背侧核中央部 DTgC**，其前端以及背侧的细胞稀疏浅染区为**被盖背侧核中央周部 DTgP**（图 3-8-27）。

3）**被盖背外侧核 LDTg**：显著增大，并向腹侧扩展入脑桥网状结构内（图 3-8-27，图 3-8-28a、b）。

4）**三叉神经中脑核 Me5** 和 **Barrington 核 Bar**：延续而来的 Me5 深染大细胞数目增多，与其伴行的三叉神经中脑束 me5 明显增粗（图 3-8-26a、c），若其内侧出现以小细胞为主的浅染区则为 Barrington 核 Bar（图 3-8-27e，图 3-8-28a）。

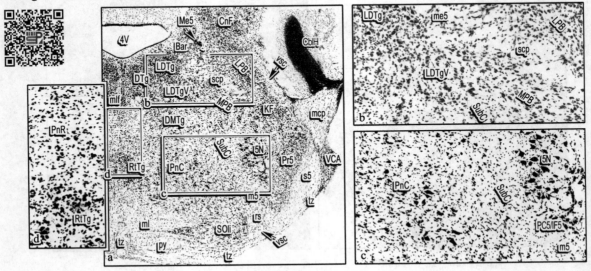

图 3-8-28　经下丘后份和斜方体前份切面（细胞染色）

2. **中线区（B 区）**　脑桥中缝核区（B-2）内的中缝正中核 MnR 缩小至消失，**脑桥中缝核 PnR** 出现在中线区的背侧份，两者不易区分。此时位于中线区腹侧份的深染大细胞核团为脑桥网状结构的**被盖网状核 RtTg**，并非中缝核区结构（图 3-8-28a、d）。

3. **脑桥腹侧区（D 区）**　脑桥基底部 Pn 完全延续为**斜方体 Tz**，两者的过渡变化见图 3-8-18c。原背侧纵行纤维束区延续为内侧纵行纤维束区（D-1），原桥核区（D-2）消失、上橄榄核区（D-3）出现（图 3-8-25，图 3-8-28）。

（1）**内侧纵行纤维束区（D-1）**：原桥纵纤维 lfp 暴露在脑表面的中线两侧，改称**锥体束 py**，**内侧丘系 ml** 紧随 py 的深方，两者均被横行的斜方体纤维 tz 细束穿过（图 3-8-26a，图 3-8-28a）。

（2）**上橄榄核区（D-3）**：原均匀深染的脑桥核 Pn 消失，新出现的核团聚集在纵行纤维束的外侧，各细胞群大小不等、染色浅深不一，统称**上橄榄核群 SOli** 或**上橄榄复合体**，各亚核详情见后一节段。当桥横纤维 tfp 完全消失时**脊髓小脑腹侧束 vsc** 出现在 SOli 外侧的脑表面，**红核脊髓束 rs** 移位至其深方后行（图 3-8-26a，图 3-8-28a）。

在此层面内，可见到两处 vsc 断面，腹侧的位于 SOli 外侧，背侧的位于 scp 外侧（图 3-8-26a，图 3-8-28a），这与 vsc 入小脑的经行路径有关：来自脊髓的 vsc 在延髓腹外侧表面前行，至脑桥后缘（斜方体前缘）折转向背侧，经三叉神经运动核 5N 与感觉主核 Pr5 之间到达小脑上脚 scp 的背侧，然后经 scp 进入小脑，故此可见到背、腹两处 vsc 纤维束断面。

4. **外侧区（E 区）**　内容有变、分区增加，外侧丘系消失，蜗神经 8cn 相关区（E-4）出现。

（1）**小脑脚区（E-2）**：外侧丘系 ll 相关结构已消失，**小脑中脚 mcp** 显著增粗，继续背移并可与小脑半球 CblH 相连（图 3-8-28a）。

（2）**5n 相关区（E-3）**：随着 mcp 的移出，**三叉神经感觉根 s5** 和**运动根 m5** 真正连于脑桥。s5 在冠状切面上略呈弧形，新出现的**三叉神经感觉主核 Pr5** 紧贴其内侧，以中等大小细胞为主、染色均匀；新出现的**三叉神经运动核** 5N 位于 Pr5 的内侧，为深染的大细胞组成，此时数量尚少。三叉神经运动根 m5 经 s5 和 Pr5 的内侧入脑连于 5N（图 3-8-26a、c，图 3-8-28a、c）。

（3）8cn 相关区（E-4）：新出现的**蜗腹侧核前部** VCA 位于小脑中脚 mcp 和三叉神经感觉根 s5 的外侧，此核发出的**斜方体纤维** tz 经 s5 的表面行向内侧的斜方体区（图 3-8-28a）。

5. 中央区（F 区） 随着小脑上脚 scp 的背移，中脑网状结构区（F-1）显著缩小、即将消失，脑桥网状结构区（F-2）增大。

（1）中脑网状结构区（F-1）：**楔形核** CnF 缩小，向后很快消失，下丘 IC 即将与脑桥分离，此处又称脑桥中脑连接部（图 3-8-29）。自此向后，位于小脑上脚 scp 背侧的结构（主要是 LPB 和 vsc）归入脑桥网状结构内描述。

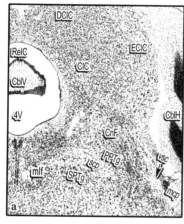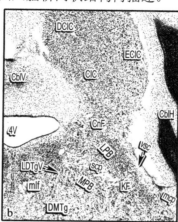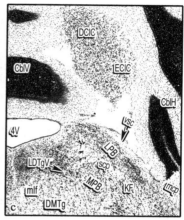

图 3-8-29 下丘和中脑网状结构后端的连续切面（细胞染色）

（2）脑桥网状结构区（F-2）：**脑桥网状结构** PnRt 周界变化大。小脑上脚 scp 已移位到脑桥中央灰质 CGPn 的外侧，两者共同形成 PnRt 的背侧界；外侧丘系 ll 相关结构消失，三叉神经相关结构形成 PnRt 的外侧界；脑桥基底部 Pn 消失，斜方体 Tz 形成 PnRt 的腹侧界；内侧界仍定为顶盖脊髓束 ts 或中线旁（图 3-8-26a，图 3-8-28a）。

1）**脑桥嘴侧网状核**或**脑桥尾侧网状核** PnO/PnC：位置仍居中。当 PnO 内出现较多深染的大多角形细胞时，标志着 PnO 已延续为 PnC，两者并无明显分界（图 3-8-28a、c）。

2）**被盖网状核** RtTg：已移位到 PnO/PnC 的内侧并开始缩小（图 3-8-28a）。

3）**被盖背外侧核腹侧部** LDTgV：新出现在 PnO/PnC 背侧，为脑桥中央灰质 CGPn 内的被盖背外侧核 LDTg 向网状结构内的延续，核内有少量散在的较大细胞（图 3-8-28b，图 3-8-29）。

4）**臂旁内侧核** MPB、**臂旁外侧核** LPB 和 **KF 核** KF：三者均围绕在小脑上脚 scp 的周围，MPB 紧邻 scp 的腹侧，在位置上与原被盖脚下核 SPTg 延续；LPB 紧邻 scp 的背侧，在位置上与原脚桥被盖核 PPTg 的上半穿插延续；KF 位于 scp 的外侧端，与前两者相连（曾认为是其亚核），在普通染色切片内境界不清、难以分辨。MPB 和 LPB 合称**臂旁核** PB，两核的细胞均较小而密集、染色稍深并分成数个亚核。KF 曾称为臂旁下核（subparabrachial nucleus），染色略浅，其周界没有前两者清晰（图 3-8-26c，图 3-8-28a、b，图 3-8-29）。

现认为 MPB、LPB 和 KF 共同组成臂旁复合体（parabrachial complex），参与脑干的呼吸（脑桥呼吸组 PRG）、心律、内脏活动、摄食、体温、觉醒等重要调节功能。

5）**被盖背内侧区** DMTg：新出现在 PnO 背侧、LDTgV 内侧，细胞稀疏浅染（图 3-8-28a，图 3-8-29）。

6）**蓝斑下核** SubC：新出现在 PnO 外侧、三叉神经运动核 5N 内侧的宽带状浅染区，向后一直伴随在 5N 的内侧。此核主要分为**背侧部** SubCD 和**腹侧部** SubCV 亚核，在普通细胞染色切片内表现为细胞稀疏分布、染色浅淡区（图 3-8-28a、c），采用酪氨酸羟化酶免疫组织化学法（TH-IHC）染色可见该区有散在的阳性细胞分布。

现多认为蓝斑下核 SubC 和臂旁复合体同属脑内去甲肾上腺素能神经元 A7 群。

（四）经下丘和斜方体中份

本切面的特征形态是背侧的下丘缩小并与脑桥分离，腹侧的斜方体增大（图 3-8-30，图 3-8-31）。

1. 室底灰质区和背侧区（A 区）　脑桥中央灰质区（A-1）基本未变，下丘区（A-2）与脑桥分离。第四脑室 4V 增宽，前髓帆 AMV、滑车神经根 4n 与小脑蚓 CblV 的位置关系不变。

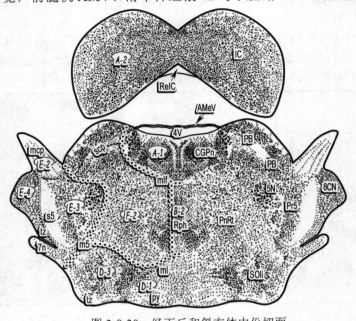

图 3-8-30　经下丘和斜方体中份切面

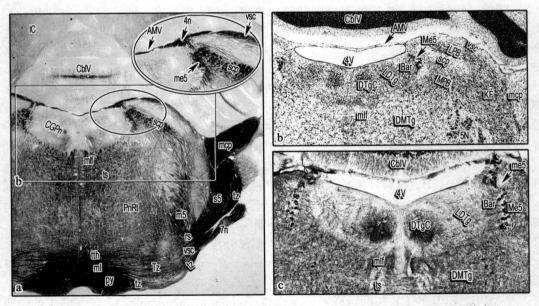

图 3-8-31　经下丘和斜方体中份切面（a. 纤维染色；b. 细胞染色；c. SMI-32-IHC 染色）

（1）下丘区（A-2）：随着中脑网状结构 MeRt 的消失，**下丘 IC 与脑桥分离并明显缩小**。

（2）脑桥中央灰质区（A-1）：**脑桥中央灰质 CGPn 的周界与核团配布基本同前。中缝背核尾侧部 DRC 或已消失，被盖背侧核中央部 DTgC 在 SMI-32-IHC 染色切片内为强阳性（图 3-8-31c）。被盖背外侧核 LDTg、三叉神经中脑核 Me5 和 Barrington 核 Bar 基本未变或稍增大**，各核细胞分布密度以及染色深浅对比均较清晰（图 3-8-31b、c，图 3-8-32a①～③）。

2. 中线区（B 区）　　脑桥中缝核 PnR 或已消失，其他中缝核尚未出现（图 3-8-32a）。

3. 脑桥腹侧区（D 区）　　仍为斜方体区 Tz，分区和结构未变。

（1）内侧纵行纤维束区（D-1）：纵行的**锥体束 py** 和**内侧丘系 ml** 基本不变，横行的**斜方体 tz** 纤维增多，在中线处的交叉纤维细束也明显增多（图 3-8-31a，图 3-8-32a、c）。

（2）上橄榄核区（D-3）：**上橄榄核群 SOli** 增大，外侧的纤维束（vsc，rs）不变（图 3-8-32a、c）。

4. 外侧区（E 区）　　分区和内容均不变但各结构增大。

（1）小脑脚区（E-2）：**小脑中脚 mcp** 基本未变（图 3-8-32a）。

（2）5n 相关区（E-3）：**5n 感觉根 s5**、**运动根 m5**、**感觉主核 Pr5** 和**运动核 5N** 位置基本不变（图 3-8-31，图 3-8-32a、b）。Pr5 和 5N 显著增大并分出亚核，各亚核名称结构见后段。

（3）8cn 相关区（E-4）：**蜗腹侧核前部 VCA** 显著增大膨隆，细胞圆形、密集深染。

VCA 发出的纤维在脑干表面聚集成纤维薄板称**斜方体（纤维）tz**，在冠状切面上呈窄带状纤维束包绕 s5 表面向内侧经行，少部分纤维终止于同侧的**上橄榄核群 SOli**，大部分越中线至对侧的 SOli 或外侧丘系 ll，这些纤维束和核团均为听觉通路的结构（图 3-8-32a～c）。

5. 中央区（F 区）　　脑桥网状结构 PnRt（F-2）的周界和内容基本同前（图 3-8-31a，图 3-8-32a）。

（1）**脑桥尾侧网状核 PnC**：位置居中但稍偏腹侧，仍有深染的多角形大细胞散在分布。

（2）**被盖网状核 RtTg**：仍在 PnC 内侧的中线旁上行，核团缩小、即将消失。

（3）**被盖背外侧核腹侧部 LDTgV**：位置同前，核团缩小、即将消失或已消失。

（4）**臂旁核 PB** 和 **KF 核 KF**：继续跟随小脑上脚 scp 向背外侧移位，各核细胞增多、染色加深、易于辨认。此时的 scp 因纤维排列紧密而显得周界清晰，其内侧端与三叉神经中脑束 me5 相连不易区分。scp 的背侧与脊髓小脑腹侧束 vsc 之间的细胞密集区为**臂旁外侧核 LPB**；腹侧的细胞稍松散区为**臂旁内侧核 MPB**；腹外侧的细胞稍大而松散区为 KF 核（图 3-8-31b，图 3-8-32a）。

（5）**被盖背内侧区 DMTg**：仍为 PnC 背侧的细胞稀疏浅染区。

（6）**蓝斑下核 SubC**：仍为 PnC 外侧与三叉神经运动核 5N 之间的细胞稀疏浅染区。

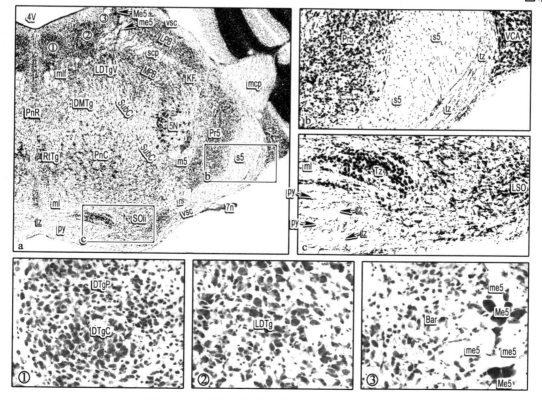

图 3-8-32　经下丘和斜方体中份切面（细胞染色）

（五）经上丘和下丘节段的矢状切面

切面位置见图 3-8-33，连续矢状切片见图 3-8-34，重点观察中脑 MeE 和脑桥基底部 Pn 的代表性结构。前半的上丘节段（第七段）与后半的下丘节段（第八段）之间以细虚线分隔。

图 3-8-34a 以**中脑导水管 Aq** 和**内侧纵束 mlf** 作为定位标志。Aq 向背后方扩展出**下丘隐窝 ReIC**，向腹后方延伸为**第四脑室 4V**，位于小脑蚓 CblV 前端的前髓帆 AMV 大部分已丢失。**管周灰质 PAG** 背侧的**上丘 SC** 和**下丘 IC** 合称四叠体或中脑顶盖；PAG 的腹侧部向后与**脑桥中央灰质 CGPn** 延续，内有**动眼神经核 3N**、**滑车神经核 4N** 和**中缝背核 DR** 等（图 3-8-35a）。中央区前大半为致密纤维构成的浅染区，包括 mlf、**被盖腹侧交叉 vtgd**、**被盖背侧交叉 dtgd** 和**小脑上脚交叉 dscp**，中脑中缝核群（RLi，CLi，IF）穿插其间；后小半无交叉的纤维，主要有中缝正中核 MnR，并可见大而深染的**脑桥被盖网状核 RtTg**。腹侧区的前半有**脚间窝 IPF** 和**脚间核 IP**，后半有**脑桥基底部 Pn**，浅染的桥横纤维 tfp 和桥纵纤维 lfp，之间为深染的桥核。中线区内容对照图 3-7-6 和图 3-8-6 辨识。

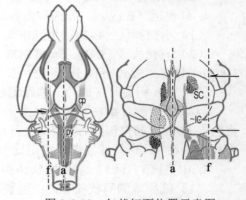

图 3-8-33　矢状切面位置示意图

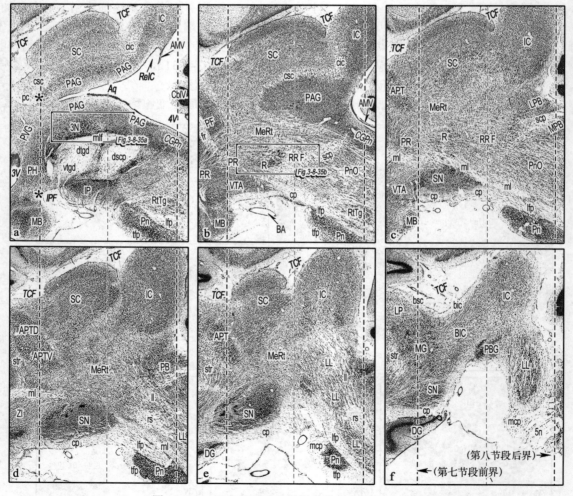

图 3-8-34　经上丘和下丘节段的连续矢状切面（细胞染色）

图 3-8-34b 以**小脑上脚 scp** 和**管周灰质 PAG** 为定位标志。PAG 背侧与**上丘 SC** 和**下丘 IC** 之间仍

有上丘连合 csc 和下丘连合 cic，PAG 后方的 CGPn 不变。中央区的纤维细束丰富且松散，参与形成脑干网状结构。小脑上脚 scp 前方为**中脑网状结构 MeRt**，红核 R 的前后分别称**红核前区 PR 和红核后区 RRF**（图 3-8-35b）；后方为**脑桥网状结构 PnRt**，此处以**脑桥嘴侧网状核 PnO** 为主。腹侧区的前半主要有**被盖腹侧区 VTA**，后半有**大脑脚 cp 和脑桥基底部 Pn**。

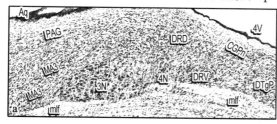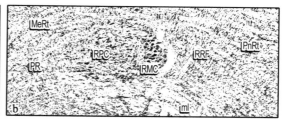

图 3-8-35　经动眼神经核长轴（a）和红核长轴（b）的矢状切面（细胞染色）

图 3-8-34c 以**小脑上脚 scp 和内侧丘系 ml** 为定位标志。管周灰质 PAG 消失后，**上丘 SC 和下丘 IC** 紧邻中脑网状结构 MeRt。scp 的周围是**臂旁外侧核 LPB 和臂旁内侧核 MPB**，中脑网状结构 MeRt 和脑桥嘴侧网状核 PnO 基本未变。腹侧区前半的**黑质 SN** 表面有**大脑脚 cp** 包绕，后半的脑桥基底部 Pn 深方有**桥纵纤维 lfp 和内侧丘系 ml**。

图 3-8-34d 的结构与图 3-8-35c 相似，但中脑黑质 SN 显著增大，脑桥的 PnO 消失，弧形连于下丘 IC 的松散纤维是**外侧丘系 ll**，**外侧丘系核 LL** 穿插其内，**红核脊髓束 rs** 出现在其腹侧。

图 3-8-34e 内的中脑顶盖（SC，IC）、中脑网状结构 MeRt 和脑桥基底部 Pn 均缩小，黑质增大、结构典型，外侧丘系 ll 的松散纤维范围扩展，外侧丘系核 LL 增大，顶盖脊髓束 ts 后移至其中部。

图 3-8-34f 内上丘 SC 消失，下丘 IC 前方有**下丘臂 bic 和下丘臂核 BIC**，其腹侧见深染的**二叠体旁核 PBG**。外侧丘系 ll 和外侧丘系核 LL 均缩小。Pn 消失，可见**小脑中脚 mcp 和三叉神经根 5n**。

（六）中脑节段的大脑半球

图 3-8-36 为中脑节段大脑半球的连续切面。此处半球内的白质为**胼胝体大钳 fmj** 以及向腹侧延伸的薄层**大脑深白质 dcw**（图 3-8-36a~e），达枕极 OcP 时白质消失（图 3-8-36f）。此节段的半球背外侧面有**枕皮质 Oc、颞皮质 Te 和岛皮质 ICx**。嗅裂 RF 之下有**内嗅皮质 Ent** 和杏仁皮质核；半球内侧面的海马垂直部上端经**背侧下托 DS** 连**压后皮质 RS**，下端经**腹侧下托 VS** 等连内嗅皮质 Ent。

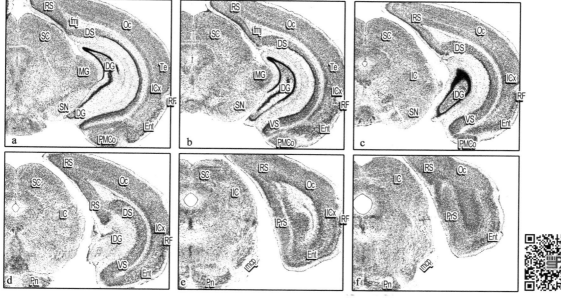

图 3-8-36　中脑节段的大脑半球连续切面（细胞染色）

三、比较解剖和局部结构

（一）脑干外形的比较解剖

脑干在进化上比前脑保守，故鼠与人脑干形态结构和功能区相似度较高，虽有核团（区）的大小或纤维束粗细的差异，也与该结构的功能权重密切相关。了解鼠与人脑干的外形差异，其目的是更好地理解和掌握内部结构和功能区差异（图 3-8-37）。

1. 脑干背侧面　鼠（图 3-8-37a）与人（图 3-8-37b）脑干背侧面的前（鼠）/上（人）界均为丘脑 DTh 的后/下缘，后/下界为锥体交叉下缘平面（见后）。小脑已切除，暴露第四脑室底。

（1）中脑顶盖：又称四叠体，在哺乳动物为皮质下视听反射中枢。人的大脑皮质高度发达，部分功能已升至大脑皮质，故中脑顶盖相对缩小。鼠上丘 SC 见图 3-7-3，下丘 IC 见图 3-8-4 以及相关描述。

（2）小脑脚：鼠的三对小脑脚粗细相仿、差别不大；人的小脑中脚显著粗大，与人脑桥基底部的高度发育相关联。鼠小脑脚见图 3-9-37 以及相关描述。

（3）第四脑室底：又称菱形窝，鼠的前庭蜗神经核投影区远大于人，尤以蜗神经核 8CN 膨隆形成的听结节显著。鼠的听结节在小脑脚后缘形成半月状膨隆，人的听结节仅为不明显的微隆起。鼠第四脑室底见图 2-1-10 以及相关描述。

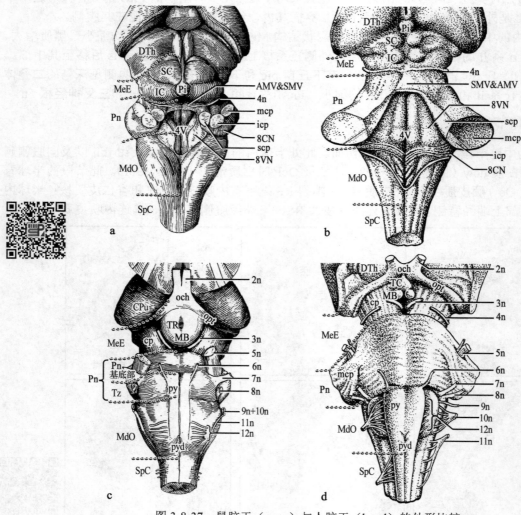

图 3-8-37　鼠脑干（a、c）与人脑干（b、d）的外形比较

2. 脑干腹侧面　鼠（图 3-8-37c）与人（图 3-8-37d）脑干腹侧面的前/上界均为视交叉 och 和视

束 opt，后/下界为锥体交叉 pyd 下缘平面。

（1）大脑脚 cp 和脚间窝 IPF：鼠与人的大脑脚 cp 表面观同样粗壮膨隆，但人的 cp 纤维量极为丰富，断面解剖内的显著差异参见图 3-8-38a1，b1。鼠脚间窝 IPF 的大部分被下丘脑 HTh 遮盖，窝底的脚间核 IP 远较人的发达，人的下丘脑 HTh 相对小故遮盖少，且脚间核 IP 不发达。

（2）脑桥基底部 Pn 和斜方体 Tz：鼠脑桥基底部 Pn 较薄，两侧的小脑中脚 mcp 较细；斜方体 Tz 露于脑表面，紧连 Pn 之后。人脑桥基底部宽厚，两侧的小脑中脚 mcp 粗大，斜方体 Tz 被高度发育的 Pn 完全遮盖，断面解剖内的显著差异参见图 3-9-45。

（3）锥体束 py 和下橄榄核 IO：鼠锥体束较细，下橄榄核相对小。人 py 粗大，IO 发达，分别在脑干腹侧面形成明显的膨隆。断面解剖内的显著差异参见图 3-10-35。

（二）中脑内部结构的比较解剖

中脑是进化过程中最保守的脑区，鼠与人中脑比较虽相互对应但仍各有特点。鼠脑干冠状切面等同于人脑干水平切面，临床称其为横断层面或轴位扫描层面（图 1-3-1）。图 3-8-38 选取人平上丘（图 3-8-38a1）和平下丘（图 3-8-38a2）的典型横断切面，与鼠经上丘中部（图 3-8-38b1）和经下丘中部（图 3-8-38b3）的典型冠状切面比较，此处仅列出内部结构的主要差异。

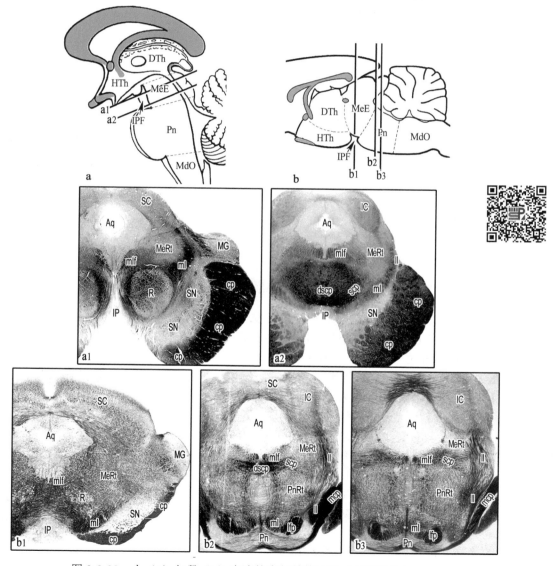

图 3-8-38　人（a）与鼠（b）中脑的内部结构比较（纤维染色）

1. 经上丘节段　选取经红核的最大切面（图 3-8-38a1、b1）。

（1）背侧区：在人脑常称为中脑顶盖。鼠的上丘 SC 显著大于人 SC，但分层的细胞构筑与纤维联系基本对应。

（2）中线区：鼠的脚间核 IP 显著大于人 IP，但后屈束 fr（又称缰脚间束）的起止和功能相同，中脑中缝核群和交叉纤维也基本对应。

（3）腹侧区：在人脑包括大脑脚 cp 和脚间窝 IPF。人 cp 的纤维又称大脑脚底，显著多于鼠 cp，因为 cp 纤维来自额、顶、枕、颞新皮质区，而人的新皮质区高度发育，但 cp 内纤维排列顺序、纤维投射位置基本相同，cp 深部的黑质 SN 结构基本相同。人的 IPF 宽而深，几乎不见窝底有脚间核 IP，而是有丰富的穿动脉进入，称"后穿质"。鼠的 IP 在脚间窝内明显膨出。

（4）中央：在人脑常称为中脑被盖，即中脑网状结构 MeRt 所在区。人红核 R 远大于鼠 R，占据 MeRt 的大部分区域；核体大而呈长柱形，以小细胞部 RPC 占优势；核内有丰富的纤维束穿行，核周被经行的纤维束包绕成纤维囊，使核周界清晰而规则（图 3-8-38a1）。鼠 R 明显较小，MeRt 区域相对大；核体呈卵圆形，以大细胞部 RMC 占优势，穿行纤维量少，核周界不规则。人的红核 R 与黑质致密部 SNC 紧密相邻，脑干内的上行纤维束（内侧丘系 ml、三叉丘系 tl 等）被挤至 R 的背外侧，鼠的同名纤维束则位于红核 R 与黑质 SN 之间。

2. 经下丘节段　人脑选取经小脑上脚交叉 scp 的最大切面（图 3-8-38a2），鼠脑的对应切面为上丘后缘到下丘中部的中脑节段（图 3-8-38b2、b3）。

（1）背侧区：与上丘合称四叠体或中脑顶盖。鼠的下丘 IC 显著大于人 IC，但细胞构筑和纤维联系基本对应。

（2）中线区：人的小脑上脚交叉 dscp 纤维极为丰富，交叉前、后的纤维经行见图 3-8-39。鼠 dscp 纤维量相对少，交叉位置偏前（图 3-8-38b2）但经行路径、交叉方式、分布区域与人的基本相同。中缝核群也基本对应。

（3）腹侧区：人的与上丘节段内容（cp，SN）相同。鼠中脑背侧的四叠体发达并向后膨隆，腹侧的大脑脚 cp 相对短，脑桥基底部紧随 cp 之后，故出现中脑（位于背侧）和脑桥（位于腹侧）共存的切面（图 3-8-38b2、b3），人的四叠体与大脑脚基本等长，除了在中脑脑桥交界处（又称菱脑峡），较少出现两者共存切面。

（4）中央：人与鼠的小脑上脚交叉 dscp 纤维量悬殊巨大。人的上行纤维束（内侧丘系 ml、三叉丘系 tl 等）位置变化不大，鼠的由于脑桥提前出现，ml 已位于脑桥基底部的深方（详见后段的脑桥比较解剖）。

（三）小脑上脚交叉和交叉前、后小脑上脚

鼠小脑上脚交叉 dscp 出现在中脑与脑桥的交界处，并作为界分中脑网状结构 MnRt 与脑桥网状结构 PnRt 的重要脑内标志（图 3-8-38b2），人的 dscp 位于下丘节段内（图 3-8-38a2）。

图 3-8-39 的模式图显示了人小脑上脚 scp 纤维的主要来源、经行路径和主要去向，鼠 scp 与人的基本相同。人小脑上脚 scp 的纤维主要来自小脑齿状核（鼠脑为外侧核 Lat）发出的齿状红核束，在 dscp 处左、右交叉后，大部分纤维在 R 内中继，小部分纤维仅穿经 R，然后与 R 发出的纤维重又组成 scp，向上（鼠脑为向前行）先后与红核前区 PR 和丘脑腹内侧核 VM 伴行，最后终止于丘脑前核群。R 大细胞部 RMC 发出的纤维在中线处左、右交叉形成被盖腹侧交叉 vtgd，交叉后的纤维组成红核脊髓束 rs 下行（鼠脑为后行）到脊髓。

所谓的"交叉后小脑上脚"和"交叉前小脑上脚"即以 dscp

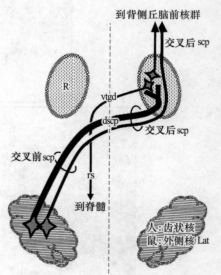

图 3-8-39　小脑上脚经行模式图

为分界标志，将 scp 分成的两个部分（图 3-8-39）。

四、下丘节段的动脉分布

本节段内的脑动脉主干有基底动脉的中段和小脑上动脉的外侧段。

基底动脉 BA 中段位于脑桥基底部后半和斜方体前半的中线处，**小脑上动脉 SCA 外侧段**位于中脑与脑桥交界处的外侧。**丘上动脉网 SCAN** 自前段延续而来，位于下丘的背侧面（图 3-8-40）。

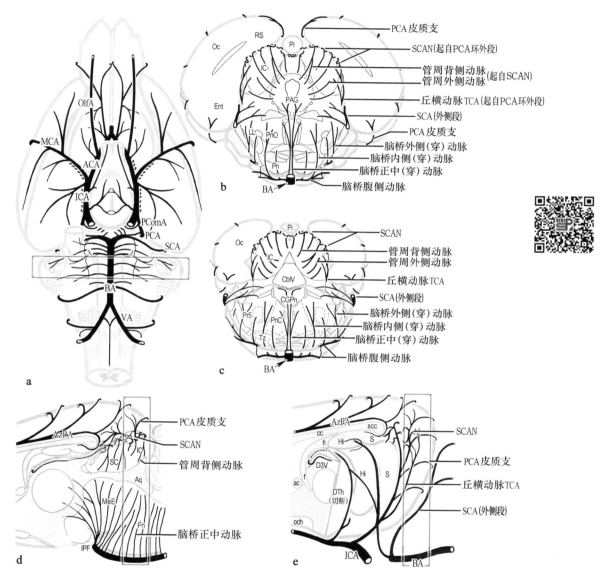

图 3-8-40 下丘节段的主要动脉及分布（a. 腹侧面；b. 经下丘-脑桥基底部冠状节段；c. 经下丘-斜方体冠状节段；d. 正中切面；e. 半球内侧面动脉）

（一）脑干腹侧部的动脉

本节段内脑干腹侧部的前半指位于中脑导水管 Aq 腹侧的脑区，主要有脑桥基底部 Pn 和脑桥嘴侧网状核 PnO；腹侧部的后半指位于第四脑室 4V 和小脑上脚 scp 腹侧的脑区，主要有斜方体 Tz、脑桥尾侧网状核 PnC 以及三叉神经核群等。此区对应于人的脑桥基底部和被盖部。

基底动脉 BA 中段和小脑上动脉 SCA 外侧段的分支分布与前一节段相延续，分布规律不变。

1. **软膜动脉** 基底动脉 BA 直接发出的是脑桥腹侧动脉。

（1）**小脑上动脉 SCA 外侧段**：从腹侧段延续而来，位于中脑脑桥交界处的外侧，向内侧发出深穿支达中脑网状结构内（图 3-8-40b、c）。

（2）**脑桥腹侧动脉**：跟随前一节段同名动脉之后起自 BA 侧壁，外侧端在第 9、10 对脑神经根处终止（图 3-8-40a～c）。

2. **深穿支** **脑桥正中动脉**（正中组）、**脑桥内侧（穿）动脉**（内侧组）和**脑桥外侧（穿）动脉**（外侧组）均随前一节段同名穿动脉向后延续分布，SCA 外侧段发出的深穿支可归属外侧组（长旋支）（图 3-8-40b～d）。

（二）脑干背侧部的动脉

本节段内的脑干背侧部指下丘 IC 和管周灰质 Aq 的大部分区域，与人中脑顶盖的后半对应。

1. **丘上动脉网 SCAN** 从前一节段的上丘背侧面延续至本段的下丘背侧面，同样发出管周背侧动脉和管周外侧动脉穿入下丘 IC 和管周灰质 Aq（图 3-8-40b～d）。

2. **丘横动脉 TCA** 在下丘 IC 的外侧面发出分支到下丘外皮质层，另有吻合支加入丘上动脉网 SCAN（图 3-8-40b、c、e）。

（三）大脑半球皮质区动脉的分布形式

本节段内的枕极皮质为大脑后动脉 PAC 皮质支分布，并与大脑中动脉 MCA 皮质支后组的终末支相吻合。至本节段末，半球皮质消失。虽然鼠半球皮质光滑无沟回，但其血管分布形式与人的高度相似，在此一并归纳比较（图 3-8-41，图 3-8-42）。

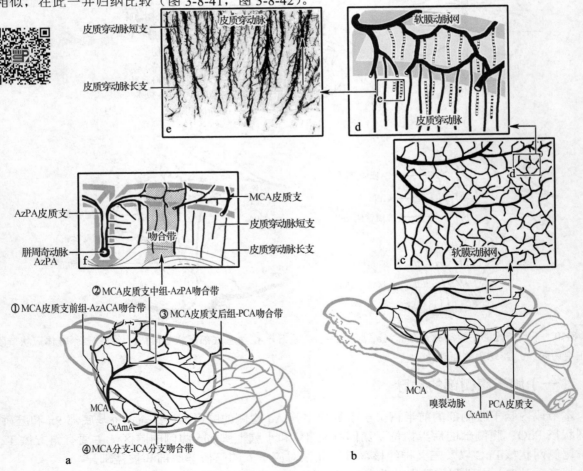

图 3-8-41 鼠半球皮质动脉分布特点（a. 左后面观；b. 左腹面观）

1. 大脑皮质的软膜动脉与软膜动脉网　位于半球皮质表面的**软膜动脉**经多次分支、吻合后，组成密集的**软膜动脉网**，ACA、MCA、PCA 以及 ICA 环段的各级分支均参与此网的组成（图 3-8-41a、b）。这些形态不一的多角形动脉环大小不等，其直径 0.13～1.58mm（图 3-8-41c）。

微动脉自动脉环发出（图 3-8-41d），又称**皮质穿动脉**（cortical perforating artery）。根据终末所达深度将其分为两类：短支（短穿支）仅位于灰质层内，长支（长穿支）深达白质层，又称**皮质下穿动脉**（subcortical perforating artery）（图 3-8-41e、f），**血管周隙**或称 Virchow-Robin 腔即位于这些微动脉的周围（图 1-2-19，图 1-2-20）。穿动脉是终末支，相邻支之间缺乏吻合。哺乳类大脑皮质都具有这种动脉吻合环和同样的穿动脉分布方式。

（1）皮质动脉吻合带：或称皮质动脉吻合区，指相邻动脉分布区的边缘邻接带（图 3-8-41f）。MCA 皮质支的分布区最大，半球背外侧面的大部分皮质区均由其分支分布，且其他动脉的皮质支都与之相吻合（图 3-8-41a、b）。根据位置可归纳为 4 个吻合带：①MCA 皮质支前组-AzACA 皮质支吻合带：主要在半球前部的额皮质 Fr，吻合带动脉来源参考图 3-1-21e 和图 3-2-26e，皮质区参考图 3-2-8a。②MCA 皮质支中组-AzPA 吻合带：在大脑纵裂 LCF 的外侧，以半球背侧面的额皮质 Fr 和枕皮质 Oc 为主，皮质区参考图 3-5-10a 和 3-6-14a。③MCA 皮质支后组-PCA 吻合带：主要在半球后部的枕皮质 Oc，皮质区参考图 3-7-10a。④MCA 分支-ICA 分支吻合带：沿嗅裂分布。嗅裂动脉（起自 MCA）虽纤细，却是背外侧皮质区与腹侧梨状皮质区之间的重要交通动脉，向背侧与 MCA 皮质支后组吻合，向腹侧与皮质杏仁动脉 CxAmA（起自 ICA 环段）的分支吻合，向后与 PCA（环外段）的皮质支吻合。

（2）软膜动脉和软膜动脉网：软膜动脉逐级继续分支，相互吻合成密集且大小不等的多角形动脉环，在脑表软膜内形成软膜动脉网（图 3-8-41c、d）。注意：脑干表面、小脑表面都有类似的软膜动脉网，并有相应的软膜静脉网，其结构大同小异。

（3）软膜动脉网和皮质穿动脉：从各动脉吻合环上发出穿动脉，顶戴软脑膜垂直进入脑实质内（图 3-8-41d、e）。注意：皮质穿动脉、脑底部穿动脉、中脑穿动脉顶戴软脑膜进入脑实质内形成的血管周隙存在组织学（或称微观解剖学）差异，穿动脉和穿静脉的血管周隙也存在组织学差异。

（4）皮质穿动脉的长支和短支：深达皮质下白质的为长支，又称皮质下穿动脉（图 3-8-41e、f）。注意：人的皮质下穿动脉仅到达毗邻灰质的白质浅层，白质深层（近脑室系统的）为另一类穿动脉分布。

各穿动脉继续分支，最后形成皮质内毛细血管网（丛），与脑神经纤维网相穿插，毛细血管网（丛）的密度与该脑区的神经元功能以及神经纤维网的形式相关（图 1-2-23）。相邻穿动脉缺乏吻合，仅通过毛细血管相连。

2. 皮质支吻合（区）带与脑分水岭区　在各动脉分布区交界处，相邻动脉皮质支的软膜动脉以端-端吻合（end-to-end anastomoses）的方式形成吻合（区）带，其吻合处的管径也相对较粗，各吻合带所在的脑区称边缘带（border zone）或分水岭区（watershed area/ zone）（图 3-8-41f，图 3-8-42）。这些边缘带具有重要临床意义：当某一动脉栓塞时，分水岭区软膜动脉的端-端吻合是建立侧支循环的重要代偿路径；分水岭区动脉的正常灌注压相对较低，故对低血压或脑缺血敏感而发生缺血性病变，称脑分水岭梗死（cerebral watershed infarction）。

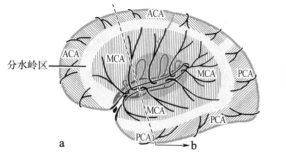
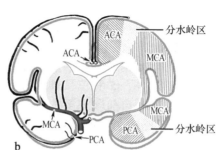

图 3-8-42　人半球皮质分水岭区模式图（a. 半球外侧面；b. 半球冠状切面）

（王德广　宋　亮）

第九节　第九段——脑干小脑相连部节段

一、概述

本节段的背侧面为小脑半球的前半，腹侧面主要为脑桥斜方体的后半（图 3-9-1）。

小脑占据本节段的背侧份，斜方体占据腹侧份，两者之间有第四脑室的前半，三对小脑脚连接脑桥与小脑。脑桥内主要有第 5～8 对脑神经相关结构、脑桥尾侧和延髓嘴侧的网状结构以及相关中继核，并有长纤维束穿行。小脑各部均出现，小脑核大部分位于此段内。

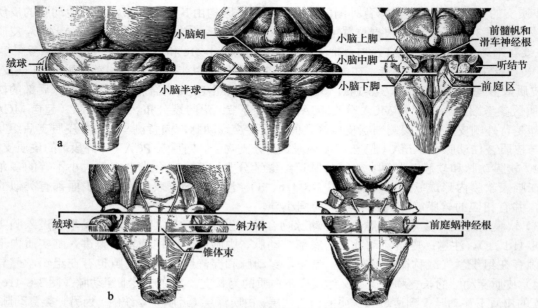

图 3-9-1　脑干小脑相连部节段脑背侧面（a）和腹侧面（b）形态

（一）重要纤维束和脑室系统

1. 重要纤维束　从前段延续而来的顶盖脊髓束 ts、内侧丘系 ml、三叉丘脑束 tth 和锥体束 py 变化不大，描述略去（图 3-9-2）。

（1）面神经脑内段：为一连续的倒置"U"形纤维束，根据位置可分为 3 段（图 3-9-3）。

1）面神经降支 dsc7：位于本节段中部的网状结构内，纤维束密集粗大、境界清晰，从背内侧向腹外侧斜行穿过网状结构，在斜方体外侧出脑，改称面神经根 7n。dsc7 可作为划分网状结构亚核区的定位标志（图 3-9-2b）。

2）面神经膝 g7：实为 dsc7 背侧端的转折处，纤维束在脑桥中央灰质的腹侧呈前、后方向经行，其前端连 dsc7，后端连面神经升支 asc7。g7 可用作定位展神经核和展神经旁核（图 3-9-2c）。

3）面神经升支 asc7：位于本节段后部的网状结构内，纤维束松散，腹侧端连于面神经核 7N。asc7 也可作为划分网状结构亚核区的定位标志（图 3-9-2d）。

（2）三叉神经感觉根 s5 和三叉神经脊束 sp5：在本节段中部 s5 延续为 sp5，仍作为三叉神经感觉核的脑内定位标志。自前段末至本段全长，两者的腹侧端可作为红核脊髓束 rs、脊髓小脑腹侧束 vsc（腹侧端）以及脑内 A5 细胞群（去甲肾上腺素能神经元第 5 群）的定位标志。

（3）内侧纵束 mlf：自前段末开始，左、右横位的 mlf 很快转位为背腹纵列，在中线的两侧、顶盖脊髓束 ts 的内侧后行（图 3-9-2a、b）。

（4）小脑上脚 scp、小脑中脚 mcp 和小脑下脚 icp：scp 和 mcp 自前段延续而来，在本节段前半连于小脑半球。icp 在本节段后半显著，位于脑干的背外侧，其纤维密集境界清晰，可作为辨识前庭神经亚核的参考标志（图 3-9-2）。

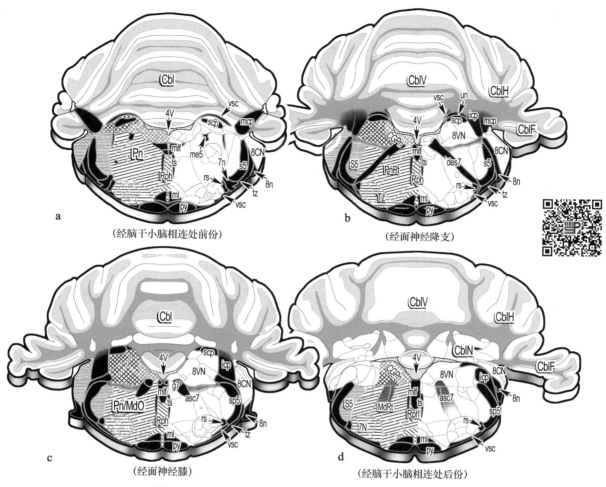

图 3-9-2　脑干小脑相连部节段的纤维束和脑室系统

2. 脑室系统　原下丘隐窝 ReIC 消失，**前髓帆 AMV** 和小脑蚓 CblV（近中线处）共同组成**第四脑室** 4V 顶的前半，详情见图 3-9-40a。

3. 面神经脑内段与脑室系统的比较解剖

（1）面神经脑内段的比较解剖：鼠与人的面神经纤维自面神经核 7N 发出后，都先在脑干内折转成一"U"形袢然后出脑，这与脑的发生发育过程相关。鼠的 7N 位置浅表，紧随在上橄榄核群 SOli 之后（图 3-9-2，图 3-9-3a）；人的 7N 位置深在，位于 SOli 的外侧（图 3-9-45），两者表面均被宽大的脑桥基底部 Pn 遮盖（图 3-9-3b）。

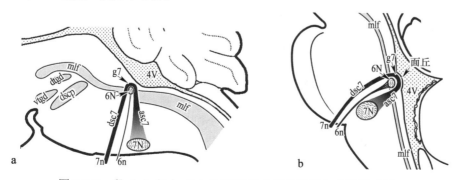

图 3-9-3　鼠（a）与人（b）面神经脑内段的经行和分段模式图

人的面神经膝 g7 和展神经核 6N 均位于室底灰质内并紧邻脑室面，两者共同形成 4V 底的明显膨隆，称面（神经）丘，为第四脑室内镜手术的定位标志之一（图 3-9-3b）。鼠的 g7 和 6N 更贴近腹侧的网状结构，有部分 6N 的细胞直接散入网状结构内，4V 底处无明显膨隆（图 3-9-3a）。

面神经 7n 的经行路径复杂，临床手术学科根据需要将其细分为 4 段：位于脑干内的面神经纤维称"脑内段"，位于蛛网膜下隙内的称"颅内段"，位于颞骨岩部面神经管内的称"管内段"，出面神经管之后的称"颅外段"。

（2）脑室系统的比较解剖：鼠与人脑室系统的形态差异主要有 4 处，①鼠嗅球嗅茎内有嗅脑室 OV，人嗅束内 OV 完全消失。②鼠侧脑室 LV 前半位于隔区 Spt 与尾壳核 CPu 之间，腔隙宽而深；后半位于海马与大脑深白质 dcw 之间，从前向后腔隙逐渐狭窄，过渡为潜在裂隙。人 LV 深入额、顶、枕和颞叶内，各处腔隙（枕叶内的除外）相对宽大。③鼠间脑中线处的丘脑间黏合 IThA 将第三脑室 3V 分成背（D3V）、腹（3V/V3V）两部；人的 IThA 常称为中间块，很小或缺如，而是以下丘脑沟（室间孔与中脑导水管上口之间的浅沟）为界将 3V 分成丘脑部和下丘脑部（图 3-4-3）。④鼠中脑导水管 Aq 的后半显著增粗，并向背后延伸出下丘隐窝 ReIC；人的 Aq 是整个脑室系统内最狭窄之处，管径均匀（图 3-9-4）。另外，脑室隐窝的比较见图 3-4-3。

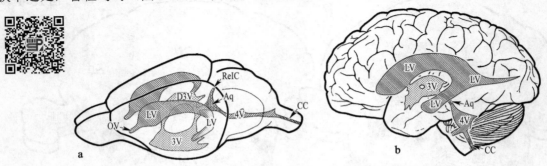

图 3-9-4　鼠（a）与人（b）脑室系统全貌模式图

（二）小脑

小脑 Cbl 的前半位于本节段内，与脑桥背侧以小脑脚相连（图 3-9-2），详细内容见图 3-9-37～图 3-9-44。

1. **小脑蚓 CblV**　位置居中、宽大膨隆，前端出现在下丘隐窝 ReIC 腹侧，顶戴前髓帆 AMV 膨入第四脑室 4V，并参与组成 4V 顶的前半。

2. **小脑半球 CblH**　位于 CblV 的两侧、明显缩窄，半球内的**小脑白质 cbw** 又称小脑髓质，**小脑核 CblN** 包埋其中。进、出小脑的纤维组成三对小脑脚：**小脑上脚 scp** 在本节段中部连于小脑，**小脑中脚 mcp** 在前段末已连于小脑，**小脑下脚 icp** 在本节段后部连于小脑。

3. **小脑绒球 CblF**　位于 CblH 两侧的小膨隆，分为绒球 Fl 和旁绒球 PFl，通常合称"绒球"。

（三）脑桥中央灰质和背外侧区

脑桥中央灰质 CGPn 从前段延续而来。以 4V 底的正中沟和界沟为界，将其分为内、外侧两部，第四脑室底的形态和室底灰质内重要结构在各部的投影见图 2-1-10 和图 3-9-6。

1. **CGPn 内侧部**　为正中沟与界沟之间的狭窄区，即中线两侧，此区内的核团主要有：

（1）**被盖背后核 PDTg**：与前段的被盖背侧核 DTg 相延续，细胞较前者稀疏（图 3-9-5a）。

（2）**膝上核 SGe**：位于 PDTg 之后、面神经膝 g7 的背侧，为一细胞密集的小核团（图 3-9-5b）。

（3）**舌下神经前置核 PrH**：位于 SGe 之后，中小细胞较稀疏，向后一直延续到舌下神经核 12N 出现后才消失（图 3-9-5c、d）。

2. **CGPn 外侧部**　为界沟外侧的宽大三角形区域，又称前庭区，此区内的核团主要有：

（1）**三叉神经中脑核 Me5 和中脑束 me5**：Me5 的细胞增多，me5 的纤维束增粗。在本节段前半仍作为 CGPn 外侧界的标志，大约在面神经膝 g7 层面消失（图 3-9-5a，图 3-9-6）。

（2）**蓝斑 LC**：又称蓝斑核，在本节段前部出现在 Me5 的内侧，细胞中等大小、密集分布，可分为**背侧部 DLV** 和**腹侧部 VLC** 两个亚核（图 3-9-5a、b）。

LC 为脑内去甲肾上腺素能神经元 A6 群，也是脑内去甲肾上腺素神经元最密集之处。LC 后端的延伸区为脑内去甲肾上腺素能神经元 A4 群。

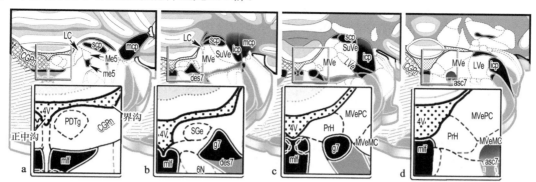

图 3-9-5　脑干小脑相连部节段的室底灰质和背外侧区的主要核团及纤维束

（3）**前庭内侧核小细胞部 MVePC**　新出现在室底灰质外侧的室管膜下，前庭神经核群 8VN 的其他亚核则扩展到背外侧的小脑脚处，故将其归入背外侧区内描述（图 3-9-5b～d）。

3. **背外侧区的核团**　仍为**前庭神经核群** 8VN 所在区。8VN 由 4 个亚核组成：

（1）**前庭内侧核 MVe**：前端起自 dsc7 层面，向后延伸至延髓中段。MVe 分为 **MVe 小细胞部 MVePC** 和**大细胞部 MVeMC** 两个亚核，前者位于主核区的内侧，占据脑桥中央灰质 CGPn 的外侧半，形成 4V 底的前庭区；后者位于主核区的腹侧（图 3-9-5c、d）。

（2）**前庭上核 SuVe**：位于主核区的背侧，仅出现在本节段的中部。前端起自小脑上脚 scp 周围核（LPB，MPB）即将消失时，向后随 scp 延入小脑髓质内（图 3-9-5b、c）。

（3）**前庭外侧核 LVe**：先位于主核区的外侧，后随 SuVe 进入小脑而转至背侧，仅出现在本节段的后半（图 3-9-5c、d）。

（4）**前庭脊束核 SpVe**：在本节段的后端出现在 LVe 的腹侧，与内侧的 MVeMC 紧密伴行，共同延伸至延髓中段。

4. **小脑上脚 scp 和臂旁核 PB**　在本节段内 PB 很快消失，scp 的纤维进入小脑白质 cbw（图 3-9-5）。

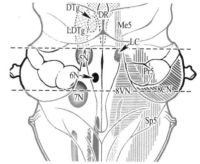

图 3-9-6　脑干核团投影示意图

（四）中线区

在本节段前部，**内侧纵束** mlf 的纤维切面从内外方向转至背腹方向，在中线两侧向后伸延。**顶盖脊髓束** ts 不变。除中缝核群之外，尚有网状核位于中线区。

1. **中缝核群 Rph**　前段延续而来的中缝脑桥核 RPn 在本节段前部已消失，**中缝大核 RMg** 和**中缝苍白核 RPa** 出现在本节段的后部，前者位于 ml 背侧，后者位于左、右 ml 之间（图 3-9-7，图 3-9-8）。

RMg 及其周围区属脑内 5-羟色胺能神经元 B3 群，RPa 及其周围区属 B1 群。

2. **位于中线区的网状核**　**中缝间位核 RIP** 在本节段前半的中缝处明显，但不含 5-羟色胺能神经元。**被盖网状核 RtTg** 已背移到中线两侧，核团减小，在面神经降支 dsc7 出现之前消失（图 3-9-7）。

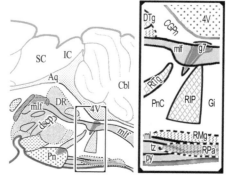

图 3-9-7　脑干中线区主要结构（正中矢状位）

（五）脑桥腹侧区

本节段前半的腹侧区延续前段末的斜方体结构，内侧部为纵行纤维束，外侧部为上橄榄核群；本节段后半斜方体消失，内侧部的纵行纤维束不变，外侧部以面神经核为主（图 3-9-8）。

1. **纵行纤维束**　**锥体束 py** 和**内侧丘系 ml** 基本未变，三叉丘脑束 tth 的纤维已经很少。

2. **听觉相关中继核**　**上橄榄核群 SOli** 由 3 部分组成（图 3-9-8a、b）。

（1）**斜方体核 Tz**：占据 SOli 的内侧份，几乎纵贯 SOli 的全长，细胞中等，密集分布。

（2）**外侧上橄榄核 LSO** 和**内侧上橄榄核 MSO**：是 SOli 的主核。LSO 最大，占据核群后外侧份，细胞较小且均匀分布，冠状切面内呈横位"S"形为其标志性形态，其周围被薄层纤维囊包绕。MSO 最小，出现在核团中段，细胞稍大而密集。

（3）**橄榄周区 PeO**：围绕前两部的周围，细胞稀疏浅染。

1）**背侧组**：**橄榄旁上核 SPO** 位于背内侧，**橄榄周背侧区 DPO** 位于背外侧。

2）**腹侧组**：**橄榄周腹内侧核 MVPO** 与上橄榄核群前后等长，**橄榄周腹外侧核 LVPO** 主要位于核群的中段。

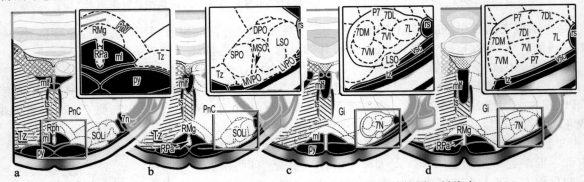

图 3-9-8　脑干小脑相连部节段的中线区和腹侧区主要核团及纤维束

3. **面神经核及相关结构**　以面神经核群为主（图 3-9-8c、d），包括面神经脑内段。

（1）**面神经核 7N**：位于 SOli 的后方，由大细胞组成，可分为 6 个亚核，各亚核精确定位支配面部的皮肌（人的支配面部表情肌）。

（2）**面神经核周带 P7**：指环绕在 7N 周围的细胞稀疏区。

（3）**面神经 7n 脑内段**：指面神经纤维在脑实质内穿行的部分，主要位于网状结构内，根据经行分为**面神经升支 asc7、面神经膝 g7** 和**面神经降支 dsc7**（图 3-9-3）。dsc7 在三叉神经感觉根 S5 的内侧穿出脑干实质，延续为面神经 7n 颅内段。

脑内去甲肾上腺素能神经元 A5 群主要位于本节段，其内侧有上橄榄核 SOli 和面神经核 7N，外侧有三叉神经脊束 sp5，前部连蓝斑下核 SubC，红核脊髓束 rs 位于此区内（图 3-9-8）。

（六）外侧区

本节段外侧区内的 5n 相关结构和 8cn 相关结构均与前段末相延续，小脑上、中脚在本节段前半连于小脑，小脑下脚在本节段后半出现。

1. **5n 相关结构**　在本节段的前半核区最大。

（1）**三叉神经感觉根 s5 和感觉主核 Pr5** 与**三叉神经脊束 sp5 和脊束核 Sp5**：s5 和 Pr5 从前段延续而来，位置不变。当面神经降支 dsc7 出现时，s5 延续为 sp5；当 dsc7 消失时，Pr5 延续为 Sp5。自前段末起，Pr5 和 Sp5 先后分成数个亚核（图 3-9-9）。

（2）**三叉神经运动核 5N**：自前段末延续而来，在本节段前部达最大，分成数个亚核定位支配同名咀嚼肌（图 3-9-9a）。当 dsc7 出现时，5N 及其核周结构（P5，Su5 等）也随之消失。

2. **8n 相关结构**　蜗神经核 8CN 的各亚核以及前庭蜗神经根 8n 均在本节段内出现。

（1）**蜗神经核 8CN**：分为腹、背（人的又称前、后）两个亚核，腹侧亚核又分为**蜗腹侧核前部 VCA** 和后部 VCP；**蜗背侧核 DC** 位于 VCP 背侧，向脑表面膨隆形成听结节（图 3-9-9）。

（2）**前庭蜗神经 8n**：包括**前庭神经根 8vn** 和**蜗神经根 8cn**。8vn 经蜗神经核 8CN 的深方向背侧经行，再经三叉神经感觉纤维束的背侧折转内行连于前庭神经核群 8VN。8cn 从腹侧直接进入蜗神经核 8CN，其连脑处可作为 VCA 与 VCP 的分界标志（图 3-9-9）。

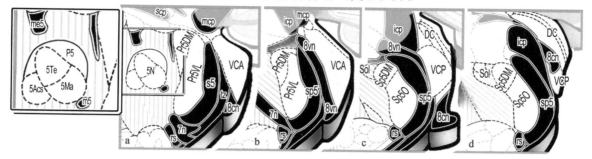

图 3-9-9　脑干小脑相连部节段外侧区的主要核团和纤维束

3. 小脑脚　在本节段前半，**小脑中脚 mcp** 和**小脑上脚 scp** 先后连于小脑髓质（图 3-9-9a、b）；在本节段中部，**小脑下脚 icp** 的纤维束位于 scp 与 mcp 之间（图 3-9-9b）；在本节段后部，icp 纤维降入脑干外侧部，并聚集为密集粗大的纤维束向后延伸（图 3-9-9c、d）。

（七）脑干网状结构

人脑干腹侧面是以延髓脑桥沟作为脑桥与延髓的分界，此时面神经核 7N 已消失；鼠脑干腹侧面以斜方体后缘作为分界，7N 刚出现（图 3-8-37，图 3-9-8），此处在冠状切面上与 dsc7 后缘大致对应，故本教材采用 dsc7 后缘作为脑桥网状结构与延髓网状结构的分界标志（图 3-9-10b、c）。

1. **脑桥网状结构 PnRt**　与前段末相延续，三叉神经运动核 5N 位于其外侧缘处（图 3-9-10a）。

（1）**脑桥尾侧网状核 PnC**：仍占据中心区，约在 dsc7 后缘处延续为巨细胞网状核 Gi（图 3-9-10c）。

（2）**被盖网状核 RtTg**：当背移至接近室底灰质的腹侧时消失（图 3-9-10a）。

（3）**被盖背内侧区 DMTg**：位置不变，当 dsc7 出现时消失（图 3-9-10b）。

（4）**蓝斑下核 SubC**：位置不变，当 5N 消失后延续为延髓的中间网状核 IRt（图 3-9-10a、b）。

（5）**脑桥网状核腹侧部 PnV**：新出现在 PnC 的腹内侧。PnV 与中缝大核 RMg 同时出现，围绕在其背外侧，直至 dsc7 消失后延续为延髓巨细胞网状核 α 部 GiA（图 3-9-10b、c）。

（6）**展神经核 6N 和展神经旁核 Pa6**：位于 g7 的腹内侧。当 DMTg 消失后，6N 的较大细胞出现，其腹侧的较小细胞散在区即 Pa6 所在（图 3-9-10a、b）。6N 属脑神经运动核。

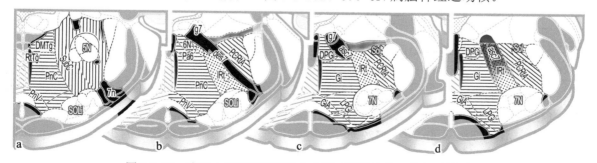

图 3-9-10　脑干小脑相连部节段中央区（网状结构）的主要核团

2. **延髓网状结构 MdRt**　以面神经脑内段（dsc7，g7，asc7）、外侧上橄榄核 LSO 和面神经核 7N 作为定位标志，将 MdRt 划分为内侧、中间和外侧 3 部（图 3-9-10b～d）。

（1）**内侧部**：前以 g7 内侧缘、后以 asc7 内侧缘作连线至 7N 背侧中点处，可作为内侧部与中间部的分界，巨细胞网状核 Gi 为内侧区的主核（图 3-9-10c、d）。

1）巨细胞网状核 Gi：由脑桥尾侧网状核 PnC 延续而来，其内散在的大细胞较 PnC 稍多。

2）背侧巨细胞旁核 DPGi：位于 Gi 的背侧，与 6N 和 Pa6 相延续。

3）巨细胞网状核 α 部 GiA：位于 Gi 腹内侧，与脑桥腹侧网状核 PnV 相延续。

4）外侧巨细胞旁核 LPGi：位于 Gi 的腹侧，与 GiA 同时在 dsc7 后缘层面处起并迅速向腹侧扩展，插入锥体束 py 与面神经核 7N 之间并分出亚核。

（2）中间部：主要为 7n 脑内段所占区域，可视为原蓝斑下核 SubC 所在区的后延，**中间网状核 IRt** 为中间部的主要核区（图 3-9-10 b～d）。

（3）外侧部：7n 脑内段外侧缘与三叉神经脊束核 Sp5 之间的脑区，可视为原三叉神经运动核 5N 及其周围结构（P5，Su5，IF5）所在区的后延（图 3-9-10b～d）。

1）小细胞网状核 α 部 PCRtA：为外侧部的主核区，也散在少量中等偏大细胞。

2）孤束核 Sol：前端出现在 g7 层面的 PCRtA 内，紧邻三叉神经脊束核 Sp5 的背内侧，细胞小而浅染，在本节段内不易分辨。Sol 属脑神经内脏感觉核。

二、经脑干小脑相连部节段的断面解剖

成年大鼠脑本段的嘴尾长度约 2.0mm，小鼠约 1.0mm，可划分为 5 个脑区：室底灰质和背外侧区（A 区）、中线区（B 区）、腹侧区（D 区）、外侧区（E 区）和中央区（F 区）。选取四张典型切片进行描述：第一张经脑干小脑相连部前份；第二张经面神经降支；第三张经面神经膝；第四张经脑干小脑相连部后份（图 3-9-11）。

（一）经脑干小脑相连部前份

本切面的特征形态是背侧的小脑中脚已与小脑髓质相连，腹侧的斜方体内有横位"S"形的外侧上橄榄核出现（图 3-9-12，图 3-9-13）。

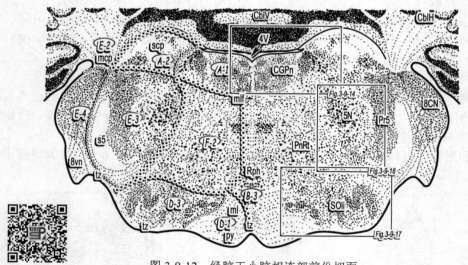

图 3-9-12　经脑干小脑相连部前份切面

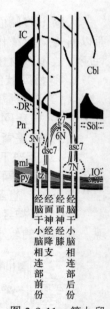

图 3-9-11　第九段典型切片位置

1. 室底灰质区和背外侧区（A 区）　脑桥中央灰质区（A-1）与前段末相延续，**第四脑室 4V、前髓帆 AMV、滑车神经根 4n 与小脑蚓 CblV** 基本不变。背外侧区与前段末的小脑上脚 scp 和臂旁核 PB 相延续，故称背外侧臂旁区（A-2）。小脑和第四脑室在本节后部单独描述。

（1）脑桥中央灰质区（A-1）：**脑桥中央灰质 CGPn** 内出现蓝斑 LC 的最大切面。

1）被盖背后核 PDTg：原被盖背侧核 DTg 和被盖背外侧核 LDTg（图 3-9-14a、a'）的深染细胞区先后消失，新出现细胞稀疏浅染区即 PDTg（图 3-9-14b、b'）。

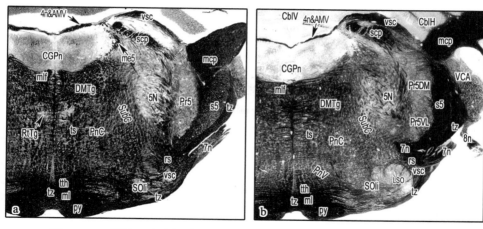

图 3-9-13　经脑干小脑相连部前缘（a）和前份（b）切面（纤维染色）

2）**蓝斑** LC：位于三叉神经中脑核 Me5 的内侧、Barrington 核 Bar 后方，此时被盖背外侧核 LDTg 即将或已经消失，Bar 的浅染小细胞区新出现中等大小的深染细胞即 LC（图 3-9-14a'、b'）。通常将 LC 分为 LC **背侧部** LCD 和**腹侧部** LCV 两个亚核（图 3-9-15）。

LC 属脑内去甲肾上腺素能神经元 A6 群（图 3-9-14b"），LCD 的背侧端沿第四脑室 4V 外侧角向后伸延，属 A4 群（图 3-9-21a、b）。

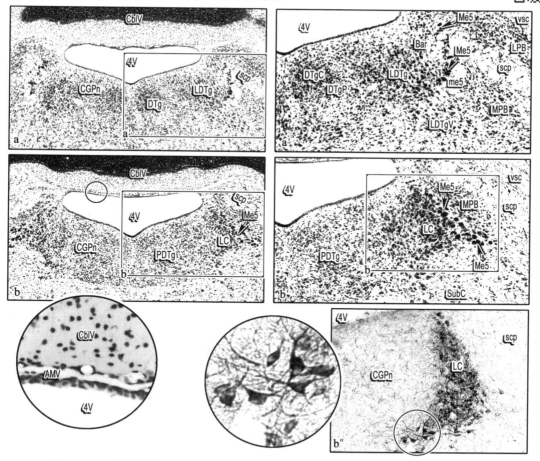

图 3-9-14　经蓝斑前（a）和蓝斑最大切面处（b）（细胞染色，b". TH-ICH 染色）

3）**三叉神经中脑核** Me5 和**中脑束** me5：Me5 细胞明显增多并向腹外侧扩展，me5 增粗。因 Me5 与 LC 密切毗邻且两核染色深浅相似，需注意区别两者的细胞：Me5 的细胞大而圆且数量较少，分布松散并向腹外侧扩散；LC 的细胞稍小但数量多，密集分布并略呈极性排列（图 3-9-15）。

（2）背外侧臂旁区（A-2）：指脑桥中央灰质 CGPn 与小脑中脚 mcp 之间的区域，主要有跟随小脑上脚 scp 背移的臂旁核 PB（图 3-9-16a）。

小脑上脚 scp 继续背移达 4V 的外侧，随之移动的**臂旁内侧核MPB 和臂旁外侧核LPB** 逐渐缩小至消失（图 3-9-13b）。当 LPB 的细胞完全消失后，scp 与背侧横行的**脊髓小脑腹侧束** vsc 紧密相贴，注意此时 vsc 并未真正与小脑髓质相连（图 3-9-16a）。

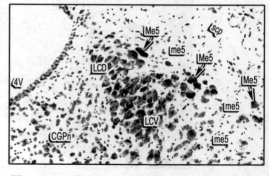

图 3-9-15 蓝斑与三叉神经中脑核（细胞染色）

2. 中线区（B 区） 新出现的中缝核集中在中线区的腹侧部，虽位于脑桥但属延髓中缝核（B-3）。此时**内侧纵束** mlf 外侧份的纤维逐渐向内侧汇聚并向腹侧伸展，**顶盖脊髓束** ts 位置不变（图 3-9-16a）。

（1）延髓中缝核区（B-3）：**中缝大核 RMg** 出现在内侧丘系 ml 背侧的中线区，细胞中等且多呈横位分布；**中缝苍白核 RPa** 或已出现在 ml 内侧的中线区，细胞较小数量少但密集分布、染色较深（图 3-9-16b）。

RMg 属脑内 5-羟色胺能神经元的 B3 群，RPa 属 B1 群。

（2）**中缝间位核 RIP**：自本切面处出现在中缝大核 RMg 的背侧，中小细胞分布稍密集，但核内不含 5-羟色胺能神经元，故不属于中缝核群，是位于中缝处的网状核（图 3-9-16b，图 3-9-22）。

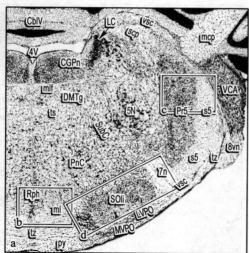
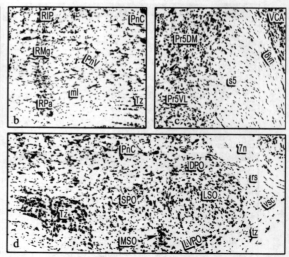

图 3-9-16 经脑干小脑相连部前份的切面（细胞染色）

3. 脑桥腹侧区（D 区） 与前段末的斜方体区 Tz 相延续，分区不变但核团显著增大。

（1）内侧纵行纤维束区（D-1）：位于中线两侧的**锥体束 py** 和**内侧丘系 ml**（以及**三叉丘脑束 tth**）位置不变，**斜方体纤维 tz** 继续增多并横行穿过各纵行纤维束（图 3-9-13，图 3-9-16a）。

（2）上橄榄核区（D-3）：可见**上橄榄核群 SOli** 的最大切面，斜方体纤维 tz 被覆其表面。

1）**斜方体核 Tz**：紧邻内侧纵行纤维束（ml，py），细胞圆形、中等偏大、密集深染（图 3-9-16d）。注意：斜方体区与斜方体核常用同一缩写"Tz"。

2）**外侧上橄榄核 LSO**：紧邻外侧的纤维束（7n，rs，vsc），中小细胞均匀分布但染色稍浅，核团整体在冠状切面呈横位"S"形（图 3-9-13b，图 3-9-16d）。LSO 周围有薄层纤维环绕，故在未染色切片内被白亮的纤维囊包绕（图 3-9-17a），在纤维染色片内被深染纤维带包绕（图 3-9-17b）。

3）**内侧上橄榄核 MSO**：位于 LSO 的腹内侧，核团虽小但细胞密集深染（图 3-9-16d，图 3-9-17）。

4）**橄榄周区 PeO**：或称橄榄周核，包括**橄榄旁上核 SPO、橄榄周背侧区 DPO、橄榄周腹内侧核 MVPO 和橄榄周腹外侧核 LVPO**，在本节段内均出现（图 3-9-16，图 3-9-17）。

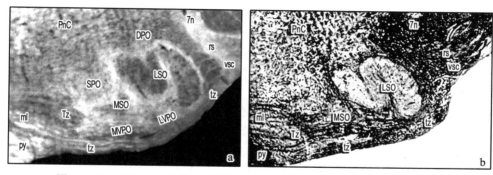

图 3-9-17　斜方体和外侧上橄榄核（a. 未染色冰冻切片；b. 纤维染色）

4. 外侧区（E 区）　仍以三叉神经感觉根 s5 的弧形浅染纤维断面作为定位标志，将其分为背侧的小脑脚区（E-2）、内侧的 5n 相关区（E-3）和外侧的 8cn 相关区（E-4）。

（1）小脑脚区（E-2）：**小脑中脚** mcp 粗大，已连于小脑实质（图 3-9-13，图 3-9-16a）。

（2）5n 相关区（E-3）：与前段末基本相同，**三叉神经运动核** 5N 可达最大切面。

1）**三叉神经感觉根** s5：粗大致密、境界清晰染色浅淡，为脑干外侧部的重要定位标志。在此切面内，s5 外侧下半邻斜方体纤维 tz，而上半邻前庭神经根 8vn（图 3-9-16a、c）。

2）**三叉神经感觉主核** Pr5：紧贴 s5 的内侧，在冠状切面内整体也呈弯曲弧形。Pr5 背侧小部大细胞稍多，称 **Pr5 背内侧部** Pr5DM，腹侧大部细胞较均匀，称 **Pr5 腹外侧部** Pr5VL（图 3-9-16a、c）。

3）**三叉神经运动核** 5N：位于 Pr5 内侧的网状结构内，由深染的大细胞组成（图 3-9-18）。

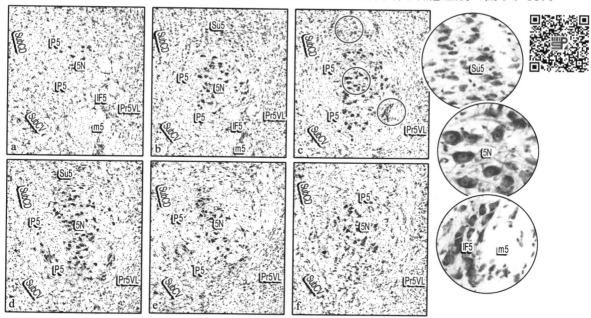

图 3-9-18　三叉神经运动核连续切面（细胞染色）

图 3-9-18a 和图 3-9-18b 经过 5N 的前部，图 3-9-18a 为其前端。5N 与 Pr5VL 之间有浅染的**三叉神经运动纤维根** m5 的纤维断面，**三叉神经束间核** IF5 的深染稍小细胞穿插在 m5 纤维束内。

图 3-9-18c 和图 3-9-18d 经过 5N 的中部，为 5N 的最大冠状切面。5N 各亚核的细胞簇相对集中，定位支配咀嚼肌（图 3-9-9a）。5N 周围（包括前端）的细胞稀疏浅染区为**三叉神经核周带** P5，其背侧的小细胞密集区为三叉神经上核 Su5。m5 纤维束虽减少，仍可见三叉神经束间核 IF5。

图 3-9-18e 和图 3-9-18f 经过 5N 的后部，大细胞减少、纤维束消失，核团整体缩小。P5 始终围绕在 5N 的周围（包括后端），向后与网状核的外侧部延续（图 3-9-10）。

5N 是脑神经运动核，由大细胞（运动神经元）组成；Su5 和 IF5 为相关中继核，常归入网状结构，由中、小细胞组成；P5 则是围绕 5N 的乏细胞区带。

（3）8cn 相关区（E-4）：　蜗腹侧核前部 VCA 显著增大，腹侧相连的主要是**前庭神经根** 8vn，可见其纤维紧贴 s5 的外侧上行并折转向内，向后将连于前庭神经核群（图 3-9-16a、c）。

5. 中央区（F 区）　仍为**脑桥网状结构** PnRt（F-2），分区和内容基本同前（图 3-9-16a）。

（1）**脑桥尾侧网状核** PnC：基本未变。

（2）**脑桥网状核腹侧部** PnV：又称脑桥腹侧网状核。新出现在 PnC 与中缝大核 RMg 之间，围绕在 RMg 的背外侧，普通染色切片内不易区分（图 3-9-16b）。

（3）**被盖背内侧区** DMTg 和**蓝斑下核** SubC：仍分别位于 PnC 的背侧和外侧。

另外，位于中缝处的**中缝间位核** RIP 已在中线区内描述（图 3-9-16b）。

（二）经面神经降支

本切面的特征形态是粗大致密的面神经降支 dsc7 斜穿网状结构，第四脑室两侧的脑干小脑相连处显著增宽，腹侧的斜方体变薄（图 3-9-19，图 3-9-20）。

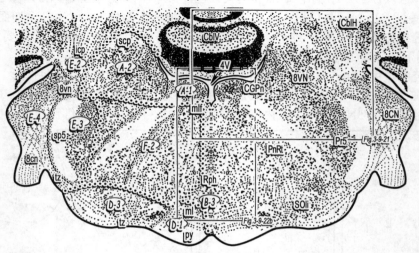

图 3-9-19　经面神经降支切面

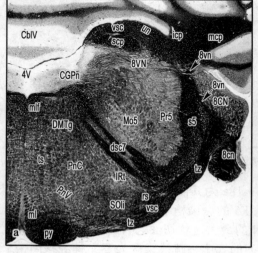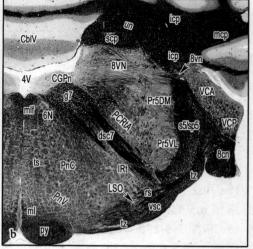

图 3-9-20　经面神经降支前部（a）和中部（b）切面（纤维染色）

1. 室底灰质区和背外侧区（A 区）　脑桥中央灰质区（A-1）变化不大。原背外侧臂旁区的臂旁核消失、前庭核群 8VN 出现并迅速增大，改称背外侧前庭区（A-2）（图 3-9-19）。

（1）脑桥中央灰质区（A-1）：**脑桥中央灰质 CGPn** 外侧半为前庭神经核的亚核所在，将其归入背外侧前庭区（A-2）内描述。

1）**膝上核 SGe**：位于面神经膝 g7 的背侧，细胞小而密集，核团虽小但染色深（图 3-9-21e）。

2）**蓝斑 LC 的后部**：近侧脑室 LV 外侧角处尚存少量 LC 细胞，有学者称其为 LC 后部，属脑内去甲肾上腺素能神经元 A4 群（图 3-9-21a、b）。

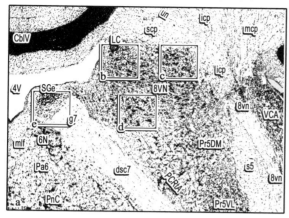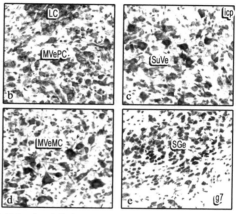

图 3-9-21　室底灰质和背外侧区（细胞染色）

（2）背外侧前庭区（A-2）：包括**前庭神经核群 8VN、小脑上脚 scp** 及其背侧的纤维束。

1）**前庭内侧核 MVe**：占据 CGPn 的外侧半并向腹侧伸延，分为大细胞部和小细胞部两个亚核。①**前庭内侧核小细胞部 MVePC** 取代了原蓝斑 LC 和三叉神经中脑核 Me5 等，形成了第四脑室底的前庭区，MVeMC 为中小细胞均匀分布，染色稍浅（图 3-9-21b）。②**前庭内侧核大细胞部 MVeMC** 位于小细胞部的腹外侧，毗邻网状结构，核内散在深染的多角形大细胞（图 3-9-21a、d）。

2）**前庭上核 SuVe**：位于前庭内侧核 MVe 的外侧，毗邻小脑脚，细胞类型似 MVeMC，内有较粗的浅染纤维束（前庭小脑纤维）呈背腹方向穿行，使核内细胞略呈背腹方向的极性（图 3-9-21a、c）。

3）**小脑上脚 scp** 及其背侧的纤维束：scp 周围的臂旁核 PB 和脊髓小脑腹侧束 vsc 均消失，其背侧新出现一束弧形纤维称**钩束 un**（又称顶核延髓束），为对侧的小脑内侧核（与人的小脑顶核对应）发出的交叉纤维。scp 外侧的小脑白质 cbw 主要为小脑下脚 icp 和小脑中脚 mcp 纤维（图 3-9-20，图 3-9-21a）。

2. 中线区（B 区）　　内侧纵束 mlf 已从前一切面的左右方向（图 3-9-22a）转位成背腹方向（图 3-9-22c），在**顶盖脊髓束 ts** 内侧的中线旁，与 ts 共同后行至脊髓内。

（1）延髓中缝核区（B-3）：**中缝大核 RMg** 和**中缝苍白核 RPa** 比前一切面（图 3-9-22a）细胞增多、核区增大（图 3-9-22b）。RMg 位于中线和 ml 的背侧，细胞稍大，分布稀疏但呈现水平方向的极性，以此与其背侧细胞稀疏且无极性的网状结构核区（PnV，GiA）鉴别。RPa 位于左右 ml 之间，细胞中等、密集深染（图 3-9-23c）。

（2）**中缝间位核 RIP**：仍位于中缝大核 RMg 背侧的中线处，此时已达最大切面（图 3-9-22b）。

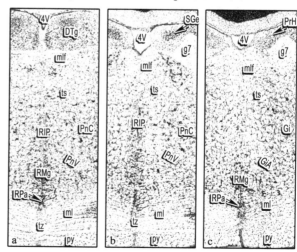

图 3-9-22　中线区连续切面（细胞染色）

自此向后 RIP 很快消失，但中缝核（RMg，RPa）不变（图 3-9-22c）。

3. 脑桥腹侧区（D 区）　　已达**斜方体 Tz** 的后缘，分区不变但核团显著缩小。

（1）内侧纵行纤维束区（D-1）：**锥体束 py 和内侧丘系 ml 基本未变，斜方体纤维 tz 明显减少**（图 3-9-20，图 3-9-22b，图 3-9-23）。

（2）上橄榄核区（D-3）：**上橄榄核群 SOli 缩小或消失**，向内侧横穿锥体束 py 的斜方体纤维 tz 明显减少，向外侧连至蜗神经核群的 tz 纤维明显增多（图 3-9-20，图 3-9-23a、c）。

4. **外侧区（E 区）** 分区同前，主要变化为三叉神经运动核 5N 消失，小脑下脚 icp 出现。

（1）小脑脚区（E-2）：**小脑中脚 mcp 的纤维已汇入小脑髓质，小脑下脚 icp 的纤维延伸到前庭神经核 8VN 的外侧**（图 3-9-20，图 3-9-21a，图 3-9-23a、d）。

（2）5n 相关区（E-3）：**三叉神经感觉根 s5 和感觉主核 Pr5 未变，三叉神经运动核 5N 消失后**，Pr5 内侧的细胞稀疏区属脑桥网状结构（图 3-9-23a）。

（3）8cn 相关区（E-4）：**蜗腹侧核前部 VCA 增大**，腹侧所连的**蜗神经根 8cn 显著增粗**，纤维束内常穿插少量大而圆的深染细胞，是随 8cn 神经纤维入颅腔的蜗神经节细胞，也提示 VCA 即将或已经延续为**蜗腹侧核后部 VCP**（图 3-9-23a、d）。

以三叉神经感觉根 s5 定位辨识其周围交叉经行的纤维束：①前后经行的 s5 背侧端与背腹经行的 icp 之间有内外横行的前庭神经根 8vn，后者大部分纤维终止于前庭核群 8VN，少部分纤维穿经前庭上核 SuVe 直接进入小脑；②s5 外侧与 VCA 和 8cn 之间有斜方体纤维 tz 与前庭神经根 8vn 相交汇，tz 向外侧连于蜗神经核，8vn 向背侧连于前庭神经核；③s5 腹侧端与 LSO 之间有背腹方向经行的面神经降支 dsc7、前后经行的红核脊髓束 rs 和脊髓小脑腹侧束 vsc，表面被左右经行的 tz 覆盖（图 3-9-20，图 3-9-23d）。

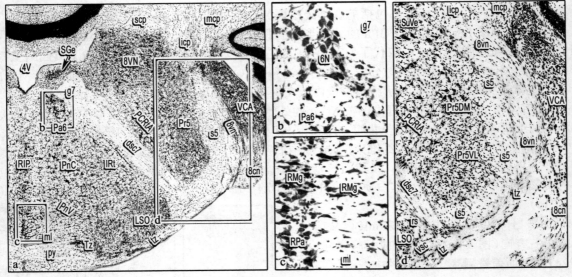

图 3-9-23 经面神经降支切面（细胞染色）

5. **中央区（F 区）** 本切面内仍为**脑桥网状结构 PnRt**（F-2），可见面神经降支 dsc7 呈背内到腹外侧方向斜穿 PnRt。dsc7 背侧端连**面神经膝 g7**（图 3-9-21a，图 3-9-23a），腹侧端已在前一切面的 s5 内侧出脑（图 3-9-13）。此时分别以 dsc7 背内侧端与 LSO 内侧缘的连线以及 dsc7 的外侧缘作为定位标志，将 PnRt 分为内侧、中间和外侧 3 部（图 3-9-20）。

（1）内侧部：以**脑桥尾侧网状核 PnC** 为主，背侧的原背内侧被盖区 DMTg 消失，**展神经核 6N** 的深染大细胞出现，恰位于 g7 的腹侧，围绕 6N 周围的中小细胞稀疏区为**展神经旁核 Pa6**（图 3-9-23b）。内侧的**中缝间位核 RIP** 和腹内侧的**脑桥腹侧网状核 PnV** 基本未变（图 3-9-23a）。

（2）中间部：原蓝斑下核 SubC 的细胞稀疏浅染区被面神经降支 dsc7 的宽大纤维浅染区替代，其内侧缘处和外侧上橄榄核 LSO 背侧仍为细胞稀疏浅染区，改称中间部的**中间网状核 IRt**（图 3-9-20，图 3-9-23a）。

（3）外侧部：原三叉神经运动核 5N 及其周围的相关中继核消失后，此区延续为外侧部。**小细胞网状核 α 部 PCRtA** 为主要核团，以中小细胞为主，仅有少量深染的大细胞散在分布，核区整体染色稍浅（图 3-9-20，图 3-9-23a）。

（三）经面神经膝

本切面的特征形态是面神经降支消失，其背侧端的面神经膝向后延续；腹侧的上橄榄核群消失，面神经核出现（图 3-9-24，图 3-9-25）。

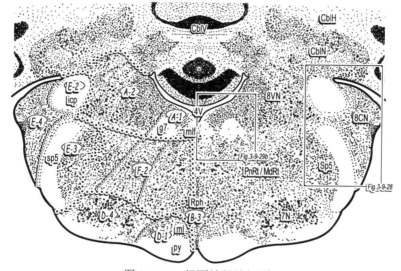

图 3-9-24 经面神经膝切面

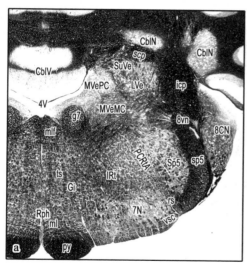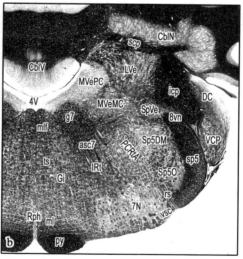

图 3-9-25 经面神经膝中部（a）和升支前部（b）切面（纤维染色）

1. 室底灰质区和背外侧区（A 区） 分区同前，前庭亚核都归入背外侧区。

（1）脑桥中央灰质区（A-1）：**舌下神经前置核 PrH** 取代了原膝上核 SGe，仍位于面神经膝 g7 的背内侧，其细胞稍大、分布疏松染色稍浅（图 3-9-26）。

（2）背外侧前庭区（A-2）：**前庭神经核群 8VN** 继续增大、亚核增加（图 3-9-26）。

1）**前庭内侧核 MVe**：两个亚核位置基本未变，**MVe 小细胞部 MVePC** 占据了室底灰质区的外侧大部，**MVe 大细胞部 MVeMC** 的腹侧与小细胞网状核 α 部 PCRtA 毗邻。

2）**前庭上核 SuVe**：是最小的前庭亚核，紧随小脑上脚 scp 背移，向后很快被前庭外侧核 LVe 取代，两核之间分界不明显（图 3-9-25，图 3-9-26）。

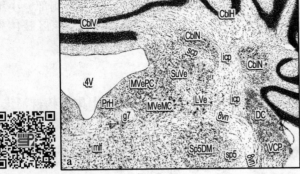
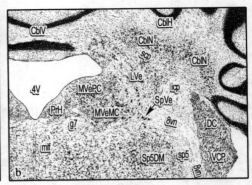

图 3-9-26　室底灰质和背外侧区连续切面（细胞染色）

3）**前庭外侧核 LVe**：出现较晚，紧随 SuVe 的腹侧，核内背腹方向穿行的纤维束较 SuVe 增多增粗，故整体染色较浅。大细胞稀疏散在，并呈现与纤维束方向一致的极性排列（图 3-9-26a），向后 LVe 迅速向背侧增大，取代了 SuVe 的位置（图 3-9-26b）。

4）**前庭脊束核 SpVe**：出现最晚，在本切面或稍后出现（图 3-9-26b），位于 LVe 的腹侧，核内有前后穿行的纤维束，故切面内见粗大的纤维断面和稀疏散在的大细胞，核整体浅染。

SuVe 和 LVe 内的穿行纤维束均呈背腹方向经行，但后者内的穿行纤维束粗大。SpVe 内的穿行纤维束呈前后方向经行，在切片上可依此纤维断面的差别进行鉴别，此核在人脑又称前庭下核。

2. 中线区（B 区）　延髓中缝核 Rph（B-3）的**中缝大核 RMg** 和**中缝苍白核 RPa** 基本未变（图 3-9-27b），**内侧纵束 mlf** 和**顶盖脊髓束 ts** 未变，中缝间位核 RIP 已消失（图 3-9-27a）。

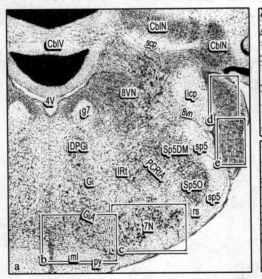
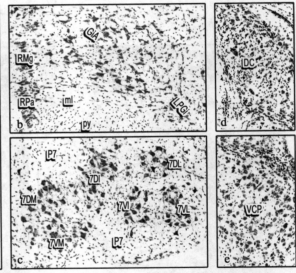

图 3-9-27　经面神经膝切面（细胞染色）

3.脑桥腹侧区（D 区）　原上橄榄核区（D-3）延续为面神经核区（D-4）。

（1）内侧纵行纤维束区（D-1）：**锥体束 py** 和**内侧丘系 ml** 位置未变，斜方体纤维 tz 完全消失后，纵行纤维束重又紧密排列（图 3-9-25）。

（2）面神经核区（D-4）：上橄榄群已完全消失。新出现的**面神经核 7N** 由深染的大细胞组成，前后方向排列成 6 个细胞柱，在冠状切面内显示为 6 个亚核，分别为 7N 背内侧 7DM、背侧中间 7DI、背外侧 7DL、腹内侧 7VM、腹侧中间 7VI 和外侧亚核 7L。7N 周围的乏细胞浅染带为**面神经核周带 P7**，在细胞染色切片内，根据细胞的大小、多少和染色深浅进行区别（图 3-9-27a、c）。

4. 外侧区（E 区）　分区及内容均未变。

（1）小脑脚区（E-2）：**小脑下脚 icp** 的粗大纤维束已位于脑干背外侧，其纤维密集周界清晰，外侧面有蜗背侧核 DC 贴附（图 3-9-25～图 3-9-27a）。

（2）5n 相关区（E-3）：面神经降支 dsc7 消失后，三叉神经感觉主核 Pr5 完全延续为**三叉神经脊束核 Sp5**，并分成嘴侧部 Sp5O 和背内侧部 Sp5DM 两个亚核。**三叉神经脊束 sp5** 未变（图 3-9-27a）。

（3）8cn 相关区（E-4）：**蜗神经核 8CN** 增大。原蜗腹侧核前部 VCA 延续为**蜗腹侧核后部 VCP**，其背侧出现**蜗背侧核 DC**（图 3-9-27，图 3-9-28）。

图 3-9-28 为经蜗神经核 8CN 的连续切片，注意观察小脑下脚 icp 与 8CN 各亚核的位置变化，以及斜方体纤维 tz、蜗神经根 8cn 和前庭神经根 8vn 之间的位置变化。

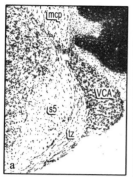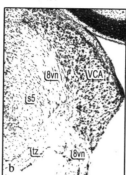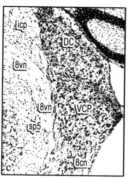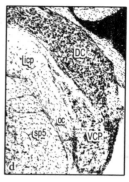

图 3-9-28　蜗神经核连续切面（细胞染色）

5. 中央区（F 区）　当面神经降支 dsc7 消失后，脑桥网状结构 PnRt 逐渐延续为延髓网状结构 MdRt（F-3）。此时以 g7 两侧缘与 7N 两侧缘的连线作为内侧、中间和外侧 3 部的分界标志（图 3-9-24）。

（1）内侧部：①原脑桥尾侧网状核 PnC 延续为**巨细胞网状核 Gi**，后者大细胞略增多；②原展神经旁核 Pa6 延续为**背侧巨细胞旁核 DPGi**，后者仍为中小细胞稀疏浅染但核区较大；③原脑桥腹侧网状核 PnV 延续为**巨细胞网状核 α 部 GiA**，后者的细胞增多并有散在大细胞；④Gi 的腹侧新出现**外侧巨细胞旁核 LPGi**，详情见后一切面（图 3-9-27a、b，图 3-9-29）。

（2）中间部：为 g7 与 7N 之间的中小细胞散在分布区，主要为**中间网状核 IRt** 所在。

（3）外侧部：基本未变，仍为**小细胞网状核 α 部 PCRtA**（图 3-9-27a）。

图 3-9-29 与图 3-9-33 为同一套连续切片，前者重点观察面神经膝 g7 周围重要结构的连续变化，后者重点观察脑干网状结构内侧区的连续变化。

图 3-9-29b 与图 3-9-23a 为不同种属鼠脑的相同位置切片，虽核团大小、细胞密度以及 g7 切面形态略有不同，但并未显示出功能差别。位于展神经核 6N 腹侧的**展神经旁核 Pa6** 被认为是协调双眼水平运动的皮质下中枢，又称"皮质下水平扫视/凝视中枢"（也有学者认为 Pa6 及其前后的网状结构都属于此皮质下中枢），在人脑此核区（对应的功能区）称为**脑桥旁正中网状结构**（paramedian pontine reticular formation，PPRF），在脑干病变的定位诊断中具有特殊意义。

图 3-9-29c 内仍有 g7 和 6N，与人脑干结构相对应，两者所在处应为脑桥背侧，故图 3-9-29c 为脑桥中央灰质 CGPn，而图 3-9-29d 内为延髓中央灰质 CGMd（或为两者过渡区）。

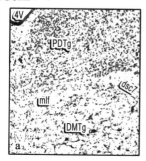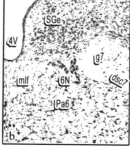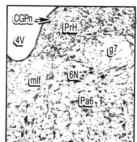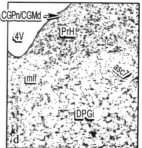

图 3-9-29　经展神经核和展神经旁核前、后的连续切面（细胞染色）

（四）经脑干小脑相连部后缘

本切面的特征形态是背侧的小脑即将与脑干分离，腹侧的面神经核显著增大（图3-9-30，图3-9-31b）。

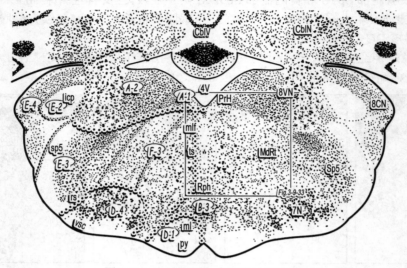

图 3-9-30　经脑干小脑相连处后缘切面

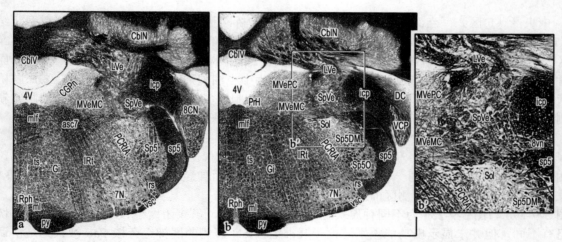

图 3-9-31　经面神经升支（a）和脑干小脑相连处后缘（b）切面（纤维染色）

实验中常以脑干小脑即将分离作为延髓前端的背侧面标志（图 3-9-30，图 3-9-31b）。腹侧面的面神经核区属脑桥或延髓，不同研究领域见仁见智。考虑到自面神经膝 g7 向后，除 7N 之外均为延髓结构，此处将其归入延髓分区描述。

1. 室底灰质区和背外侧区（A 区）　原脑桥中央灰质延续为延髓中央灰质（A-1）。

（1）延髓中央灰质区（A-1）：**延髓中央灰质 CGMd 内的舌下神经前置核 PrH 基本不变。**

（2）背外侧前庭区（A-2）：**前庭内侧核 MVe 基本未变，前庭外侧核 LVe 缩小，前庭脊束核 SpVe 增大。** SpVe 内的纤维束粗大，与核的长轴一致前后经行，纤维染色切片内可见大小不等的深染纤维束断面（图 3-9-31b′），细胞染色切片内为稀疏散在的深染大细胞，但无极性排列（图 3-9-32b）。

2. 中线区（B 区）　与前一切面基本相同，**内侧纵束 mlf、顶盖脊髓束 ts**、延髓中缝核（B-3）的**中缝大核 RMg 和中缝苍白核 RPa** 基本未变（图 3-9-31，图 3-9-32a）。

3. 延髓腹侧区（D 区）　与前一切面基本相同，但内侧纵行纤维束区（D-1）与外侧面神经核区（D-4）之间插入的网状结构核团（LPGi）显著增大（图 3-9-32a、d）。

4. 外侧区（E 区）　分区不变。

（1）小脑脚区（E-2）：**小脑下脚** icp 略下降，切面宽大、周界清晰（图 3-9-31，图 3-9-32a）。

（2）5n 相关区（E-3）：**三叉神经脊束核嘴侧部** Sp5O 占据核腹侧大部，核内有丰富的纤维束呈前后方向穿行，细胞稀疏染色稍浅（图 3-9-31，图 3-9-32e），而**背内侧部** Sp5DM（DMSp5）细胞密集纤维少，并有散在大细胞，故染色较深（图 3-9-31b，图 3-9-32c）。**三叉神经脊束** sp5 基本未变。

（3）8cn 相关区（E-4）：**蜗背侧核** DC 和**蜗腹侧核后部** VCP 均缩小。

5. 中央区（F 区）　　延髓网状结构 MdRt（F-3）分区及分部不变。

（1）内侧部：仍以**巨细胞网状核** Gi 为主，其背侧的**背侧巨细胞旁核** DPGi、腹内侧的**巨细胞网状核 α 部** GiA 不变。Gi 腹侧的**外侧巨细胞旁核** LPGi 前端几乎与面神经核 7N 同时出现（图 3-9-27b），此时显著增大并分出亚核，经锥体束 py 与 7N 之间直达脑干腹侧表层，近脑表面的中小型细胞排列成束状（图 3-9-32d）。

（2）中间部：仍以**中间网状核** IRt 为主，其背侧份的细胞稀疏区为面神经升支 asc7 所在。

（3）外侧部：仍为**小细胞网状核 α 部** PCRtA 所在，背侧部新出现的小细胞密集浅染区为**孤束核** Sol 的前端/头端（图 3-9-32a、c），在纤维染色片内为乏纤维的浅染区（图 3-9-31b、b'）。

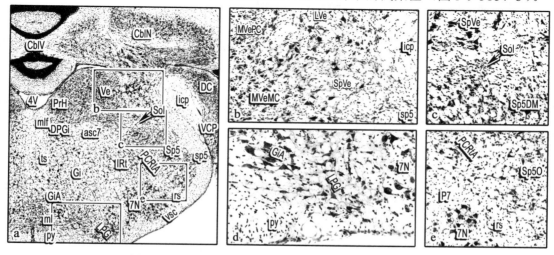

图 3-9-32　经脑干小脑相连处后缘切面（细胞染色）

图 3-9-33 与图 3-9-29 为同一套连续切片，注意两图内序号的对应顺序，此处重点显示脑桥尾侧网状核 PnC 与巨细胞网状核 Gi 的延续变化。

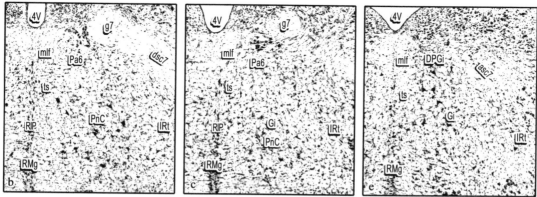

图 3-9-33　脑桥尾侧网状核与巨细胞网状核的延续变化（细胞染色）

脑桥尾侧网状核 PnC 约在面神经降支 dsc7 消失之后延续为**巨细胞网状核** Gi，可参考深染大细胞的分布情况判别两核区的交界处：PnC 内的散在深染大细胞偏腹侧分布（图 3-9-33），Gi 内的散在深染大细胞靠近背内侧、或在中线旁呈背腹方向分布（图 3-9-33e）。两者延续处并无明显分界。

（五）经脑干小脑相连部节段的矢状切面

切面位置参考图 3-9-34，连续矢状切片见图 3-9-35，重点观察脑桥内的脑神经核、纤维束和重要的脑桥网状结构核区，小脑矢状切面见图 3-9-41。

图 3-9-35a 的脑干与小脑之间仍为**第四脑室** 4V，4V 顶的结构见图 3-9-40。脑干内以前后经行的纤维束为主，背侧的致密区为**内侧纵束** mlf，中央的松散区主要有顶盖脊髓束 ts，腹侧有**锥体束** py 和**内侧丘系** ml，并可见斜方体 tz 的横行纤维断面。

图 3-9-35b 以**面神经膝** g7 作为定位标志。背侧仍为 4V，可见前髓帆 AMV 构成 4V 顶的前半。g7 的前方有脑桥中央灰质 CGPn 内的中介核，后方主要有前庭神经核群 8VN（图 3-9-41），腹侧有**展神经核** 6N（图 3-9-36c）。在中央区，g7 后缘之前是脑桥尾侧网状核 PnC，之后是**巨细胞网状核** Gi。腹侧的纤维束基本未变。

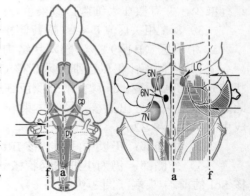

图 3-9-34　矢状切面位置示意图

图 3-9-35c 以**面神经降支** dsc7 和**面神经升支** asc7 作为定位标志。原背侧的 4V 延续为**第四脑室外侧隐窝** LR4V，以前壁的小脑脚 scp 和前庭神经核群 8VN 使脑干和小脑相连（图 3-9-42c）。背侧区的 8VN 增大，**蓝斑** LC 达最大矢状切面，与 Barrington 核 Bar 以及三叉神经中脑核 Me5 细胞差异显著（图 3-9-36a、a'）。中央区以 dsc7 后缘垂直线为界，其前仍为 PnC，其后主要为**中间网状核** IRt。腹侧区见**斜方体核** Tz 长轴最大切面，细胞密集染色深，脑表面的纤维束基本未变。

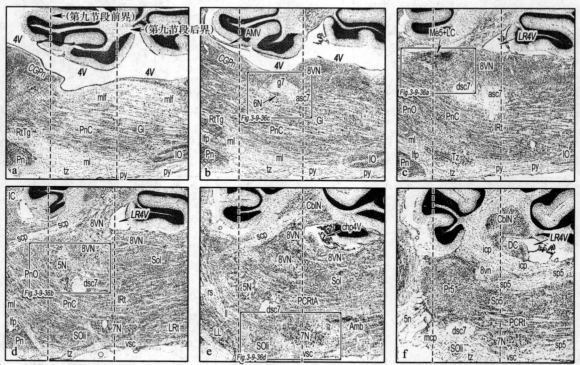

图 3-9-35　经脑干小脑相连节段的连续矢状切面（细胞染色）

图 3-9-35d 以小脑上脚 scp 和**面神经降支** dsc7（已降至网状结构内）作为定位标志。背侧区的 8VN 亚核增多，并沿 scp 之后向小脑内扩展。中央区的 dsc7 前有**三叉神经运动核** 5N 的最大切面（图 3-9-36b、b'），网状结构的 PnC 和 IRt 基本未变。腹侧区有**上橄榄核群** SOli 的最大切面，其浅面是

斜方体纤维 tz；**面神经核** 7N 出现后，其浅面是脊髓小脑腹侧束 vsc。

图 3-9-35e 仍以 scp 和 dsc7 作为定位标志，切面整体配布似图 3-9-35d。dsc7 下降后，其背侧主要为网状结构小细胞 α 部 PCRtA。腹侧的上橄榄核群 SOli 缩小，**面神经核** 7N 达最大切面（图 3-9-36d）。

图 3-9-35f 经**三叉神经感觉核**（Pr5，Sp5）的长轴，恰在三叉神经根 5n 连脑处。背侧区的小脑**下脚** icp 和蜗神经背侧核 DC 构成 LR4V 的前界，icp 与三叉神经脊束 sp5 之间有前庭神经根 8vn 穿过。腹侧区的面神经降支 dsc7 即将出脑，上橄榄核群 SOli 也即将消失。

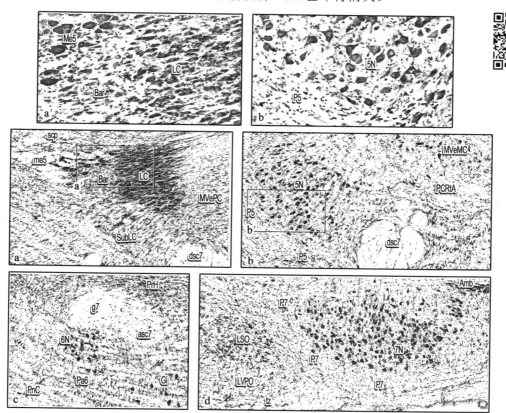

图 3-9-36　脑桥内蓝斑和脑神经运动核的最大矢状切面（细胞染色）

三、小脑

小脑位于脑干的背侧，以小脑脚与脑干相连，小脑和脑干共同围成第四脑室。

（一）小脑的形态和结构

1. 小脑的外形　鼠**小脑** Cbl 的背侧面膨隆，腹侧面以三对小脑脚连于脑桥的背侧。Cbl 中部的**小脑蚓** CblV 宽大膨隆，前后径最长；两侧的**小脑半球** CblH 稍缩窄，外侧端连**小脑绒球** CblF，后者为**旁绒球** PFl 和**绒球** Fl 的合称。小脑表面被近乎平行的**小脑沟**分成若干**小脑叶片**，小脑蚓处的叶片归纳为 10 个**小脑蚓小叶** 1Cb-10Cb（图 3-9-37）。

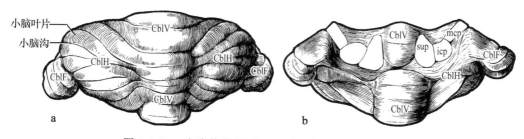

图 3-9-37　小脑的背侧面（a）和腹侧面（b）形态

2. 小脑的内部结构　分为小脑皮质、小脑髓质和小脑核 3 部分。

（1）**小脑皮质**：为三层的皮质结构，由浅入深简称分子层、浦氏细胞层和粒层。

1）**小脑分子层 MoCb**：切面上呈宽带状，随小脑沟伸延折转，形成小脑沟的两岸。此层因细胞小且数量少，在纤维染色片内呈无色或背景色区（图 3-9-38a），在未染色片内呈无色透光带（图 3-9-38b），在尼氏染色片内呈无色或浅淡背景色区（图 1-2-7a，图 3-9-38c），在 HE 染色片内呈粉红背景色区（图 1-2-7b），在特殊染色法的 SMI-32-IHC 片内可见丰富的阳性染色细胞树突（图 3-9-38d）。

2）**浦肯野细胞层 Pk**：又称小脑梨状细胞层，由一层大而圆的 **Purkinje** 细胞排列而成，在纤维染色和未染色片内难以辨认（图 3-9-38a、b），在普通细胞染色片内胞体大而深染、易于辨认（图 1-2-7，图 3-9-38c），在 SMI-32-IHC 染色片内，深染的胞体向脑表或小脑沟的方向发出粗大的树突，形成分子层的阳性染色表现（图 3-9-38d）。

3）**小脑颗粒层 GrCb**：位于 Pk 的深方，由中等大小密集排列的颗粒细胞组成，其内散在少量较大细胞。该层内的神经纤维较多，在纤维染色片内显示为较深的背景染色（图 3-9-38a），未染色片内为略显白亮的松散纤维网（图 3-9-38b），在细胞染色切片内染色深浓（图 1-2-7，图 3-9-38c），但 SMI-32-IHC 染色并无阳性细胞出现，仅见松散的阳性纤维网（图 3-9-38d）。

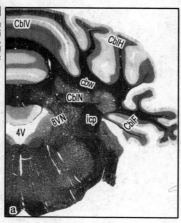
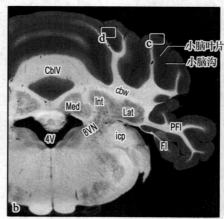
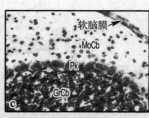
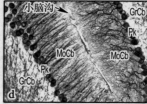

图 3-9-38　小脑的结构（a. 纤维染色；b. 冰冻未染色；c. 细胞染色；d. SMI-32-IHC 染色）

（2）**小脑髓质**：即小脑白质 cbw，又称**小脑髓体**。位于小脑半球内的 cbw 丰富，小脑核 CblN 包埋其内。位于小脑叶片内的 cbw 延伸成白质薄板，构成各小脑叶片的中心支架，在切面上形成小脑叶片的轴心（图 3-9-38a、b）。进出小脑的纤维在 4V 侧壁处聚集，形成 3 对小脑脚（图 3-9-37b）。

1）**小脑上脚 scp**：以传出纤维为主，主要有齿状红核束和小脑丘脑束；传入纤维有脊髓小脑腹侧束 vsc 和红核小脑束等。

2）**小脑中脚 mcp**：以传入纤维为主，主要为脑桥小脑束。

3）**小脑下脚 icp**：以传入纤维为主，主要有脊髓小脑背侧束 dsc、楔小脑束、橄榄小脑束、前庭小脑束和网状小脑束等；传出纤维有顶核延髓束（又称钩束 un）、小脑前庭束和小脑网状束等。

（3）**小脑核 CblN**：主要位于小脑半球的髓质内，以中等稍大细胞为主，有内侧核、间位核和外侧核 3 对，每核又可分出亚核（图 3-9-39）。

1）**内侧核 Med**：位于半球髓质的内侧部，接受来自蚓皮质、前庭神经核和前庭神经等处的纤维，发纤维主要到达脑干网状结构和前庭神经核。Med 全长约为核长的后 4/5，可分为数个亚核。

2）**间位核 Int**：分为 Int 前部 IntA 和后部 IntP 两个亚核，主要接受来自小脑半球皮质和蚓皮质的纤维，发纤维进入脑干。Int 纵贯小脑核的（前后）全长，IntA 出现最早（图 3-9-39a），IntP 约在脑干小脑分离处与 IntA 延续（图 3-9-39d）。

3）**外侧核 Lat**：位于半球髓质的外侧部，主要接受来自小脑半球皮质的纤维，发纤维进入中脑和丘脑。Lat 前端几乎与 IntA 同时出现，全长约为核长的前 4/5，也可分为数个亚核。

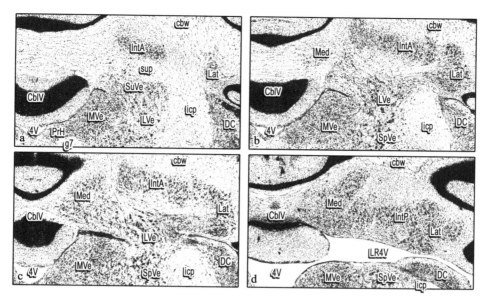

图 3-9-39　小脑核的连续冠状切面（细胞染色）

图 a：IntA 和 Lat 先出现，小脑下脚 icp 内侧紧邻 SuVe 和 LVe；图 b：Med 出现，icp 内侧紧邻 LVe 和 SpVe；
图 c：icp 尚未进入小脑，内侧紧邻 SpVe；图 d：经 LR4V 处，IntA 延续为 IntP，小脑与脑干完全分离

　　3. 第四脑室顶　以第四脑室外侧隐窝 LR4V（或小脑脚后缘）为界，将 4V 顶分为前、后两半。
　　（1）4V 顶前半：由**前髓帆** AMV 和第 1～3 小脑蚓小叶 1Cb-3Cb 共同组成。AMV 菲薄，高
倍镜下可分清其结构（图 3-9-14b，图 3-9-40），纤维染色切片内可见滑车神经 4n 的交叉纤维（图
3-8-31，图 3-9-13）。
　　（2）第四脑室顶后半：由**第四脑室脉络组织** tch4V 封闭，有**第四脑室脉络丛** chp4V 附着（图
3-9-40b），并经第四脑室外侧隐窝 LR4V 延续到外侧孔处（图 3-9-40c）。

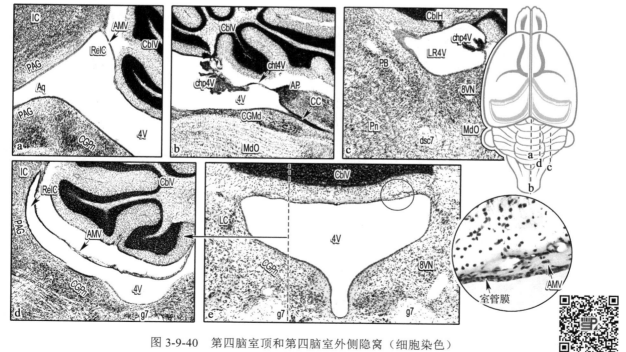

图 3-9-40　第四脑室顶和第四脑室外侧隐窝（细胞染色）

图 a、b：正中矢状切面，全貌见图 3-8-34a、图 3-9-35a 和图 3-10-28a；图 c：经外侧隐窝矢状切面；图 d：经面神
经膝矢状切面，全貌见图 3-9-35b；图 e：经面神经膝冠状切面，全貌见图 3-9-23a 和图 3-9-27a

（二）小脑的断面解剖

1. 冠状切面　在冠状切面内，小脑蚓 CblV 的叶片与脑干背侧面近乎平行排列，而**小脑半球 CblH** 和**小脑绒球 CblF** 的叶片则以**小脑白质 cbw** 为中心呈放射状分布（图 3-9-41）。

图 3-9-41a～c 内的小脑中脚 mcp 逐渐连于小脑，小脑上脚 scp 周围的臂旁核 PB 逐渐缩小至消失但 scp 并未真正连小脑。第 1～5 蚓小叶 1Cb-5Cb 的外侧有**原裂 PrF**，界分小脑蚓 CblV 与小脑半球 CblH。2Cb 和 3Cb 位于下丘 IC 与第四脑室 4V 之间，此处即下丘隐窝 ReIC 所在。

图 3-9-41d 内 1Cb-5Cb 完整、典型，与外侧的小脑半球 CbH 之间有原裂 PrF 分隔。CbH 的叶片也归纳为若干小叶（名称略），绒球 Fl 与旁绒球 PFl 合称小脑绒球 CblF。

图 3-9-41e～图 3-9-41i 的小脑白质 cbw 内出现小脑核 CblN，其先后顺序和位置名称与图 3-9-39 基本对应。图 h 内第四脑室外侧隐窝 LR4V 出现，小脑与脑干完全分离。

图 3-9-41h～图 3-9-41l 直至小脑后端，常称为小脑的后半。小脑蚓以第 6～10 蚓小叶 6Cb-10Cb 为主。其中 9Cb 达小脑最后端，10Cb 与第四脑室顶的后半毗邻。

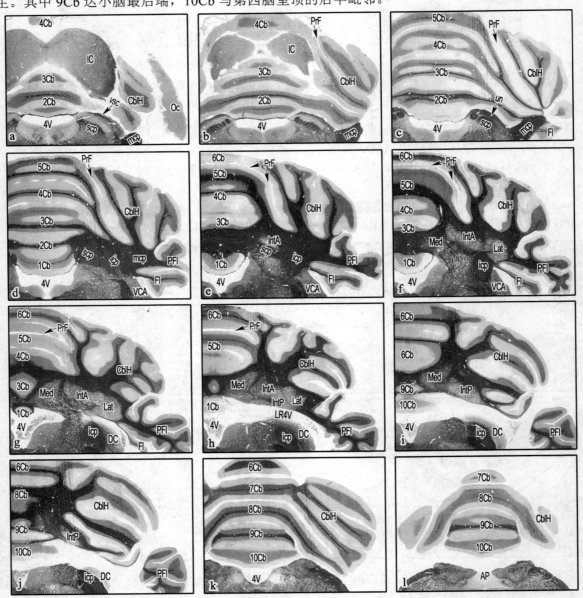

图 3-9-41　小脑连续冠状切面（纤维染色）

小脑实验取材时的参考定位大致如下：①1Cb-6Cb主要在脑干小脑相连部（小脑前半），6Cb-10Cb主要在脑干小脑分离部（小脑后半）；②2Cb和3Cb顶戴前髓帆、伸入ReIC；③1Cb参与组成4V顶的前半，10Cb紧邻4V顶后半（隔有第四脑室脉络组织tch4V）；④9Cb伸至小脑的最后端。

2. 矢状切面　在矢状切面内，所有小脑叶片均以小脑白质cbw为中心呈树状分枝，并向前、后和背侧放射状分布（图3-9-42）。

图3-9-42a和图3-9-42b分别为正中矢状切面和经面神经膝g7矢状切面，所有小脑蚓小叶1Cb-10Cb全部可见且形态典型，5Cb与6Cb之间的**原裂**PrF明显。经g7切面（图3-9-42b）内，**小脑内侧核**Med出现在**小脑白质**cbw内。

图3-9-42c～图3-9-42g均为小脑脚与脑桥背侧相连处，**第四脑室外侧隐窝**LR4V形成。小脑脚和LR4V周围被前庭神经核群8VN（MVe，LVe，SuVe，SpVe）和蜗神经核群8CN（DC，VCA，VCP）围绕，小脑白质cbw内的小脑核CblN（IntA，IntP，Lat）顺序出现又消失。小脑蚓小叶也渐次被小脑半球CblH的叶片取代。

图3-9-42h和图3-9-42i的小脑半球与脑干断离，小脑核逐渐消失，小脑腹侧面主要为**绒球**Fl和**旁绒球**PFl。

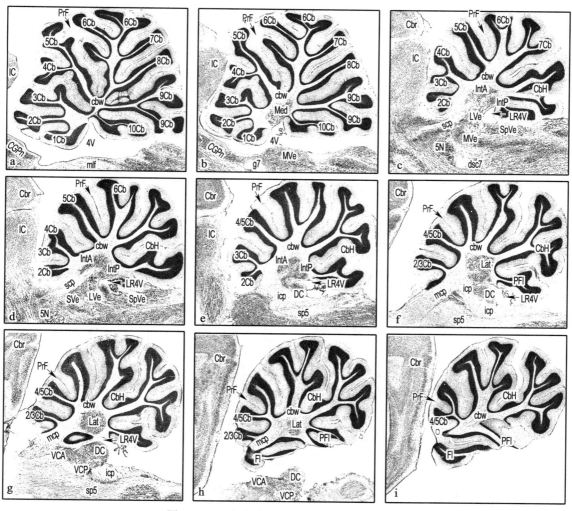

图3-9-42　小脑连续矢状切面（细胞染色）

（三）小脑的比较解剖

鼠与人小脑的结构和细胞构造基本相同。

1. 外形与小脑叶　在外形各部的体积比上，鼠的小脑绒球CblF和小脑蚓CblV发达，而小脑半球 CblH 相对较小；人小脑恰相反，CblH 发达膨大、CblV 缩窄、CblF 更小（图 3-9-43）。

小脑绒球 CblF 包括绒球 Fl 和旁绒球 PFl 两部分（图 3-9-41d～g），鼠的旁绒球膨大，与人的小脑扁桃体和二腹小叶同源，而人的旁绒球几乎消失（图 3-9-43b）。

不同于大脑皮质表面沟回数量的巨大差异，鼠与人小脑蚓 CblV 的沟回以及小脑叶片数量基本对应（图 3-9-43b），小脑半球 CblH 的叶片名称见同序号彩图。

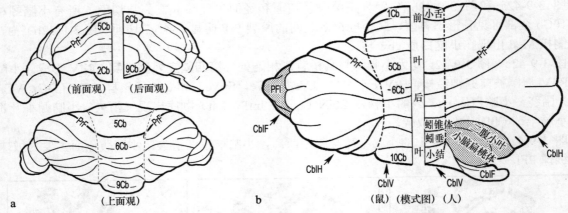

图 3-9-43　鼠小脑蚓小叶（a）以及与人小脑叶的对应关系模式图（b）

2. 小脑核　鼠的内侧核 Med 对应于人的顶核，发生上最古老；鼠的间位核前部 IntA 对应于人的栓状核，后部 IntP 对应于球状核，发生上较古老；鼠的外侧核 Lat 对应与人的齿状核，发生上最新（图 3-9-44）。与鼠相比，人的齿状核所占体积比远比鼠的要大得多，这与人小脑半球 CblH 高度发育相关，小脑半球的发育又与小脑中脚 mcp（脑桥小脑束）、脑桥基底部 Pn、大脑脚 cp（皮质脑桥束）和大脑半球新皮质区的高度发育一致。

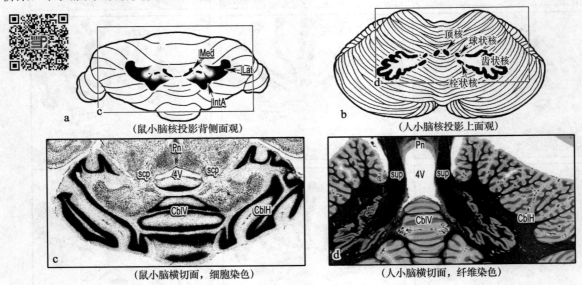

图 3-9-44　鼠与人小脑核的比较

四、脑桥内部结构的比较解剖

神经解剖学将人脑桥分为基底部（包括脑桥核、桥纵纤维和桥横纤维所在）和被盖部（室底灰质、脑桥网状结构、斜方体及其所有纤维束和核团）。鼠与人脑桥基底部的大小差异显著，但细胞构筑、纤维联系以及功能相同；鼠脑桥的其余部分（包括斜方体）等同于人脑桥被盖部（图 3-9-45）。

图 3-9-45 以经面神经降支 dsc7 切面作为定位进行比较，注意人脑干为横切面（水平切面），鼠

的为冠状切面。

人（图 3-9-45a）宽大的脑桥基底部 Pn（脑桥核 Pn、tfp 和 lfp 组成）完全被覆在斜方体区 Tz（SOli 和 tz 组成，ml 纵贯其间）浅面，向外侧连粗大的小脑中脚 mcp；斜方体区 Tz 至室底灰质之间即脑桥被盖部。鼠（图 3-9-45b）的斜方体区 Tz（SOli 和 tz 组成，ml 和 py 占据其内侧部）完全暴露在脑表面，向背侧直至室底灰质之间，也可称为脑桥被盖部，其内的核团、纤维束以及脑桥网状结构 PnRt 与人的基本对应。人的室底灰质薄，鼠的相对厚，其内核团等基本对应但大小有别。

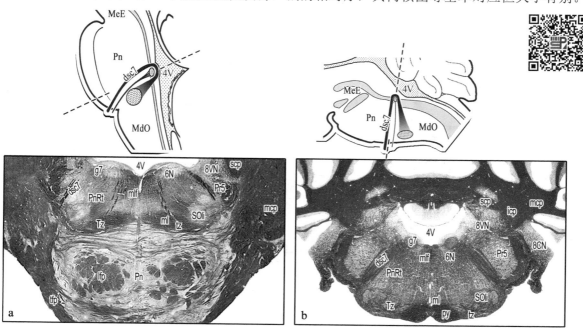

图 3-9-45　人（a）与鼠（b）脑桥的内部结构比较（纤维染色）

五、脑干小脑相连部节段的动脉分布

本节段内的脑动脉主干有基底动脉的后段和小脑下前动脉。

基底动脉 BA 后段（或称起始段）自斜方体后半至左、右**椎动脉 VA** 前端的融合处，**小脑下前动脉 AICA** 起自 BA 后段，少数也可起自 BA 的中段（图 3-9-46）。

（一）脑干的动脉

本节段脑干的前大部为脑桥，后端实为脑桥延髓延续处，主要有三叉神经核群和前庭蜗神经群大部分、展神经核 6N、蓝斑 LC、臂旁核 PB（臂旁复合体）、斜方体 Tz、脑桥尾侧网状核 PnC 以及巨细胞网状核 Gi 的前半。

基底动脉 BA 的分支分布规律同前，小脑下前动脉 AICA 与小脑上动脉类同。在本段末或见椎动脉 VA 末端。

1. **软膜动脉**　较大的动脉分支有：

（1）**脑桥腹侧动脉**：跟随前一节段同名动脉之后起自 BA 侧壁，相邻分支之间仍有纵行的短干相连（图 3-9-46a～c、e）。

（2）**小脑下前动脉 AICA**：自 BA 外侧壁发出后，腹侧段在脑干腹侧面横行，发出穿动脉进入斜方体 Tz 以及延髓前端；背外侧段绕脑干背外侧至小脑腹外侧，发出穿动脉分布到脑干背外侧和小脑腹侧（图 3-9-46a～c、e）。AICA 还发出分支参与第四脑室脉络丛 chp4V 的组成（见后一节段）。

（3）**橄榄旁动脉 POliA**：在本节段内或可见其前端与 SICA 腹侧段相吻合（见后一节段）。

2. **深穿支**　延髓正中动脉（正中组）、延髓内侧穿动脉（内侧组）和延髓外侧穿动脉（外侧组）与前一节段相延续，AICA 背外侧段发出的深穿支归属外侧组（长旋支）（图 3-9-46b～d）。

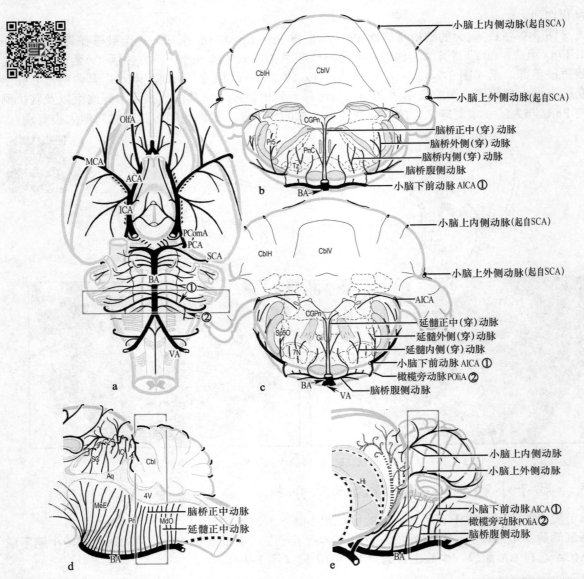

图 3-9-46 脑桥小脑相连部节段的主要动脉及分布（a. 腹侧面；b. 经面神经降支冠状节段；c. 经面神经升支冠状节段；d. 正中切面；e. 外侧面）

（二）小脑的动脉

位于本节段内的是小脑前半，小脑核和三对小脑脚绝大部分位于本节段内。

1. **小脑上动脉 SCA 背侧段** 自前段的 SCA 外侧段延续而来，前端在枕极皮质的深方分为小脑上内侧动脉（medial superior cerebellar artery）和小脑上外侧动脉（lateral superior cerebellar artery），并发出小分支到下丘后部。小脑上内侧动脉在小脑背侧后行并分为 2 支，分别分布到小脑蚓（小脑背侧动脉）和蚓的深部（小脑背内侧动脉）。小脑上外侧动脉沿小脑的外侧缘经绒球的背侧后行，分支分布到小脑半球外侧部以及小脑的后端（图 3-9-46b、c、e）。

2. **小脑下前动脉 AICA 背外侧段** 自本段内的 AICA 腹侧段延续而来，在小脑和绒球的腹侧经行，分支分布到脑干的背侧和小脑的腹侧（图 3-9-46c、e）。

小脑的动脉分支分布常有种属品系差异，但其动脉来源和总体分布规律基本相同。

小脑半球皮质区动脉的分布形式见后一节段。

（王德广　孙德旭）

第十节　第十段——延髓开放部节段

一、概述

本节段的背侧面为小脑半球的后半，腹侧面主要为延髓的前半，即延髓开放部（图3-10-1）。

小脑占据本节段的背侧份，延髓开放部占据腹侧份，两者之间有第四脑室的后半，脑桥中央灰质延续为延髓中央灰质。延髓开放部内主要有第9～12对脑神经相关结构、延髓网状结构以及相关中继核，并有长纤维束穿行，第5和第8对脑神经相关结构也延续入此段。小脑在本节段内缩小，小脑核也迅速缩小至消失。

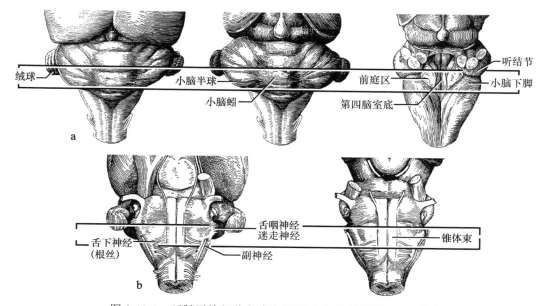

图3-10-1　延髓开放部节段脑背侧面（a）和腹侧面（b）形态

（一）重要纤维束和脑室系统

1. 重要纤维束　均从前段延续而来且纵贯本节段，虽纤维量稍变但位置基本不变，包括：①中线区的**内侧纵束 mlf** 和**顶盖脊髓束 ts**；②腹侧区内侧半的**锥体束 py** 和**内侧丘系 ml**，外侧半的**红核脊髓束 rs** 和**脊髓小脑腹侧束 vsc**；③外侧区的**三叉神经脊束 sp5**。

脊髓小脑背侧束 dsc 和**橄榄小脑束 oc** 出现，与**小脑下脚 icp** 共同组成薄纤维板，包绕在三叉神经脊束 sp5 的外表面（图3-10-2）。

2. 脑室系统　在小脑脚后缘处，**第四脑室 4V** 向两侧延伸出**第四脑室外侧隐窝 LR4V**，此处的4V 最宽阔。自 LR4V 向后，**第四脑室脉络组织 tch4V** 形成 4V 顶的后半，并有**第四脑室脉络丛 chp4V**附着（图1-2-17b，图3-9-40b）。

（二）小脑

小脑 Cbl 的后半位于本节段内，**小脑蚓 CblV** 和**小脑半球 CblH** 逐渐缩小，**小脑绒球 CblF** 和**小脑核 CblN** 很快消失（图3-10-2）。

（三）延髓中央灰质和背外侧区

以第四脑室外侧隐窝 LR4V 的出现作为脑桥中央灰质 CGPn 与**延髓中央灰质 CGMd** 的分界标志，CGMd 成为室底灰质的后半。背外侧区的前庭神经核 8VN 显著缩小，脊神经相关结构出现。

1. 延髓中央灰质内的核团　主要有第 9~12 对脑神经的相关核团（图 3-10-3，图 3-10-4）。

（1）舌下神经前置核 PrH 和舌下神经核 12N：PrH 从前段延续而来，在本节段中部与 12N 相延续。12N 的细胞大而深染，向后细胞增多、核团增大。

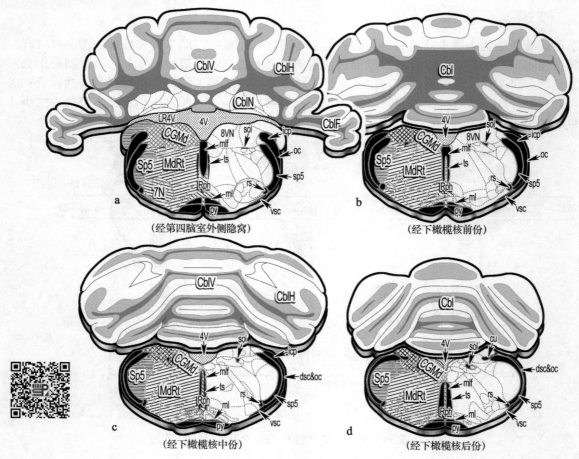

图 3-10-2　延髓开放部节段的纤维束和脑室系统

（2）迷走神经背核 10N：自本节段中部出现在孤束内侧核 SolM 的腹侧，细胞中等大小、数量较少，两核一直相伴后移。孤束核 Sol 与迷走神经背核 10N 合称孤束-迷走复合体。

（3）孤束核 Sol 和孤束 sol：从前段延续而来，Sol 细胞小而密集、染色浅，sol 位于其背侧伴其全长。Sol 前端起自前一节段中部的网状结构内（图 3-9-9c），在本节段后部达室底灰质处（图 3-10-3）。Sol 共有十几个亚核，大多数亚核在常规染色内难以辨识，根据位置简单将其归纳为孤束核内侧部 SolM、外侧部 SolL 和连合部 SolC 三个大亚核，SolC 仅出现在后段的延髓关闭部内。

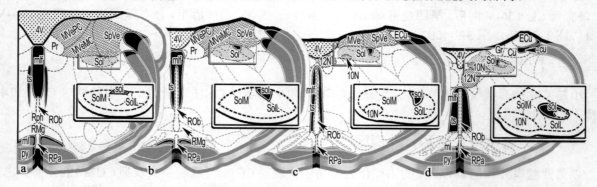

图 3-10-3　延髓开放部节段的室底灰质、背外侧区和中线区的主要核团及纤维束

　　延髓内肾上腺素能神经元胞体数量虽少，仍分为 C1～C3 群，均在本节段内出现。C3 群位于内侧纵束 mlf 的背侧端、舌下神经前置核 PrH 末段的内侧（图 3-10-3b）；C2 群位于 12N 和 10N 的背侧、孤束核 Sol 的内侧（图 3-10-3c、d）；C1 群与去甲肾上腺素能的 A1 群重叠，共同出现在疑核 Amb 腹外侧的延髓网状结构内（图 3-10-7d），并向后延续入延髓关闭部（详情见后一节段）。

　　2. 背外侧区的核团　　前庭神经核 8VN 缩小至消失，脊神经相关中继核及纤维出现（图 3-10-3，图 3-10-4）。延续前段的分区，仍将前庭内侧核小细胞部 MVePC 归入此区内。

　　（1）**前庭神经核 8VN**：**前庭内侧核 MVe**（MVePC，MVeMC）和**前庭脊束核 SpVe** 继续在本节段内向后伸延并缩小，至本节段末消失（图 3-10-3）。

　　（2）**楔外核 ECu**：前端出现在下橄榄核 IO 前份层面（图 3-10-3c），由较密集的中等细胞组成。ECu 发纤维（楔小脑束）加入小脑下脚。

　　（3）**楔束核 Cu 和楔束 cu**：两者在 ECu 稍后出现，详情见后段。

　　（4）**薄束核 Gr**：出现较 Cu 稍后，位于 Cu 的内侧，详情见后段。

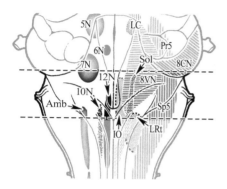

图 3-10-4　脑神经核团投影示意图

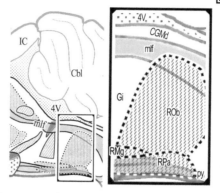

图 3-10-5　脑干中线区主要结构（正中矢状位）

（四）中线区

　　1. **中缝核群 Rph**　从前段延续而来的**中缝大核 RMg** 至本节段中部消失，**中缝苍白核 RPa** 延续向后且位置不变（图 3-10-5）。

　　中缝隐核 ROb 自本节段前端即出现在 RMg 的背侧并向背侧延伸，当 RMg 消失后与 RPa 相连（图 3-10-3，图 3-10-5）。此 3 核同属延髓中缝核。

　　RMg 及其周围区属脑内 5-羟色胺能神经元 B3 群，ROb 及其周围区属 B2 群，RPa 及其周围区属 B1 群。

　　2. **内侧纵束 mlf 和顶盖脊髓束 ts**　在本节段内 mlf 位列中线两侧，ts 则聚集在其腹侧后行，中缝隐核 ROb 恰位于两侧纤维束之间的中缝处（图 3-10-3）。

　　内侧纵束 mlf 前自中脑前端起，后至颈髓末端止。mlf 内既有上行纤维、也有下行纤维，前庭神经核群 8VN 发出的纤维为其主要成分。8VN 发出上行纤维到达①控制眼运动（3N，4N，6N）和②协调双眼运动（DK，InC，PTA，PCA，Pa6，DPGi，SC）的核团或核区（图 3-10-6）。上述核团也发出纤维参与组成 mlf，与 8VN 的下行纤维共同到达颈髓。mlf 的详细组成和功能见图 3-11-31 和图 3-11-32。

　　顶盖脊髓束 ts 前自中脑的被盖背侧交叉 dtgd 起，后至上段颈髓止。ts 的纤维主要来自上丘 SC 深层，或有少量下丘 IC 纤维参与。ts 主要调节颈肌的运动，参与视、听姿势反射运动的完成。鼠 ts 的经行以及与人 ts 的比较见图 3-11-31。

（脑神经运动核）　（中继核和感觉核）

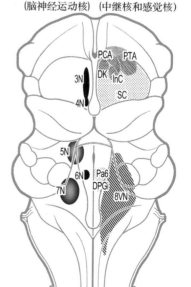

图 3-10-6　内侧纵束相关的
脑干内核团

（五）延髓腹侧区

在本节段的前部下橄榄核出现并向后延伸，在本节段的中部面神经核消失、疑核出现（图3-10-7）。疑核及其腹侧区内诸核团（区）因功能特殊，故将其从延髓网状结构内分出单述。

1. 纵行纤维束　**锥体束 py** 基本未变，**内侧丘系 ml** 逐渐缩小，三叉丘脑束 tth 忽略不提。

2. 下橄榄核群　**下橄榄核 IO** 新出现在纵行纤维束的背侧，由纵行的细胞柱和折叠的细胞板组成，发出纤维穿过网状结构，在对侧的三叉神经脊束 sp5 外表面汇聚成**橄榄小脑束 oc**，参与**小脑下脚 icp** 的组成（图3-10-8）。IO 主要由 3 个亚核组成（图3-10-7b～d）：

（1）**IO 主核 IOPr**：呈开口向内侧的 V 字形折叠的细胞板，分别称背侧板和腹侧板。

（2）**IO 背侧核 IOD**：位于 IOPr 背侧板的背外侧，内侧端与 IOPr 背侧板的内侧端相连，细胞板的厚度与 IOPr 背侧板相似。

（3）**IO 内侧核 IOM**：位于中线旁、内侧丘系 ml 的背侧，整体为一前后方向的纵行细胞柱，从前向后又可细分为若干个亚核。

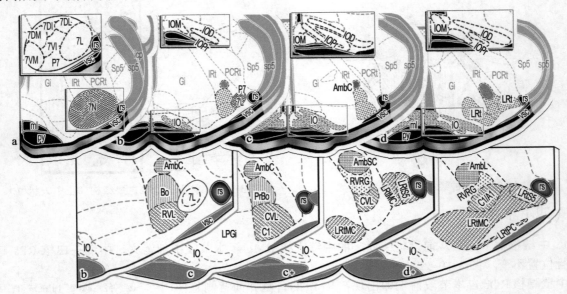

图 3-10-7　延髓开放部节段腹侧区的主要核团和纤维束

3. 面神经核及相关结构　**面神经核 7N** 在本段前端切面最大，至本节段中部完全消失。

4. 疑核及其腹侧细胞群　紧随 7N 后部，**疑核 Amb** 和**疑后核 RAmb**（见后段）腹侧的网状结构内先后出现多个核团或核区，根据功能将其归纳为腹侧呼吸组和外侧网状核两大类。

（1）**腹侧呼吸组 VRG**：为数个较小的细胞核（区），除 Amb 之外，在普通染色切片内周界不清、不易区别。VRG（ventral respiratory group）又称延髓腹侧呼吸细胞群，与生理学上的延髓腹侧呼吸调节中枢一致。VRG（属生理学名词）在本节段内的核团（区）有（图3-10-7）：

1）**疑核 Amb**：是位于延髓网状结构内的脑神经运动核，当面神经核 7N 即将消失时，Amb 出现在延髓中间网状核 IRt 的腹侧部内。Amb 为一前后纵行的非均质细胞柱，从前向后分为**疑核致密部 AmbC、半致密部 AmbSC 和疏松部 AmbL**（图3-10-7，图 c+切面位置在图 c 之后，图 d+切面位置在图 d 之后，已达延髓关闭部）。AmbL 向后延续入延髓关闭部。

2）**Bötzinger 复合体 Bo 和前 Bötzinger 复合体 PrBo**：紧邻 Amb 腹侧的细胞稀疏区。

3）**嘴腹侧呼吸组 RVRG**：紧随 PrBo 之后，并向后延续。

4）**嘴腹外侧网状核 RVL 和尾腹外侧网状核 CVL**：前者紧邻 Bo 的腹侧，后者紧邻 PrBo 和 RVRG 的腹侧，并与脑内肾上腺素能神经元 C1 群和去甲肾上腺素能神经元 A1 群的位置重叠。

（2）**外侧网状核 LRt**：自本节段的后半起，LRt 出现在腹侧呼吸组 VRG 与脊髓小脑腹侧束 vsc

之间并向后延续，此核隶属脊髓小脑运动调节通路，可分为三个亚核：

1）**外侧网状核大细胞部 LRtMC**：又称 LRt 主部，为延髓内最大的网状核，细胞大而密集。

2）**LRt 三叉神经下部 LRtS5**：位于三叉神经脊束 sp5 和红核脊髓束 rs 的内侧，细胞中等。

3）**LRt 小细胞部 LRtPC**：紧邻脊髓小脑腹侧束 vsc，细胞较小且位置浅表（图 3-10-7）。

（六）外侧区

5n 相关结构和小脑下脚均与前段末相延续，8cn 的蜗神经核在本段初消失（图 3-10-8）。

1. **5n 相关结构**　**三叉神经脊束核 SP5** 的**背内侧部 Sp5DM**（DMSp5）在本节段后部消失，**嘴侧部 Sp5O** 在本节段前部也很快被**极间部 Sp5I** 替代。**三叉神经脊束 sp5** 的纤维逐渐减少，呈薄板状（切面内呈窄带状）包绕在核的外侧。

2. **小脑下脚及相关纤维**　**小脑下脚 icp** 贴附在 sp5 的背外侧并逐渐缩小，**橄榄小脑束 oc** 和**脊髓小脑背侧束 dsc** 的纤维位于其腹侧，另有楔外核 ECu 发出的**楔小脑束**也参与组成 icp。

（七）脑干网状结构

本节段的延髓网状结构 MdRt 与前段末相延续，仍分为内侧、中间和外侧 3 部（图 3-10-8）。

1. **内侧部**　仍以巨细胞网状核 Gi 为主，占据 MdRt 的内侧大部。

（1）**巨细胞网状核 Gi**：与前段相延续，为延髓的最大网状核区，贯穿本节段并向后延续。

（2）**背侧巨细胞旁核 DPGi**：仍位于 Gi 背侧，在下橄榄核 IO 即将出现时消失（图 3-10-9b）。

（3）**Roller 核 Ro**：位于 Gi 背侧、舌下神经前置核 PrH 和舌下神经核 12N 的腹侧。

（4）**巨细胞网状核 α 部 GiA** 和**巨细胞网状核腹侧部 GiV**：两者均位于 Gi 的腹内侧。GiA 自前段延续而来，当下橄榄核 IO 出现后，GiA 延续为 GiV。大约在 IO 的后份，GiV 消失。

（5）**外侧巨细胞旁核 LPGi**：仍位于 Gi 的腹侧，大约在 IO 的后份消失。

2. **中间部**　仍以**中间网状核 IRt** 为主。考虑到功能的特殊性，已将疑核 Amb 及其腹侧区（延髓腹侧呼吸组和外侧网状核群）归入延髓腹侧部描述（图 3-10-7）。

3. **外侧部**　原小细胞网状核 α 部 PCRtA 延续为**小细胞网状核 PCRt**。

另外：**延髓线形核 Li** 出现在 Amb 附近，是由中等偏大细胞聚集成的细胞索或细胞团，数目不恒定，其位置和切片染色表现易与疑核致密部 AmbC 混淆（图 3-10-8c）。

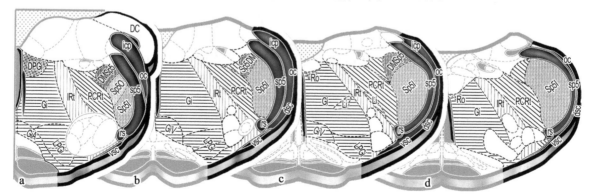

图 3-10-8　延髓开放部节段的外侧区和中央区主要核团及纤维束

二、经延髓开放部节段的断面解剖

成年大鼠脑本节段的嘴尾长度约 1.8mm，小鼠约 1.3mm，可划分为 5 个脑区：室底灰质和背外侧区（A 区）、中线区（B 区）、腹侧区（D 区）、外侧区（D 区）和中央区（E 区）。选取四张典型切片进行描述：第一张经第四脑室（室 Ⅳ）外侧隐窝；第二张经下橄榄核前份；第三张经下橄榄核中份；第四张经下橄榄核后份（图 3-10-9）。小脑已在前段内描述。

（一）经第四脑室外侧隐窝

本切面的特征形态是背侧的小脑与脑干完全分离，其余结构基本同前。

随着小脑与脑干的分离，**第四脑室** 4V 向外侧延伸出 4V **外侧隐窝** LR4V，经 4V 外侧孔通蛛网膜下隙。自此向后，4V 内出现 4V **脉络丛** chp4V，并经 LR4V 延伸出外侧孔（图 3-10-10，图 3-10-11）。

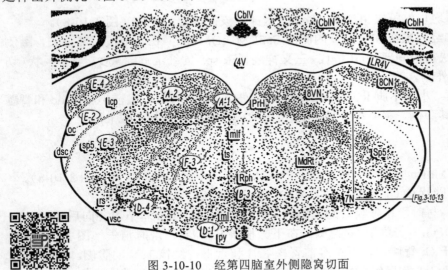

图 3-10-10　经第四脑室外侧隐窝切面

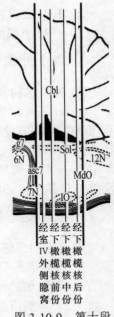

图 3-10-9　第十段
典型切片位置

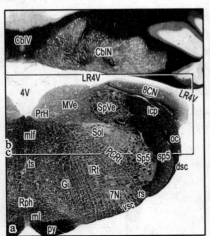

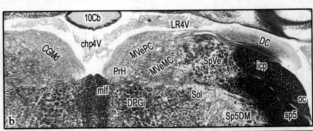

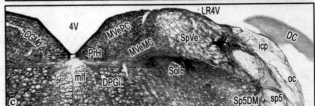

图 3-10-11　经第四脑室外侧隐窝切面（a、b. 纤维染色；c. AChE-HC 染色）

自本切面向后，小脑蚓以 6Cb～10Cb 蚓小叶为主，其中 10Cb 紧邻第四脑室顶的后半。原小脑间位核前部 IntA 延续为**间位核后部 IntP**，小脑核 CblN 的其他亚核基本未变（图 3-10-12a）。与本节段对应的小脑冠状切面全貌见图 3-9-41h～k。

1. 室底灰质区和背外侧区（A 区）　小脑脚与小脑断离，其余分区和内容与前段末相似。

（1）延髓中央灰质区（A-1）：**延髓中央灰质 CGMd** 内的**舌下神经前置核 PrH** 未变。

（2）背外侧前庭区（A-2）：随着小脑脚的断离，前庭外侧核 LVe 消失，原位于深方的**前庭内侧核大细胞部 MVeMC** 向背侧延伸，但小细胞部 MVePC 未变。**前庭脊束核 SpVe** 增大，核内纤维断面增多（图 3-10-11，图 3-10-12b）。

2. 中线区（B 区）　延髓中缝核（B-3）的**中缝苍白核 RPa** 和**中缝大核 RMg** 位置不变。中缝隐核 Rob 或可出现在 RMg 的背侧，细胞较小染色浅，与 RMg 不易区别（图 3-10-12a、c）。内侧纵束 mlf 和顶盖脊髓束 ts 基本未变。

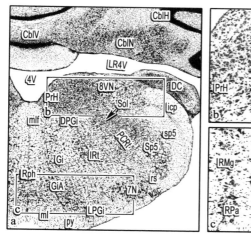
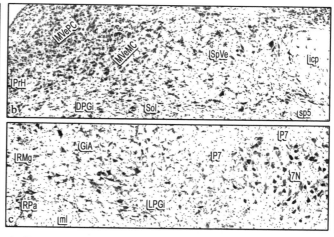

图 3-10-12　经第四脑室外侧隐窝切面（细胞染色）

3. 延髓腹侧区（D 区）　与前段末相延续，结构分区均未变（图 3-10-12）。

（1）内侧纵行纤维束区（D-1）：**锥体束** py 和**内侧丘系** ml 的纤维总量基本未变，但纤维束排列紧密，故切片内该区面积略显缩小。三叉丘脑束 tth 的纤维量更少，自前段起在切片内已不再单独提及，向后全部略去（图 3-10-2，图 3-10-11a）。

（2）外侧面神经核区（D-4）：**面神经核** 7N 的亚核和**面神经核周带** P7 基本未变。7N 与锥体束 py 之间的延髓网状核区（F-3）显著增宽，位于此处的仍为外侧巨细胞旁核 LPGi，其细胞特点和亚核不变（图 3-10-12c）。

4. 外侧区（E 区）　分区不变但亚核有变（图 3-10-13）。

（1）小脑脚区（E-2）：**小脑下脚** icp 与小脑完全分离（实为 icp 的纤维尚未进入小脑），降至延髓外侧的三叉神经脊束 sp5 与蜗背侧核 DC 之间。**橄榄小脑束** oc 和**脊髓小脑背侧束** dsc 出现，沿 sp5 的外表面上行，加入小脑脚 icp（图 3-10-13）。

（2）5n 相关区（E-3）：前段延续而来的 sp5 和 Sp5 位置不变但亚核有变：**三叉神经脊束核背内侧部** Sp5DM（DMSp5）不变，三叉神经脊束核嘴侧部 Sp5O 逐渐

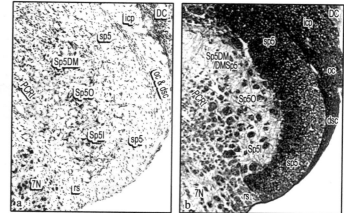

图 3-10-13　三叉神经脊束核（a. 细胞染色；b. 纤维染色）

被腹侧的**三叉神经脊束核极间部** Sp5I 替代，后者内有较粗大的纤维束断面，所以细胞更显稀疏（图 3-10-8a，图 3-10-13）。

（3）8cn 相关区（E-4）：原蜗腹侧核后部 VCP 消失，**蜗背侧核** DC 被覆在小脑下脚 icp 的表面，形成第四脑室外侧隐窝 LR4V 的腹侧壁，向后很快消失（图 3-10-11，图 3-10-12a）。

5. 中央区（F 区）　延髓网状结构 MdRt（F-3）分区不变、核团有变。

（1）内侧部：仍以居中的**巨细胞网状核** Gi 为主，背侧的**背侧巨细胞旁核** DPGi 将与面神经核 7N 同时消失，腹内侧的**巨细胞网状核 α 部** GiA 基本未变。若 7N 已开始缩小，则其内侧的**外侧巨细胞旁核** LPGi 随之增大（图 3-10-12a、c）。

（2）中间部：**中间网状核** IRt 基本未变。

（3）外侧部：原小细胞网状核 α 部 PCRtA 延续为**小细胞网状核** PCRt，后者几乎全部为中小细胞组成，散在的大细胞消失。PCRt 背侧的**孤束核** Sol 继续增大并内移（图 3-10-11，图 3-10-12a）。

（二）经下橄榄核前份

本切面的特征形态是延髓背侧的第四脑室顶由脉络膜封闭，腹内侧的纵行纤维束背侧出现下橄榄核群，腹外侧的面神经核群消失、疑核腹侧区形成（图3-10-14，图3-10-15a）。

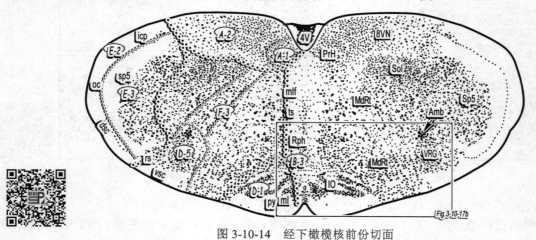

图 3-10-14　经下橄榄核前份切面

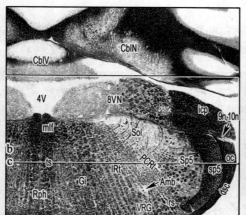
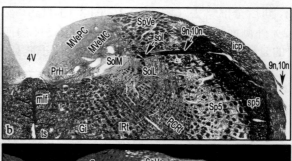
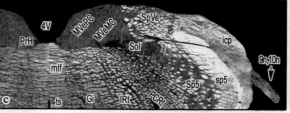

图 3-10-15　经下橄榄核前份切面（a、b. 纤维染色；c. 未染色冰冻切片）

当第四脑室外侧隐窝 LR4V 消失后，第四脑室 4V 迅速变窄，室顶由菲薄的**第四脑室脉络组织 tch4V（脉络组织）**封闭，并有**第四脑室脉络丛 chp4V** 附着(图3-10-14，图3-10-16a)。

1. 室底灰质区和背外侧区（A 区）　延髓中央灰质区（A-1）缩小，背外侧区（A-2）增大。

（1）延髓中央灰质区（A-1）：**舌下神经前置核 PrH** 仍位于中线旁的**延髓中央灰质 CGMd** 内，若中等细胞区出现深染的大细胞，则**舌下神经核 12N** 前端出现（图3-10-16a、b）。

（2）背外侧前庭区（A-2）：因室底灰质区缩小（4V 缩窄），**前庭内侧核小细胞部 MVePC** 的背侧半已露于脑表面，**前庭内侧核大细胞部 MVeMC** 也延伸至背侧脑表面。**前庭脊束核 SpVe** 继续增大且核内纤维束断面显著增多，原前庭外侧核 LVe 已消失（图3-10-15）。

2. 中线区（B 区）　**中缝大核 RMg** 消失，**中缝苍白核 RPa** 基本未变，**中缝隐核 ROb** 向背侧延伸，细胞稍呈背腹方向的极性。**内侧纵束 ml** 和**顶盖脊髓束 ts** 未变（图3-10-16a，图3-10-17a、b）。

3. 延髓腹侧区（D 区）　原外侧面神经核区（D-4）延续为疑核腹侧区（D-5）。

（1）内侧纵行纤维束区（D-1）：**锥体束 py** 和**内侧丘系 ml** 位置不变，**下橄榄核 IO** 出现在 ml 背侧，替代了原中缝大核 RMg 的位置（图3-10-15a，图3-10-16c，图3-10-17b）。

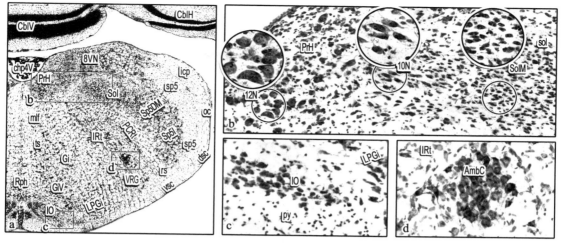

图3-10-16　经下橄榄核前份切面（细胞染色）

（2）疑核腹侧区（D-5）：与面神经核区（C-4）相延续，以疑核 Amb 的出现为该区前端的标志。除 Amb 之外，此区大多数核团较小且境界不清，却分属两个不同的功能区，因都在 Amb 腹侧的网状结构内，故统称疑核腹侧区（图3-10-14，图3-10-16a，图3-10-17）。

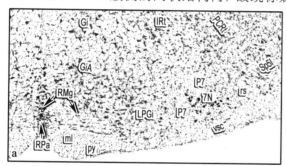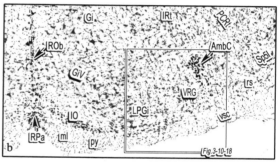

图3-10-17　经面神经核后端（a）和下橄榄核前端（b）切面内的延髓腹侧区（细胞染色）

1）**疑核 Amb**：出现在中间网状核 IRt 的腹侧部，在本切面内的是**疑核致密部** AmbC，细胞中等、密集深染但核团整体小（图3-10-16d，图3-10-17b）。Amb 属脑神经运动核，详细亚核见图3-10-30。

2）**腹侧呼吸组 VRG**：紧随面神经核 7N 之后出现，此处有 **Bötzinger 复合体** Bo 和**嘴腹外侧网状核 RVL**，两者均为 Amb 腹侧的细胞疏密不均区。RVL 的腹侧邻脊髓小脑腹侧束 vsc，并与脑内肾上腺素能神经元 C1 群所在区重叠（图3-10-16a，图3-10-17，图3-10-18）。

外侧巨细胞旁核 LPGi 也延伸入腹侧区，但从功能的关联性考虑，仍归入中央区的延髓网状结构 MdRt 内描述。

4. 外侧区（E 区）　原 8cn 相关区（E-4）的蜗背侧核 DC 已完全消失，其他两区不变。

（1）小脑脚区（E-2）：小脑下脚 icp、橄榄小脑束 oc 和**脊髓小脑背侧束 dsc** 的纤维共同包绕在三叉神经脊束 sp5 的外侧面，纤维量继续减少，**舌咽神经根 9n** 和**迷走神经根 10n** 在此连脑（图3-10-15）。

（2）5n 相关区（E-3）：**三叉神经脊束核背内侧部 Sp5DM** 基本未变，**极间部 Sp5I** 已完全取代了原嘴侧部 Sp5O，**三叉神经脊束 sp5** 未变。在普通染色的切片内，各亚核的延续处不易区分（图3-10-15，图3-10-16a）。

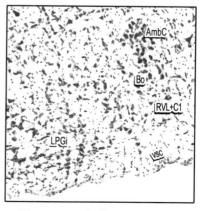

图3-10-18　疑核和腹侧呼吸组

5. 中央区（F区） 延髓网状结构 MdRt（F-3）的分区不变，网状核有变。

（1）内侧部：仍以**巨细胞网状核 Gi** 为主，周围的主要网状核变化较大。

1）**Roller 核 Ro**：原背侧巨细胞旁核 DPGi 后方新出现的中小细胞稍密集区，位于前置核 PrH 和舌下神经核 12N 的腹侧，其细胞数量较 DPGi 多但核区较小。

2）**巨细胞网状核腹侧部 GiV**：原巨细胞网状 α 部 GiA 延续为 GiV，下橄榄核 IO 的出现可作为延续处的辨识标志（图 3-10-17b）。

3）**外侧巨细胞旁核 LPGi**：随 7N 的消失而增宽，此时位于下橄榄核 IO 的外侧，亚核和细胞形态特点不变，有细胞散至脑表面，以此与其外侧的 RVL 区别（图 3-10-16a，图 3-10-17，图 3-10-18）。

（2）中间部：仍以**中间网状核 IRt** 为主。从功能的关联性考虑，IRt 内新出现的疑核 Amb 及其腹侧的核团单独组成疑核腹侧区（D-5），接续在面神经核区之后描述（图 3-10-17）。

（3）外侧部：**小细胞网状核 PCRt** 基本未变，其背侧的**孤束核 Sol** 继续内移增大，Sol 内侧部 SolM 的小细胞密集深染，纤维含量少，Sol 外侧部 SolL 细胞稍稀疏但纤维丰富（图 3-10-15，图 3-10-16c）。**迷走神经背核 10N** 的前端出现在 SolM 的腹侧，并随之内移。10N 细胞中等大小，呈横位梭形（图 3-10-16b）。随舌咽神经 9n 和迷走神经 10n 入脑干的内脏感觉纤维在 Sol 的背侧前后经行称**孤束 sol**，在冠状切片内显示为较小的纤维束断面（图 3-10-15b，图 3-10-16c）。10N 与 Sol 合称**孤束-迷走复合体**。

（三）经下橄榄核中份

本切面的背外侧出现楔外核，腹侧的下橄榄核增大（图 3-10-19，图 3-10-20）。

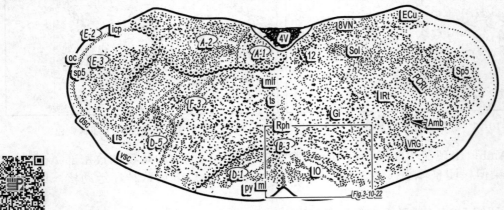

图 3-10-19　经下橄榄核中份切面

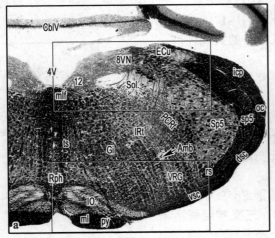
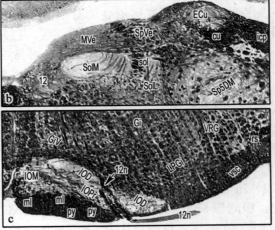

图 3-10-20　经下橄榄核中份切面（纤维染色，图 b 和 c 为图 a 之后的相邻切片）

1. 室底灰质区和背外侧区（A 区）

（1）延髓中央灰质区（A-1）：**舌下神经核** 12N 的深染大细胞显著增多，舌下神经前置核 PrH 消失，其腹侧网状结构内的 **Roller 核** Ro 伴 12N 继续后延（图 3-10-21a、d）。**迷走神经背核** 10N 和 **孤束核内侧部 SolM** 已移入室底灰质，位于 12N 的背外侧，原前庭内侧核 MVe 被挤至 Sol 背侧的脑表面（图 3-10-20b，图 3-10-21a）。

（2）背外侧前庭区（A-2）：**前庭内侧核** MVe 已达末端，整体缩小且不分亚核，其腹侧与孤束核内侧部 SolM 相邻。**前庭脊束核 SpVe** 也达末端，其腹侧与孤束核外侧部 SolL 相邻。**楔外核 ECu** 出现在 SpVe 的外侧，常形成一小的脑表膨隆（图 3-10-19b，图 3-10-21a）。

2. 中线区（B 区）　　延髓中缝核区（B-3）的**中缝隐核 ROb** 继续向背侧延伸，中 **缝苍白核 RPa**、**内侧纵束 ml** 和**顶盖脊髓束 ts** 基本未变（图 3-10-21b、c）。

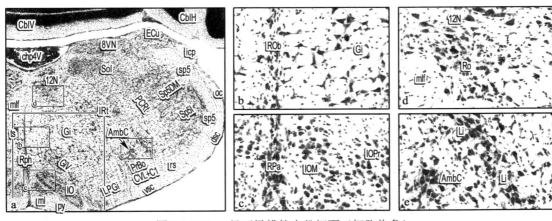

图 3-10-21　　经下橄榄核中份切面（细胞染色）

3. 延髓腹侧区（D 区）　　已出现下橄榄核最大最典型切面（图 3-10-20，图 3-10-22）。

（1）内侧纵行纤维束区（D-1）：**锥体束 py** 和**内侧丘系 ml** 位置不变，增大的**下橄榄核 IO** 斜位于 ml 和 py 的背侧，三个亚核均为中等稍大的圆形细胞组成（图 3-10-22）。

1）**IO 内侧核 IOM**：位于腹侧中线旁，断续的细胞柱又分成数个亚亚核，冠状面呈短柱状或类圆形。

2）**IO 主核 IOPr**：由两层细胞板组成，分别称腹侧板和背侧板，两板的外侧端相连。

3）**IO 背侧核 IOD**：为一弯曲的弧形板，其内侧端与 IOPr 背侧板相延续，外侧端可近脑表面，并有舌下神经 12n 的根丝穿过（图 3-10-20c）。

（2）疑核腹侧区（D-5）：亚核变化较大。

1）**疑核致密部 AmbC 和线形核 Li**：AmbC 的附近常出现细胞中等大小、密集深染的细胞索称线形核 Li，有时两者易混淆，但 Li 多呈长索条状或形状不规则，AmbC 始终呈圆形或类圆形（图 3-10-21a、e）。

2）**前 Bötzinger 复合体 PrBo 和尾腹外侧网状核 CVL**：

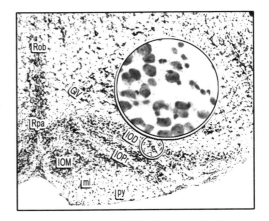

图 3-10-22　下橄榄核群（细胞染色）

原 Bötzinger 复合体 Bo 延续为 PrBo，原嘴腹外侧网状核 RCL 延续为 CVL，延续处难以分辨，但与疑核致密部 AmbC 和脊髓小脑腹侧束 vsc 的相对位置关系不变（图 3-10-21a）。

4. 外侧区（E 区）　　三叉神经核区（E-3）基本未变，小脑下脚 icp（E-2）、橄榄小脑束 oc 和**脊髓小脑背侧束 dsc** 共同组成窄带状包绕在**三叉神经脊束 sp5** 的外表面（图 3-10-20a，图 3-10-21a）。

5. 中央区（F 区）　　延髓网状结构 MdRt 的分部和网状核基本未变（图 3-10-20，图 3-10-21a）。

（1）内侧部：**巨细胞网状核 Gi** 及其周围的网状核（Ro，GiV，LPGi）位置不变。

（2）中间部：**中间网状核** IRt 的背侧有孤束核 Sol 移入，其腹侧仍有疑核致密部 AmbC。

（3）外侧部：**小细胞网状核** PCRt 基本未变。

（四）经下橄榄核后份

本切面的特征形态是背侧的孤束核和迷走神经背核已移位至第四脑室底，腹侧的下橄榄核缩小，疑核腹侧区内出现大细胞组成的外侧网状核（图 3-10-23，图 3-10-24）。

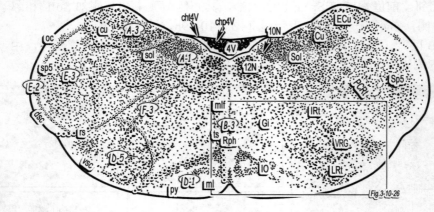

图 3-10-23　经下橄榄核后份切面

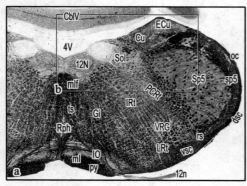
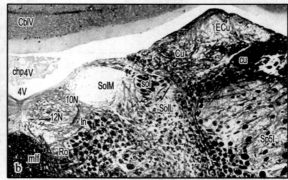

图 3-10-24　经下橄榄核后份切面（纤维染色）

1. 室底灰质区和背外侧区（A 区）　前庭核群消失、脊神经核出现，原背外侧前庭区（A-2）延续为背外侧脊神经核区（A-3）。

（1）延髓中央灰质区（A-1）：有舌下神经核、迷走神经背核和孤束核。

1）舌下神经核 12N：核团增大，发纤维组成舌下神经 12n，在锥体束 py 外侧出脑。12N 的腹侧仍有 Roller 核 Ro，腹外侧新出现中介核 In，两核同属舌下周核（图 3-10-24，图 3-10-25a～c）。

2）迷走神经背核 10N：已移位至 12N 与孤束核内侧部 SolM 之间的室底灰质内，细胞增多，平行排列，与 12N 的大细胞和 SolM 的小细胞对比分明（图 3-10-25c）。

3）孤束核 Sol：原前庭内侧核 MVe 消失，Sol 整体移位到背侧。以**孤束** sol 的纤维断面（细胞染色的浅染区）为定位：①**孤束核内侧部** SolM 占据室底灰质区外侧份，紧邻 10N 的背外侧。SolM 的细胞小而密集、核内纤维成分少，在细胞染色切片内为均匀深染区（图 3-10-25c、d），纤维染色切片内为浅染区（图 3-10-24b）。②**孤束核外侧部** SolL 主要位于 sol 的外侧和腹侧，核内纤维成分较多（图 3-10-22），细胞染色整体稍浅，与周围的网状结构境界不清（图 3-10-24，图 3-10-25a、d）。

（2）背外侧脊神经核区（A-3）：**楔外核** ECu 增大、深染的大细胞增多但分布较稀疏，其腹侧的浅染纤维束为**楔束** cu（图 3-10-25a、e）。**楔束核** Cu 出现在 ECu 的内侧，此时前庭脊束核 SpVe 即将或已经消失（图 3-10-24，图 3-10-25a、e）。

2. 中线区（B 区）　　延髓中缝核（ROb，RPa）和纵行纤维束（mlf，ts）基本未变。

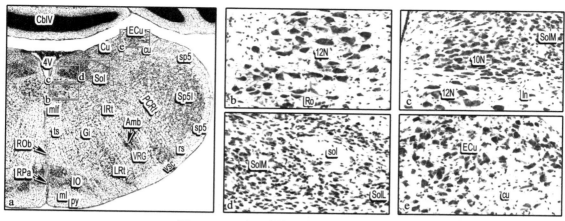

图 3-10-25　经下橄榄核后份切面（细胞染色）

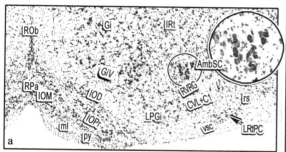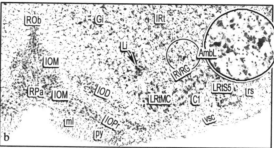

图 3-10-26　经下橄榄核中后份（a）和后份（b）切面内的延髓腹侧区（细胞染色）

3. 延髓腹侧区（D 区）　　分区不变但亚核变化大。

（1）内侧纵行纤维束区（D-1）：**锥体束** py 和**内侧丘系** ml 位置未变，下橄榄核 IO 缩小，但 3 个亚核均在（图 3-10-26b）。

（2）疑核腹侧区（D-5）：腹侧呼吸组 VRG 与外侧网状核 LRt 同时存在。

1）**疑核半致密部** AmbSC 和**疑核疏松部** AmbL：原疑核致密部 AmbC 的深染细胞显著减少并出现中小细胞，提示 AmbC 延续为 AmbSC；向后深染大细胞更少，以中小细胞为主且核区扩大，提示 AmbSC 延续为 AmbL（图 3-10-26）。

2）**腹侧呼吸组** VRG：前 Bötzinger 复合体区 PrBo 和尾腹外侧网状核 CVL 缩小至消失，**嘴腹侧呼吸组** RVRG 逐渐显现但境界不清（图 3-10-26）。

3）**外侧网状核** LRt：各亚核先后出现使 LRt 整体迅速增大，向内侧扩展至下橄榄核 IO 旁，向外侧扩展至三叉神经脊束核 Sp5 旁。**LRt 大细胞部** LRtMC 和**三叉下部** LRtS5 的细胞大而密集、染色较深，**小细胞部** LRtPC 的位置浅表细胞小而浅染、核区狭窄（图 3-10-26）。

4. 外侧区（E 区）　　原小脑下脚 icp（E-2）消失，少量**橄榄小脑束** oc 和**脊髓小脑背侧束** dsc 的纤维仍紧贴**三叉神经脊束** sp5（E-3），**三叉神经脊束核极间部** Sp5I 达最大切面，原 Sp5DM 基本消失（图 3-10-24a，图 3-10-25a）。

5. 中央区（F 区）　　延髓网状结构 MdRt（F-3）的分部同前但网状核有变（图 3-10-25a）：

（1）**内侧部**：巨细胞网状核 Gi 基本未变，其背侧的 Roller 核 Ro 稍缩小，腹内侧的巨细胞网状核腹侧部 GiV 和外侧巨细胞旁核 LPGi 消失，后者被外侧网状核大细胞部 LRtMC 取代（图 3-10-26）。

（2）**中间部**：中间网状核 IRt 基本未变，或可见**线形核** Li。

（3）**外侧部**：小细胞网状核 PCRt 基本未变，其背侧的孤束核 Sol 和孤束 sol 已移位到室底灰质，腹侧也出现 LRt 的亚核（详情见后段）。

（五）经延髓节段的矢状切面

切面位置参考图 3-10-27，连续矢状切片见图 3-10-28，延髓开放部与关闭部（后一节段）同时在此描述，观察重点为脑神经核、脊神经核、主要网状结构核和重要纤维束。

图 3-10-28a 以**最后区 AP** 和**下橄榄核 IO** 为定位标志。AP 前的延髓开放部背侧与小脑蚓之间为**第四脑室 4V** 的后半（4V 顶见图 3-9-40），此处的**延髓中央灰质 CGMd** 前半有**舌下神经前置核 PrH**，后半有**舌下神经核 12N、迷走神经背核 10N** 和**孤束核 Sol** 并后延入延髓关闭部。延髓中央区的纵行纤维仍以**内侧纵束 mlf** 和**顶盖脊髓束 ts** 为主，与**巨细胞网状核 Gi** 相穿插，Gi 向后延续为**延髓腹侧网状核 MdV**（或称延髓网状核腹侧部）。腹侧区可见**下橄榄核 IO** 长轴的切面，其腹侧脑表面有**内侧丘系 ml** 和**锥体束 py**，后者在延髓末端形成**锥体交叉 pyd** 并绕至延髓背侧后行，改称**皮质脊髓背侧束 dcs**。内侧丘系交叉 mld 出现在 pyd 之前。

图 3-10-28b 结构配布似图 a，主要变化有：背侧区前半出现**前庭内侧核 MVe**，后半的脑神经核区（12N，10N，Sol）和脊神经核区（Gr，gr）增大但各核位置关系不变。中央区和腹侧区结构基本未变。

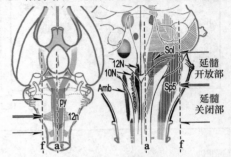

图 3-10-27　矢状切面位置示意图

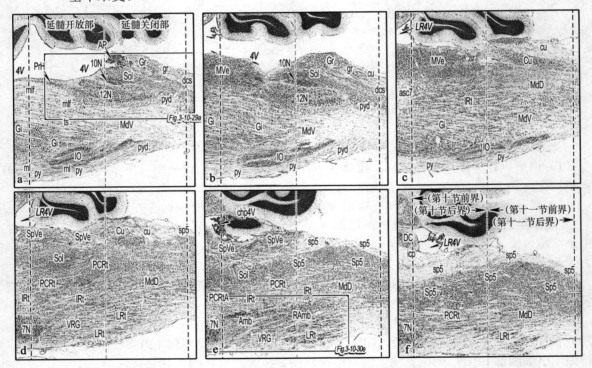

图 3-10-28　经延髓的连续矢状切面（细胞染色）

图 3-10-28c 的延髓背侧区前半仍为 MVe，后半主要为脊神经核区（Cu，cu）。在延髓开放部，中央区的**巨细胞网状核 Gi** 背侧出现**中间网状核 IRt**；在延髓关闭部，延髓腹侧网状核 MdV 的背侧出现**延髓背侧网状核 MdD**（或称延髓网状核背侧部）。腹侧区的 IO 已达外侧缘，pyd 已消失。

图 3-10-28d 的背侧区内前半以**前庭脊束核 SpVe** 为主，后半的脊神核区基本消失。延髓开放部的中央区有**孤束核 Sol、小细胞网状核 PCRt** 和**中间网状核 IRt**，Sol 及其腹侧为**背侧呼吸组 DRG** 所在；关闭部主要是延髓背侧网状核 MdD。腹侧区的**面神经核 7N** 之后为**腹侧呼吸组 VRG** 和**外侧网状核 LRt** 所在。

图 3-10-28e 背侧区的**前庭脊束核 SpVe** 增大，脊神经核区已消失。延髓开放部的中央区以小细

胞网状核 PCRt 为主，Sol 后方出现**三叉神经脊束核** Sp5；关闭部的中央区为 MdD，背侧为三叉神经感觉核区（Sp5，sp5）。腹侧区的**疑核** Amb、**疑后核** RAmb 和**外侧网状核** LRt 等详细结构见图 3-10-30。

图 3-10-28f 的背侧区有**三叉神经脊束** sp5，中央区主要有**三叉神经脊束核** Sp5，网状结构未变，腹侧区仍见外侧网状核 LRt。

图 3-10-29a 为图 3-10-28a 稍偏外侧的背侧区局部放大。孤束核 Sol 和迷走神经背核 10N（图 3-10-29c）合称**孤束迷走复合体**；舌下神经核 12N 的前端连前置核 PrH，腹侧有 Roller 核 Ro，常统称"舌下周核"但其功能与舌无关，而与平衡、前庭功能、双眼协调运动等功能相关。12N 的大细胞（图 3-10-29b）和脊髓前角的大细胞（图 3-10-29d）同为支配骨骼肌的躯体运动神经元，后者（α 运动神经元）的胞体明显大于前者；10N 的中等细胞（图 3-10-29c）为支配平滑肌的内脏运动神经元。

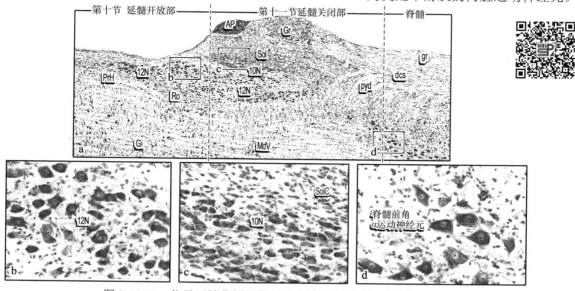

图 3-10-29 位于延髓背侧区的主要脑神经核群（细胞染色）

图 3-10-30 是延髓呼吸中枢在矢状切面内的典型位置，延髓的心血管中枢也位于其附近。

图 3-10-30c-d 为图 3-10-28c 与图 3-10-28d 之间的切面，孤束核 Sol 及其腹侧的网状结构为**背侧呼吸组** DRG 所在，向后延续至延髓关闭部中段，线形核 Li（虽小但染色深）可作为定位参考。

图 3-10-30e 的位置见图 3-10-28e，图 3-10-30e-f 为图 3-10-28e 与图 3-10-28f 之间的切面。疑核 Amb 位于面神经核 7N 之后的 IRt 腹侧份，各亚核（致密部 AmbC、亚致密部 AmbSC、疏松部 AmbL）以及疑后核 RAmb 的细胞密度逐渐减少、核区扩大，Amb 腹侧的细胞疏密不均，此处较小的核团、核区以及细胞群均属**腹侧呼吸组** VRG，但最大的外侧网状核 LRt 除外。

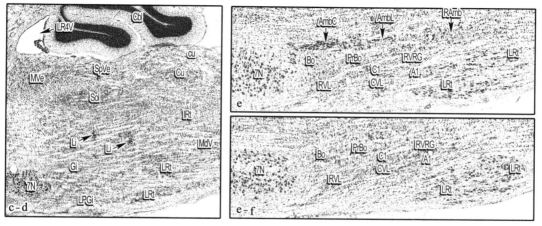

图 3-10-30 延髓背侧呼吸组和腹侧呼吸组所在的脑区

（六）经脑桥和延髓的水平切面

切面位置见图 3-10-31，染色切片见图 3-10-32，仅选取经背侧呼吸组 DRG（图 3-10-32a）和腹侧呼吸组 VRG（图 3-10-32b）所在区的代表性切面，重点观察脑神经相关核和延髓呼吸中枢，心血管中枢也位于其附近。在水平切面内，将脑桥和延髓分为中线、外侧和中央三区描述。

图 3-10-32a 经脑桥中部和延髓的背侧，**三叉神经运动核 5N、展神经核 6N** 与**最后区 AP** 同时存在。①中线区：以**内侧纵束 mlf** 和**第四脑室 4V** 作为定位标志，mlf 与脚间核 IP 之间主要有**中缝正中核 MnR**，4V 的后界是深染的**最后区 AP**。②外侧区：以前后经行的**三叉神经感觉纤维**（s5，sp5）为定位标志，**三叉神经相关核**（Pr5，5N，Sp5）位于其内侧，**蜗神经核 8CN** 位于其外侧。③中央区：以**面神经膝 g7** 和**展神经核 6N** 为定位标志（图 3-10-32e），其前部主要有脑桥网状核（PnO，PnC）和**蓝斑下核 SubC**，后部则为室周灰质和延髓背侧的核区。细长的孤束 sol 斜位于孤束核群 Sol 的中央，前庭神经核群 8VN 与孤束核 Sol 之间可见迷走神经背核 10N，此区域即背侧呼吸组 DRG 所在（图 3-10-32c）。

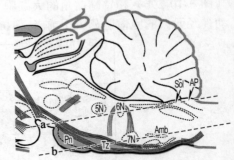

图 3-10-31 脑干水平切面位置示意图

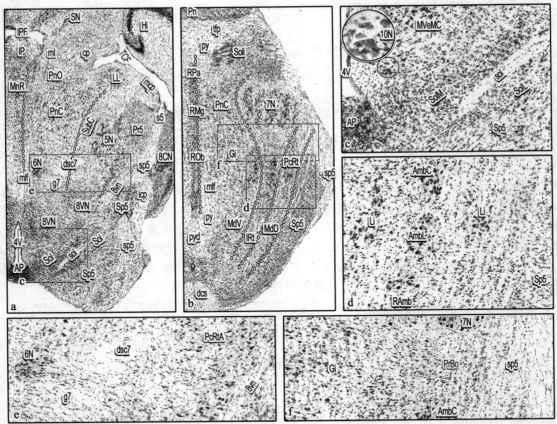

图 3-10-32 经脑桥和延髓的水平切面（细胞染色）

图 3-10-32b 经脑桥和延髓的腹侧，**上橄榄核（群）SOli、面神经核 7N** 和**疑核 Amb** 同时存在。①中线区：以延髓中缝核为主，从前向后依次有中缝苍白核 RPa、中缝大核 RMg 和中缝隐核 ROb。②外侧区：斜方体纤维 tz、脊髓小脑腹侧束 vsc 和三叉神经脊束 sp5 均位于外侧脑表面，三叉神经脊束核 Sp5 位于 sp5 的内侧。③中央区：以面神经核 7N 为定位标志，其前为斜方体（Tz，SOli）

和脑桥基底部（Pn，tfp），内侧属脑桥网状结构（PnC 等），后方属延髓网状结构（MdD，MdV 等），可见腹侧呼吸组 VRG 的疑核 Amb、疑后核 RAmb 和前 Bötzinger 复合体 PrBo 等（图 3-10-32d、f）。

三、比较解剖和局部结构

（一）中缝核群

中缝核（群）Rph 是脑内 5-羟色胺能神经元最密集之处，细胞虽少却投射覆盖全中枢。经典化学神经解剖将脑干内此类神经元分为 9 个核团/区（B1～B9），人的有 8 个（B1～B8，没有束间核 IF）。图 3-10-33 绘出当前认可度较高的鼠与人 Rph 位置以及与 5-羟色胺能神经元群的对应关系，某些细处仍在探索中，故此图仅供参考。

Rph 发出下行投射纤维和上行投射纤维，核团也相应分为下行投射组和上行投射组。

下行投射组又称中缝核群后组，包括中缝苍白核 RPa（B1）、中缝隐核 ROb（B2）和中缝大核 RMg（B3），发纤维主要投射到脑桥后/下（鼠/人）小部、延髓和脊髓。

上行投射组又称中缝核群前组，包括脑桥中缝核 PnR/中央下核（B5）、中缝正中核 MnR/中央上核（B8+B6）、中缝背核 DR（B7+B6）、尾侧线形核 CLi/中间线形核（B8）、嘴侧线形核 RLi（B8）和束间核 IF（B9），发纤维投射到整个前脑、中脑、脑桥和小脑，也有少量纤维下行到延髓和脊髓。

另外：①虽认定人中脑有嘴侧线形核和中间线形核（合称线形核 Li），但近年的实验结果多回避此处，或与人下丘中线区及附近被强大的小脑上脚交叉纤维占据，干扰实验结果有关（参考图 3-8-38a2）。②中缝背核 DR 原认定属 B7 群，其后/下端伸至脑桥内且靠近中缝正中核 MnR，现认为此处也属 B6 群（图 3-10-33）。③人中缝正中核 MnR 外侧的中缝旁正中核 PMR 同属（B8+B6）。④鼠与人的 B4 群均位于展神经核 6N 层面、6N 与前庭神经核 8VN（实为前庭内侧核 MVe）的附近，细胞少而散在，实验中一般未提及（参考图 3-9-45）。

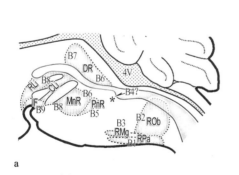
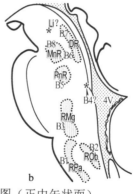

图 3-10-33 鼠（a）与人（b）中缝核群位置简图（正中矢状面）

（二）下橄榄核

下橄榄核 IO 是延髓内最大的锥体外系中继核，其大小形态与进化和种系发生密切相关。IO 发出的纤维越过中线，组成对侧的橄榄小脑束 oc，经小脑下脚 icp 入小脑。图 3-10-34 为所给物种经下橄榄核区的最大横切面，各切面仅考虑清晰度而未顾及大小的比例对应关系。

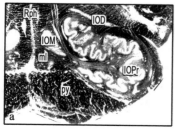
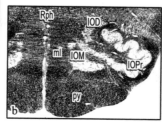
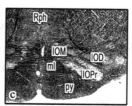
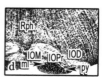

图 3-10-34 下橄榄核群的比较解剖（纤维染色，a. 人；b. 猴；c. 犬；d. 鼠）

下橄榄核背侧核 IOD、内侧核 IOM 加上主核 IOPr 的内侧半在发生上较古老，合称旧橄榄（paleo-olive），发出的纤维主要投射到小脑蚓；IOPr 的外侧半在发生上较新，称新橄榄（neo-olive），发出的纤维主要投射到小脑半球。人的 IOPr 高度发育呈囊袋状，袋口向内侧称下橄榄核门，袋底向外侧膨隆形成延髓表面的橄榄，来源丰富的传入纤维包绕核周，形成橄榄核套；鼠的 IOPr 则为开口向内侧但基本平行的背侧板和腹侧板，核周围并无明显的纤维囊（图 3-10-34，图 3-10-35）。

（三）延髓开放部内部结构的比较解剖

图 3-10-35 为经孤束迷走复合体和下橄榄核 IO 的纤维染色切片，内部结构虽大小有别但基本对应。人（图 3-10-35a）粗大的**锥体束 py** 和发达的**下橄榄核 IO** 占据了延髓开放部的腹侧半，鼠（图 3-10-35b）的仅为延髓腹内侧窄带状区域。

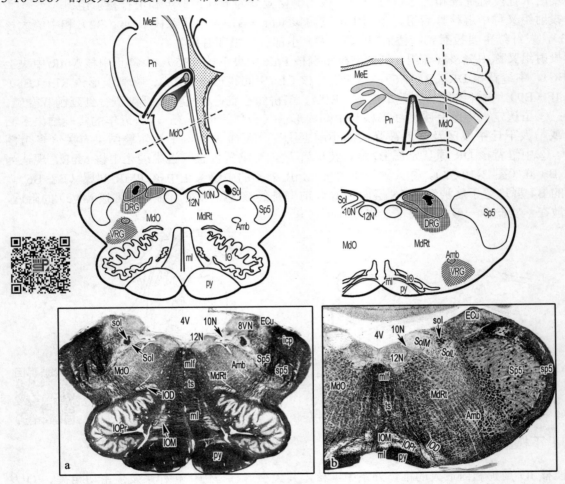

图 3-10-35　人（a）与鼠（b）延髓开放部的内部结构比较（纤维染色）

延髓室底灰质内的脑神经核（12N，10N，Sol，8VN）和楔外核 ECu 的不同点主要有：①人的 10N 细胞相对多，Sol 位于 10N 的外侧，围绕在孤束 sol 的周围，并不在 4V 室管膜下；鼠的 SolM 到达 4V 室管膜下，sol 的纤维相对疏松且位于核的背侧。②人的 8VN(MVe，SpVe) 仍在，鼠的已消失。

中线两侧的内侧纵束 mlf、顶盖脊髓束 ts 和中缝核 Rph 相同，人的内侧丘系 ml 位于下橄榄核 IO 内侧，纤维量丰富；鼠的位于 IO 腹侧，纤维量少。IO 的差异见图 3-10-34。

人锥体束纤维量显著多于鼠的。人的三叉神经相关结构（Sp5，sp5）相对小，鼠的发达。室底灰质与 IO 之间的延髓网状结构 MdRt 内有疑核 Amb，人的位置深在，鼠的位置较浅表，位于延髓腹外侧区，但功能区相同。

四、延髓开放部节段的动脉分布

本节段内的脑动脉主干有椎动脉颅内段的前半段、小脑下前动脉和小脑下后动脉。

左、右**椎动脉 VA** 在延髓腹侧汇聚到中线处，融合成**基底动脉 BA**；小脑下后动脉 PICA 起自 VA 外侧壁，绕延髓外侧至背侧（图 3-10-36）。

（一）脑干的动脉

本节段的脑干为延髓开放部，腹侧有纵行纤维束（py，ml）、下橄榄核 IO 和疑核腹侧区（Amb，VRG，LRt），中缝处有延髓中缝核（RMg，ROb，RPa），室底灰质内有第 9～12 对脑神经核（12N，10N，Sol），背外侧有第 8 对脑神经核（MVe，SpVe），外侧有 5n 相关结构（Sp5，sp5）和小脑下脚 icp，中央区有延髓网状结构 MdRt（图 3-10-36b、c）。

椎动脉 VA 颅内段位于本节段延髓的腹侧，其前端在本段或前一段内融合成**基底动脉 BA**。小脑下后动脉 **PICA 腹侧段**位于本节段的后端，或可出现在后一节段。

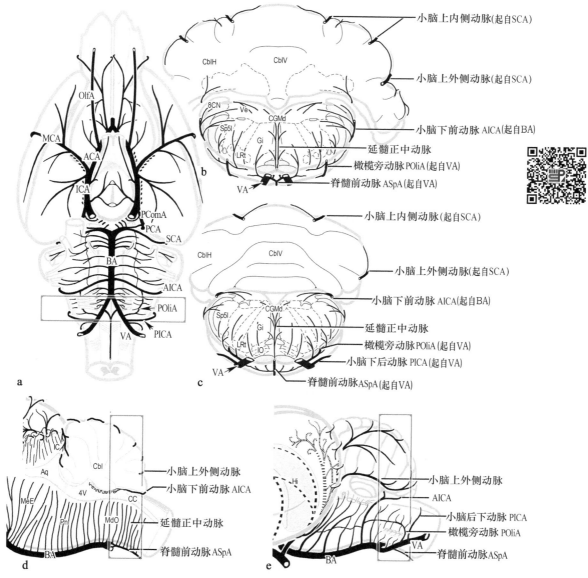

图 3-10-36　延髓开放部节段的主要动脉及分布（a. 腹侧面；b. 经第四脑室最宽部冠状节段；c. 经下橄榄核上部冠状节段；d. 正中切面；e. 外侧面）

1. **软膜动脉** 较大的动脉分支有:

（1）**小脑下后动脉 PICA**:起自椎动脉 VA 的外侧壁,向外后绕至延髓背侧,主要分支分布见后一节段。

（2）**橄榄旁动脉 POliA**:起自 VA 的外侧壁、PICA 起点的前方,在延髓的腹外侧纵行向前,前端与 AICA 腹侧段吻合。POliA 向侧方发出数条横行小分支,分布到附近结构,其内侧的小分支与椎动脉 VA 的分支吻合（图 3-10-36a～c、e）。

POliA 存在种属品系以及个体差异,有的鼠基本不见。人的下橄榄核显著膨隆,主要由椎动脉 VA 发出的延髓支分布,小脑下后动脉 PICA 以及脊髓前动脉 ASpA 也有分支分布,或可见其附近有纵行的吻合血管,但未用此名。

（3）**脊髓前动脉 ASpA**:起自 VA 的内侧壁,左、右合并成一条。该动脉向背侧发出的深穿支称延髓正中动脉,在延髓表面向两侧发出延髓支,主干降至脊髓（图 3-10-36a～c、e）。

2. **深穿支** 椎动脉 VA 的末端和脊髓前动脉发出**延髓正中动脉**（图 3-10-30b～d）,橄榄旁动脉 POliA 发出的穿动脉相当于**内侧群**;AICA 外侧段发出的深穿支（长旋支）为**外侧群**,并可与延髓正中动脉的末段吻合成脑内的动脉环（图 3-10-36b、c）。

（二）小脑的动脉

位于本节段内的是小脑后半,其动脉随小脑前半延续而来且分布形式基本未变:**小脑上动脉 SCA** 分支分布到小脑的前背侧大部,**小脑下前动脉 AICA** 分支分布到小脑的后腹侧小部。另外,AICA 发出分支参与第四脑室脉络丛 chp4V 的组成（图 3-10-37）。

至本节段末,小脑半球 CblH 消失,仅存小脑蚓 CblV 后端延续到下一节段,在此将鼠小脑的动脉分布特点总结如下。

1. 动脉来源 鼠的小脑主要有**小脑上动脉 SCA** 和**小脑下前动脉 AICA** 分支分布,小脑前端的背侧处可有少量丘上动脉网 SCAN 的分支以及**大脑后动脉 PCA** 皮质支的小分支（图 3-10-36d、e）。

2. 小脑皮质的软膜动脉和小叶间动脉 与大脑半球皮质表面相同,小脑皮质表面的软膜动脉也形成**软膜动脉网**,从网上直接发出穿动脉进入小脑表面的小脑实质内（图 3-10-37b）。

鼠小脑皮质的软膜动脉从脑表面伸入小脑沟内,称**小叶间动脉**（interfolial artery）（图 3-10-37b）。各小叶间动脉呈直角发出丰富的穿动脉进入小脑叶片内。小脑的穿动脉在穿经小脑分子层 MoCb 时几乎不发出分支,穿过浦肯野细胞层 Pk 后,在小脑颗粒层 GrCb 内再发出数个分支（图 3-10-37c）。人小脑软膜动脉分布形式与鼠的相同。

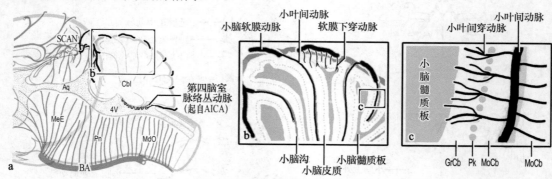

图 3-10-37 小脑的软膜动脉网

（三）第四脑室脉络丛动脉

小脑下前动脉 AICA 在小脑蚓后部发出分支参与第四脑室脉络丛 chp4V 的组成,称**第四脑室脉络丛动脉或脉络丛支**（图 3-10-37a）。人的相应动脉主要来自小脑下后动脉 PICA 的脉络丛支（又称脉络膜支）,部分来自小脑下前动脉 AICA 发出的脉络丛支。

（王德广　万法萍）

第十一节　第十一段——延髓关闭部节段

一、概述

本节段的背侧面为延髓和小脑蚓后端，腹侧面为延髓的后半，即延髓关闭部（图 3-11-1）。

第四脑室在本节段内闭合成中央管，延髓中央灰质围绕在中央管的周围。延髓关闭部内主要有第 10～12 对脑神经相关结构、脊神经相关结构、延髓网状结构以及相关中继核，第 5 对脑神经相关结构延续到此段。锥体束和内侧丘系在本节段内形成锥体交叉和内侧丘系交叉，锥体交叉后缘为脑干与颈髓的分界定位标志。

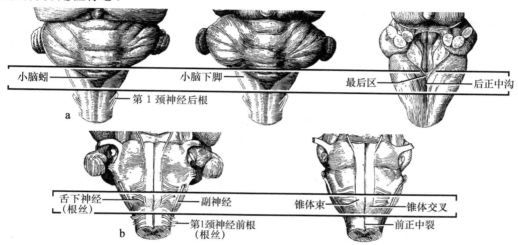

图 3-11-1　延髓关闭部节段脑背侧面（a）和腹侧面（b）形态

（一）重要纤维束和脑室系统

1. 重要纤维束　从前段延续而来的三叉神经脊束 sp5 纵贯本节段，纤维含量持续减少但位置未变，描述略去。纵贯脑干的长纤维束（py，ml）和脑干内重要纤维束（mlf，rs，vsc，dsc，sp5）等投影位置总结在图 3-11-2 之内。

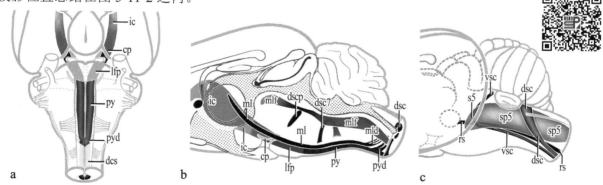

图 3-11-2　重要纤维束透视图（a. 腹侧面；b. 正中矢状面；c. 外侧面）

（1）**内侧丘系 ml 与内侧丘系交叉 mld**：约在本节段的前半内，ml 与 mld 相延续（图 3-11-2b）。

（2）**薄束 gr 和楔束 cu**：脊髓后索的同名纤维延续而来，在本节段前半内逐渐消失。

（3）**锥体束 py 与锥体交叉 pyd**：约在本节段的后半内，py 与 pyd 相延续，pyd 后缘作为脊髓与延髓的表面分界标志（图 3-11-2b）。

（4）**皮质脊髓背侧束 dcs**：位于薄、楔束的腹侧，为 pyd 的纤维在本节段后半内的延续。

（5）**内侧纵束 mlf 和顶盖脊髓束 ts**：随着内侧丘系交叉 mld 和锥体交叉 pyd 的先后出现，原位于中线两侧的 mlf 和 ts 被挤向腹外侧，分别延续到脊髓的前索内。

（6）**红核脊髓束** rs、**脊髓小脑腹侧束** vsc 和**脊髓小脑背侧束** dsc：随着延髓向脊髓过渡，三个纤维束向腹外侧汇聚，延续到脊髓的外侧索内。

2. 脑室系统　第四脑室 4V 在本节段闭合形成**中央管** CC，原室底灰质（延髓中央灰质 CGMd）围绕在中央管 CC 的周围，改称**中央灰质** CG（图 3-11-3）。

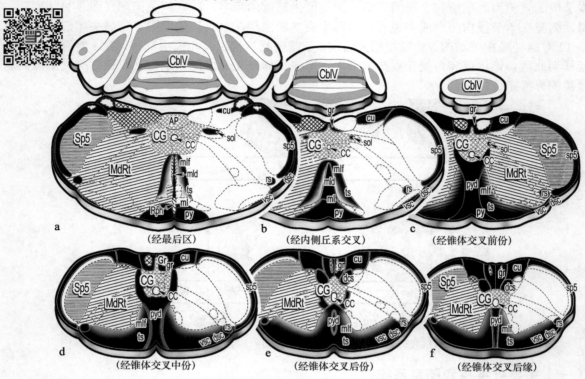

图 3-11-3　延髓关闭部节段的纤维束和脑室系统

（二）小脑

仅有**小脑蚓** CblV 的 7Cb～9Cb 延伸至本节段内，位于最后端的是 9Cb。

（三）中央灰质和背侧区

原延髓开放部的中央灰质 CGMd 延续至本节段内，围绕在**中央管** CC 的周围，改称**中央灰质** CG；原背外侧区也随之内移并在中线处左右并拢，在本节段内改称背侧区。

1. 中央灰质内的核团　主要有第 10～12 对脑神经的相关核团，自前段的延髓中央灰质 CGMd 内延续而来，随着中央管 CC 的形成，原内外侧方向排列的核团转位为腹背侧方向围绕在 CC 的周围（图 3-11-4，图 3-11-5）。

（1）**舌下神经核** 12N：位于中央管 CC 的腹侧，自本节段后半核团缩小，在锥体交叉 pyd 中部层面消失。12N 发出的纤维穿延髓巨细胞网状核 Gi 行向腹侧，组成数条**舌下神经** 12n 根丝先后穿下橄榄核 IO 和锥体束 py 的外侧出脑干。

（2）**迷走神经背核** 10N：移位至 12N 的背侧，细胞呈横位排列成 4～5 层，在锥体交叉 pyd 的前端层面消失。

（3）**孤束核** Sol 和**孤束** sol：孤束核内侧部 SolM 和外侧部 SolL 自前段延续而来，与 sol 的位置关系基本不变。SolM 移位至 10N 的背侧，在中央管 CC 的背侧左右相连，形成**孤束核连**

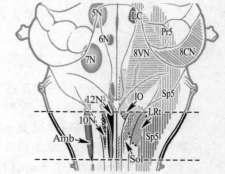

图 3-11-4　脑干核团投影图

合部 So1C。向后 Sol 整体逐渐缩小，达延髓末端处消失。

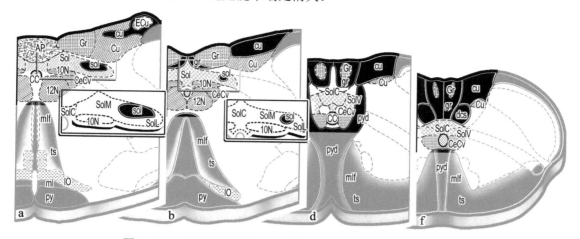

图 3-11-5　延髓关闭部中央灰质和背侧区的主要核团和纤维束

（4）**最后区 AP**　位于延髓关闭部起始处的背侧正中，是位置最后的室周器官（图 1-2-29，图 3-11-15）。AP 与腹侧的孤束核连合部 SolC 和孤束核内侧部 SolM 之间有一窄带称**最后下区 SubP**，可能与 AP 和孤束-迷走复合体的功能相关（图 3-11-6）。

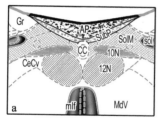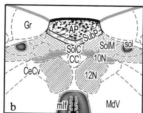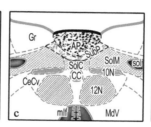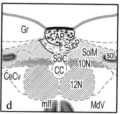

图 3-11-6　最后区、最后下区和孤束迷走复合体

2. 背侧区的核团和纤维束　已全部延续为脊神经相关结构，与脊髓后索相延续（图 3-11-5）。

（1）**楔外核 ECu**：在本节段初缩小至消失但位置不变。

（2）**楔束核 Cu 和楔束 cu**：Cu 在本节段初显著增大，随后逐渐缩小，至本节段末消失。cu 原位于楔外核 ECu 的腹侧，当 ECu 消失后，cu 移位到 Cu 的背侧且纤维量显著增多。

（3）**薄束核 Gr 和薄束 gr**：Gr 在本节段初最大，位于最后区 AP 的外侧。当 AP 消失后，左右 Gr 移位至中线处并拢，在本节段末消失。gr 在本节段初不明显，向后纤维量显著增多，大部分包绕在 Gr 的周围，少部分呈索条状插入 Gr 内。

薄束 gr 和楔束 cu 位于脊髓背侧索，前行达延髓背侧区之后，纤维依次在薄束核 Gr 和楔束核 Cu 内更换神经元，由薄、楔束核的细胞再发出松散的**内弓状纤维 ia**，穿延髓网状结构绕至中央管 CC 腹侧的中线处左右交叉，形成**内侧丘系交叉 mld**，交叉后的纤维紧贴锥体束 py 的背侧形成**内侧丘系 ml**，纵贯脑干腹内侧区前行至丘脑（图 3-11-7）。

内侧丘系 ml 是重要的上行传导通路之一，完整通路以及比较解剖见图 3-11-30。

（4）**皮质脊髓背侧束 dcs**：在本节段后部出现，位于中央灰质 CG 背侧、薄束 gr 和楔束 cu 的腹侧，由锥体交叉 pyd 后的下行纤维组成（图 3-11-5）。

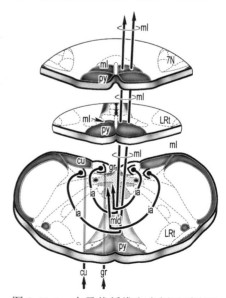

图 3-11-7　内弓状纤维和内侧丘系交叉

（四）中线区

1. **中缝核群 Rph** 在本节段前半，**中缝苍白核 RPa** 和**中缝隐核 ROb** 基本未变；当内侧丘系交叉 mld 出现后，中缝核消失（图 3-11-8）。

2. **纤维结构** 出现两个重要的纤维交叉。

（1）**内侧纵束 mlf** 和**顶盖脊髓束 ts**：在本节段前半位置基本未变，至后半被交叉纤维推挤向外侧。

（2）**内侧丘系交叉 mld**：主要位于本节段前1/3 的中线处，其形成和交叉前、后的纤维经行见图 3-11-7。

（3）**锥体交叉 pyd**：主要位于本节段后 2/3 的中线处。自内侧丘系交叉 mld 的后端处起，py 纤维

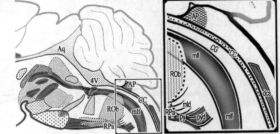

图 3-11-8 脑干中线区主要结构（正中矢状位）

分束在中线处左右交叉形成 pyd，交叉后的纤维绕中央灰质 CG 两侧达中央管 CC 背侧，在脊髓背侧索内形成皮质脊髓背侧束 dcs 下行（图 3-11-8，图 3-11-9）。

锥体束 py 是最大最重要的下行传导通路，完整通路以及比较解剖见图 3-11-29。

（五）延髓腹侧区

内侧部的纵行纤维束在中线处已逐渐参与中线区的纤维交叉，外侧部的疑核腹侧区（腹侧呼吸组细胞和延髓外侧网状核群）在本节段后部先后消失，过渡为脊髓前角。

1. **纵行纤维束** 当下橄榄核 IO 消失时，**锥体束 py** 向背侧延伸出**锥体交叉 pyd**；至延髓末端，所有交叉纤维结束。pyd 后缘可作为延髓与脊髓的表面分界标志（图 3-11-3，图 3-11-9d、f）。

自延髓关闭部起，随着**内侧丘系交叉 mld** 出现在中线处，**内侧丘系 ml** 纤维量减少至消失。当锥体交叉 pyd 出现时，mld 很快消失（图 3-11-9a、b）。薄束核 Gr、楔束核 Cu、内弓状纤维 ia 与 mld 和 ml（按纤维传导方向应该从后向前描述）的关系见图 3-11-7。

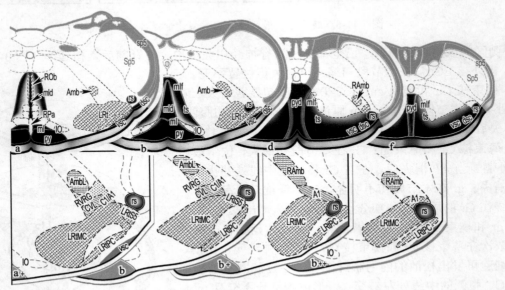

图 3-11-9 延髓关闭部腹侧区和外侧区的核团及纤维束

2. **下橄榄核群** 在本节段的前半仍有**下橄榄核 IO**，以**下橄榄核内侧部 IOM** 的亚核为主。

3. **疑核及其腹侧细胞群** 从前段延续而来，位置不变。

（1）**腹侧呼吸组 VRG**：核区更小且细胞更稀疏。

1）**疑核疏松部 AmbL 和疑后核 RAmb**：AmbL 延续入本节段，在下橄榄核 IO 后缘层面延续为 RAmb。与 AmbL 相比，RAmb 的核区更大、周界不清，且大细胞极少，有学者称其为疑核后区。

2）**VRG 其他核团**：嘴腹侧呼吸组 RVRG、尾腹外侧网状核 CVL 以及 A1 和 C1 细胞群均延续入本段，位置不变但核团更小，当锥体交叉 pyd 出现后渐次消失（图 3-11-9）。

（2）**外侧网状核（群）LRt**：从前段延续而来，位置不变。

1）**外侧网状核大细胞部 LRtMC（LRt 主部）**：在本节段前半出现核区最大切面，细胞大而密集、境界较清晰，向后很快缩小，至 pyd 出现后消失。

2）**LRt 小细胞部 LRtPC**：位置不变，核区增大，较 LRtMC 稍后消失。

3）**LRt 三叉神经下部 LRtS5**：仅在本节段初存在但位置不变。

随着上述核群的缩小至消失，整个腹外侧区的纤维成分迅速增多。红核脊髓束 rs 和脊髓小脑腹侧束 vsc 的位置一直未变，脊髓小脑背侧束 dsc 逐渐降至 vsc 的外侧（图 3-11-9）。

（六）外侧区

本节段内仅存 5n 相关结构。前段的三叉神经脊束核极间部 Sp5I 在最后区 AP 的后缘层面完全延续为**三叉神经脊束核尾侧部 Sp5C**，伴**三叉神经脊束 sp5** 后行，延续为脊髓后角。sp5 位置不变但纤维减少，向后延续为颈髓后角尖处的**背外侧束 dl**。原包绕在 sp5 外侧的 dsc 迅速降至 sp5 的腹侧、红核脊髓束 rs 和脊髓小脑腹侧束 vsc 的外侧，并共同后延入脊髓（图 3-11-3，图 3-11-11）。

（七）脑干网状结构

本节段延髓网状结构 MdRt 与前段末相延续，分部不变。在本节段的前半、紧邻孤束核 Sol 和迷走神经背核 10N 腹侧的 MdRt 内，仍为延髓背侧呼吸组 DRG 所在之处（图 3-11-10）。

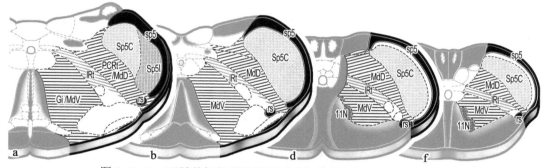

图 3-11-10 延髓关闭部节段的外侧区和中央区主要核团及纤维束

1. 内侧部　前段的巨细胞网状核 Gi 延续到最后区 AP 层面的中部，改称**延髓腹侧网状核 MdV**，向后延续为脊髓前角以及中间内侧带。在本节段的后半，MdV 内侧出现大细胞组成的**副神经核 11N**，此核向下延续至上颈段（图 3-11-10，图 3-11-11）。

2. 中间部　仍称**中间网状核 IRt**，因区域狭窄，常合并入外侧部内。

3. 外侧部　前段的小细胞网状核 PCRt 延续到最后区 AP 层面的中部，改称**延髓背侧网状核 MdD**，向后延续为脊髓后角颈以及中间外侧带（图 3-11-10，图 3-11-11）。

二、经延髓关闭部节段的断面解剖

成年大鼠脑本节段的嘴尾侧长度约 2.0mm，小鼠约 1.2mm，可划分为 5 个脑区：中央灰质和背侧区（A 区）、中线区（B 区）、延髓腹侧区（D 区）、外侧区（E 区）和中央区（F 区）。选取三张典型切片进行描述：第一张经最后区；第二张经锥体交

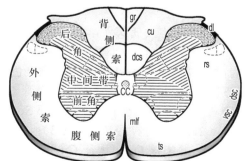

图 3-11-11 第 3 颈髓节段

叉前份；第三张经锥体交叉后份（图3-11-12）。

（一）经最后区

本切面的特征形态是中央管的背侧出现最后区AP，腹侧已达下橄榄核的后端（图3-11-13，图3-11-14）。

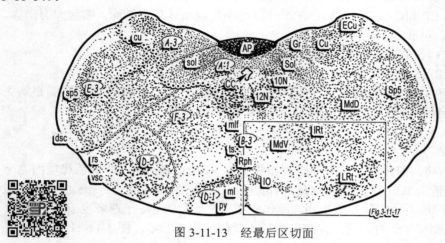

图3-11-13　经最后区切面

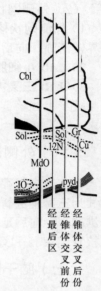

图3-11-12　第十一段典型切片位置

1. 中央灰质区和背侧区（A区）　当第四脑室4V闭合为**中央管**CC后，原铺于4V底的延髓中央灰质CGMd（室底灰质）随之围绕在CC周围，改称**中央灰质**CG，此区也改称中央灰质区（A-1）；原背外侧脊神经核区也逐渐转位至CG的背侧，改称背侧脊神经核区（A-3）。

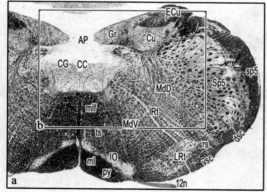
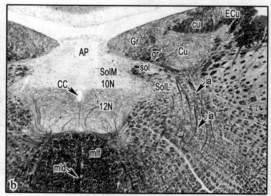

图3-11-14　经最后区切面（纤维染色）

（1）中央灰质区（A-1）：**最后区**AP出现在**中央灰质**CG的背侧，在冠状切面内呈半圆形或尖向腹侧的三角形，由少量的神经细胞、丰富的有孔毛细血管以及密集的星母样细胞组成，细胞染色切片为深染区（图3-11-15），纤维染色为无色或浅染区（图3-11-14）。AP周缘的乏细胞浅染区为**最后下区**SubP（图3-11-15b）。中央管CC两侧的**舌下神经核**12N、**迷走神经背核**10N和**孤束核**Sol呈腹背方向排列，左右**Sol**内侧部SolM相连形成**Sol连合部**SolC（图3-11-15b，图3-11-20）。

（2）背侧脊神经核区（A-3）：**楔外核**ECu缩小，**楔束**cu纤维增多，**楔束核**Cu在cu的深方明显增大。**薄束核**Gr出现在Cu和最后AP之间，其腹侧的**薄束**gr尚不明显。**内弓状纤维**ia起自Gr和Cu，弓形穿入延髓网状结构内，但在细胞染色切片内难以观察（图3-11-14b，图3-11-15a）。

2. 中线区（B区）　与前段末的延髓中缝核区（B-3）相同：左右**内侧纵束**mlf和顶盖脊髓束ts之间有**中缝隐核**ROb，左右下橄榄核IO、内侧丘系ml与锥体束py之间有**中缝苍白核**RPa（图3-11-16）。**内弓状纤维**ia在中线处左右交叉形成**内侧丘系交叉**mld（图3-11-14b，图3-11-16c），交叉后的纤维汇聚到锥体束 py 的背侧，形成内侧丘系 ml 前行。此时切面内的 mld 处交叉纤维量较少，其两侧仍可见 ROb 的细胞（图 3-11-14b，图 3-11-16b、c）。

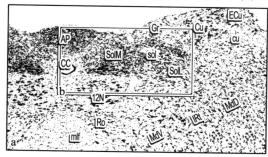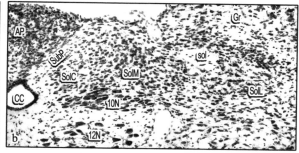

图 3-11-15　经最后区切面的中央灰质区和背侧区（细胞染色）

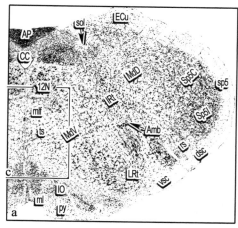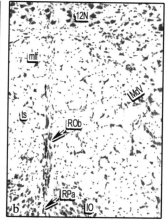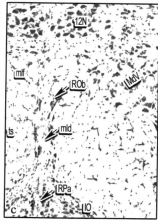

图 3-11-16　经最后区切面（细胞染色）

3. 延髓腹侧区（D 区）　与前段末相比，主要变化如下：

（1）内侧纵行纤维束区（D-1）　纵行纤维（py，ml）继续减少（实为 ml 正在形成之中），核团（IO）缩小、即将消失（图 3-11-17）。

（2）疑核腹侧区（D-5）　**疑核疏松部 AmbL**（图 3-11-17a）取代原致密部，紧随其腹侧的中小细胞稀疏浅染区为**腹侧呼吸组 VRG** 诸核的后延，主要为**嘴腹侧呼吸组 RVRG**。**外侧网状核群 LRt** 的**大细胞部 LRtMC**（图 3-11-17b）可达最大冠状切面，细胞大而密集深染，**三叉下部 LRtS5**（图 3-11-17c）基本未变，**小细胞部 LRtPC** 出现切面不恒定。

4. 外侧区（E 区）　5n 相关区（E-3）与前段末相延续。主要变化有：①原**橄榄小脑束 oc** 纤维减少至消失，**脊髓小脑背侧束 dsc** 向腹侧移位。②**三叉神经脊束核尾侧部 Sp5C** 出现在**三叉神经脊束核极间部 Sp5I** 的背侧并迅速扩大，前者的特点为核团呈分层结构（图 3-11-16a），详情见后一切面。

5. 中央区（F 区）　与前一节段相延续，仍分为内侧、中间和外侧三部，核区的名称有变。

（1）内侧部：原巨细胞网状核 Gi 延续为**延髓腹侧网状核 MdV**，原 Gi 背侧的 Ro 核或已消失，腹侧和腹内侧的大片浅染纤维区内仍有舌下神经根丝 12n 穿行（图 3-11-14，图 3-11-16a）。

（2）中间部：**中间网状核 IRt** 基本不变。自此向后，IRt 更趋狭窄，故可将此部归入 MdV 内。

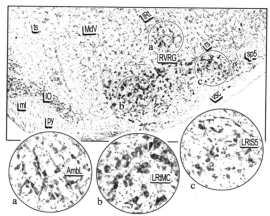

图 3-11-17　延髓外侧网状核（细胞染色）

（3）外侧部：原小细胞网状核 PCRt 延续为**延髓背侧网状核 MdD**，位置不变（图 3-11-16a）。

（二）经锥体交叉前份

本切面的特征形态是中央灰质内仍有舌下神经核、迷走神经背核和孤束核，中线区被丰富的纤维占据，主要是锥体交叉（图 3-11-18，图 3-11-19）。

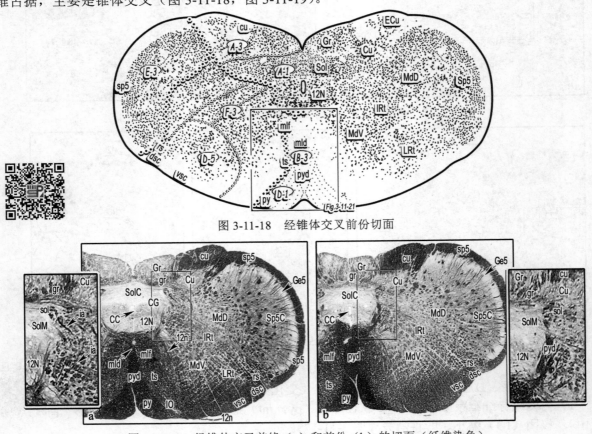

图 3-11-18　经锥体交叉前份切面

图 3-11-19　经锥体交叉前缘（a）和前份（b）的切面（纤维染色）

1.中央灰质区和背侧区（A 区）　　最后区 AP 消失，背侧脊神经核区（A-3）增大。

（1）中央灰质区（A-1）：在**舌下神经核 12N 和迷走神经背核 10N** 之间的腹外侧出现少量大细胞散在区，称**颈中央核 CeCv**（或中央颈核，全称脊髓中央颈核）。**孤束核 Sol** 整体稍缩小，但位于中央管 CC 背侧的**孤束核连合部 SolC** 增大。在纤维染色切片内可见围绕在**中央灰质 CG** 两侧细而松散的弧形纤维为**内弓状纤维 ia**，切片稍后出现较粗的纤维束为交叉后的锥体束纤维，细胞染色切片内不易分辨（图 3-11-19，图 3-11-20）。

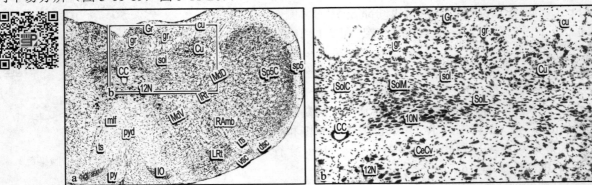

图 3-11-20　经锥体交叉前份切面（细胞染色）

（2）背侧脊神经核区（A-3）：此时最后区 AP 已完全消失，左、右薄束核和薄束在中线处靠拢。**薄束核 Gr** 的细胞多位于浅面，**薄束 gr** 的纤维以腹侧居多。**楔束核 Cu** 位于 Gr 与三叉神经脊束核尾侧部 Sp5C 之间，其细胞密集深染，而**楔束 cu** 的纤维位于 Cu 的背侧、薄束核 Gr 的外侧，在细胞染色切片内形成明显的乏细胞浅染区（图 3-11-20）；在纤维染色切片内为深染的纤维区，外侧与三叉神经脊束 sp5 相连（图 3-11-19）。

2. 中线区（B 区）　中缝苍白核 RPa 消失，**内侧纵束 mlf、顶盖脊髓束 ts 和中缝隐核 Rob** 基本未变，但被中线处的交叉纤维推挤向两侧（图 3-11-21）。

（1）**内侧丘系交叉 mld**：仅存于中线区的背侧半，腹侧半已被新出现的锥体交叉 pyd 纤维替代，但仍见残留的中缝苍白核 Rob 细胞（图 3-11-21b），向后很快消失。

（2）**锥体交叉 pyd**：左、右锥体束 py 逐次分成小纤维束轮替交叉，使切面内的前正中裂出现交错偏斜的形状改变（图 3-11-21a）。向后随着各束纤维的陆续交叉，腹侧的交叉前 py 纤维减少，背侧的交叉后 py 纤维紧绕中央灰质 CG 的侧缘行向背侧（图 3-11-19b）。

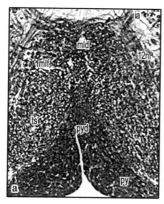
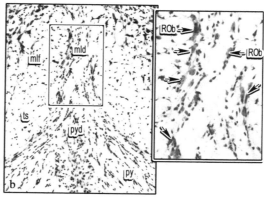

图 3-11-21　内侧丘系交叉和锥体交叉（a. 纤维染色；b. 细胞染色）

3. 延髓腹侧区（D 区）　细胞减少、纤维量相对增多，但分区不变。随着疑核疏松部延续为疑后核，原疑核腹侧区改称疑后核腹侧区（D-5）。

（1）内侧纵行纤维束区（D-1）：下橄榄核 IO 已消失或即将消失，**锥体束 py** 的部分纤维延续为锥体交叉 pyd。因其他上、下行纤维束（顶盖脊髓束、前庭脊髓束、脊髓丘脑束等）也在此经行，纤维染色呈深染的纤维区（图 3-11-19），细胞染色则为大片浅染的乏细胞纤维区（图 3-11-20）。

（2）疑后核腹侧区（D-5）：原疑核疏松部 AmbL 延续为**疑后核 RAmb**，其范围增大、细胞小而稀疏，大细胞很少。**外侧网状核 LRt** 缩小并很快消失，其背外侧尚存少量 A1 细胞。**红核脊髓束 rs 与脊髓小脑腹侧束 vsc** 一直保持在原位，**脊髓小脑背侧束 dsc** 已移位到 vsc 的外侧（图 3-11-19，图 3-11-20a，图 3-11-22）。

4. 外侧区（E 区）　仅存 5n 相关区（E-3），主要变化有：**三叉神经脊束 sp5** 呈窄带状包绕**三叉神经脊束核尾侧部 Sp5C**，其深方有密集小细胞形成的 Sp5C 胶质层 Gr5，纤维染色为带状浅染区（图 3-11-19），AChE-HC 染色为强阳性带状深染区（图 3-11-22），此层向后将延续为脊髓后角的胶状层。

5. 中央区（F 区）　与前一切面的延髓网状结构（F-3）相延续。**延髓腹侧网状核 MdV** 缩小，其内侧和腹侧的浅染纤维区显著增大，**延髓中间网状核 IRt 和延髓背侧网状核 MdD** 基本未变（图 3-11-19，图 3-11-20a，图 3-11-22）。

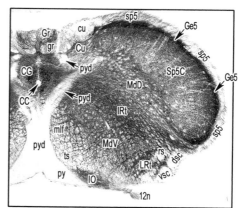

图 3-11-22　经锥体交叉中份切面
（AChE-HC 染色）

（三）经锥体交叉后份

本切面的特征形态是粗大的锥体交叉纤维围绕在中央灰质两侧，并在中央灰质背侧形成皮质脊髓背侧束（图 3-11-23，图 3-11-24）。

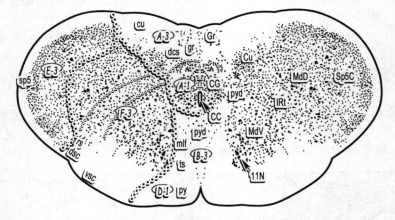

图 3-11-23　经锥体交叉后份切面

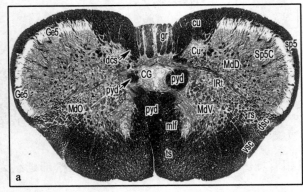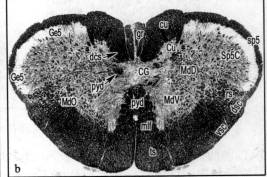

图 3-11-24　经锥体交叉后份（a）和后缘（b）切面（纤维染色）

1. 中央灰质区和背侧区（A 区）　整体结构向脊髓过渡。

（1）中央灰质区（A-1）：**中央灰质 CG** 内仍有**舌下神经核 12N** 和**孤束核 Sol** 的残存细胞，至延髓后缘两者完全消失，但**颈中央核 CeCv** 继续后延至上颈段。CG 两侧有交叉后锥体束纤维围绕，在纤维染色切片内呈带状或断续片状深染的纤维断面（图 3-11-24），在细胞染色切片内为 CG 两侧的斑块状乏细胞浅染区（图 3-11-25）。CG 后延为脊髓灰质的第 10 板层，仍称为"中央灰质 CG"。

（2）背侧区（A-3）：**薄束 gr** 位于中线两侧，纤维内散在少量薄束核 Gr 细胞；**楔束 cu** 位于薄束 gr 的外侧，缩小的**楔束核 Cu** 与延髓网状结构不易区分（图 3-11-24，图 3-11-25）。

皮质脊髓背侧束 dcs 即交叉后的锥体束 py 后行纤维，位于中央灰质 CG 的背侧、gr 和 cu 的腹侧，在切片内与后两束纤维的分界不明显。至延髓与脊髓交界处，Gr 与 Cu 的细胞全部消失，gr、cu 与 dcs 共同后延为脊髓后索（图 3-11-24b，图 3-11-25b）。

2. 中线区（B 区）　**锥体交叉 pyd** 的纤维束在延髓脊髓交界处结束，原延髓前正中裂延续为脊髓前正中裂，**内侧纵束 mlf** 和**顶盖脊髓束 ts** 延续入脊髓的内侧索。

3. 腹侧区（D 区）　所有核团均消失，腹侧区整体为大片的纤维区，**红核脊髓束 rs**、**脊髓小脑背侧束 dsc**、**脊髓小脑腹侧束 vsc** 向后延续入脊髓外侧索，脊髓丘脑束也在此前行（图 3-11-24，图 3-11-25）。

4. 外侧区（E 区）　5n 相关结构区（E-3）内的**三叉神经脊束 sp5** 位置不变，向后将延续为脊髓后角尖处的背外侧束。**三叉神经脊束核尾侧部 Sp5C** 和胶质层 Gr5 细胞的分层排列更趋明显，向后将延续为脊髓后角的对应层次（图 3-11-24，图 3-11-25）。

5. 中央区（F 区）　仍为延髓网状结构 MdRt，分区不变（图 3-11-24，图 3-11-25）。

（1）内侧部：为**延髓腹侧网状核** MdV 所在，**副神经核** 11N 出现在其内侧缘处。11N 属脑神经运动核，为 3～5 个大细胞聚集而成的细胞簇，形成断续的细胞柱，向后延续至上段颈髓（图 3-11-25b）。此部向后延续为脊髓灰质前角的第Ⅶ～Ⅸ层（图 3-11-26b）。

（2）中间部：狭窄的**延髓中间网状核** IRt 腹侧端至红核脊髓束 rs 的背侧，此处有**疑后核** RAmb 和去甲肾上腺能神经元 A1 群。此部向后延续为脊髓灰质中间部的第Ⅴ～Ⅶ层之间（图 3-11-26b）。

（3）外侧部：**延髓背侧网状核** MdD 的细胞增多，与 Sp5C 之间境界不清。此部向后延续为脊髓灰质后角底的第Ⅴ～Ⅵ层，而 Sp5C 延续为后角尖的第Ⅰ～Ⅳ层（图 3-11-26b）。

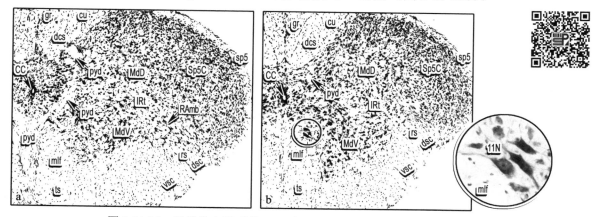

图 3-11-25　经锥体交叉后份（a）和后缘（b）切面（细胞染色）

三、比较解剖和局部结构

（一）延髓与第一颈髓的结构延续

无论动物种属，通常将垂直于脊髓长轴所作的断面称"横断面"，故图 3-11-26 的第 1 颈髓 C_1 冠状切面改称"C_1 横断面"。与图 3-11-25b 相对应，以脊髓 Rexed 板层结构为基础归纳主要结构的延续关系。注意：①各板层间境界多蜿蜒迂曲不规则，并非模式图内所给的整齐划一且泾渭分明（图 3-11-26b）；②各板层的形状和位置随脊髓节段不同稍有改变，并非首尾一致（图 3-11-27）；③哺乳动物脊髓灰质的板层构筑类似，但仍有种属差异。

1. 中央灰质区和延髓背侧区（A 区）

（1）中央灰质区（A-1）：原**中央管** CC 和**中央灰质** CG 延续至脊髓仍称 CC 和 CG，后者为脊髓 Rexed 板层结构的第Ⅹ板层。位于 CC 前方的 CG 称**灰质前连合**，后方的称**灰质后连合**。**颈中央核** CeCv 为中小细胞组成的小核团，其前端起于延髓关闭部的始端，位于 12N 与 10N 交界处的外侧；后端可达颈髓第 3 节段 C_3，紧邻第Ⅹ板层的外侧。**中间带内侧柱** IMM 又称**中间带内侧核**，位于 CeCv 的背侧，此核贯穿脊髓全长（图 3-11-26b，图 3-11-27）。

（2）延髓背侧区（A-3）：**薄束** gr、**楔束** cu 与**皮质脊髓背侧束** dcs 共同组成脊髓后索，cu 仅达第四胸髓 T_4 节段，另两者纵贯脊髓全长（图 3-11-27）。

2. 中线区（B 区）　锥体交叉 pyd 消失后，中线处的**脊髓前正中裂**窄而深。原位于中线两侧的**内侧纵束** mlf、**顶盖脊髓束** ts、网状脊髓束和脊髓固有束等在前正中裂的两侧共同组成脊髓腹侧索（人的称脊髓前索）。mlf 仅位于颈髓内，ts 仅达颈髓上段。

3. 腹侧区（C 区）　随着脊髓前角的形成，原位于腹侧区的**红核脊髓束** rs、**脊髓小脑背侧束** dsc 和**脊髓小脑腹侧束** vsc 参与组成脊髓外侧索。鼠的 rs 纵贯脊髓全长。

4. 外侧区（E 区）　原三叉神经脊束 sp5 延续为脊髓后角尖端的固有束，称**背外侧束** dl，又称李骚束（fasciculus of Lissauer），纵贯脊髓全长。原三叉神经脊束核尾侧部 Sp5C 的细胞分层排列，依次延续为脊髓后角的第 I ～III 层：第 I 层菲薄且细胞大小不等，称**后角边缘核**；第 II 层最显著，由密集且均匀的小细胞组成，称**胶状质**，与延髓 Sp5C 的胶质层 Gr5 相延续；第III层细胞较大、松散分布，称**后角固有核**，与 Gr5 深方结构相延续。

5.中央区（F 区）　　延髓网状结构 MdRt 的 3 个区与脊髓灰质各板层的延续关系大致如下：

（1）内侧部（F-1）：原延髓腹侧网状核 MdV 内的大细胞增多，除**副神经核 11N** 之外，其他大细胞也聚集成簇，共同组成前角内的第IX层。其他中小细胞则延续为脊髓前角的第VII～VIII层。

（2）中间部（F-2）：原延髓中间网状核 IRt 与其紧邻的网状结构共同延续为脊髓中间带，即前后角之间、中央灰质 CG 外侧的灰质区，大致对应于脊髓的第 V ～VII 层之间。脊髓中间带以中小细胞为主，**颈中央核 CeCv** 和**中间带内侧柱 IMM** 位于其内侧部、中央灰质 CG 的外侧。

（3）外侧部（F-3）：原延髓背侧网状核 MdD 延续为后角基底部，相当于脊髓第IV层及第 V 层的大部。在上段颈髓，其外侧端与脊髓外侧索的过渡区有中小细胞稀疏分布，称脊髓网状结构，脊髓的**颈外侧核 LatC** 和**脊外侧核 LatP** 位于此区及其附近（图 3-11-26，图 3-11-27）。

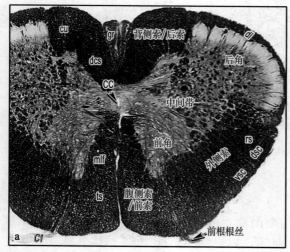
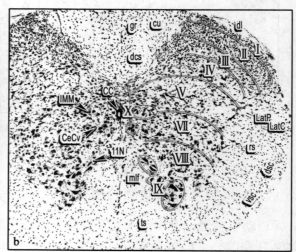

图 3-11-26　第 1 颈髓（a. 纤维染色；b. 细胞染色）

（二）脊髓节段数目的比较解剖

脊髓在进化上高度保守，哺乳动物的脊髓结构相似但并非完全相同。因脊髓节段与脊柱骨的数目对应，故各种动物的脊髓节段数目有别：大鼠和小鼠都有颈髓 8 节（$C_{1\sim8}$）、胸髓 13 节（$T_{1\sim13}$）、腰髓 6 节（$L_{1\sim6}$）、骶髓 4 节（$S_{1\sim4}$）、尾髓 3 节（$Co_{1\sim3}$），简写为 $C_8T_{13}L_6S_4Co_3$；兔的为 $C_8T_{12}L_7S_4Co_6$；猫的为 $C_8T_{13}L_7S_3Co_7$；狗的为 $C_8T_{13}L_7S_3Co_{4\sim7}$；人的为 $C_8T_{12}L_5S_5Co_1$。

（三）鼠脊髓各节段的主要特点

图 3-11-27 为大鼠脊髓各节段的代表性横断面简图，白质内仅标出主要的上行（gr，cu）和下行（dcs，rs）纤维束，其他松散分布且境界不清以及较短者略去，灰质各层仅标出较特殊的核团。

1. 颈髓　有 $C_{1\sim8}$ 节段，常称 $C_{1\sim4}$ 为上颈段，$C_{5\sim8}$ 为下颈段。上颈段的脊髓后角宽大，向下逐渐变窄；下颈段前角增大，与脊髓颈膨大位置对应。后角前方与外侧索交界处有**颈外侧核 LatC** 和**脊外侧核 LatP**，前者仅位于上颈段，后者纵贯脊髓全长。中间带的内侧端与中央灰质 CG 交界处有**颈中央核 CeCv** 和**中间带内侧核（柱）IMM**，前者仅位于上颈段，后者纵贯脊髓全长。上颈段前角相对狭细，其内侧缘有**副神经核 11N**；下颈段的前角膨大，前角运动神经元可分为内、外侧两大群，前者支配躯干固有肌，后者支配四肢肌，各大群又可细分出亚群。在 $C_{3\sim5}$ 前角神经元内侧群内，支配膈肌的亚群称**膈神经核** Phr 或膈运动神经元。

2. **胸髓** 有 $T_{1\sim13}$ 节段，常称 $T_{1\sim4}$ 为上胸段，$T_{5\sim8}$ 为中胸段，$T_{9\sim13}$ 为下胸段。胸髓灰质的前、后角均狭细，尤以中胸段为甚。后角基底部的内侧有**背核 D**，又称 **Clarke 背核**；中间带的外侧端出现**中间带外侧核（柱）IML**（即脊髓侧角，为交感神经节前神经元所在），此两核均后延至上腰段。

3. **腰髓** 有 $L_{1\sim6}$ 节段，常称 $L_{1\sim3}$ 为上腰段，$L_{4\sim6}$ 为下腰段。腰髓前角显著增大，与脊髓腰骶膨大位置对应。脊髓中间带内侧核 IMM、中间带外侧核 IML（脊髓侧角）和背核 D 均仅达上腰段。腰骶膨大处前角运动神经元的分群规律和支配范围与颈膨大相似，也分为内、外侧两大核群。

4. **骶髓** 有 $S_{1\sim4}$ 节段，与脊髓圆锥位置对应。在 S_1 和 S_2 节段的中间带外侧端有**骶副交感核** SPSy，即副交感神经节前神经元所在；鼠的可能在上骶段、人的在中骶段前角内，支配会阴肌的神经元群（属前角运动神经元内侧群）称奥奴弗罗维奇核（Onufrowicz nucleus）。

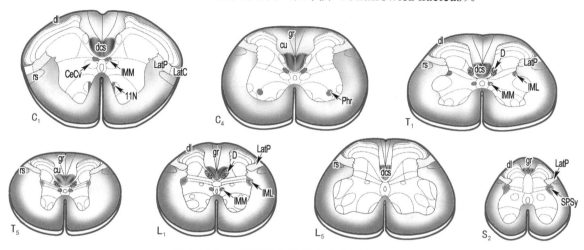

图 3-11-27 鼠脊髓各段的代表性横断面简图

（四）延髓关闭部的比较解剖

图 3-11-28 是人（a～c）与鼠（d～f）延髓关闭部的纤维染色典型切片，选取经内侧丘系交叉（a，d）、锥体交叉前份（b，e）和锥体交叉后缘（c，f）的典型切面。最大的差异在锥体交叉 pyd 后的纤维位置：人的交叉后纤维在外侧索内聚集成皮质脊髓侧束 lcs（图 3-11-28c），鼠的交叉后纤维在后索内聚集成皮质脊髓背侧束 dcs（图 f），其他内部结构仍是大小有别但基本对应。

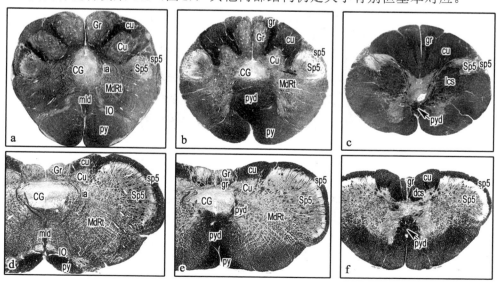

图 3-11-28 人（a～c）与鼠（d～f）延髓的内部结构比较（纤维染色）

（五）脑干主要纤维束的经行路径

锥体束 py、内侧丘系 ml、内侧纵束 mlf、顶盖脊髓束 ts 和红核脊髓束 rs 都是脑干内纤维密集、周界清晰、位置恒定的传导束，在本教材的断面解剖学内还作为重要的脑内定位标志。

1. 锥体束　鼠与人**锥体束** py 在脑内的经行路径相似，在脊髓内差异显著（图 3-11-29）。

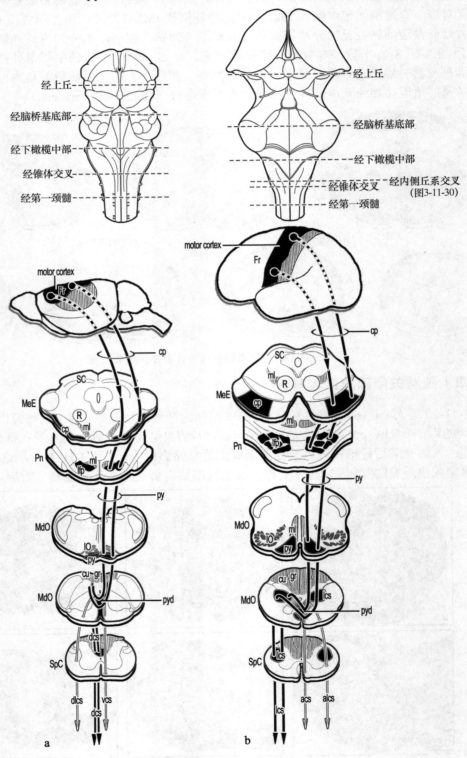

图 3-11-29　鼠（a）与人（b）的锥体束

锥体束 py 包括皮质核束和皮质脊髓束，图 3-11-29 仅显示**皮质脊髓束**，重点比较经行路径的差异：①在前脑，鼠运动皮质区（额皮质 Fr 为主）内的上运动神经元发出纤维，经内囊 ic、大脑脚 cp 后行入脑干，人额叶内第Ⅰ躯体运动区的上运动神经元同样发纤维经 ic 进入脑干。②在脑干，从大脑脚 cp、桥纵纤维 lfp、锥体束 py 到锥体交叉 pyd，鼠与人的基本相同，但鼠 pyd 的交叉后纤维组成**皮质脊髓背侧束** dcs，人的组成**皮质脊髓侧束** lcs。③在脊髓，鼠 dcs 位于脊髓后索内后行，人 lcs 位于脊髓外侧束内下行。④鼠与人都有少量未交叉 py 纤维直接进入脊髓，鼠**皮质脊髓腹侧束** vcs 与人**皮质脊髓前束** acs 对应，都是未交叉纤维；鼠**皮质脊髓背外侧束** dlcs 与人**皮质脊髓前外侧束** alcs 仅位置对应，因为鼠 dlcs 来自 pyd 的交叉后纤维，而人 alcs 来自未交叉的 py 纤维。

2. 内侧丘系　图 3-11-30 比图 3-10-29 增加一个经内侧丘系交叉 mld 切面，其余相同。鼠与人**内侧丘系** ml 的经行路径差异较小：①在脊髓，鼠**薄束** gr、**楔束** cu 和皮质脊髓背侧束 dcs 同在脊髓后索内，人脊髓后索内只有 gr 和 cu。②在延髓关闭部，人鼠相同，gr 和 cu 分别在**薄束核** Gr 和**楔束核** Cu 内换元，由核发纤维组成**内侧丘系交叉** mld，交叉后纤维组成**内侧丘系** ml。③在延髓开放部，鼠 ml 横位于下橄榄核 IO 的腹侧、py 的背侧，人 ml 位于 IO 的内侧、纵列于中线旁。④在脑桥，鼠 ml 先后与 py 和 lfp 紧密伴行，人 ml 单独行于脑桥基底部 Pn 深方。⑤在中脑，鼠 ml 位于红核 R 腹侧，人 ml 位于 R 背外侧。⑥在前脑，都终止与丘脑腹后外侧核 VPL，由核发纤维投射到半球感觉皮质，鼠的躯体感觉皮质区主要位于顶皮质 Par，人的第Ⅰ躯体感觉区位于顶叶。

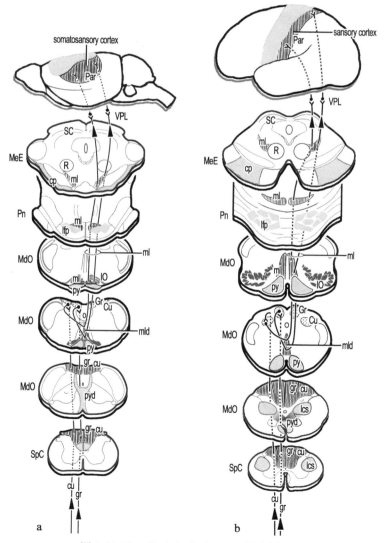

图 3-11-30　鼠（a）与人（b）的内侧丘系

3. 顶盖脊髓束、红核脊髓束和内侧纵束　鼠与人此 3 束纤维均起自脑干、后行/下行至脊髓，同为锥体外系的重要后行/下行传导束（图 3-11-31）。

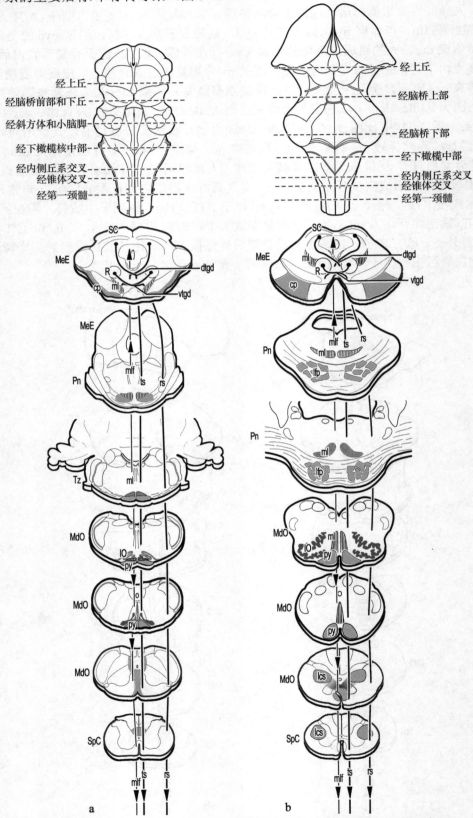

图 3-11-31　鼠（a）与人（b）的顶盖脊髓束、红核脊髓束和内侧纵束

（1）**顶盖脊髓束 ts**：人与鼠的 ts 基本相同。上丘 SC 深层发出的纤维绕至 mlf 腹侧的中线处形成被盖背侧交叉 dtgd，交叉后的纤维组成 ts，伴随在 mlf 腹侧后行，仅分布到上段颈髓。

（2）**红核脊髓束 rs**：红核大细胞部 RMC 发出的纤维在红核腹侧的中线处形成被盖腹侧交叉 vtgd，交叉后的纤维在脑桥和延髓腹外侧后行。鼠的 rs 几乎纵贯脊髓全长，而人的 rs 仅达颈髓。

（3）**内侧纵束 mlf**：鼠的 mlf 到达颈髓末端，人的可能到达上段胸髓，但纤维成分相同。mlf 前端起自中脑管周灰质 PAG 的腹侧缘，在中线旁纵贯脑干直至脊髓。

mlf 是脑干内参与核团最多的纤维束，既有脑神经的运动核和感觉核，又有脑干中继核。不同于其他纤维束的单一成分，mlf 内既有上行纤维、又有下行纤维（图 3-11-31，图 3-11-32c）。

前庭神经核 8VN 和控制眼肌运动的脑神经核（动眼神经核 3N、滑车神经核 4N 和展神经核 6N）发出的纤维是 mlf 的主要纤维成分，其他发纤维参与 mlf 的有①DK 核、Cajal 间位核 InC 和上丘 SC 被认为是双眼垂直协同运动的皮质下中枢所在，简称"皮质下垂直动眼中枢"；②顶盖前区 PTA 和后连合区 PCA 被认为是瞳孔对光反射中枢所在，简称"缩瞳中枢"；③滑车神经旁核 Pa6 和背侧巨细胞旁核 DPGi 与人脑的脑桥旁正中网状结构 PRPF 相对应，被认为是双眼水平协同运动的皮质下中枢所在，简称"皮质下水平动眼中枢"。另外，控制头面肌的三叉神经运动核 5N 和面神经核 7N 也有纤维参与，共同完成与眼球运动、头部平衡以及头眼联合等反射运动。

mlf 是临床神经系统检查应用最多的传导通路之一。当脑干病变影响到 mlf 或上述核团或核区时，出现的功能障碍以眼肌麻痹和双眼协调运动障碍最常见，对神经定位诊断具有重要意义。

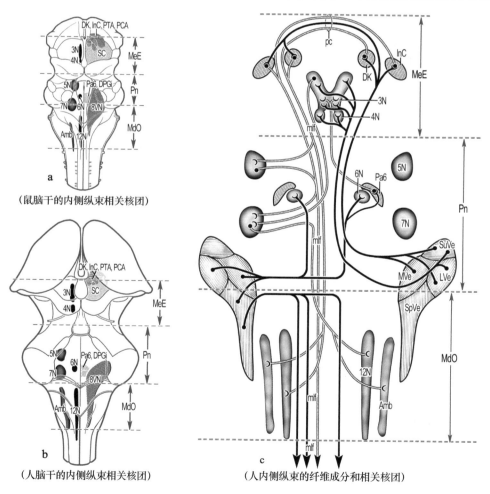

（鼠脑干的内侧纵束相关核团）

（人脑干的内侧纵束相关核团）

（人内侧纵束的纤维成分和相关核团）

图 3-11-32 内侧纵束的纤维成分和相关核团

四、延髓关闭部节段的动脉分布

本节段内的脑动脉主干有椎动脉颅内段的后半段（起始段）。

椎动脉 VA 颅内段与颅外段在枕骨大孔处相延续，颅外段末端在出椎间孔入枕骨大孔时因绕行而形成明显弯曲，人脑也是如此（图 3-11-33a、d、e）。

（一）脑干的动脉

本节段的脑干为延髓关闭部，腹侧有纵行纤维束（py，ml）和疑核腹侧区（Amb，LRt），中线处有交叉纤维（pyd，mld）。中央灰质 CG 内有残存的脑神经核，背侧有最后区 AP 和脊神经相关结构（Gr，gr，Cu，cu），外侧有 5n 相关结构（Sp5，sp5），中央区有延髓网状结构 MdRt（图 3-11-33b、c）。

椎动脉 VA 后半段位于延髓关闭部的腹外侧，其后端的突然折转处为 VA 颅内、外段的分界。本节段前半的动脉分布规律基本同前，后半过渡为脊髓动脉分布形式（图 3-11-33a）。

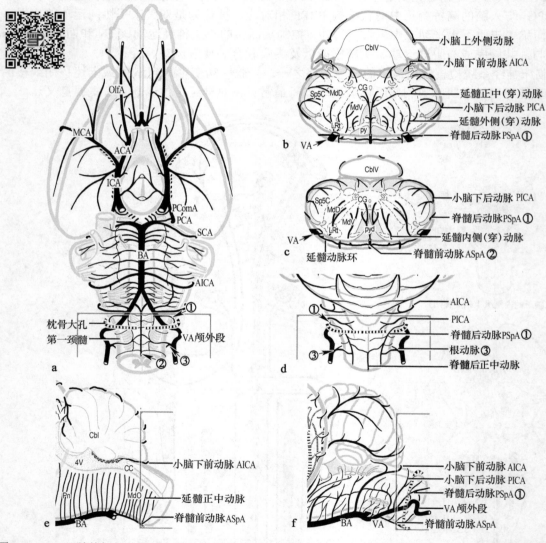

图 3-11-33 延髓关闭部节段的主要动脉及分布（a. 腹侧面；b. 经橄榄下部冠状节段；c. 经锥体交叉冠状节段；d. 延髓背侧面；e. 脑干正中切面；f. 脑干外侧面）

人的两侧椎动脉常粗细不一，粗者被称为某侧或某血管"优势型"。

1. 软膜动脉 较大的分支有：

（1）**小脑下后动脉 PICA**：起自前一段，或与脊髓后动脉共干起自本节段内，绕行至延髓关闭部背侧处发出延髓支（图 3-11-33a、d、f）。

鼠的 PICA 细而短、几乎不到达小脑，在小鼠甚或难以发现，而小脑上动脉 SCA 是分布到鼠小脑的优势动脉（图 3-11-33f）。人的 PICA 是椎动脉 VA 的最大分支，管径粗且经行迂曲，分布范围大，包括延髓的背外侧部和小脑下半的后部，甚或整个小脑的下半（PICA 优势型），是后循环内易发生缺血性病变的血管之一（图 3-11-34）。

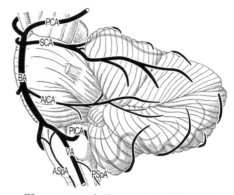

图 3-11-34　人脑干小脑的动脉主干

（2）**脊髓后动脉 PSpA**：又称**脊髓背侧动脉**。起自 VA 的始段或与小脑下后动脉 PICA 共干，绕向背外侧后行入脊髓的后外侧沟处，多位于后根的内侧下降，在延髓背外侧后行时发出延髓支分布到延髓关闭部的背侧（图 3-11-33a、d、f）。

（3）**脊髓前动脉 ASpA**：又称**脊髓腹侧动脉**。继续在腹侧中线处后行，发出横行的分支与椎动脉吻合（图 3-11-33a）。

椎动脉 VA、脊髓前动脉 ASpA 和脊髓后动脉 PSpA 在经行中发出横行分支相互吻合，形成环绕延髓表面的动脉环，此类动脉环在脊髓更为完整，又称脊髓冠状动脉（图 3-11-35）。

2. **穿动脉**　在本节段内，穿动脉自延髓表面向延髓的管周灰质 CG 汇聚，向后仍以此种分布形式延续到脊髓（图 3-11-33b、c、e）。

（二）颈髓的动脉

图 3-11-35 为人颈髓动脉的典型分布形式，鼠与人的基本相同。

脊髓前、后动脉（ASpA，PSpA）发出的横行分支在颈髓表面吻合成**脊髓冠状动脉**或称**脊髓动脉环**，经椎间孔入椎管的**根动脉**参与其形成。脊髓冠状动脉发出丰富的分支组成软膜动脉网，从网上发出的穿动脉进入脊髓，主要分布到脊髓白质。**脊髓中央动脉**是脊髓前动脉 ASpA 发出的最大穿动脉，与延髓正中动脉的经行路径相似，但分布范围要大的多，几乎为脊髓灰质的前 2/3。临床上将脊髓动脉分布区域划为脊髓中央动脉区、脊髓后动脉区和脊髓冠状动脉区 3 部（图 3-11-35）。

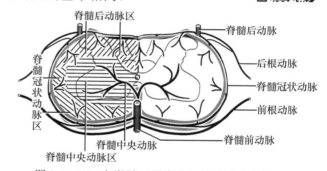

图 3-11-35　人脊髓（颈膨大）的动脉分布模式图

（王德广　张海锋）

脑结构英文缩写词表

缩写词	英文全名	中文全名	重点内容相关处图号
NO			
1Cb-10Cb	lobule 1-10 of the cerebellar vermis	第 1~10 小脑蚓小叶	2-1-6, 2-3-2, 3-9-41~43
1n/on	olfactory nerve	嗅神经	2-2-1, 3-1-3
2n	optic nerve	视神经	2-2-1, 3-2-2, 3-2-15, 3-8-37
3N	oculomotor nucleus	动眼神经核	2-4-1, 3-7-5, 3-7-25, 3-8-35
3n	oculomotor nerve or root of 3n	动眼神经/动眼神经根	2-4-2, 3-7-13, 3-7-18, 3-8-37
3V	third ventricle	第三脑室	3-3-3, 3-5-2, 3-6-3
4N	trochlear nucleus	滑车神经核	2-4-1, 3-7-5, 3-7-25, 3-8-35
4n	trochlear nerve or root of 4n	滑车神经/滑车神经根	2-4-2, 3-8-26, 3-8-37
4V	fourth ventricle	第四脑室	2-3-1, 3-8-4, 3-9-4, 3-9-24
5N	motor trigeminal nucleus	三叉神经运动核	2-4-1, 3-9-9, 3-9-18, 3-9-36
5n	trigeminal nerve or root of 5n	三叉神经/三叉神经根	2-4-2, 3-8-8, 3-8-37
6N	abducens nucleus	展神经核	2-4-1, 3-9-10, 3-9-23, 3-9-29
6n	abducent nerve or root of 6n	展神经/展神经根	2-4-2, 3-8-37
7DI	facial nucleus, dorsal intermediate subnucleus	面神经核背侧中间亚核	3-9-8, 3-9-27
7DL	facial nucleus, dorsolateral subnucleus	面神经核背外侧亚核	3-9-8, 3-9-27
7DM	facial nucleus, dorsomedial subnucleus	面神经核背内侧亚核	3-9-8, 3-9-27
7L	facial nucleus, lateral subnucleus	面神经核外侧亚核	3-9-8, 3-9-27
7N	facial nucleus	面神经核	2-4-1, 3-9-8, 3-9-27, 3-9-36
7n	facial nerve or root of 7n	面神经/面神经根	2-4-2, 3-8-31, 3-8-37, 3-9-3
7VI	facial nucleus, ventral intermediate subnucleus	面神经核腹侧中间亚核	3-9-8, 3-9-27
7VM	facial nucleus, ventral medial subnucleus	面神经核腹内侧亚核	3-9-8, 3-9-27
8CN	cochlear nuclei	蜗神经核（群）	2-4-1, 3-9-2, 3-9-28
8cn	cochlear nerve or cochlear root of 8n	蜗神经/蜗神经根	2-4-2, 3-9-9, 3-9-23, 3-9-28
8n	vestibulocochlear nerve	前庭蜗神经	2-4-2, 3-8-37, 3-9-2
8VN	vestibular nuclei	前庭神经核（群）	2-4-1, 3-9-2, 3-9-26, 3-4-31
8vn	vestibular nerve or vestibular root of 8n	前庭神经/前庭神经根	2-4-2, 3-9-9, 3-9-16, 3-9-28
9n	glossopharyngeal nerve or root of 9n	舌咽神经/舌咽神经根	2-4-2, 3-8-37, 3-10-15
10N	dorsal nucleus of vagus nerve	迷走神经背核	2-4-1, 3-10-3, 3-10-25, 3-11-5
10n	vagus nerve or root of 10n	迷走神经/迷走神经根	2-4-2, 3-8-37, 3-10-15
11N	accessory nerve nucleus	副神经核	2-4-1, 3-11-25
11n	accessory nerve or root of 11n	副神经/副神经根	2-4-2, 3-8-37
12N	hypoglossal nucleus	舌下神经核	2-4-1, 3-10-3, 3-10-25, 3-11-5
12n	hypoglossal nerve or root of 12n	舌下神经/舌下神经根	2-4-2, 3-8-37, 3-11-14
A			
A1	A1 noradrenalin cells	去甲肾上腺素能神经元第 1 群	3-10-7, 3-10-30, 3-11-9
AA	anterior amygdaloid area	杏仁前区	3-4-2, 3-4-8, 3-4-30, 3-4-32
ac	anterior commissure	前连合	3-2-6, 3-3-2, 3-3-17, 3-3-28

aca	anterior commissure, anterior part/ anterior limb /olfactory limb of the anterior commissure	前连合前部/前肢/嗅肢	3-1-2, 3-1-18, 3-2-2, 3-2-7, 3-3-2, 3-3-28
Acb	accumbens nucleus	伏隔核	3-2-3, 3-2-12, 3-2-15, 3-2-19
AcbC	accumbens nucleus, core region	伏隔核核心部	3-2-5, 3-2-17, 3-2-21
AcbSh	accumbens nucleus, shell region	伏隔核壳部	3-2-5, 3-2-17, 3-2-21
ACC	anterior cingulate cortex	前扣带（回）皮质	2-5-18, 3-1-6, 3-5-10
aci	anterior commissure, intrabulbar part	前连合嗅球内部	3-1-8, 3-1-19, 3-3-2
ACo	anterior cortical amygdaloid nucleus	杏仁前皮质核	3-4-8, 3-4-16, 3-4-32
acp	anterior commissure, posterior part/posterior limb /temporal limb of the anterior commissure	前连合后部/后肢 /颞肢	3-3-4, 3-3-17, 3-3-28
acs/vcs	anterior/ventral corticospinal tract	皮质脊髓前束/腹侧束	3-11-29
AD	anterodorsal thalamic nucleus	（丘脑）前背侧核	3-4-6, 3-4-19, 3-5-6, 3-5-14
AH	anterior hypothalamic nucleus /area	下丘脑前核/下丘脑前区	3-3-6, 3-4-12
AHA	anterior hypothalamic nucleus, anterior part	下丘脑前核前部	3-4-6, 3-4-15, 3-4-20
AHC	anterior hypothalamic nucleus, central part	下丘脑前核中央部	3-4-6, 3-4-24
AHi	amygdalohippocampal (transition) area	杏仁海马（移行）区	3-4-8, 3-4-35
AHP	anterior hypothalamic nucleus, posterior part	下丘脑前核后部	3-4-24, 3-5-6, 3-5-15
AHy/AHP	adenohypophysis	腺垂体	1-2-33, 3-4-3
alcs	anterolateral corticospinal tract	皮质脊髓前外侧束	3-11-29
alv	alveus of the hippocampus	海马槽	3-5-5, 3-5-29, 3-5-37, 3-5-39
AM	anteromedial thalamic nucleus	（丘脑）前内侧核	3-4-6, 3-4-19, 3-4-23, 3-5-6, 3-5-14
Am	amygdala /amygdaloid complex	杏仁（区）/杏仁核（群）/杏仁复合体	3-4-7, 3-4-30, 3-4-38, 3-5-2
Amb	ambiguus nucleus	疑核	3-10-7, 3-10-16, 3-10-30
AmbC	ambiguus nucleus, compact part	疑核致密部	3-10-7, 3-10-16, 3-10-30
AmbL	ambiguus nucleus, loose part	疑核疏松部	3-10-7, 3-10-26, 3-10-30, 3-11-17
AmbSC	ambiguus nucleus, semicompact part	疑核半致密部	3-10-7, 3-10-26, 3-10-30
AMV	anterior medullary velum	前髓帆	2-1-10, 3-8-31, 3-9-14, 3-9-40
Amy	amygdaloid nuclei (principal)	杏仁核主部/杏仁主核	3-4-7, 3-5-9
AO	anterior olfactory nucleus	前嗅核	3-1-2,
AOB	accessory olfactory bulb	副嗅球	3-1-2～4, 3-1-20
AOD	anterior olfactory nucleus, dorsal part	前嗅核背侧部	3-1-4, 3-1-14
AOE	anterior olfactory nucleus, external part	前嗅核外部	3-1-4, 3-1-11
AOM	anterior olfactory nucleus, medial part	前嗅核内侧部	3-1-4, 3-1-14
AOL	anterior olfactory nucleus, lateral part	前嗅核外侧部	3-1-4, 3-1-11, 3-1-14
AOP	anterior olfactory nucleus, posterior part	前嗅核后部	3-1-4, 3-1-18
AOV	anterior olfactory nucleus, ventral part	前嗅核腹侧部	3-1-4, 3-1-14
AP	area postrema	最后区	1-2-29, 3-9-40, 3-11-6, 3-11-15
APir	amygdalopiriform transition area	杏仁梨状皮质移行区	3-4-8, 3-5-21, 3-6-37
APT	anterior pretectal nucleus	顶盖前区前核	3-6-11, 3-6-22
APTD	anterior pretectal nucleus, dorsal part	顶盖前区前核背侧部	3-6-11, 3-6-27, 3-6-32
APTV	anterior pretectal nucleus, ventral part	顶盖前区前核腹侧部	3-6-11, 3-6-27, 3-6-32
Aq	mesencephalic aqueduct	中脑导水管	2-3-1, 3-6-3, 3-7-2, 3-8-2

Arc	Arcuate (hypothalamic) nucleus	（下丘脑）弓状核	3-5-6, 3-5-8, 3-5-16
asc7	ascending limb of 7n	面神经升支	3-9-2, 3-9-32, 3-9-36
AStr	amygdalostriatal transition area	杏仁纹体移行区	3-4-8, 3-4-34
ATg	anterior tegmental nucleus	被盖前核	3-8-10, 3-8-17
AV	anteroventral thalamic nucleus	（丘脑）前腹侧核	3-4-4, 3-4-6, 3-4-19, 3-5-6

B

B	basal nucleus of Meynert	迈纳特基核	3-2-4, 3-2-7, 3-4-16
BAC	bed nucleus of the anterior commissure	前连合床核	3-3-23
BAOT	bed nucleus of the accessory olfactory tract	副嗅束床核	3-4-33
Bar	Barrington's nucleus	巴林顿核	3-8-4, 3-8-27
BF	basal forebrain	基底前脑	3-2-2, 3-3-3, 3-5-7
BIC	nucleus of the brachium of the inferior colliculus	下丘臂核	3-7-8, 3-7-20, 3-8-34
bic	brachium of the inferior colliculus	下丘臂	3-7-2, 3-7-8, 3-7-26
BL	basolateral amygdaloid nucleus	杏仁基外侧核	3-4-8, 3-4-30, 3-4-36
BLA	basolateral amygdaloid nucleus, anterior part	杏仁基外侧核前部	3-4-33 3-4-34, 3-4-35
BLP	basolateral amygdaloid nucleus, posterior part	杏仁基外侧核后部	3-4-34, 3-4-35
BLV	basolateral amygdaloid nucleus, ventral part	杏仁基外侧核腹侧部	3-4-34, 3-4-35
BM	basomedial amygdaloid nucleus	杏仁基内侧核	3-4-8, 3-4-30, 3-4-36
BMA	basomedial amygdaloid nucleus, anterior part	杏仁基内侧核前部	3-4-33, 3-4-34
BMP	basomedial amygdaloid nucleus, posterior part	杏仁基内侧核后部	3-4-34 3-4-35
Bo	Bötzinger complex	包钦格复合体区	3-10-7, 3-10-18, 3-10-30
bsc	brachium of the superior colliculus	上丘臂	3-7-2, 3-7-13
BST	bed nucleus of stria terminalis	终纹床核	3-3-4, 3-3-26, 3-4-7, 3-4-14

C

C1	C1 adrenaline cells	肾上腺素能神经元第 1 群	3-10-7, 3-10-17, 3-10-30
CA	cornu Ammonis	阿蒙（氏）角	3-5-5
CA1-CA3	field CA1-CA3 of the hippocampus	海马 CA1-CA3 区	3-5-5, 3-5-37, 3-5-39, 3-5-41
Caud	caudate nucleus	尾状核	3-2-4, 3-2-7, 3-5-9
Cbl	cerebellum	小脑	2-1-8
CblF	cerebellar flocculus	小脑绒球	2-1-8, 3-9-2, 3-9-38
CblH	cerebellar hemisphere	小脑半球	2-1-8, 3-9-2, 3-9-38, 3-10-21
CblN	cerebellar nuclei	小脑核	3-9-2, 3-9-38, 3-9-39, 3-9-40
CblV	cerebellar vermis	小脑蚓	2-1-8, 3-9-2, 3-9-38, 3-10-21
Cbr	cerebrum/cerebral hemisphere	大脑/大脑半球	2-1-3, 3-1-2, 3-5-2, 3-8-2
cbw	cerebellar white matter	小脑白质	3-9-38, 3-9-39
CC	central canal	中央管	2-3-1, 3-9-4, 3-11-3, 3-11-28
cc	corpus callosum	胼胝体	2-1-3, 3-2-2, 3-4-2, 3-6-2
Ce	central amygdaloid nucleus	杏仁中央核	3-4-8, 3-4-30, 3-4-36
CeC	central amygdaloid nucleus, capsular part	杏仁中央核囊部	3-4-33, 3-4-36
CeCv	central cervical nucleus	颈中央核	3-11-5, 3-11-20, 3-11-26
CeL	central amygdaloid nucleus, lateral part	杏仁中央核外侧部	3-4-34, 3-4-36
CeM	central amygdaloid nucleus, medial part	杏仁中央核内侧部	3-4-33, 3-4-36
CG	central gray	中央灰质	3-11-3, 3-11-19, 3-11-28
Cg	cingulate cortex	扣带皮质	2-3-1, 3-2-2～3-4-2, 3-4-12

cg	cingulum	扣带（纤维）	3-2-12, 3-3-3, 3-4-2, 3-5-2, 3-7-2
Cg1	cingulate cortex, area 1	扣带皮质 1 区	3-1-17
Cg2	cingulate cortex, area 2	扣带皮质 2 区	3-2-12
CGMd	central gray of medulla	延髓中央灰质	3-10-2, 3-10-11
CGPn	central gray of pons	脑桥中央灰质	3-8-2, 3-9-2, 3-9-14, 3-9-31
chp	choroid plexus	脉络丛	1-2-17, 1-2-18
chp3V	choroid plexus of the third ventricle	第三脑室脉络丛	3-4-28, 3-5-27, 3-6-22
chp4V	choroid plexus of the fourth ventricle	第四脑室脉络丛	3-9-40, 3-10-11, 3-10-24
chpLV	choroid plexus of the lateral ventricle	侧脑室脉络丛	2-1-3, 3-4-13, 3-4-28, 3-5-29
CIC	central nucleus of the inferior colliculus	下丘中央核	3-8-4, 3-8-14, 3-8-29
cic	commissure of the inferior colliculus	下丘连合	3-8-2, 3-8-14, 3-8-22
Cir	circular nucleus	环状核	3-4-15, 3-4-20
CL	centrolateral thalamic nucleus	（丘脑）中央外侧核	3-5-6, 3-5-14, 3-6-15
Cl	claustrum	屏状核	3-2-5, 3-3-12, 3-4-12, 3-5-12
CLi	caudal linear nucleus of the raphe	（中缝）尾侧线形核	3-7-5, 3-7-6, 3-7-18, 3-7-22
CM	central medial thalamic nucleus	（丘脑）中央内侧核	3-4-6, 3-4-19, 3-5-6, 3-5-30
CnF	cuneiform nucleus	楔形核	3-8-10, 3-8-23, 3-8-29
CoAm	cortical amygdaloid nuclei	杏仁皮质核	3-4-9, 3-4-38
Com	commissural nucleus of the inferior colliculus	下丘连合核	3-8-22
cp	cerebral peduncle	大脑脚	2-2-1, 3-5-2, 3-6-2, 3-7-2
CPu	caudate putamen nucleus	尾壳核	2-1-3, 3-2-3, 3-3-4, 3-4-2
csc	commissure of the superior colliculus	上丘连合	3-7-2, 3-7-17
cst	commissural stria terminalis	终纹连合部	3-4-2, 3-4-8, 3-4-30, 3-4-36
Cu	cuneate nucleus	楔束核	3-10-3, 3-10-21, 3-11-15, 3-11-28
cu	cuneate fasciculus	楔束	3-10-3, 3-10-25, 3-11-3, 3-11-28
CVL	caudoventrolateral reticular nucleus	尾腹外侧网状核	3-10-7, 3-10-26, 3-10-30, 3-11-9
CVOs	circumventricular organs	室周器官	1-2-26, 3-3-8
CxA	cortex-amygdala transition zone	皮质杏仁移行带	3-4-8, 3-4-16, 3-4-33

D

D	dorsal nucleus（of Clarke）	背核/克拉克背核	3-11-27
D3V	dorsal 3rd ventricle	第三脑室背侧部	2-3-1, 3-4-3, 3-5-2, 3-6-3
DA	dorsal hypothalamic area	下丘脑背侧区	3-3-6, 3-5-6, 3-5-20
DB	diagonal band / nucleus of the diagonal band	斜角带（区）斜角带核	3-2-3, 3-2-4, 3-3-4,
db	diagonal band	斜角带（纤维）	3-2-15, 3-2-19
DC	dorsal cochlear nucleus	蜗（神经）背侧核	3-9-9, 3-9-28, 3-10-8, 3-10-12
DCIC	dorsal cortex of inferior colliculus	下丘背侧皮质（核）	3-8-4, 3-8-14, 3-8-29
DCl	dorsal portion of the claustrum/Dorsal claustrum	屏状核背侧部/背侧屏状核	3-2-5, 3-2-24
dcs	dorsal corticospinal tract	皮质脊髓背侧束	3-11-5, 3-11-25, 3-11-29
dcw	deep cerebral white matter	大脑深（层）白质	3-6-2, 3-6-17, 3-7-2
DEn	dorsal endopiriform nucleus	梨状内核背侧部	3-2-5, 3-2-24, 3-4-8, 3-4-33
df	dorsal fornix	背侧穹窿	3-3-5, 3-5-2, 3-5-29, 3-6-2
DG	dentate gyrus	齿状回	3-5-3, 3-5-4, 3-5-35, 3-5-37
dhc	dorsal hippocampal commissure	海马背侧连合	3-3-5, 3-5-2, 3-5-37, 3-5-40, 3-6-4

DiE	diencephalon	间脑	3-4-2, 3-5-2, 3-6-2
DK	nucleus of Darkschewitsch	达克谢维奇核	3-6-11, 3-6-33, 3-7-5, 3-7-14
dl	dorsolateral tract of spinal cord	（脊髓）背外侧束	3-11-26
dlcs	dorsolateral corticospinal tract	皮质脊髓背外侧束	3-11-29
DLG	dorsal lateral geniculate nucleus	外侧膝状体背侧核	3-6-5, 3-6-18, 3-6-29
DLL	dorsal nucleus of lateral lemniscus	外侧丘系背侧核	3-8-8, 3-8-19
dlo	dorsal lateral olfactory tract	背外侧嗅束	3-1-2, 3-1-4, 3-1-19
DLPAG	dorsolateral periaqueductal gray	管周灰质背外侧部	3-7-3, 3-7-14, 3-8-4, 3-8-16
DM	dorsomedial hypothalamic nucleus	（下丘脑）背内侧核	3-5-6, 3-5-8,
DMC	dorsomedial hypothalamic nucleus, compact part	背内侧核致密部	3-5-6, 3-5-26
DMD	dorsomedial hypothalamic nucleus, diffusion part	背内侧核弥散部	3-5-6, 3-5-20, 3-5-26
DMD	dorsomedial hypothalamic nucleus, dorsal part	背内侧核背侧部	3-5-26
DMPAG	dorsomedial periaqueductal gray	管周灰质背内侧部	3-7-3, 3-7-14, 3-8-4, 3-8-16
DMSp5	dorsalmedial spinal trigeminal nucleus	三叉神经脊束核背内侧部	3-10-8, 3-10-13
DMTg	dorsomedial tegmental area	被盖背内侧区	3-8-10, 3-8-28, 3-9-10, 3-9-29
DMV	dorsomedial hypothalamic nucleus, ventral part	背内侧核腹侧部	3-5-26
DpG	deep gray layer of the superior colliculus	（上丘）深灰层	3-7-3, 3-7-13, 3-7-24
DPGi	dorsal paragigantocellular nucleus	背侧巨细胞旁核	3-9-10, 3-9-29, 3-10-8, 3-10-12
DpMe	deep mesencephalic nucleus	中脑深核	3-7-8, 3-8-10, 3-8-20
DPO	dorsal periolivary region	橄榄周背侧区	3-9-8, 3-9-16, 3-9-17
DpWh	deep white layer of the superior colliculus	（上丘）深白层	3-7-3, 3-7-13, 3-7-24, 3-8-14
DR	dorsal raphe nucleus	中缝背核	3-7-5, 3-7-22, 3-8-4, 3-8-17
DRC	dorsal raphe nucleus, caudal part	中缝背核尾侧部/后部	3-8-4, 3-8-27
DRD	dorsal raphe nucleus, dorsal part	中缝背核背侧部	3-8-4, 3-8-17, 3-8-24, 3-8-35
DRI	dorsal raphe nucleus, interfascicular part	中缝背核束间部	3-8-4,
DRL	dorsal raphe nucleus, lateral part	中缝背核外侧部	3-8-4, 3-8-17, 3-8-24
DRV	dorsal raphe nucleus, ventral part	中缝背核腹侧部	3-8-4, 3-8-17, 3-8-24, 3-8-35
DRVL	dorsal raphe nucleus, ventrolateral part	中缝背核腹外侧部	3-8-4,
DS	dorsal subiculum	背侧下托	3-5-3, 3-6-4, 3-7-2, 3-8-36
dsc	dorsal spinocerebellar tract	脊髓小脑背侧束	3-10-2, 3-10-13, 3-11-2, 3-11-25
dsc7	descending limb of 7n	面神经降支	3-9-2, 3-9-10, 3-9-23
dscp	decussation of the superior cerebellar peduncle	小脑上脚交叉	3-7-5, 3-7-6, 3-8-2, 3-8-17
DStr	dorsal striatum	背侧纹状体	3-2-6, 3-2-7
DTg	dorsal tegmental nucleus	被盖背侧核	3-8-5, 3-8-28
DTgC	dorsal tegmental nucleus, central part	被盖背侧核中央部	3-8-4, 3-8-27
dtgd	dorsal tegmetal decussation	被盖背侧交叉	3-7-5, 3-7-6, 3-7-18
DTgP	dorsal tegmental nucleus, pericentral part	被盖背侧核中央周部	3-8-4, 3-8-27
DTh/Th	dorsal thalamus /thalamus	背侧丘脑/丘脑	2-1-6, 3-4-6, 3-5-6, 3-6-5
DTM	dorsal tuberomammillary nucleus	结节乳头体背核	3-5-6, 3-6-10, 3-6-19
DTr	dorsal transition zone	背侧移行带	3-1-4, 3-1-18
DTT	dorsal tenia tecta	背侧盖带	3-1-4, 3-1-18, 3-2-13, 3-2-16

E

E	ependyma/ependymal layer	室管膜（上皮）室管膜层	1-2-17, 3-1-2, 3-1-9, 3-2-2
EA	extension of the amygdala	杏仁延伸部	3-4-6, 3-4-7, 3-4-8, 3-4-22

ec	external capsule	外囊	2-1-3, 3-2-2, 3-3-3, 3-4-2, 3-5-2
ECIC	external cortex of the inferior colliculus	下丘外皮质（核）	3-8-4, 3-8-14, 3-8-29
ECu	external cuneate nucleus	楔外核	3-10-3, 3-10-20, 3-11-5, 3-11-16
EGP/LGP	external part of globus pallidus/lateral globus pallidus	苍白球外带/外侧苍白球	3-5-9
EGr	external granular layer	外颗粒细胞层	3-1-15, 3-2-25
eml	external medullary lamina	外髓板	3-4-4, 3-4-5, 3-4-18, 3-5-14
En	endopiriform nucleus	梨状内核	3-2-5, 3-2-17, 3-4-8, 3-4-12
Ent	entorhinal cortex	内嗅皮质	3-7-2, 3-8-2, 3-8-36
EP/IGP /MGP	entopeduncular nucleus/ internal part of globus pallidus /medial globus pallidus	脚内核/苍白球内带/内侧苍白球	3-5-9 3-5-19, 3-5-22, 3-6-8
EPl	external plexiform layer of olfactory bulb	（嗅球）外丛层	3-1-8, 3-1-9, 3-1-14
EPlA	external plexiform layer of AOB	副嗅球外丛层	3-1-11
EPy	external pyramidal layer	外锥体细胞层	3-2-25
ERS	epirubrospinal nucleus	红核脊髓束上核	3-8-19
ETh	epithalamus	上丘脑	2-1-6, 3-5-6, 3-5-27, 3-6-5
EW	Edinger-Westphal nucleus	EW 核/E-W 核	3-6-11, 3-6-33, 3-7-5, 3-7-6, 3-7-22

F

F	nucleus of the fields of Forel	福雷尔区（核）	3-6-5, 3-6-18
f	fornix/column of the fornix	穹窿/穹窿柱	3-3-5, 3-4-2, 3-5-2, 3-5-7
fi	fimbria of the hippocampus	海马伞	2-1-3, 3-3-5, 3-4-12, 3-5-29, 3-5-40
Fl	flocculus	绒球	2-1-8, 3-9-2, 3-9-38, 3-9-40
fmi	forceps minor of the corpus callosum	胼胝体小钳	3-1-2, 3-2-2, 3-2-12
fmj	forceps major of the corpus callosum	胼胝体大钳	3-7-2, 3-8-36
fr	fasciculus retroflexus	后屈束	3-5-2, 3-5-7, 3-6-2, 3-6-18
Fr	frontal cortex	额皮质	3-1-6, 3-2-2～3-5-2, 3-5-10
FrA	frontal association cortex	额联络皮质	3-1-2, 3-1-12
FrP	frontal pole/frontopolar cortex	额极/额极皮质	2-1-3, 3-1-6, 3-1-19

G

g7	(internal) genu of facial nerve	面神经（内）膝	3-9-2, 3-9-25, 3-9-29
gcc	genu of the corpus callosum	胼胝体膝	2-3-1, 3-2-2, 3-2-12, 3-2-16
Ge5	gelatinous layer of the caudal spinal trigeminal nucleus	三叉神经脊束核尾侧部的胶质层	3-11-19, 3-11-22
Gi	gigantocellular reticular nucleus	巨细胞网状核	3-8-9, 3-9-10, 3-9-33, 3-10-8
GiA	gigantocellular reticular nucleus, alpha part	巨细胞网状核 α 部	3-8-9, 3-9-10, 3-9-32, 3-10-17
GiV	gigantocellular reticular nucleus, ventral part	巨细胞网状核腹侧部	3-8-9, 3-10-8, 3-10-17, 3-10-26
Gl	glomerular layer of the olfactory bulb	嗅球小球层	3-1-9, 3-1-11
GlA	glomerular layer of the accessory olfactory bulb	副嗅球小球层	3-1-11
GP	globus pallidus	苍白球	3-3-4, 3-3-25, 3-4-2, 3-5-2
Gr	gracile nucleus	薄束核	3-11-5, 3-11-15, 3-11-28
gr	gracile fasciculus/fasciculus gracilis	薄束	3-11-5, 3-11-14, 3-11-28
GrA	granular cell layer of the accessory olfactory bulb	副嗅球颗粒层	3-1-11, 3-1-19

GrCb	granular layer of the cerebellum	小脑颗粒细胞层	1-2-7, 3-9-38
Grl/GrDG	granular cell layer of the dentate gyrus	（齿状回）颗粒层	3-5-5, 3-5-36～3-5-38
GrO	granular cell layer of the olfactory bulb	（嗅球）颗粒细胞层	3-1-4, 3-1-9, 3-1-14

H

Hb	habenular nucleus	缰核	3-5-6, 3-5-7, 3-5-29
hbc	habenular commissure	缰连合	3-6-2, 3-6-21, 3-6-22
HDB	horizontal nucleus of the diagonal band /nucleus of the horizontal limb of the diagonal band	斜角带（核）水平部/斜角带水平肢核	3-2-3, 3-2-21, 3-3-4, 3-3-20, 3-4-6, 3-4-16
HDG	hilus of the dentate gyrus	齿状回门	3-5-5, 3-5-37
Hi	hippocampus	海马（广义）/固有海马/海马本部（狭义）	2-1-3, 2-1-7, 3-3-5, 3-5-3, 3-5-35
HiD	hippocampus, dorsal part	海马背侧部/背侧海马	3-6-2, 3-6-36
HiF	hippocampal fissure	海马裂	2-1-7, 3-5-5, 3-5-37, 3-5-41
HiV	hippocampus, ventrical part	海马腹侧部/腹侧海马	3-6-2, 3-6-36, 3-6-37
HTh	hypothalamus	下丘脑	2-1-6, 3-3-4, 3-4-6, 3-5-6, 3-6-5,

I

I	intercalated nucleus of the amygdala	杏仁中介核	3-3-25, 3-4-8, 3-4-16, 3-4-32
ia	internal arcuate fibers	内弓状纤维	3-11-7, 3-11-14, 3-11-19
IAM	interanteromedial thalammic nucleus	（丘脑）前内侧核中间部	3-4-6, 3-4-23, 3-5-6, 3-5-14
IC	inferior colliculus	下丘	2-1-3, 3-7-8, 3-8-2, 3-8-14
ic	internal capsule	内囊	3-3-3, 3-4-2, 3-5-2, 3-6-8, 3-6-36
ICj	island of Calleja	卡列哈岛	3-2-5, 3-2-13, 3-2-17, 3-3-15
ICjM	island of Calleja, major island	卡列哈大岛	3-2-21, 3-3-28
icp	inferior cerebellar peduncle	小脑下脚	2-1-8, 3-9-2, 3-9-25, 3-10-2, 3-10-12
ICx	insular cortex	岛皮质	3-1-2, 3-3-3, 3-4-2～3-7-2
IEn	intermediate endopiriform nucleus	梨状内核中间部	3-1-4, 3-1-18, 3-2-5, 3-2-24
IF	interfascicular nucleus	束间核	3-6-33, 3-7-5, 3-7-6, 3-7-14
IF5/PC5	interfascicular trigeminar nucleus /parvicellular part of the motor nucleus of 5n	三叉神经束间核/三叉神经运动核小细胞部	3-8-28, 3-9-18
IG	indusium griseum	灰被	3-2-16
IGP/MGP	internal part of globus pellidus/medial globus pellidus	苍白球内带/ 内侧苍白球	3-5-9, 3-5-19, 3-6-8
IGr	internal granular layer	内颗粒细胞层	3-2-25
IL	infralimbic cortex	边缘下皮质	3-1-17
ILL	intermediate nucleus of lateral lemniscus	外侧丘系中间核	3-8-8, 3-8-19, 3-8-23
IM	intercalated amygdaloid nucleus, main part	杏仁中介核主部/杏仁中介主核	3-4-8, 3-4-30, 3-4-33
IMD	intermediodorsal thalamic nucleus	（丘脑）内侧背核中间部	3-5-6, 3-5-19, 3-5-25
iml	internal medullary lamina	内髓板	3-4-4, 3-4-5, 3-4-18, 3-5-30
IML	intermediate lateral nucleus /colum	中间带外侧核/柱	3-11-27
IMM	intermediate medial nucleus /colum	中间带内侧核/柱	3-11-26, 3-11-27
imo	intermediate olfactory tract	中间嗅束	3-1-2, 3-1-4, 3-1-14, 3-3-2

In	intercalated nucleus	中介核	3-10-24, 3-10-25
In3V	intermediate 3rd ventricle	第三脑室中间部	3-5-2, 3-5-31, 3-6-3, 3-6-17
InC	interstitial nucleus of Cajal	卡哈尔间位核	3-6-11, 3-6-33, 3-7-5, 3-7-14
InfS	infundibular stem	漏斗柄	3-5-6, 3-6-17
InG	intermediate gray layer of the superior colliculus	上丘中灰层	3-7-3, 3-7-13, 3-7-24
Int	interposed cerebellar nucleus	小脑间位核	3-9-38
IntA	interposed cerebellar nucleus, anterior part	小脑间位核前部	3-9-38, 3-9-40, 3-9-41
IntP	interposed cerebellar nucleus, posterior part	小脑间位核后部	3-9-38, 3-9-40, 3-9-41
InWh	intermediate white layer of the superior colliculus	上丘中白层	3-7-3, 3-7-13, 3-7-24, 3-8-14
IO	inferior olivary nucleus/complex/inferior olive	下橄榄核/复合体/下橄榄	3-10-7, 3-10-22, 3-10-28
IOD	inferior olive, dorsal nucleus	下橄榄背侧核	3-10-22
IOF	interolfactory fissure	嗅球间裂	2-1-3, 3-1-2, 3-1-8
IOM	inferior olive, medial nucleus	下橄榄内侧核	3-10-22, 3-10-26
IOPr	inferior olive, principal nucleus	下橄榄主核	3-10-22, 3-10-26
IP	interpeduncular nucleus	脚间核	3-7-5, 3-7-6, 3-7-14
IPAC	interstitial nucleus of the posterior limb of the anterior commissure	前连合后肢间位核	3-3-4, 3-3-20, 3-4-8
IPF	interpeduncular fossa	脚间窝	3-6-2, 3-6-6, 3-6-32
IPl	internal plexiform layer of the olfactory bulb	（嗅球）内丛层	3-1-9, 3-1-11
IPy	internal pyramidal layer	内锥体细胞层	3-2-25
IRe	infundibular recess	漏斗隐窝	3-4-3, 3-6-16
IRt	intemediate reticular nucleus,	中间网状核	3-9-10, 3-10-8, 3-11-10, 3-11-24
IThA	interthalamic adhesion	丘脑间黏合	2-3-1, 3-4-3, 3-4-5, 3-4-14
IVF	interventricular foramen	室间孔	2-3-1, 3-4-2, 3-4-3, 3-4-14, 3-4-28

K

| KF | Kölliker-Fuse nucleus/nucleus of Kölliker-Fuse | KF 核 | 3-8-10, 3-8-26, 3-8-28 |

L

LA	lateroanterior hypothalamic nucleus	（下丘脑）外侧前核	3-4-6, 3-4-15, 3-4-20
La	lateral amygdaloid nucleus	杏仁外侧核	3-4-8, 3-4-9, 3-4-30, 3-4-36
LaDL	lateral amygdaloid nucleus, dorsolateral part	杏仁外侧核背外侧部	3-4-35, 3-5-21
Lat	lateral cerebellar nucleus	小脑外侧核	3-9-38, 3-9-40, 3-9-44
LaVL	lateral amygdaloid nucleus, ventrolateral part	杏仁外侧核腹外侧部	3-4-35, 3-5-21
LaVM	lateral amygdaloid nucleus, ventromedial part	杏仁外侧核腹内侧部	3-4-35, 3-5-21
LatC	lateral cervical nucleus	颈外侧核	3-11-26, 3-11-27
LatP	lateral spinal nucleus	脊（髓）外侧核	3-11-26, 3-11-27
LC	locus coeruleus	蓝斑	2-1-10, 3-9-14, 3-9-15, 3-9-36
LCD	locus coeruleus, dorsal part	蓝斑（核）背侧部	3-9-15
LCF	longitudinal cerebral fissure /cerebral longitudinal fissure	大脑纵裂	2-1-2, 3-1-2～3-8-2
lcs	lateral corticospinal tract	皮质脊髓侧束	3-11-28, 3-11-29
LCV	locus coeruleus, ventral part	蓝斑（核）腹侧部	3-9-15
LD	laterodorsal thalamic nucleus	（丘脑）外侧背核	3-4-4, 3-4-5, 3-5-6, 3-5-19
LDB	lateral nucleus of the diagonal band	斜角带外侧核	3-3-4, 3-3-15, 3-3-20

LDTg	laterodorsal tegmental nucleus	被盖背外侧核	3-8-4, 3-8-23, 3-8-32
LDTgV	laterodorsal tegmental nucleus, ventral part	被盖背外侧核腹侧部	3-8-10, 3-8-28, 3-8-32
Lent	lentiforme nucleus	豆状核	3-2-4, 3-2-7
lfp	longitudinal fasciculus of pons	桥纵纤维	3-7-8, 3-7-26, 3-8-7, 3-8-18, 3-8-38
LG	lateral geniculate body/nucleus	外侧膝状体/外侧膝状体核	2-1-8, 3-5-6, 3-5-25, 3-6-7, 3-6-36
LGP/EGP	lateral globus pallidus/external part of globus pallidus	外侧苍白球/苍白球外带	3-2-7, 3-4-9, 3-5-9
LH	lateral hypothalamic area	下丘脑外侧区	3-4-6, 3-5-6, 3-6-5, 3-6-24
LHb	lateral habenular nucleus	缰外侧核	3-5-6, 3-6-5
LHbL	lateral habenular nucleus, lateral part	缰外侧核外侧部	3-5-6, 3-5-27, 3-6-18
LHbM	lateral habenular nucleus, medial part	缰外侧核内侧部	3-5-6, 3-5-27, 3-6-18
Li	linear nucleus of the medulla	（延髓）线形核	3-10-8, 3-10-21
LL	nuclei of lateral lemniscus/Lateral lemniscus	外侧丘系核/外侧丘系	3-7-26, 3-8-8, 3-8-23
ll	lateral lemniscus	外侧丘系（纤维）	3-7-26, 3-8-8, 3-8-23
LM	lateral mammillary nucleus	乳头体外侧核	3-6-10, 3-6-11, 3-6-24, 3-6-28
lo	lateral olfactory tract	外侧嗅束	2-2-1, 3-2-2, 3-3-3, 3-3-13, 3-4-2
LOT	nucleus of lateral olfactory tract	外侧嗅束核	3-4-8, 3-4-16, 3-4-30, 3-4-32
LP	lateroposterior thalamic nucleus	（丘脑）外侧后核	3-4-4, 3-5-6, 3-6-5, 3-6-22
LPA	latral preoptic area	视前外侧区	3-3-6, 3-3-7, 3-3-15, 3-4-6, 3-4-15
LPAG	lateral periaqueductal gray	管周灰质外侧部	3-7-3, 3-7-14, 3-7-22, 3-8-4, 3-8-16
LPB	lateral parabrachial nucleus	臂旁外侧核	3-8-10, 3-8-27, 3-8-29, 3-8-32
LPGi	lateral paragigantocellular nucleus	外侧巨细胞旁核	3-9-10, 3-9-27, 3-10-8, 3-10-21
LR4V	lateral recess of the fourth ventricle	第四脑室外侧隐窝	2-1-10, 3-9-40, 3-10-2, 3-10-11
LRt	lateral reticular nucleus	外侧网状核	3-10-7, 3-10-25, 3-11-9, 3-11-19
LRtMC	lateral reticular nucleus, magnocellular part	外侧网状核大细胞部	3-10-7, 3-10-26, 3-11-9, 3-11-17
LRtPC	lateral reticular nucleus, parvocellular part	外侧网状核小细胞部	3-10-7, 3-10-26, 3-11-9, 3-11-17
LRtS5	lateral reticular nucleus, subtrigeminal part	外侧网状核三叉下部	3-10-7, 3-10-26, 3-11-9, 3-11-17
LS	lateral septal nucleus	隔外侧核	3-2-3, 3-2-16, 3-3-4, 3-3-17
LSD	lateral septal nucleus, dorsal part	隔外侧核背侧部	3-2-3, 3-2-20, 3-3-4, 3-3-14
LSI	lateral septal nucleus, intermidiate part	隔外侧核中间部	3-2-3, 3-2-20, 3-3-4, 3-3-14
LSO	lateral superior olivary nucleus	外侧上橄榄核	3-9-16, 3-9-17, 3-9-23
LSV	lateral septal nucleus, ventricle part	隔外侧核腹侧部	3-2-3, 3-2-20, 3-3-4, 3-3-14
LTm	lamina terminalis	终板	3-2-2, 3-2-4, 3-3-13
LV	lateral ventricle	侧脑室	3-3-2～3-6-2, 3-6-36, 3-9-4
LVe	lateral vestibular nucleus	前庭（神经）外侧核	3-9-5, 3-9-26, 3-9-32, 3-9-39
LVPO	lateroventral periolivary nucleus	橄榄周腹外侧核	3-9-8, 3-9-16, 3-9-17

M

m5	motor root of the trigeminal nerve	三叉神经运动根	3-8-2, 3-8-15, 3-8-32, 3-9-18
MA3	medial accessory oculomotor nucleus	动眼神经内侧副核	3-6-33, 3-7-14, 3-8-35

MB	mamillary body/mamillary nucleus	乳头体（区）/乳头体核	2-2-1, 3-6-5,
mcp	middle cerebellar peduncle	小脑中脚	2-1-8, 3-8-2, 3-8-28, 3-9-2, 3-9-16
MCPC	magnocellular nucleus of the posterior commissure	后连合大细胞核	3-6-27
MCPO	magnocellular preoptic nucleus	视前（区）大细胞核	3-3-4, 3-3-15, 3-3-20, 3-4-6, 3-4-16
MD	mediodorsal thalamic nucleus	（丘脑）内侧背核	3-4-4～3-4-6, 3-4-23, 3-5-6, 3-5-25
Md	medullary layer of olfactory bulb	（嗅球）髓层	3-1-4, 3-1-9, 3-3-2
MdD	medullary reticular nucleus, dorsal part	延髓背侧网状核/延髓网状核背侧部	3-11-10, 3-11-16, 3-11-24
MdO	medulla oblongata	延髓	2-1-3, 2-3-1, 3-8-37, 3-10-35, 3-11-24
MdRt	medullary reticular formation	延髓网状结构	3-9-2, 3-10-2, 3-11-3,
MdV	medullarty reticular nucleus, vetral part	延髓腹侧网状核/延髓网状核腹侧部	3-11-10, 3-11-16, 3-11-24
ME	median eminence	正中隆起	1-2-30, 3-5-6, 3-5-15, 3-5-26
Me	medial amygdaloid nucleus	杏仁内侧核	3-4-8, 3-4-30, 3-4-36
Me5	Mesencephaic trigeminal nucleus	三叉神经中脑核	2-4-1, 3-7-22, 3-8-4, 3-8-28, 3-9-14
me5	mesencephalic trigeminal tract	三叉神经中脑束	3-8-4, 3-8-28, 3-9-14
MeAD	medial amygdaloid nucleus, anterodorsal part	杏仁内侧核前背侧部	3-4-33, 3-4-34
MeAV	medial amygdaloid nucleus, anteroventral part	杏仁内侧核前腹侧部	3-4-33, 3-4-34
Med	medial cerebellar nucleus	小脑内侧核	3-9-38, 3-9-39, 3-9-41, 3-9-42
MEE	median eminence, external layer	正中隆起外层	3-5-20
MeE	mesencephalon	中脑	2-3-1, 3-6-9, 3-7-2, 3-8-2, 3-8-37
MEI	median eminence, internal layer	正中隆起内层	3-5-20
MeM	medial mammillary nuclei	乳头体内侧核	3-6-11
MeRt	Mesencephalic reticular formation	中脑网状结构	3-6-11, 3-7-8, 3-8-10, 3-8-26
MePD	medial amygdaloid nucleus, posterodorsal part	杏仁内侧核后背侧部	3-4-35
MePV	medial amygdaloid nucleus, posteroventral part	杏仁内侧核后腹侧部	3-4-35
mfb	medial forebrain bundle	前脑内侧束	3-2-12, 3-3-13～3-5-13, 3-6-24
MG	medial geniculate body/nucleus	内侧膝状体/内侧膝状体核	2-1-8, 3-6-5, 3-6-26, 3-6-29, 3-7-8
MGD	medial geniculate nucleus, dorsal part	内侧膝状体核背侧部	3-6-27, 3-6-32
MGP	medial globus pellidus/internal part of globus pellidus	内侧苍白球/苍白球内带	3-5-9, 3-5-19, 3-6-8
MGV	medial geniculate nucleus, ventral part	内侧膝状体核腹侧部	3-6-27, 3-6-32
MHb	medial habenular nucleus	缰内侧核	3-5-6, 3-5-14, 3-5-27, 3-6-5
Mi	mitral cell layer of the olfactory bulb	（嗅球）僧帽细胞层	3-1-9, 3-1-11
MiA	mitral cell layer of the accessory olfactory bulb	副嗅球僧帽细胞层	3-1-11, 3-1-19
MiTg	microcellular tegmental nucleus	被盖小细胞核	3-7-8, 3-7-26, 3-8-15
ML	medial mamillary nucleus, lateral part	乳头体内侧核外侧部	3-6-10, 3-6-24
ml	medial lemniscus	内侧丘系	3-5-2～3-11-2, 3-11-14
mld	medial lemniscus decussation	内侧丘系交叉	3-11-2, 3-11-3, 3-11-21

mlf	medial longitudinal fasciculus	内侧纵束	3-5-2～3-11-2, 3-11-26
MM	medial mamillary nucleus , medial part	乳头体内侧核内侧部	3-6-10, 3-6-28
MnM	medial mamillary nucleus , median part	乳头体内侧核正中部	3-6-10, 3-6-24
MnPO	median preoptic nucleus	视前正中核	3-3-7, 3-3-15
MnR	median raphe nucleus	中缝正中核	3-7-5, 3-7-22, 3-8-6, 3-8-7, 3-8-17
MoCb	molecular layer of cerebellum	小脑分子层	1-2-7, 3-9-38
Mol	molecular layer	分子层	3-1-18, 3-2-13, 3-2-25, 3-4-18, 3-5-36
mp	mammillary peduncle	乳头体脚	3-6-10, 3-6-24, 3-6-31
MPA	medial preoptic area	视前内侧区	3-3-6, 3-3-7, 3-3-17, 3-4-6
MPB	medial parabrachial nucleus	臂旁内侧核	3-8-10, 3-8-28, 3-8-32
mPFC	medial prefrontal cortex	前额内侧皮质	2-3-1, 3-1-2, 3-1-16, 3-2-2
MPO	medial preoptic nucleus	视前内侧核	3-3-7, 3-3-19
MPOC	medial preoptic nucleus, central part	视前内侧核中央部	3-3-7, 3-3-19, 3-3-23
MPOM	medial preoptic nucleus, medial part	视前内侧核内侧部	3-3-7, 3-3-19, 3-3-23, 3-4-15
MPOL	medial preoptic nucleus, lateral part	视前内侧核外侧部	3-3-7, 3-3-23
MRe	mammillary Recess	乳头体隐窝	3-4-3, 3-6-10, 3-6-19
MS	medial septal nucleus	隔内侧核	3-2-3, 3-2-20, 3-3-4, 3-3-14
MSO	medial superior olivary nucleus	内侧上橄榄核	3-9-16, 3-9-17
mt	mammillothalamic tract	乳头丘脑束	3-5-6～3-5-8, 3-6-6, 3-6-19
mtg	mammillotegmental tract	乳头被盖束	3-6-2, 3-6-24, 3-7-5
MTh	metathalamus	后丘脑	2-1-8, 3-5-6, 3-5-23, 3-6-5, 3-6-25
MVe	medial vestibular nucleus	前庭内侧核	3-9-5, 3-10-3
MVeMC	medial vestibular nucleus, magnocellular part	前庭内侧核大细胞部	3-9-21, 3-9-26, 3-10-3, 3-10-15
MVePC	medial vestibular nucleus, parvicellular part	前庭内侧核小细胞部	3-9-21, 3-9-26, 3-10-3, 3-10-15
MVPO	medioventral periolivary nucleus	橄榄周腹内侧核	3-9-8, 3-9-16, 3-9-17

N

| NHy/NHP | neurohypophysis | 神经垂体 | 1-2-33, 3-3-8, 3-4-3 |

O

OB	olfactory bulb	嗅球	2-1-2, 3-1-2, 3-1-4, 3-1-20
ObCx	orbital cortex	眶皮质	3-1-4, 3-1-12, 3-1-17
Oc	occipital cortex	枕皮质	3-1-6, 3-5-10, 3-8-2, 3-8-30
oc	olivocerebellar tract	橄榄小脑束	3-10-2, 3-10-13, 3-10-24
och	optic chiasm	视交叉	2-2-1, 3-3-3, 3-3-15, 3-4-2, 3-4-15
OcP	occipital pole/occipitopolar cortex	枕极/枕极皮质	2-1-3, 3-1-6, 3-8-2
ON	olfactory nerve layer	嗅神经层	3-1-8, 3-1-9
on/ln	olfactory nerve	嗅神经	3-1-2, 3-1-3
OP	olfactory peduncle	嗅茎	2-2-1, 2-3-1, 3-1-2, 3-1-20
OPC	oval paracentral thalamic nucleus	（丘脑）中央旁卵圆核	3-5-6, 3-5-25, 3-5-30
opt	optic tract	视束	2-2-1, 3-4-2, 3-4-18, 3-5-2, 3-5-13

| OV | olfactory ventricle | 嗅脑室 | 3-1-4, 3-1-18, 3-2-2 |
| ost | original part of stria terminalis | 终纹起始部 | 3-4-30, 3-4-35 |

P

P	pulvinar nucleus/pulvinar	丘脑枕核/丘脑枕	3-4-5
P5	peritrigeminal zone	三叉神经核周带	3-8-8, 3-9-9, 3-9-18, 3-9-36
P7	perifacial zone	面神经核周带	3-9-8, 3-9-27, 3-10-7, 3-10-12
PA	Preoptic area	（下丘脑）视前区	3-3-13, 3-4-12, 3-5-8
Pa	paraventricular hypothalamic nucleus	下丘脑室旁核	3-4-6, 3-4-24, 3-4-27, 3-5-8
Pa4	paratrochlear nucleus	滑车神经旁核	3-7-5, 3-7-25, 3-8-10
Pa6	paraabducent nucleus	展神经旁核	3-9-10, 3-9-23, 3-9-29
PaAP	paraventricular hypothalamic nucleus, anterior parvicellular part	（下丘脑）室旁核前小细胞部	3-4-15, 3-4-27
PaDC	paraventricular hypothalamic nucleus, dorsal cap	（下丘脑）室旁核背侧帽	3-4-27
PAG	periaqueductal gray matter （of midbrain）	（中脑）管周灰质	3-6-5, 3-6-27, 3-7-7, 3-8-4, 3-8-16
PaLM	paraventricular hypothalamic nucleus, lateral magnocellular part	（下丘脑）室旁核外侧大细胞部	3-4-24, 3-4-27
PaMC	paraventricular hypothalamic nucleus, magnocellular divison	（下丘脑）室旁核大细胞部	3-4-27
PaMM	paraventricular hypothalamic nucleus, medial magnocellular part	（下丘脑）室旁核内侧大细胞部	3-4-24, 3-4-27
PaMP	paraventricular hypothalamic nucleus, medial parvicellular part	（下丘脑）室旁核内侧小细胞部	3-4-24, 3-4-27
PAmy	Periamygdaloid cortex	杏仁周皮质	2-2-1, 3-2-9, 3-4-2～3-6-2, 3-4-31
PaPC	paraventricular hypothalamic nucleus, parvocellular division	（下丘脑）室旁核小细胞部	3-4-27
PaPo	paraventricular hypothalamic nucleus, posterior part	（下丘脑）室旁核后部	3-4-27, 3-5-15
PaR	pararubral nucleus	红核旁核	3-7-8, 3-7-15, 3-7-19
Par	parietal cortex	顶皮质	3-1-6, 3-2-2～3-6-2, 3-5-10
PaV	paraventricular hypothalamic nucleus, ventral part	（下丘脑）室旁核腹侧部	3-4-24, 3-4-27
PB	parabrachial nuclei/complex	臂旁核/臂旁复合体	3-8-30, 3-8-34
PBG	parabigeminal nucleus	二叠体旁核	3-7-8, 3-7-26, 3-8-10, 3-8-15
PBP	parabrachial pigmented nucleus	臂旁色素核	3-6-13, 3-6-32, 3-7-28
PC	paracentral thalamic nucleus	（丘脑）中央旁核	3-4-6, 3-4-19, 3-5-6, 3-5-25
pc	posterior commissure	后连合	3-6-2, 3-6-12, 3-6-22, 3-6-33
PC5	parvicellular part of the motor nucleus of 5n	三叉神经运动核小细胞部	3-8-28, 3-9-18
PCA	posterior commissural area	后连合区	3-6-11, 3-6-22, 3-6-31
PCC	posterior cingulate cortex	后扣带（回）皮质	2-5-18, 3-1-6
PCRt	parvocellular reticular nucleus	小细胞网状核	3-10-8, 3-10-12, 3-11-10
PCRtA	parvocellular reticular nucleus, Alpha part	小细胞网状核 α 部	3-9-10, 3-9-21, 3-9-32
PDR	posterodorsal raphe nucleus	中缝背后核	3-8-4, 3-8-24
PDTg	posterodorsal tegmental nucleus	被盖背后核	3-9-5, 3-9-14

Pe	periventricular hypothalamic nucleus	（下丘脑）室周核	3-3-7, 3-4-6, 3-4-15, 3-5-6, 3-5-26
PeO	periolivery region/nuclei	橄榄周区/核	3-9-8, 3-9-16, 3-9-17
PF	parafascicular nucleus	束旁核	3-5-6, 3-6-5, 3-6-18, 3-6-23
PFl	paraflocculus	旁绒球	2-1-8, 3-9-38, 3-9-40
PH	posterior hypothalamic area	下丘脑后区	3-5-6, 3-5-26, 3-6-5, 3-6-24
Phr	phrenic nucleus	膈神经核	3-11-27
Pi	pineal body	松果体	1-2-32, 2-1-3, 3-3-8, 3-6-7, 3-8-2
PIF	parainterfascicular nucles	束间旁核	3-6-13, 3-7-28
Pir	piriform cortex	梨状皮质	3-1-2～3-7-2
PiRe	pineal recess	松果体隐窝	3-4-3, 3-6-5, 3-6-21
Pit	pituitary gland	垂体	2-2-1, 3-4-3, 3-6-6
Pk	purkinje cell layer of Cerebellum	（小脑）浦肯野细胞层	1-2-7, 3-9-38
PLCo	posterolateral cortical amygdaloid nucleus	（杏仁）后外侧皮质核	3-4-8, 3-4-34, 3-5-21, 3-6-37
PM	premamillary nucleus	乳头体前核	3-6-10
PMCo	posteromedial cortical amygdaloid nucleus	（杏仁）后内侧皮质核	3-4-8, 3-4-35, 3-5-21, 3-6-37
PMD	premamillary nucleus, dorsal part	乳头体前核背侧部	3-6-10, 3-6-19
PMnR	paramedian raphe nucleus	中缝旁正中核	3-7-8, 3-7-26, 3-8-10, 3-8-20
PMV	premamillary nucleus, ventral part	乳头体前核腹侧部	3-5-6, 3-5-31, 3-6-10, 3-6-19
PN	paranigral nucleus	黑质旁核	3-6-13, 3-7-28
Pn	Pons/pontine nucleus/basal part of the pons	脑桥/脑桥核/脑桥基底部	3-7-2, 3-7-27, 3-8-2, 3-8-7, 3-8-18
PnC	pontine reticular nucleus, caudal part /caudal pontine reticular nucleus	脑桥网状核尾侧部/脑桥尾侧网状核	3-8-9, 3-8-10, 3-9-10, 3-9-33
PnO	pontine reticular nucleus, oral part /oral pontine reticular nucleus	脑桥网状核嘴侧部/脑桥嘴侧网状核	3-7-8, 3-7-26, 3-8-9, 3-8-10, 3-8-23
PnR	pontine raphe nucleus	脑桥中缝核/中缝脑桥核	3-8-6, 3-8-7, 3-8-28, 3-8-32
PnRt	pontine reticular formation	脑桥网状结构	3-7-9, 3-8-2, 3-8-9, 3-8-26, 3-9-2
PnV	pontine reticular nucleus, ventral part /ventral pontine reticular nucleus	脑桥网状核腹侧部/脑桥腹侧网状核	3-8-9, 3-9-10, 3-9-13, 3-9-23
Po	posterior thalamic nucleus	丘脑后核	3-5-6, 3-5-19, 3-6-5, 3-6-22
Pol	polymorphic layer	多形层	3-1-18, 3-2-25, 3-4-31, 3-5-36
PoMV	medioventral part of posterior thalamic ucleus	丘脑后核腹内侧部	3-6-5, 3-6-22, 3-6-32, 3-7-8
PPir	prepiriform cortex	梨状前皮质	2-2-1, 3-2-9, 3-1-2～3-3-2
PPTg	pedunculopontine (reticular) tegmental nucleus	脚桥被盖（网状）核	3-7-8, 3-7-21, 3-7-29, 3-8-10, 3-8-23
PR	prerubral field	红核前区	3-5-6, 3-6-5, 3-6-11, 3-6-18, 3-8-35
Pr5	principal sensory trigeminal nucleus	三叉神经感觉主核	2-4-1, 3-8-8, 3-8-32, 3-9-9
Pr5DM	principal sensory trigeminal nucleus, dorsomedial part	三叉神经感觉主核背内侧部	3-9-9, 3-9-16, 3-9-23
Pr5VL	principal sensory trigeminal nucleus, ventrolateral part	三叉神经感觉主核腹外侧部	3-9-9, 3-9-16, 3-9-23
PrBo	pre-Bötzinger complex	前包钦格复合体（区）	3-10-7, 3-10-21, 3-10-30, 3-10-32
PrCnF	precuneiform area	楔（形核）前区	3-7-26, 3-8-10, 3-8-15
PrF	primary fissure	（小脑）原裂	3-9-40, 3-9-41
PrH/Pr	prepositus hypoglossal nucleus	舌下神经前置核	3-9-5, 3-9-26, 3-10-3, 3-10-16

PrL	prelimbic cortex	边缘前皮质	3-1-17
PrS	presubiculum	前下托	3-7-10, 3-8-11, 3-8-36
PSTh	parasubthalamic nucleus	底丘脑旁核	3-5-6, 3-5-31, 3-6-19
PT	paratenial nucleus	带旁核	3-4-6, 3-4-14, 3-4-23
PTA	pretectal area	顶盖前区	3-6-11, 3-6-22, 3-6-31
Put	putamen	（豆状核）壳	3-2-7, 3-4-9, 3-5-9
PV	paraventricular thalamic nucleus	丘脑室旁核	3-4-6, 3-4-14, 3-5-6, 3-5-14, 3-6-18
PVG	periventricle gray	室周灰质	3-6-5, 3-6-18, 3-6-22, 3-6-33
py	pyramidal tract	锥体束	2-2-1, 3-8-2～3-11-2, 3-11-29
pyd	pyramidal decussation	锥体交叉	3-11-3, 3-11-19, 3-11-28
Pyl	pyramidal layer	锥体细胞层	3-1-18, 3-2-13, 3-4-31, 3-5-36

R

R	red nucleus	红核	3-7-8, 3-7-12, 3-7-18, 3-7-22
RAmb	retroambiguus nucleus	疑后核	3-10-30, 3-11-9, 3-11-25
RCh	retrochiasmatic area /nucleus	交叉后区/核	3-4-6, 3-4-20, 3-4-24, 3-5-16
Re	reuniens nucleus	连结核	3-4-6, 3-4-19, 3-5-6, 3-5-30
ReIC	recessus of inferior colliculus	下丘隐窝	3-8-2, 3-8-3, 3-8-26, 3-9-40
RF	rhinal fissure	嗅裂	2-1-2, 3-1-2～3-8-2
Rh	rhomboid nucleus	菱形核	3-5-6, 3-5-14, 3-5-19
RIP	raphe interpositus nucleus	中缝间位核	3-9-7, 3-9-22, 3-9-23
RLi	rostral linear nucleus of the raphe	（中缝）嘴侧线形核	3-6-11, 3-6-33, 3-7-5, 3-7-6, 3-7-14
RMC	red nucleus, magnocellular part	红核大细胞部	3-7-8, 3-7-18, 3-7-19, 3-8-35
RMg	raphe magnus nucleus	中缝大核	3-9-7, 3-9-8, 3-9-16, 3-10-3, 3-10-17
Ro	nucleus of Roller/Roller nucleus	罗勒核	3-10-8, 3-10-21, 3-10-25
ROb	raphe obscurus nucleus	中缝隐核	3-10-3, 3-10-5, 3-10-17, 3-11-18
RPa	raphe pallidus nucleus	中缝苍白核	3-9-7, 3-9-16, 3-10-3, 3-10-21
RPC	red nucleus, parvocellular part	红核小细胞部	3-7-8, 3-7-15, 3-7-19, 3-8-35
Rph	raphe nuclei/rapheal nuclear group	中缝核（群）	3-6-32, 3-7-2～3-10-2, 3-11-13
RRF	retrorubral field	红核后区	3-7-8, 3-7-26, 3-7-28, 3-7-29
RS	retrosplenial cortex	压后皮质	2-3-1, 3-4-2～3-8-2, 3-8-36
rs	rubrospinal tract	红核脊髓束	3-7-2～3-11-2, 3-11-24, 3-11-31
Rt	reticular thalamic nucleus	丘脑网状核	3-4-4, 3-4-6, 3-4-19, 3-5-6, 3-5-13
RtTg	reticulotegmental nucleus of the pons	脑桥被盖网状核	3-8-6, 3-8-10, 3-8-24, 3-9-13
RVL	rostroventrolateral reticular nucleus	嘴腹外侧网状核	3-10-7, 3-10-18, 3-10-30
RVRG	rostral ventral respiratory group	嘴腹侧呼吸（细胞）组	3-10-7, 3-10-26, 3-10-30, 3-11-9

S

S	subiculum	下托	2-1-3, 3-3-10, 3-5-10, 3-8-36
s5	sensory root of the trigeminal nerve	三叉神经感觉根	3-7-2～3-9-2, 3-8-22, 3-9-28
SC	superior colliculus	上丘	2-1-3, 3-6-32, 3-7-12, 3-8-15
scc	splenium of the corpus allosum	胼胝体压部	2-3-1, 3-6-2, 3-6-25
SCF	semicircular fissure	半环裂	2-1-2, 3-1-12, 3-1-19

SCh	suprachiasmatic nucleus	交叉上核	3-3-7, 3-3-24, 3-4-6, 3-4-15
SChDL	suprachiasmatic nucleus, dorsolateral part	交叉上核背外侧部	3-3-24
SChVM	suprachiasmatic nucleus, ventromedial part	交叉上核腹内侧部	3-3-24
SCO	subcommissural organ	连合下器	1-2-31, 3-6-11, 3-6-22
scp	superior cerebellar peduncle	小脑上脚	2-1-8, 3-5-6,, 3-5-26, 3-6-5, 3-7-2～ 3-9-2
SDG	sulcus of dentate gyrus	齿状回沟	2-1-7, 3-5-37
SFi	septofimbrial nucleus	隔伞核	3-3-4, 3-3-14, 3-3-23, 3-4-14
SFO	subfornical organ	穹窿下器	1-2-28, 3-3-8, 3-4-14
SGe	supragenual nucleus	膝上核	3-9-5, 3-9-21, 3-9-23
SGZ	subgranular zone	颗粒下带/层	3-5-38
SHi	septohippocampal nucleus	隔海马核	3-2-3, 3-2-20, 3-3-4, 3-3-14
SHy	septohypothalamic nucleus	隔下丘脑核	3-3-4, 3-3-14, 3-3-20
SI	substantia innominata	无名质	3-2-7, 3-3-4, 3-3-15, 3-3-25
sl	spinal lemniscus	脊髓丘系	3-7-31
sm	stria medullaris of thalamus	（丘脑）髓纹	2-1-6, 3-4-2～3-6-2
sma	stria medullaris, anterior part	髓纹前部	2-1-6, 3-4-2, 3-4-14
SMV	superior medullary velum	上髓帆	3-8-37
SN	substantia nigra	黑质	3-6-5, 3-6-8, 3-7-8
SNC	substantia nigra, compact part	黑质致密部	3-6-13, 3-6-27, 3-6-39
SNCD	substantia nigra, compact, dorsal tier	黑质致密部背侧带	3-6-13
SNCM	substantia nigra, compact, medial tier	黑质致密部内侧带	3-6-13
SNCV	substantia nigra, compact, ventral tier	黑质致密部腹侧带	3-6-13
SNL	substantia nigra, lateral part	黑质外侧部	3-6-13, 3-6-27, 3-6-39
SNR	substantia nigra, reticular part	黑质网状部	3-6-13, 3-6-27, 3-6-39
SO	supraoptic nucleus	视上核	3-3-7, 3-3-24, 3-4-6, 3-4-24
Sol	solitary nucleus/nucleus of the solitary tract	孤束核	2-4-1, 3-10-3, 3-10-16, 3-11-5
sol	solitary tract	孤束	3-10-2, 3-10-35, 3-11-3, 3-11-15
SolC	solitary nucleus, commissural part	孤束核连合部	3-11-5, 3-11-15, 3-11-20
SOli	superior olivery nuclei/complex	上橄榄核（群）/复合体	3-8-7, 3-8-28, 3-9-8, 3-9-16
SolL	solitary nucleus, lateral part	孤束核外侧部	3-10-3, 3-10-25, 3-11-5, 3-11-15
SolM	solitary nucleus, medial part	孤束核内侧部	3-10-3, 3-10-25, 3-11-5, 3-11-15
SORe	supraoptic recess	视上隐窝	3-2-2, 3-2-19, 3-3-13, 3-4-3
Sp5	spinal trigeminal nucleus	三叉神经脊束核	2-4-1, 3-9-27, 3-10-12, 3-11-28
sp5	spinal trigeminal tract	三叉神经脊束	3-9-2～3-11-2, 3-11-23, 3-11-28
Sp5C	spinal trigeminal nucleus, caudal part	三叉神经脊束核尾侧部	3-11-10, 3-11-16, 3-11-24
Sp5DM	spinal trigeminal nucleus, dorsomedial part	三叉神经脊束核背内侧部	3-9-9, 3-9-27, 3-10-8, 3-10-13
Sp5I	spinal trigeminal nucleus, interpolar part	三叉神经脊束核极间部	3-10-8, 3-10-13, 3-11-10, 3-11-16
Sp5O	spinal trigeminal nucleus, oral part	三叉神经脊束核嘴侧部	3-9-9, 3-9-27, 3-10-8, 3-10-13
SpC	spinal cord	脊髓	3-11-29～3-11-31
SPF	subparafascicular nucleus	束旁下核	3-5-30, 3-6-5, 3-6-18, 3-6-23
SPO	superior paraolivary nucleus	橄榄旁上核	3-9-8, 3-9-16, 3-9-17
SpP	septum pellucidum	透明隔	3-2-4, 3-4-3
Spt	septal area/septum/septal nuclei	隔区或隔核（群）	3-2-2, 3-3-3, 3-3-14, 3-4-2

SPTg	subpeduncular tegmental nucleus	被盖脚下核	3-8-10, 3-8-17, 3-8-23
SPSy	sacral parasympathetic nucleus	骶副交感核	3-11-27
SpVe	spinal vestibular nucleus	前庭脊束核	3-9-26, 3-10-3, 3-10-12, 3-10-20
st	stria terminalis	终纹	3-3-3, 3-3-9, 3-4-7, 3-5-24
Stg	stigmoid hypothalamic nucleus	（下丘脑）斑核	3-5-15
STh	Subthalamus/subthalamic nucleus	底丘脑/底丘脑核	3-5-6, 3-5-31, 3-6-8, 3-6-39
STIA	bed nucleus of the stria terminalis, intraamygdaloid division	终纹床核杏仁内部	3-4-34, 3-4-36
Str	striatum	纹状体	3-2-2, 3-3-3, 3-4-2, 3-5-2
str	superior thalamic radiation	（丘脑）上辐射	3-5-2, 3-5-30, 3-6-2, 3-6-18, 3-6-29
Su5	supratrigeminal nucleus	三叉神经上核	3-9-18
Sub	submedius thalamic nucleus	丘脑中央下核	3-5-14, 3-5-19
SubC	subceruleus nucleus	蓝斑下核	3-8-10, 3-8-28, 3-9-10, 3-9-16
SubCD	subceruleus nucleus, dorsal part	蓝斑下核背侧部	3-9-18
SubCV	subceruleus nucleus, ventral part	蓝斑下核腹侧部	3-9-18
SubP	area subpostrema	最后下区	3-11-15
SuG	superficial gray layer	浅灰层	3-7-3, 3-7-13, 3-7-24
SuM	supramammillary nucleus	乳头体上核	3-6-11
sumd	supramammillary decusation	乳头体上交叉	3-6-10, 3-6-24, 3-6-28
SuML	supramammillary nucleus, lateral part	乳头体上核外侧部	3-6-10, 3-6-24, 3-6-28
SuMM	supramammillary nucleus, medial part	乳头体上核内侧部	3-6-10, 3-6-24, 3-6-28
SuVe	superior vestibular nucleus	前庭上核	3-9-5, 3-9-21, 3-9-39
SuWh/Op	superficial white layer/optic nerve layer	浅白层/视神经层	3-7-3, 3-7-13, 3-7-24, 3-10-14
SVZ	subventricular zone	脑室下带	3-2-16

T

TC	tuber cinereum	灰结节	3-2-4, 3-8-37
TCF	transversal cerebral fissure/cerebral transversal fissure	大脑横裂	2-1-2, 3-4-19, 3-5-14, 3-6-32
tch	tela choroid	脉络组织/脉络膜	1-2-17, 1-2-18
tch3V	tela choroid of the third ventricle	第三脑室脉络组织	3-4-6, 3-4-28, 3-5-6, 3-5-27
tch4V	tela choroid of the fourth ventricle	第四脑室脉络组织	3-9-40, 3-10-23
tchLV	tela choroid of the lateral ventricle	侧脑室脉络组织	3-4-28, 3-8-36, 3-8-37
Te	temporal cortex	颞皮质	3-1-6, 3-5-2～3-7-2, 3-8-36
TeP	temporal pole	颞极	3-1-5, 3-1-6
tfp	transverse fiber of pons	桥横纤维	3-7-2, 3-7-22, 3-8-2, 3-8-18,
tl	trigeminal lemniscus	三叉丘系	3-7-31
TR	tuberal region of hypothalamus	（下丘脑）结节区	2-2-1, 3-3-6, 3-4-24, 3-5-6, 3-5-15
TS	triangular septal nucleus	隔三角核	3-3-4, 3-3-18, 3-3-23, 3-4-14
ts	tectospinal tract	顶盖脊髓束	3-7-2～3-11-2, 3-11-31
TT	tenia tecta	盖带	3-1-2
tth	trigeminothalamic tract	三叉丘脑束	3-7-8, 3-8-7, 3-9-13
Tu	olfactory tubercle	嗅结节	3-2-3, 3-2-13, 3-3-3, 3-3-15

vsc	ventral spinocerebellar tract	脊髓小脑腹侧束	3-8-2, 3-11-2, 3-11-3, 3-11-26
VStr	ventral striatum /Str, ventral part	腹侧纹状体/纹状体腹侧部	3-2-6, 3-2-7
VTA	ventral tegmental area	被盖腹侧区/腹侧被盖区	3-6-5, 3-6-13, 3-6-32, 3-7-8, 3-7-18
VTg	ventral tegmental nucleus	被盖腹侧核	3-8-10, 3-8-23
vtgd	ventral tegmental decussation	被盖腹侧交叉	3-7-5, 3-7-6, 3-7-14, 3-7-18
VTT	ventral tenia tecta	腹侧盖带	3-1-16, 3-1-18

Z

ZI	zona incerta	未定带	3-5-6, 3-5-24, 3-6-5, 3-6-27
ZID	zona incerta, dorsal part	未定带背侧部	3-5-25, 3-5-31, 3-6-18, 3-6-24
ZIV	zona incerta, ventral part	未定带腹侧部	3-5-25, 3-5-31, 3-6-18, 3-6-24
Zo	zonal layer of the superior colliculus	上丘带状层	3-7-3, 3-7-13, 3-7-24

脑血管英文缩写词表

缩写词	英文全名	中文全名	重点出现处图号
		脑动脉	
ACA	anterior cerebral artery	大脑前动脉	2-5-2, 3-2-26, 3-4-39, 3-6-40
AChA	anterior choroidal artery	脉络丛前动脉	3-5-42, 3-6-40～3-6-42
AComA	anterior communicationg artery	前交通动脉	2-5-5
AICA	inferior anterior cerebellar artery	小脑下前动脉	2-5-2, 3-9-46, 3-10-36, 3-11-33
ASpA	Anterior/ventral spinal artery	脊髓前/腹侧动脉	2-5-2, 3-10-36, 3-11-33～3-11-35
AStrA	anterior striatal artery	纹状体前动脉	3-2-26, 3-3-31, 3-4-39
AzACA	azygos anterior cerebral artery	大脑前奇动脉	2-5-2, 3-2-26, 3-4-39, 3-6-40, 3-9-46
AzPA	azygos pericallosal artery	胼周奇动脉	2-5-3, 3-3-31, 3-5-42, 3-7-30, 3-8-40
BA	basilar artery	基底动脉	2-5-2, 3-5-42, 3-6-40, 3-7-30, 3-8-40
CCA	common carotid artery	颈总动脉	2-5-1, 2-5-2, 2-5-16, 2-5-17
CChA	common choroidal artery	脉络丛总动脉	3-5-42, 3-6-40～3-6-42
CxAmA	corticoamygdaloid artery	皮质杏仁动脉	3-2-26, 3-3-31, 3-4-39, 3-5-42, 3-6-40
CxStrA	corticostriate artery	皮质纹状体动脉	3-2-26
ECA	external carotid artery	颈外动脉	2-5-1, 2-5-2
ICA	internal carotid artery	颈内动脉	2-5-1, 2-5-2, 3-4-39, 3-5-42, 3-6-40
LHiA	longitudinal hippocampal artery	海马纵动脉	3-4-36, 3-5-42, 3-6-40, 3-7-30, 3-7-32
LOFrA	lateral orbitofrontal artery	眶额外侧动脉	3-1-21, 3-2-26
MCA	middle cerebral artery	大脑中动脉	2-5-2, 3-2-26, 3-3-31, 3-4-39, 3-5-42
MMA	middle meningeal artery	脑膜中动脉	2-5-2
MOFrA	medial orbitofrontal artery	眶额内侧动脉	3-1-21, 3-2-26
MStrA	medial strite arteries	纹状体内侧动脉	3-2-26, 3-3-31, 3-4-39
OlfA	olfactory artery	嗅动脉	2-5-2, 3-1-21
PCA	posterior cerebral artery	大脑后动脉	2-5-2, 3-5-42, 3-7-30, 3-8-40
PComA	posterior communicationg artery	后交通动脉	2-5-2, 3-5-42, 3-6-40
PICA	posterior inferior cerebellar artery	小脑下后动脉	2-5-2, 3-10-36, 3-11-33, 3-11-34
PirA	piriform artery	梨状（皮质）动脉	2-5-3, 3-4-39, 3-5-42
PLChA	posterior lateral choroidal artery	脉络丛后外侧动脉	3-5-42, 3-6-41～42
PMChA	posterior medial choroidal artery	脉络丛后内侧动脉	3-6-41, 3-6-42, 3-7-32
POliA	paraolivary artery	橄榄旁动脉	2-5-2, 3-9-46, 3-10-36
PPA	pterygopalatine artery	翼腭动脉	2-5-1, 2-5-2

PSpA	posterior/dorsal spinal artery	脊髓后/背侧动脉	2-5-2, 3-11-33, 3-11-34
PStrA	posterior strite artery	纹状体后动脉	3-3-31, 3-4-39
SCA	superior cerebellar artery	小脑上动脉	2-5-2, 3-7-30, 3-8-40
SCAN	supracollicular arterial network	丘上动脉网	3-6-40, 3-7-30, 3-7-32, 3-8-40
TCA	transverse collicular artery	丘横动脉	3-7-30, 3-7-32, 3-8-40
VA	Vertebral artery	椎动脉	2-5-2, 3-9-16, 3-10-36, 3-11-33

脑静脉

ACV	anterior cerebral vein	大脑前静脉	2-5-7, 2-5-11, 2-5-13
AzICV	azygos interal cerebral vein	大脑内奇静脉	2-5-10
BV	basal vein /Basal vein of Rosenthal	基底静脉/罗森塔尔基底静脉	2-5-7, 2-5-13, 2-5-18
CRhV	caudal rhineal vein	嗅裂尾侧静脉	2-5-7
DCbV	dorsal cerebellar vein	小脑背侧静脉	2-5-7, 2-5-15
DMCV	deep middle cerebral vein	大脑中深静脉	2-5-13
EJV	external jugular vein	颈外静脉	2-5-11, 2-5-16, 2-5-17
Galen V / GCV	great cerebral vein of Galen/ great cerebral vein	盖伦静脉/大脑大静脉	2-5-10, 2-5-13, 2-5-18
ICV	internal cerebral vein	大脑内静脉	2-5-12, 2-5-13, 2-5-18
IJV	internal jugular vein	颈内静脉	2-5-7, 2-5-16, 2-5-17
IpEV	interpterygoid emmissary vein	翼间导静脉	2-5-7, 2-5-11, 2-5-15
MCV	middle cerebral vein	大脑中静脉	2-5-11, 2-5-15
RglV	retroglenoid vein	臼后静脉	2-5-1, 2-5-7, 2-5-10, 2-5-11
RRhV	rostral rhnial vein	嗅裂嘴侧静脉	2-5-7
SCV	superior cerebral vein	大脑上静脉	2-5-7, 2-5-8
SMCV /Sylvian V	superficial middle cerebral vein/superfical middle cerebral vein of Sylvian/Sylvius	大脑中浅静脉/Sylvian 静脉	2-5-8
SPV	superior petrosal vein	岩上静脉	2-5-18

硬脑膜窦

ACS	anteior confluence of sinus	前窦汇	2-5-7, 2-5-16
CavS	cavernous sinus	海绵窦	2-5-7, 2-5-11, 2-5-12, 2-5-14
CS	confluence of sinus	窦汇	2-5-8, 2-5-12, 2-5-17
ICavS	intercavernous sinus	海绵间窦	2-5-11, 2-5-12
IOS	inferior olfactory sinus	嗅（球）下窦	2-5-7, 2-5-11
IPS	inferior petrosal sinus	岩下窦	2-5-7, 2-5-12, 2-5-15
ISS	inferior sagittal sinus	下矢状窦	2-5-10, 2-5-12, 2-5-16, 2-5-17
OcS	occipital sinus	枕窦	2-5-7, 2-5-12, 2-5-16

PCS	posterior confluence sinus	后窦汇	2-5-7, 2-5-10
SiS	sigmoid sinus	乙状窦	2-5-7, 2-5-12, 2-5-16~2-5-18
SOS	superior olfactory sinus	嗅（球）上窦	2-5-7, 2-5-11
SPS	superior petrosal sinus	岩上窦	2-5-7, 2-5-12, 2-5-18
SS	straight sinus	直窦	2-5-10, 2-5-12, 2-5-17
SSS	superior sagittal sinus	上矢状窦	2-5-7, 2-5-12, 2-5-16, 2-5-17
TrS	transversal sinus	横窦	2-5-7, 2-5-12, 2-5-15~2-5-18

中文名索引和注释

中文全名和英文缩写词　　　　　**以鼠脑断层解剖为重点的注释**　　　　（所在处主要脑节段或图号）

Ammon 角 CA　又称阿蒙角，是海马 Hi 的经典名称，此缩写词源自"Cornu Ammunis"，现常用"Ammon's horn"。CA 指海马本部或称固有海马，分为 CA1～CA3 区（第五至六段）。

Barrington 核 Bar　位于下丘后端至脑桥前半节段、室底灰质的外侧部，蓝斑 LC 与被盖背外侧核 LDTg 之间，被认为是"脑桥排尿中枢"（第七至八段）。

Bötzinger复合体区Bo　又称包钦格复合体，位于延髓网状结构腹外侧、疑核Amb的腹侧，被认为属"延髓呼吸调节中枢"的腹侧呼吸组VRG（第十至十一段）。

Cajal间位核InC　又称Cajal中介核或卡哈尔间位核，位于上丘节段、中脑网状结构MeRt的背内侧部，是中脑节段的内侧纵束mlf相关核（第六至七段）。此核曾用名为内侧纵束间位核（interstial nucleus of medial longitudinal fasciculus）。

Calleja 大岛 ICjM　位于嗅结节节段、伏隔核 Amb 与斜角带垂直部 VDB 之间，是 Calleja 岛中最大者，属嗅脑（第二段）。

Calleja 岛 ICj　位于嗅结节内、在颗粒细胞层之外的颗粒细胞集群，形态数目不定，属嗅脑（第二至三段）。

E-W 核 EW　位于丘脑末端至上丘节段、管周灰质腹侧部的中线旁，即动眼神经副（交感）核，属脑干的副交感神经低位中枢（第六至七段）。

F 区 F　位于丘脑后 1/3 节段、底丘脑未定带的内侧，又称 **Forel 区**，属底丘脑（第六段）。人脑的对应区称"Forel-H 区"或"红核前区"。

KF 核 KF　位于下丘后半至脑桥前半节段、小脑上脚的腹外侧，被认为属"脑桥呼吸调节中枢"的脑桥呼吸组 PRG（第八段）。此核被认为属脑内去甲肾上腺素能 A7 群。

Meynert 基核 B　是苍白球和腹侧苍白球内的散在大细胞簇，鼠脑或可包括视前区大细胞核 MCPO 和斜角带水平部 HDB 尚有争议，此核属脑内胆碱能神经元 Ch4 群（第二至四段）。

Roller 核 Ro　又称罗勒核、舌下核（sublingual nucleus）或舌底核，位于延髓节段、舌下神经核腹侧的网状结构内，属舌下周核（第十至十一段）。

B

半环裂 SCF　位于额极皮质 FrP 与嗅球 OB 嗅茎 OP 之间的脑裂，实为嗅裂 RF 前端的弧形弯曲（第一至二段）。

背侧巨细胞旁核 DPGi　位于脑桥后半至延髓开放部节段的室底灰质腹侧、巨细胞网状核 Gi 的背侧，属延髓网状核（第九至十段）。

背侧穹窿 df　位于隔海马移行区和海马水平部节段的胼胝体 cc 腹侧，由 CA1～CA3 区发出的纤维组成，前端加入穹窿 f（第四至六段）。

背侧丘脑 DTh　简称丘脑（thalamus，Th），位于前连合 ac 之后到后连合 pc 之前节段、前脑中心区，是间脑 DiE 的最大核团，被核团内的内髓板 iml 和外髓板 eml 分为数个核群，详见丘脑（第四至六段）。

背侧移行带 DTr　位于嗅茎节段，是眶皮质 ObCx 与嗅茎 OP 的连接区，其外侧有残存的半环裂 SCF，向后延续为嗅裂 RF（第二段）。

背外侧嗅束 dlo　位于嗅球节段、副嗅球 AOB 和嗅球 OB 之间，当 AOB 消失后延续为外侧嗅束 lo 背侧部（第一段）。

被盖背侧核 DTg　位于脑桥节段、脑桥中央灰质 CGPn 的中线旁，分为**中央部 DTgC** 和**中央周部 DTgP** 亚核（第八段）。

被盖背侧交叉 dtgd　位于上丘节段、管周灰质 PAG 腹侧，是上丘 SC 发纤维交叉而成，交叉后的纤维组成顶盖脊髓束 ts 后行（第七段）。

被盖背内侧区 DMTg　又称被盖背内侧核，位于下丘后半至脑桥前半节段、脑桥嘴侧网状核 PnO 和尾侧网状核 PnC 的背侧，属网状结构核团（第八至九段）

被盖背外侧核 LDTg　位于下丘后半至脑桥前半节段、中脑管周灰质 PAG 和脑桥中央灰质 CGPn 的外侧部内，属脑内胆碱能神经元 Ch6 群（第八至九段）。

被盖背外侧核腹侧部 LDTgV　位于下丘后半节段，是 LDTg 向腹外侧的延伸，属脑桥网状结构核团（第八段）。

被盖腹侧核 VTg 位于下丘节段、小脑上脚交叉 dscp 腹侧，与被盖前核 ATg 相延续，属脑桥网状结构核团（第八段）。

被盖腹侧交叉 vtgd 位于上丘节段、脚间核背侧，是红核 R 发纤维交叉而成，交叉后的纤维组成红核脊髓束 rs 后行入脊髓（第七段）。

被盖腹侧区VTA 又称腹侧被盖区，位于后连合至上丘中部节段、黑质 SN 的内侧，**臂旁色素核PBP、黑质旁核PN和束间旁核PIF**均归入该区，前端与下丘脑外侧区LH延续，后端延续为脑桥网状结构PnRt，此区属多巴胺神经元A10群（第六至七段）。

被盖背后核 PDTg 位于脑桥前部节段、脑桥中央灰质 CGPn 的中线旁，前端与被盖背侧核 DTg 相延续（第九段）。

被盖脚下核 SPTg 位于下丘节段、小脑上脚 scp 的腹侧并随 scp 背移，属脑桥网状结构核团（第八段）。

被盖前核 ATg 位于下丘节段、小脑上脚交叉 dscp 腹侧，后端与被盖腹侧核 VTg 延续，属脑桥网状结构核团（第八段）。

被盖小细胞核 MiTg 位于上丘后半和下丘节段、下丘 IC 腹侧的外侧丘系 ll 内，或属皮质下听觉中继核（第七至八段）。

背核 D 又称 **Clarke 背核**，位于胸髓后角底的内侧部，发纤维组成脊髓小脑背侧束 dsc 前行（第十一段）。在人脊髓内又称胸核（thoracic nucleus）。

臂旁核PB 位于下丘和脑桥节段、小脑上脚scp的周围，现认为包括**臂旁内侧核MPB、臂旁外侧核LPB和KF核KF**三个亚核，共同组成臂旁核复合体，与生理学的脑桥呼吸调节区（脑桥呼吸组PRG）和皮质下内脏运动调节区位置一致，KF属去甲肾上腺素能神经元A7群（第七至八段）。

薄束 gr 来自脊髓背侧索的感觉纤维束，前端终止于延髓关闭部的薄束核 Gr（第十一段）。

薄束核Gr 位于延髓关闭部节段、延髓中央灰质CG背侧的中线旁，接受薄束gr的纤维，发出的纤维称内弓状纤维ia，与楔束核Cu发出的ia共同绕中央灰质CG外侧，至腹侧中线处形成内侧丘系交叉mld，属脊神经相关核（第十一段）。

C

苍白球GP 又称**苍白球外带EGP**，位于前连合至海马水平部后缘节段、内囊ic与尾壳核CPu之间，与尾壳核CPu共同组成背侧纹状体DStr（第三至五段）。在人脑称外侧苍白球LGP。

侧脑室 LV 位于大脑半球内，前半由隔区 Spt、尾壳核 CPu 和胼胝体 cc 共同围成，后半由海马 Hi、尾壳核 CPu 和大脑深白质 dcw 围成，经室间孔 IVF 通连第三脑室 3V（第二至六段）。

侧脑室脉络丛 chpLV 附着在海马伞缘附近的脉络膜上，经室间孔 IVF 与第三脑室脉络丛 chp3V 相延续（第三至六段）。

侧脑室脉络组织 tchLV 又称侧脑室脉络膜，封闭海马伞缘处的脉络裂，并有侧脑室脉络丛 chpLV 附着（第四至六段）。

齿状回DG 位于海马的腹侧面、连接海马的CA3区，连接处称**齿状回门HDG**。DG可分为**背侧板和腹侧板**，前者隔海马裂HiF邻CA1区，后者隔大脑横裂TCF邻间脑和中脑。DG的三层结构为**分子层Mol、颗粒层Grl和多形层Pol**。Grl与Pol交界区称**颗粒下层SGZ**或颗粒下带，为成体脑内神经干细胞所在处之一（第四至六段）。

齿状回沟 SDG 位于海马腹侧面，为海马 CA3 区与齿状回腹侧板交界处的浅沟，是两者的表面分界标志（第四至五段）。

垂体 Pit 位于中脑脚间窝对应的颅底区，是内分泌腺但隶属下丘脑，分为**神经垂体 NHy/NHP、腺垂体 AHy/AHP** 和中间部，前者为分泌性室周器官（第七段，图 3-3-8）。

D

DK 核 DK 又称达克谢维奇核，位于丘脑末端至上丘前半节段、室周灰质 PVG 和管周灰质 PGA 腹外侧部内，属中脑节段的内侧纵束 mlf 相关核（第六至七段）。

大脑/大脑半球 Cbr 大脑包括左、右大脑半球，又称端脑。端脑的结构可分为①**大脑皮质**：细胞排列为 3 到 6 层不等；②**大脑髓质**：又称大脑深白质，其中的胼胝体 cc、前连合 ac、海马连合等统称半球间连合；③**基底核**：主要有尾壳核 CPu、苍白球 GP、屏状核 Cl 和杏仁核 Am；④**侧脑室 LV**：以室间孔为界，分为前、后两部（第一至八段）。广义的"大脑"将间脑也包括在内。

大脑深白质 dcw 即大脑髓质。鼠大脑髓质仅为大脑皮质下的薄层纤维板，胼胝体 cc、胼胝体嘴 gcc、胼胝体压部 scc、胼胝体小钳 fmi、胼胝体大钳 fmj、外囊 ec 和扣带 cg 均属 dcw（第一至八段）。

大脑脚 cp 位于下丘脑结节区后半至脑桥前缘节段、中脑的腹侧，cp 前端从内囊 ic 延续而来，向后延续为桥纵纤维 lfp（第五至七段）。

大脑纵裂 LCF 位于左、右大脑半球之间的矢状位裂隙，又称半球间裂，裂处的蛛网膜下隙内有大脑镰和脑血管的分支（第一至八段）。

大脑横裂 TCF　位于半球和海马内侧面与间脑和中脑背外侧面之间的弧形裂隙,裂处的蛛网膜下隙内有丰富的脑血管分支,并有滑车神经根 4n 穿行(第四至八段)。

岛皮质 ICx　位于嗅裂周围、沿嗅裂 RF 前后分布的狭长皮质带,属中间皮质。ICx 腹侧与梨状皮质 Pir 毗邻,背侧从前向后依次与额皮质 Fr、顶皮质 Par 和颞皮质 Te 毗邻(第二至八段)。

底丘脑 STh　位于丘脑中 1/3 至后 1/3 前半节段、大脑脚与外髓板之间,主要有**底丘脑核** STh 和未定带 ZI,属间脑 DiE(第五至六段)。临床学科常称底丘脑为腹侧间脑,称底丘脑核为吕伊斯体(Luys' body)。

底丘脑旁核 PSTh　位于底丘脑核 STh 的腹内侧、延伸入下丘脑外侧区 LH 内,功能上隶属 LH 的核团(第五至六段)。

第三脑室 3V　位于间脑内的正中矢状位窄隙,根据位置分为三部:**背侧部** D3V 位于左右上丘脑 ETh 之间;**腹侧部** V3V 位于左右下丘脑 HTh 之间,即第三脑室 3V 主部;**中间部** In3V 仅指丘脑间黏合 IThA 与乳头体 MB 之间的狭隙,在 IThA 消失后与 D3V 汇合成 3V 最深处(第三至六段)。人脑的 3V 分为**丘脑部** 3V-DTh 和**下丘脑部** 3V-HTh(图3-4-3)。

第三脑室脉络丛 chp3V　附着在 tch3V 的腹侧面,前端经室间孔 IVF 与侧脑室脉络丛 chpLV 相延续(第四至六段)。

第三脑室脉络组织 tch3V　封闭第三脑室背侧部 D3V 的顶,向后延续参与围成松果体隐窝 PiRe(第四至六段)。

第四脑室 4V　位于脑桥和延髓开放部背侧与小脑腹侧面之间,向前连中脑导水管 Aq,向后连延髓中央管 CC,向两侧缩窄为**第四脑室外侧隐窝** LR4V,并经正中孔和一对外侧孔(即 LR4V 外侧端)通蛛网膜下隙(第九至十段)。

第四脑室脉络丛 chp4V　附着在 tch4V 的腹侧面,两端经 4V 外侧隐窝 LR4V 和外侧孔延入蛛网膜下隙(第十段)。

第四脑室脉络组织 tch4V　位于延髓开放部节段的背侧面、构成第四脑室顶的后半(第十段)。

顶盖脊髓束 ts　前端起自上丘节段的被盖背侧交叉 dtgd,伴行内侧纵束 mlf 纵贯脑干后行,止于颈髓(第七至十一段)。

顶盖前区 PTA　前端起自丘脑后 1/3 至上丘前半节段、上丘脑 ETh 的后部,由数个大小不等的核团组成,其中**顶盖前区前核** APT 最大,并分为**背侧部** APTD 和**腹侧部** APTV 亚核(第六至七段)。

顶皮质 Par　位于胼胝体嘴前至海马水平部后缘节段的半球外侧面,躯体感觉皮质位于此区内(第二至五段)。

动眼神经根 3n　由动眼神经核 3N 和 E-W 核发纤维组成,向腹侧穿中脑网状结构内侧部,在大脑脚 cp 内侧出脑(图2-4-2)。

动眼神经核 3N　位于上丘节段、管周灰质的腹侧部、内侧纵束的背侧,属脑神经运动核(第七段)。

动眼神经内侧副核 MA3　位于上丘节段,包绕在 3N 和 EW 的前、外和背侧,属副交感神经相关核(第六至七段)。

豆状核 Lent　属人脑基底核,分为壳 Put 和苍白球 GP,后者又分为**内侧苍白球** MGP 和**外侧苍白球** LGP(图3-2-7)。

多形层 Pol　是分层皮质结构的最深层,如具有 3 层结构的海马 Hi、齿状回 DG、嗅结节 Tu、盖带 TT、梨状皮质 Pir、小脑皮质等的第 3 层;具有 6 层结构的额皮质 Fr、顶皮质 Par 等(所有新皮质区)的第 6 层(图3-1-18,图3-2-25,图3-5-36,图3-9-38)。

E

额皮质 Fr　位于半球前端至海马水平部节段的背侧面,躯体运动皮质位于此区内。额皮质前端称**额极** FeP,近前端的皮质区称**额极皮质** FrP,两者的缩写词相同(第一至四段)。

二叠体旁核 PBG　位于上丘后半和下丘前半节段、下丘腹侧近脑表处,属脑内胆碱能神经元 Ch8 群(第七至八段)。

F

分子层 Mol　是分层皮质结构的最浅层,又称第 1 层或表层。大脑半球皮质区(额皮质 Fr、顶皮质 Par、枕皮质 Oc、颞皮质 Te、岛皮质 ICx、梨状皮质 Pir、内嗅皮质 Ent、扣带皮质 Cg、压后皮质 RS 等)和小脑半球皮质区的表层,以及海马 Hi(海马裂 HiF 在发育过程中为脑表面)、齿状回 DG、嗅结节 Tu、盖带 TT 等的表层(图3-1-18,图3-2-25,图3-5-36,图3-9-38)。

伏隔核 Acb　位于嗅结节至前连合前节段、紧伴前连合前肢 aca,分为**核心部** AcbC 和**壳部** AcbSh(第二至三段)。

副神经根 11n　由副神经核 11N 发纤维组成,沿脊髓外侧前行经枕骨大孔入颅后,伴迷走神经根 10n 重又出颅(图2-4-2)。

副神经核 11N　位于第 1～5 颈髓前角内侧部,发纤维组成副神经 11n,属脑神经运动核(第十一段)。

副嗅球 AOB　位于嗅球背后方、其分层与嗅球 OB 各层基本对应,接受犁鼻神经 vn 的传入纤维(第一段)。

副嗅束床核 BAOT　位于隔海马移行区节段、杏仁皮质区的内侧部,虽位置浅表,但隶属杏仁内侧核群(第五段)。

腹侧苍白球 VP　位于嗅结节至前连合前节段、紧邻嗅结节 Tu 深方并向背侧扩展,后端与苍白球 GP 相连(第二至三段)。

腹后内侧核 VPM　紧贴 VPL 的背内侧、位置略偏后,核内纤维束细而少,背内侧主要毗邻丘脑后核 Po(第五至六段)。人脑的腹后内侧核主部(principal part)与其对应。

腹后外侧核 VPL 紧贴外髓板 eml 背内侧、位置略偏前，前背侧主要毗邻腹外侧核 VL，核内纤维束较粗而多（第五至六段）。人脑的此核分为嘴侧部（oral part）和尾侧部（caudal part）亚核。

G

盖带 TT 位于嗅茎后半内侧部的脑表面，分成**背侧盖带 DTT** 和**腹侧盖带 VTT**，DTT 可分为四层，VTT 分为三层，属嗅脑结构（第一至二段）。

橄榄周区 PeO 位于斜方体节段、围绕在上橄榄主核的周围，又称橄榄周核。PeO 包括**橄榄周腹内侧核 MVPO、橄榄周腹外侧核 MVPO、橄榄旁上核 SPO** 和**橄榄周背侧区 DPO** 等，均属上橄榄核群 SOli（第八至九段）。

隔区 Spt 位于胼胝体膝至海马前节段、左右侧脑室 LV 之间，由隔核（共有 6 个亚核）组成并有海马的纤维穿行（第二至三段）。人脑的隔区相当于终板旁回和胼胝体下回所在处，与鼠隔区的前半同源。

隔海马核 SHi 位于隔区前半的中线两侧、胼胝体的腹侧，其外侧有隔外侧核背侧部 LSD（第三至四段）。

隔内侧核 MS 位于隔区腹侧半的中线旁，与腹侧的斜角带相连，属中枢胆碱能神经元 Ch1 群（第二至三段）。

隔三角核 TS 位于隔区的后半、海马腹侧连合 vhc 的背侧（第三段）。

隔伞核 SFi 位于隔区后半的中央，散在于海马伞纤维 fi 之间，共同围绕在隔内侧核 MS 的背外侧（第二至三段）。

隔外侧核 LS 位于隔区的外侧部，参与形成侧脑室的内侧壁，是隔区最大的核团，分为**背侧部 LSD、中间部 LSI** 和**腹侧部 LSV** 亚核（第二至三段）。也有学者将此核分为嘴侧部、尾侧部和腹侧部亚核。

隔下丘脑核 SHy 位于隔区中部的腹外侧，并延伸入下丘脑区，其背侧毗隔外侧核腹侧部 LSV（第三段）。

膈神经核 Phr 位于中段颈髓前角的第 9 板层，又称膈运动神经元 Ph9，发出纤维组成膈神经（图 3-11-27）。人的 Phr 在第 3～7 节颈髓均可发现。

孤束 sol 位于延髓的背外侧、伴孤束核经行，是内脏感觉传入纤维（第十至十一段）。

孤束核 Sol 位于脑桥后端至延髓末节段，前端在脑桥网状结构 CGPn 内向背后方伸延，后端止于延髓中央管 CC 的背侧，属脑神经内脏感觉核。Sol 亚核众多，大鼠分成 12 个亚核，小鼠分成 11 个亚核，人的分成 5 个亚核。本教材仅根据各亚核的位置，简单将其归纳为**内侧部 SolM、外侧部 SolL** 和**连合部 SolC**。在延髓开放部，SolM 内侧的室底灰质内有脑内肾上腺能神经元 C2 群，在延髓关闭部，SolM 内侧及周围有脑内去甲肾上腺素能神经元 A2 群（第九至十一段）。

钩束 un 位于脑桥节段、小脑上脚 scp 的背侧，是小脑内侧核 Med 发出后经小脑上脚 scp 出小脑的纤维束（第九段）。人脑对应的纤维束称顶核桥延束或顶核延髓束（鼠的 un 也常借用此名）。注意：人脑的"钩束"是大脑半球的联络纤维束，位于脑岛的前下部，联系同侧额叶前部与颞叶前部。

H

海马 Hi 形成大脑半球内侧壁的后半、包罩丘脑和中脑的背外侧。鼠 Hi 从细胞构筑上分成 CA1-CA3 区和齿状回 DG，在形态上分成海马水平部和垂直部；在断面解剖内分成**背侧海马 HiD** 和**腹侧海马 HiV**，从功能角度与海马伞 fi、海马槽 alv、下托 S 和内嗅皮质 Ent 等共同组成海马结构（hippocampal formation）。狭义的 Hi 仅指 **CA1-CA3** 区，又称固有海马（hippocampus proper）或海马本部。CA1-CA3 的三层结构为**分子层 Mol、锥体细胞层 Pyl** 和**多形层 Pol**（第五至七段）。人的海马仅位于颞叶的侧室下角内，但细胞构筑、纤维联系与鼠的对应不变。

海马伞 fi 位于 CA3 区表面、是同侧的 CA1-CA3 区发出的纤维沿海马前外侧缘汇聚成的带状纤维束，前端汇入穹窿 f（第四至六段）。

海马背侧连合 dhc 位于海马水平部节段、紧贴胼胝体 cc 和背侧穹窿 df 的腹侧，是 CA1-CA3 区发出的纤维在海马背侧中线处左右交叉形成（第四至六段）。在人脑称海马连合或穹窿连合。

海马腹侧连合 vhc 位于隔海马移行区节段、左右海马伞 fi 之间，是 fi 纤维在海马前端和隔区 Spt 后半内左右交叉形成（第三至四段）。

海马槽 alv 又称室床，位于 CA1-CA3 区多形层表面的薄层纤维，向外侧汇聚成海马伞 fi，在背侧中线区汇聚成背侧穹窿 df，部分纤维左右交叉形成海马背侧连合 dhc（第四至六段）。

海马裂 HiF 位于海马 CA1 区与齿状回 DG 背侧板之间的潜在裂隙，裂表面有海马纵动脉 LHiA 经行，裂内有海马横动脉及其分支经行分布（第四至六段）。人脑的海马裂又称海马沟。

黑质 SN 位于丘脑后部至中脑上丘节段、紧贴大脑脚 cp 的背侧，分为**致密部 SNC、网状部 SNR** 和**外侧部 SNL**，是锥体外系的重要中继核。SNC 属脑内多巴胺能神经元 A9 群（第六至七段）。

红核 R 位于上丘节段的前半、中脑网状结构内，分为前背侧的**小细胞部** RPC 和后腹侧的**大细胞部** RMC。红核是锥体外系的重要中继核，也是中脑网状结构内最大核团（第七段）。人脑红核的 RPC 发达，鼠脑的 RMC 发达。

红核后区 RRF 位于红核的外后方、中脑网状结构 MeRt 内，前端起于 MeRt 的腹侧，并随其向背外侧移位直至消失。RRF 属脑内多巴胺能神经元 A8 群（第七段）。

红核脊髓束 rs 前端起自上丘节段的被盖腹侧交叉 vtgd，向后逐渐移位至脑干腹外侧，伴随在三叉神经脊束 sp5 的腹侧后行至脊髓（第七至十一段）。鼠的 rs 纵贯脊髓全长，人的仅达颈髓。

红核脊髓束上核 ERS 位于下丘节段的脑桥网状结构内，仅为红核脊髓束 rs 背侧的数个大细胞，或属外侧丘系（第八段）。

红核旁核 PaR 位于上丘节段、红核 R 背外侧的网状结构内（第七段）。

红核前区 PR 位于丘脑后半节段，前连丘脑腹内侧核 VM、后连红核小细胞部 RPC，伴小脑上脚 scp 同行（第七段）。

后连合 pc 位于丘脑中脑交界处、中脑导水管前端背侧的横行纤维束，可作为间脑与中脑的分界标志（第六至七段）。

后连合区 PCA 位于后连合 pc 的周围和外侧端附近、中脑顶盖前区 PTA 的腹侧，包括数个小核团和境界不清的核区，其中位于 pc 外侧端的**后连合大细胞核** MCPC 较易辨识（第六至七段）。人脑的对应区被归入顶盖前区内。

后丘脑 MTh 位于丘脑后 1/3 至上丘节段、丘脑和中脑的外侧部，包括内侧膝状体 MG 和外侧膝状体 LG，属间脑 DiE（第六至七段）。MTh 与背侧丘脑 DTh 的腹后核 VPo 同属感觉传导通路的最后一级中继核，临床学科常将其归入 DTh 内。

后屈束 fr 又称缰脚间束，位于丘脑后 1/3 至上丘节段、中线两侧，起自缰核 Hb、止于中脑脚间核 IP（第六至七段）。

滑车神经根 4n 由滑车神经核 4N 发纤维绕至背侧的前髓帆 AMV 内交叉后，在脑桥背侧出脑（第八至九段，图 2-4-2）。

滑车神经核 4N 位于上丘末至下丘节段、动眼神经核 3N 的后方，属脑神经运动核（第七至八段）。

滑车神经旁核 Pa4 位于下丘节段、内侧纵束 mlf 外侧的网状结构内，属中脑网状结构核团（第八段）。

环状核 Cir 位于下丘脑前区节段、下丘脑前核 AH 周围或核内，数目不定，属下丘脑神经分泌大细胞核（第四段）。

灰被 IG 紧贴胼胝体的背侧，又称胼胝体上回，前端与背侧盖带 DTT 相连，是胚胎发育期海马的残体，属海马结构（第二至六段）。

J

基底前脑 BF 位于嗅茎至前连合节段、前连合水平的腹侧（经典观念），主要指腹侧苍白球 VP、无名质 SI、伏隔核 Acb、嗅结节 Tu 和嗅茎 OP 所在的脑区（第一至三段）。新观念认为斜角带 DB、隔区 Spt、终纹床核 BST、下丘脑的前部以及杏仁区的前部等均属 BF 结构，至今尚无统一的精确定义。人脑 BF 指位于端脑和间脑腹侧、前连合下方的数个小核团（区），与鼠的结构基本对应。

脊髓背外侧束 dl 位于脊髓后角尖处，纵贯脊髓全长，属脊髓固有束，在第一颈髓 C_1 与三叉神经脊束 sp5 相延续（第十一段）。在人的脊髓称李骚（Lissauer）束。

脊髓小脑背侧束 dsc 位于脊髓腹外侧前行，至延髓外侧伴橄榄小脑束 oc 加入小脑下脚 icp（第十至十一段）。在人又称脊髓小脑后束。

脊髓小脑腹侧束 vsc 位于脊髓和延髓的腹外侧前行，至斜方体前缘穿至脑桥背侧加入小脑上脚 scp（第八至十一段）。在人又称脊髓小脑前束。

间脑 DiE 位于前连合 ac 至后连合 pc 节段，前连尾壳核 CPu 和基底前脑 BF，后连中脑 MeE，背外侧面被半球皮质和海马覆盖，仅腹侧面露于脑表。DiE 分为背侧丘脑 DTh、上丘脑 ETh、下丘脑 HTh、底丘脑 STh 和后丘脑 MTh5 个部分。DiE 内有正中矢状位的第三脑室 3V，暴露与脑腹侧面的是下丘脑 HTh（第三至六段）。

缰核 Hb 位于背侧丘脑中、后段的背侧中线旁，是上丘脑 ETh 的主核，分为缰内侧核 MHb 和缰外侧核 LHb（第四至六段）。在人脑的脑表对应区称缰三角。

缰内侧核 MHb 较小但细胞密集，形成第三脑室背侧部 D3V 的侧壁，属脑内胆碱能神经元 Ch7 群（第四至六段）。

缰外侧核 LHb 较大但细胞稍稀疏，可分为**内侧部** LHbM 和外侧部 LHbL 亚核（第四至六段）。在人脑未分出亚核。

缰连合 hbc 位于后连合 pc 的背侧、髓纹 sm 的后端，是连接两侧缰核 Hb 和髓纹 sm 后端的交叉纤维（第六段）。

交叉后区 RCh 又称交叉后核，位于下丘脑前区节段、视交叉 och 的后缘至正中隆起 ME 前缘之间的下丘脑腹侧面，前端与交叉上核 SCh 相连，后端与弓状核 Arc 相延续（第四至五段）。

交叉上核 SCh 位于视前区节段、视交叉 och 的背侧。大鼠的 SCh 分为**背外侧部** SChDL 和**腹内侧部** SChVM 亚核（第三至四段），小鼠的分为背内侧部和腹外侧部亚核，而人的 SCh 分为核心部和壳部亚核。

脚间核 IP 位于上丘节段、左右大脑脚之间的脚间窝 IPF 内并向腹侧面膨隆，分为 5 个亚核（第七段）。人的 IP 分为 4 个亚核，猴的仅分出 3 个亚核。

脚内核 EP 又称**苍白球内带 IGP**。位于丘脑前 1/3 节段、大脑脚 cp 的纤维束内（第七段）。相当于人的内侧苍白球 MGP。

脚桥被盖核 PPTg 又称**脚桥被网状盖核**或**脑桥被盖核 PTg**，位于上丘和下丘节段、中脑和脑桥的网状结构内，伴随小脑上脚 scp 背移，属脑内胆碱能神经元 Ch5 群（第七至八段）。

结节区 TR 位于丘脑中 1/3 节段、下丘脑腹侧面的中部，下丘脑背内侧核 DM 和腹内侧核 VMH 为其内最大核团（第五段）。此区曾用缩写 TC，源自人下丘脑结节区脑表面的灰结节（tuber cinereum，TC），鼠脑无此结构。

结节乳头体背侧核 DTM 位于丘脑后 1/3 节段、第三脑室 3V 的背外侧角处，曾用名结节大细胞核（tuberal magnocellular nucleus，TMC）（第六段）。此核在人脑和猴脑未发现。

颈外侧核 LatC 位于上段颈髓的外侧索内、脊髓后角的外侧（第十一段）。

颈中央核 CeCv 位于延髓关闭部节段、舌下神经核、迷走神经背核和孤束核的外侧，并延续至上段颈髓（第十一段）。

巨细胞网状核 Gi 位于斜方体至延髓开放部节段、占据网状结构的内侧半，是延髓最大的网状核（第九至十段）。

巨细胞网状核 α 部 GiA 位于巨细胞网状核 Gi 腹内侧部的前半，与中缝大核 RMg 毗邻（第九段）。

巨细胞网状核腹侧部 GiV 位于巨细胞网状核 Gi 腹内侧部的后半，下橄榄核 IO 毗邻（第九至十段）。

K

扣带（纤维）cg 位于大脑半球内侧面、紧贴胼胝体的背外侧，为弯曲的白质薄板，表面被覆扣带皮质（第二至七段）。cg 属大脑半球的联络纤维，连系同侧边缘叶的各部。

扣带（皮质）Cg 位于大脑半球内侧面、胼胝体前半的背侧和前方，分为**扣带皮质1区 Cg1** 和**扣带皮质2区 Cg2**，Cg1 参与前额内侧皮质区 mPFC 的组成（第二至四段）。鼠 Cg 相当于人脑前扣带回皮质 ACC，两者的 Brodmann 分区（24区）一致。

眶皮质 ObCx 又称眶额皮质，位于半球额极至胼胝体小钳节段，形成半环裂 SCF 和嗅裂 RF 前端的上壁（第一至二段）。人的眶额皮质指整个额叶的下面，包括数条眶沟眶回，位于颅前窝内。

L

蓝斑 LC 又称蓝斑核，位于脑桥前半节段、脑桥中央灰质的外侧角处，可分为**背侧部 LCD** 和**腹侧部 LCV**，此核为脑内去甲肾上腺能神经元 A6 群，其背侧端向后的延伸部为 A4 群（第八段）。

蓝斑下核 SubC 位于下丘至脑桥前半节段、脑桥网状结构的外侧部，主要分为**背侧部 SubCD** 和**腹侧部 SubCV**，并与蓝斑 LC 组成蓝斑复合体。此核属脑内去甲肾上腺素能神经元 A7 群（第七至八段）。

犁鼻神经 vn 位于嗅球后半节段、副嗅球的内上方，是连接犁鼻器和副嗅球 AOB 的无髓鞘神经（第一段）。

梨状内核 En 位于嗅茎至海马垂直部前半节段、梨状皮质 Pir 深方，可分为**背侧部 DEn**、**腹侧部 VEn** 和**中间部 IEn** 亚核，狭义的"梨状内核 En"仅指最大且细胞密集深染的背侧部 DEn（第一至六段）。

梨状皮质 Pir 位于嗅裂腹侧的前大部、半球的腹外侧面，包括梨状前皮质 PPir 和杏仁周皮质 PAmy，为三层的皮质结构（第二至三段）。经典定义的 Pir 还包括内嗅皮质 Ent。

梨状前皮质 PPir 位于嗅茎至前连合后缘节段、嗅裂的腹侧，前端与前嗅核外侧部 AOL 相连，后端延续为杏仁周皮质 PAmy，为三层的皮质结构（第二至三段）。

连合下器 SCO 位于后连合的腹侧，属分泌性室周器官（第六至七段）。

连结核 Re 位于丘脑的前 2/3 节段、丘脑间黏合 IThA 的腹侧部，属丘脑中线核群（第四至五段）。

菱形核 Rh 位于丘脑的中 1/3 节段、连结核 Re 的背侧，属丘脑中线核群（第五段）。

漏斗柄 InfS 位于丘脑的中 1/3 节段，为正中隆起 ME 向后的漏斗状延伸，其内的 3V 腔即**漏斗隐窝 IRe**（第 5 段）。

M

迷走神经根 10n 主要由迷走神经背核 10N 和疑核 Amb 发出的纤维、终止于孤束核 Sol 的纤维共同组成，在延髓开放部的侧面连于脑干（图 2-4-2）。

迷走神经背核 10N 位于延髓节段，自延髓网状结构内伴孤束核 Sol 背移至延髓背侧的中央灰质内，属脑神经内脏运动核。10N 与 Sol 共同组成孤束-迷走复合体，在延髓开放部，此复合体的内侧区有脑内肾上腺能神经元 C2 群，在延髓关闭部有脑内去甲肾上腺素能神经元 A2 群（第十至十一段）。

面神经根 7n　主要由面神经核 7N 和泌涎核发出的纤维、终止于孤束核 Sol 头端的纤维共同组成，在脑桥基底部 Pn 与斜方体 Tz 交界处的外侧连于脑干（图 2-4-2）。

面神经升支 asc7　位于脑桥小脑相连部节段、脑桥网状结构内。自面神经核 7N 发出的松散纤维，从腹后外侧斜穿脑桥网状结构 PnRt 向背前内侧汇聚的一段（第九段）。

面神经膝 g7　与 asc7 背侧端延续的致密纤维束，在脑桥中央灰质 CGPn 腹侧前行的一段（第九段）。人脑的也称面神经内膝（internal genu of the facial nerve），与颞骨面神经管内的面神经外膝（external genu）以示区别。

面神经降支 dsc7　与 g7 前端延续的致密纤维束、从背内侧向腹外侧斜穿脑桥网状结构 PnRt 的一段（第九段）。

面神经核 7N　位于斜方体与延髓交界处的腹外侧部、上橄榄核群之后，分为**背内侧亚核 7DM、背侧中间亚核 7DI、背外侧亚核 7DL、腹内侧亚核 7VM、腹侧中间亚核 7VI、外侧亚核 7L**，属脑神经运动核。7N 前半的外侧与三叉神经脊束 sp5 之间有脑内去甲肾上腺能神经元 A5 群（第九段）。人的面神经核和斜方体完全被发达的脑桥基底部遮盖，位于脑桥中央的脑桥被盖内（图 3-9-3）。

面神经核周带 P7　围绕面神经核周围的窄带状细胞稀疏区，属脑桥网状结构核团区（第九段）。

N

脑桥 Pn　前界为小脑上脚交叉 dscp 与脑桥基底部 Pn 前缘的连线（菱脑峡），后界为脑桥小脑相连部后缘与斜方体后缘的连线。Pn 在断面解剖内分为如下脑区：①室底灰质和背外侧区，主要有第四脑室 4V 前半、脑桥中央灰质 CGPn、蓝斑 LC 和前庭神经 8vn 相关结构；②中线区，主要有脑桥中缝核 Rph 和小脑上脚交叉 dscp；③腹侧区，主要有脑桥基底部 Pn 和斜方体 Tz；④外侧区，主要有三叉神经 5n 和蜗神经 8cn 的相关结构；⑤中央区，主要是脑桥网状结构 PnRt，脑桥嘴侧网状核 PnO 和尾侧网状核 PnC 为其最大的核区（第八至九段）。

脑桥腹侧网状核 PnV　又称脑桥网状核腹侧部，位于脑桥尾侧网状核 PnC 的腹内侧，与中缝大核 RMg 毗邻（第八段）。

脑桥被盖网状核 RtTg　位于下丘节段，先出现在脑桥嘴侧网状核 PnO 的腹侧，后渐转至中缝旁、脑桥尾侧网状核 PnC 的内侧，在脑桥小脑相连处消失（第八至九段）。

脑桥基底部 Pn　位于脑桥腹侧区的前半（鼠的脑桥腹侧区后半是斜方体），由**脑桥核 Pn、桥横纤维 tfp 和桥纵纤维 lfp** 共同组成，并向两侧延伸出小脑中脚 mcp（第七至八段）。注意：脑桥、脑桥基底部和脑桥核用相同缩写"Pn"。

脑桥网状结构 PnRt　位于脑桥中央区，最大的脑桥网状核可分为嘴侧部 PnO 和尾侧部 PnC，较小的网状核（区）围绕在其周围（第七至九段）。

脑桥嘴侧网状核 PnO　又称脑桥网状核嘴侧部，位于上丘后半至下丘前半节段，占据脑桥网状结构的前半，其腹侧邻脑桥基底部，前端与中脑的被盖腹侧区 VTA 相延续（第七至八段）。

脑桥尾侧网状核 PnC　又称脑桥网状核尾侧部，位于下丘后半至脑桥前半节段，占据脑桥网状结构的后半，其腹侧邻斜方体 Tz，后端延续为延髓巨细胞网状核（第八至九段）。

脑桥中央灰质 CGPn　位于脑桥的背侧，即第四脑室底前半的室底灰质，蓝斑 LC、前庭内侧核小细胞部 MVePC、舌下神经前置核 PrH、被盖背侧核 DTg、被盖背外侧核 LDTg、三叉神经中脑核 Me5 和 Barrington 核 Bar 等位于其内（第八至九段）。

脑室下带 SVZ　位于侧脑室前半外侧壁的室管膜下，又称脑室下区，是成体脑内神经干细胞的生发区之一（第二至三段）。

内侧丘系 ml　位于丘脑的腹侧至脑干的腹侧，在丘脑是外髓板 eml 腹侧半的增厚处，在脑干紧邻锥体束 py 的背侧。此感觉传导束延续自内侧丘系交叉 mld、止于丘脑腹后核 VPo，是最大的上行纤维束（第四至十一段，图 3-11-30）。

内侧丘系交叉 mld　位于延髓关闭部后半节段、中央灰质 CG 腹侧中线处，成自内弓状纤维 ia（第十一段，图 3-11-30）。

内弓状纤维 ia　为延髓薄束核 Gr 和楔束核 Cu 发出的纤维，弓形绕中央灰质 CG 外侧至腹侧中线处交叉形成 mld（第十一段）。

内侧膝状体核/内侧膝状体 MG　位于丘脑后 1/3 至上丘前半节段的外侧部，描述重点在内部结构时称"核"、在位置外形时称"体"，MG 主要有**背侧部 MGD 和腹侧部 MGV** 亚核，属后丘脑 MTh（第八至九段）。人的 MGD 和 MGV 又称内侧膝状体背侧核、腹侧核。

内侧纵束 mlf　位于脑干背侧灰质区的腹侧、中线的两侧，纵贯脑干并后行至颈髓前索，mlf 内既有上行纤维、也有下行纤维（第七至十一段）。

内颗粒细胞层 IGr　是大脑半球新皮质 6 层结构的第 4 层（图 3-2-25）。

内囊 ic　位于丘脑前 2/3 节段、背侧丘脑 DTh 与纹状体 Str 之间，其前端散入 Str 内、后端延续为大脑脚 cp（第三至五段）。

内髓板 iml 位于丘脑背内侧半的弧形纤维板，内有板内核，将丘脑内侧核群与丘脑其他核群分开（第四至五段）。

内嗅皮质 Ent 位于嗅裂腹侧的后部直至枕极 OcP，前端与杏仁周皮质 PAmy 相延续，属中间皮质（第六至八段）。

内锥体细胞层 IPy 是大脑半球新皮质 6 层结构的第 5 层，大锥体神经元位于此层（图 3-2-25）。

颞皮质 Te 位于海马水平部中段至半球后端的外侧面、岛皮质 ICx 和内嗅皮质 Ent 的背侧，听皮质位于此区内（第五至八段）。

颞极 TeP 人脑颞叶的前端（图 3-1-6）。

P

皮质脊髓背侧束 dcs 位于鼠延髓末端至脊髓后索内、薄束 gr 和楔束 cu 的腹侧，由锥体交叉 pyd 的纤维后行而成，纵贯脊髓全长（第十一段，图 3-11-29）。人对应的纤维束为**皮质脊髓侧束 lcs**，位于人脊髓外侧索内。

皮质脊髓腹侧束 vcs 位于脊髓前索内，由锥体束 py 未交叉而后行的纤维组成（第十一段，图 3-11-29）。人对应的称皮质脊髓前束。

皮质杏仁移行带 CxA 位于杏仁主核前部，是外侧嗅束核 LOT 和杏仁前皮质核 ACo 与杏仁周皮质 PAmy 的连接区（第三至四段）。

胼胝体 cc 位于大脑纵裂深方、连接左右大脑半球，是鼠大脑深白质 dcw 的最厚处。cc 的前端为**胼胝体膝 gcc**，向前连**胼胝体小钳 fmi**；后端为**胼胝体压部 scc**，向后连**胼胝体大钳 fmj**（第二至六段）。

屏状核 Cl 位于岛皮质的深方，分为**背侧部 DCl**（又称背侧屏状核）和**腹侧部 VCl**（又称腹侧屏状核），后者与梨状内核背侧部 DEn 相连（第二至四段）。

Q

前 Bötzinger 复合体区 PrBo 又称前包钦格复合体，紧随 Bötzinger 复合体 Bo 之后，同属延髓"呼吸调节中枢"的腹侧呼吸组 VRG（第十至十一段）。

前额内侧皮质 mPFC 又称内侧前额皮质，位于大脑半球内侧面、胼胝体膝之前，与人脑前扣带皮质 ACC 的前部基本对应。此区的经典亚区包括扣带皮质 1 区 Cg1、边缘前皮质 PrL 和边缘下皮质 IL；新观念分区包括 24 区、25 区、32 区和 33 区等（第一至二段）。

前连合 ac 位于视前区节段、隔区与视前区之间，为横行的粗大纤维束，由两侧的前连合前部 aca 和后部 acp 纤维越中线交叉而成（第三段，图 3-2-6）。鼠的前连合前部明显较后部粗大，而人和猴的前连合后部较前部稍粗大。

前连合前部 aca 又称**前连合前肢**，位于嗅茎后半至前连合节段、先后穿经嗅茎 OP 和伏隔核 Acb，其前端起自嗅球（第一至三段）。人脑的又称前连合嗅肢。

前连合后部 acp 又称**前连合后肢**或颞肢，位于前连合至丘脑前端节段、前连合的后外侧，其末端终止于杏仁区（第三段）。人脑的又称前连合颞肢。

前连合嗅球内部 aci 位于嗅球至嗅茎前半节段，是嗅球髓层 Md 和中间嗅束 imo 的合称，向后延续为 aca（第一段）。

前连合后肢间位核 IPAC 位于尾壳核 CPu 的腹侧，围绕在前连合后肢 acp 的周围，属杏仁终纹复合体系统（第三至四段）。

前连合床核 BAC 位于前连合节段、前连合 ac 与穹窿 f 的交角处（第三至四段）。人脑的又称前连合核。

前脑内侧束 mfb 位于嗅结节至中脑节段，先后贯穿基底前脑 BF、下丘脑外侧区 LH 直至被盖腹侧区 VTA，是连接前脑边缘系统、下丘脑 HTh 与脑干之间的松散纤维束（第二至七段）。

前髓帆 AMV 位于脑桥节段、第四脑室顶的前半，是薄层白质板，内有滑车神经交叉（第八至九段）。在人脑称上髓帆。

前庭蜗神经(根)8n 为前庭神经根 8vn 和蜗神经根 8cn 的合称，在脑桥腹外侧、面神经根 7n 的外侧连于脑干（图 2-4-2）。

前庭神经根8vn 在脑桥后半节段外侧，经蜗（神经）腹侧核前部VCA与三叉神经脊束sp5之间入脑，背行至前庭区的深方，终止于前庭神经核群（第九段）。

前庭神经核群 8VN 位于脑桥和延髓开放部节段、第四脑室底的前庭区和背外侧区，主要有上、下、内侧、外侧亚核，属脑神经感觉核，此核群曾用的缩写词"Ve"（第九至十段）。

前庭内侧核 MVe 占据 8VN 的内侧半，为核群中最大者，分为 2 个亚核：位于背侧、参与形成第四脑室底的是**小细胞部 MVePC**，位于腹侧、紧邻延髓网状结构背侧的是**大细胞部 MVeMC**（第九至十段）。

前庭上核 SuVe 占据 8VN 外侧半的前份，背侧紧邻小脑上脚 scp、外侧紧邻小脑下脚 icp（第九段）。

前庭外侧核 LVe 占据 8VN 外侧半的中份，为核群中最小者，前邻上核 SuVe、后连脊束核 SpVe（第九段）。

前庭脊束核 SpVe 占据 8VN 的外侧后半，内侧邻内侧核 MVe、外侧邻小脑下脚 scp（第九至十段）。人脑的又称前庭下核。

前嗅核 AO　位于嗅茎至嗅结节前部节段、围绕在中间嗅束 imo 和前连合 aca 周围，分为**背侧部 AOD**、**外侧部 AOL**、**腹侧部 AOV**、**内侧部 AOM**、**后部 AOP** 和**外部 AOE**（第一至二段）。此核在人脑已退化（图 3-1-5）。

桥横纤维 tfp　位于脑桥基底部节段，是脑桥核 Pn 发出的纤维，越中线交叉后组成对侧的小脑中脚 mcp（第七至八段）。在人脑又称脑桥小脑束。

桥纵纤维 lfp　位于脑桥基底部节段、脑桥核 Pn 的背侧，由大脑脚 cp 延续而来，向后延续为锥体束 py（第七至八段）。

穹窿 f　位于前连合至海马前端节段，背侧端（始端）成自海马伞 fi、海马腹侧连合 vhc 和背侧穹窿 df，先后穿过隔区 Spt 后半和下丘脑 HTh 前半，腹侧端（终端）止于乳头体 MB（第三至六段）。人的穹窿相对细而长，根据经行可分为穹窿脚（crus of fornix）、穹窿体（body of fornix）和穹窿柱（column of fornix）（图 3-3-5）。

穹窿下器 SFO　位于左右室间孔 IVF 相连处、海马腹侧连合 vhc 的腹侧，属感受性室周器官（第三至四段）。

丘脑 Th　背侧丘脑 DTh 的简称，常在多词名以及复合词名内使用，在中文译名内常被省略。作为间脑最大的核团，借助丘脑间黏合 IThA、内髓板 iml 和外髓板 eml，将其分为中线核群、板内核群、前核群、内侧核群、外侧核群、腹侧核群、后核群和丘脑网状核（第四至六段）。

丘脑间黏合 IThA　位于中线处、连接两侧丘脑。鼠 IThA 宽大，内有中线核群，周围被第三脑室 3V 环绕（第四至六段）。人的 IThA 又称中间块，细小甚或缺如，相对应的中线核群位于第三脑室丘脑部 3V-DTh 的侧壁内（图 3-4-5）。

丘脑室旁核 PV　位于丘脑前 2/3 节段、丘脑间黏合 IThA 的前部和背侧部，属中线核群（第四至五段）。

（丘脑）带旁核 PT　位于丘脑前 1/3 节段、内髓板 iml 的背内侧、PV 的外侧，属中线核群（第四至五段）。

（丘脑）中央旁卵圆核 OPC　位于丘脑中、后 1/3 交界处的 iml 内，与 PC 相邻，向后汇入束旁核 PF（第五至六段）。

（丘脑）中央旁核 PC　位于丘脑前 2/3 节段、内髓板 iml 的（冠状切面）中间段内，属板内核群（第四至五段）。

（丘脑）中央内侧核 CM　位于丘脑前 2/3 节段、iml 的内侧段和中线处，属板内核群（第四至五段）。

（丘脑）中央外侧核 CL　位于丘脑中 1/3 至后 1/3 前部节段、iml 的背侧段内，属板内核群（第五至六段）。

（丘脑）网状核 Rt　位于丘脑前 2/3 节段，前部包绕丘脑前端，向后插入外髓板 eml 与内囊 ic 之间，全长紧贴内囊（第四至五段）。

（丘脑）内侧背核 MD　位于丘脑中 1/3 节段、内髓板 iml 的背内侧，属丘脑内侧核群。MD 可分内侧部、外侧部、中央部亚核，并向内侧在中线区左右相连形成**内侧背核中间部 IMD**（第五段）。人 MD 则分为大细胞部、小细胞部、致密细胞部等。

（丘脑）前背侧核 AD　位于丘脑前半节段、内髓板 iml 的背外侧、髓纹 sm 的外侧，属丘脑前核群（第四至五段）。

（丘脑）前腹侧核 AV　位于丘脑前半节段、内髓板 iml 的腹外侧部、前背侧核 AD 腹侧，属丘脑前核群（第四至五段）。

（丘脑）前内侧核 AM　位于丘脑前半节段、内髓板 iml 的腹侧，在中线处连成中间部 IAM，属丘脑前核群（第四至五段）。

（丘脑）腹外侧核 VL　位于丘脑前半节段、外髓板 eml 的背内侧、前核群的腹外侧，属丘脑腹侧核群（第四至五段）。人 VL 可分为内侧部、前部、后部等亚核。

（丘脑）腹前核 VA　位于丘脑前 1/3 节段、占据 VL 的前内侧部，在鼠被认为并未完全独立而视为 VL 的一部分（第四段）。人的 VA 可分为大细胞部和小细胞部亚核。

（丘脑）腹内侧核 VM　位于丘脑前 2/3 节段、外髓板 eml 的内侧端、VL 的腹内侧，属丘脑腹侧核群（第四至五段）。此核仅出现在大鼠和小鼠，或相当于人腹前核的内下部。

（丘脑）腹后核 VPo　位于丘脑后 2/3 节段、外髓板 eml（向后是内侧丘系 ml 和丘脑上辐射 str）的背内侧，主要有腹后外侧核 VPL 和腹后内侧核 VPM，属丘脑腹侧核群（第五至六段）。

（丘脑）腹后核小细胞部 VPPC　位于丘脑后 1/3 节段的前半，是腹后内侧核 VPM 向中线处的延续，或属 VPM 的亚核（第六段）。

丘脑后核 Po　位于丘脑后 2/3 节段、内髓板 iml 与丘脑腹后核 VPo 之间，是丘脑后核群内最大者（第五至六段）。在位置和功能上或与人的丘脑枕核 P 对应。

丘脑后核腹内侧部 PoMV　位于丘脑后 1/3 至上丘前半节段，包括了围绕在丘脑后核 Po 腹侧的若干小核团（区），并随 Po 向后延伸至中脑前端（第六至七段）。此核区简化归类了间脑中脑交界处的繁杂小结构。

（丘脑）外侧背核 LD　位于丘脑中 1/3 节段的背侧部、内髓板 iml 与外髓板 eml 之间，属丘脑外侧核群（第五段）。

（丘脑）**外侧后核 LP** 位于丘脑后半至上丘前半节段、外侧背核 LD 的后方，属丘脑外侧核群（第五至七段）。

丘脑枕 P 人丘脑后端的膨隆，内有**枕核 P**，属丘脑外侧核群（图 3-4-5）。

（丘脑）**中央下核 Sub** 位于丘脑中 1/3 节段，中线核的外侧、乳头丘脑束 mt 和丘脑腹内侧核 VM 的内侧，曾用名胶状核（gelatinosus thalamic nucleus），被认为隶属丘脑后核群（第 5 段）。

丘脑上辐射 str 位于丘脑后 1/3 节段，是外髓板 eml 背侧半的增厚，此处的纤维主要来自丘脑腹侧核群和内侧膝状体 MG，曾用名听辐射（acoustic radiation）（第 6 段）。

R

乳头体 MB 位于丘脑后 1/3 节段，下丘脑腹侧面的后部，内有**乳头体核 MB**，此核分为**乳头体前核 PM、内侧核 MeM、外侧核 LM 和上核 SuM** 四个亚核（第五至六段）。注意：乳头体、乳头体区与乳头体核用同一缩写"MB"。

乳头丘脑束 mt 位于丘脑后 2/3 节段，起自乳头体、行向前背侧，止于丘脑前核群（第五至六段）。

乳头体脚 mp 位于丘脑后 1/3 至上丘前半节段、乳头体后半的两侧，连接乳头体外侧核 LM 和中脑（第六至七段）。

乳头体隐窝 MRe 位于丘脑后 1/3 节段，是第三脑室腹侧部 V3V 向后伸入乳头体前半内形成的盲腔（第六段）。人的 3V 无此隐窝。

S

三叉神经根 5n 连于脑桥基底部的腹外侧，较细的运动根 m5 由三叉神经运动核 5N 发出，粗大的感觉根 s5 由连于中脑核 Me5 的中脑束 me5、连于脊束核 Sp5 的脊束 sp5、连于主核 Pr5 的感觉根纤维共同组成（图 2-4-2）。

三叉神经运动核 5N 位于斜方体节段、脑桥网状结构的外侧，又称三叉神经运动核大细胞部，属脑神经运动核。5N 所分出的亚核定位支配同名的咀嚼肌（第八至九段）。5N 前部的周围区属脑内去甲肾上腺素能神经元 A7 群。

三叉神经束间核 IF5 位于三叉神经运动根 m5 脑内段的纤维束内，又称三叉神经运动核小细胞部 PC5（第九段）。

三叉神经感觉主核 Pr5 位于 Tz 节段、紧贴 s5 脑内段内侧，分为**背内侧部 Pr5DM 和腹外侧部 Pr5VL** 亚核（第八至九段）。在人脑又称三叉神经脑桥核。

三叉神经脊束核 Sp5 位于延髓节段、纵贯其外侧部，是 Pr5 向后的延续，分为**背内侧部 Sp5DM、嘴侧部 Sp5O、极间部 Sp5I 和尾侧部 Sp5C** 亚核，后者的**胶质层 Ge5** 与脊髓后角的胶状质相延续（第九至十一段）。

三叉神经中脑核 Me5 位于上丘至脑桥中部节段、中脑管周灰质 Aq 和脑桥中央灰质 CGPn 的侧缘，（第八至九段）。Me5 与三叉神经感觉主核 Pr5 和三叉神经脊束核 Sp5 统称三叉神经感觉核，同属脑神经感觉核。

三叉神经运动根 m5 脑内段穿小脑中脚 mcp 入脑干，脑外段伴行于三叉神经感觉根 s5 的腹内侧（第八至九段）。

三叉神经感觉根 s5 脑内段紧贴三叉神经感觉主核 Pr5 的外侧，脑外段贴附在小脑中脚 mcp 表面与 m5 合并（第八至九段）。

三叉神经脊束 sp5 自三叉神经感觉根 s5 延续向后，包绕三叉神经脊束核 Sp5 的外侧至延髓末端（第九至十一段）。

三叉神经中脑束 me5 伴三叉神经中脑核 Me5 后行至脑桥中部汇入三叉神经感觉根 s5（第七至九段）。

三叉丘脑束 tth 又称**三叉丘系 tl**，位于上丘后半至延髓后半节段、紧贴内侧丘系 ml 背侧同行，tth 是三叉神经主核 Pr5 和脊束核 Sp5 发出的纤维在脑干内交叉后，至对侧的内侧丘系 ml 背侧聚集而成（第七至十段）。

三叉神经上核 Su5 位于 5N 与臂旁内侧核 MPB 之间，属脑桥网状结构核团（第九段）。

三叉神经核周带 P5 包绕三叉神经运动核 5N，内侧与蓝斑下核 SubC 紧密毗邻，属脑桥网状结构核团（第九段）。

上橄榄核群 SOli 或称上橄榄复合体，位于斜方体节段、形成斜方体 Tz 的外侧部，包括①**斜方体核 Tz**；②**内侧上橄榄核 MSO 和外侧上橄榄核 LSO**，三核组成狭义的**上橄榄核 SOli**；③**橄榄周区 PeO** 或称橄榄旁核，包括橄榄旁上核 SPO、橄榄周背侧区 DPO、橄榄周腹内侧核 MVPO 和橄榄周腹外侧核 LVPO（第九段）。脑内去甲肾上腺能神经元 A5 群位于 SOli 与三叉神经感觉纤维束（s5，sp5）之间。

上丘 SC 位于中脑背侧的前半，分为浅、深两部：浅部有**带状层 Zo、浅灰层 SuG 和浅白层 SuWh/视层 Op**；深部有**中灰层 InG、中白层 InWh、深灰层 DpG 和深白层 DpWh**，合称丘系层（第七至八段）。

上丘臂 bsc 位于丘脑至上丘前半的外侧脑表面，是连于视束 opt、外侧膝状体 LG 和上丘 SC 之间的纤维束（第六至七段）。

上丘连合 csc 位于上丘节段、中脑管周灰质 PAG 的背侧，向后与下丘连合 cic 相延续（第七段）。

上丘脑 ETh 位于丘脑后 2/3 节段、丘脑背侧的中线旁，主要有缰核 Hb、缰连合 hbc、髓纹 sm 和松果体 Pi，中线处有第三脑室背侧部 D3V，属间脑 DiE（第五至六段）。

舌下神经核 12N 位于延髓开放部后半至锥体交叉前节段、延髓中央灰质 CGMd 的中线旁和中央灰质 CG 腹侧的中线旁，属脑神经运动核（第十至十一段）。

舌下神经前置核PrH 简称舌下前置核或前置核Pr，位于脑桥中部至延髓下橄榄核中部节段、舌下神经核12N前方的室底灰质内，前端延伸至面神经膝g7处，是舌下周核内最大的核团（第九至十段）。

舌下神经根 12n 由舌下神经核 12N 发纤维穿延髓网状结构内侧部，以数条纤维束穿下橄榄核 IO 外侧出延髓（图2-4-2）。

舌咽神经根 9n 主要由疑核 Amb 和泌涎核发出的纤维、终止于孤束核 Sol 的纤维汇合而成，在延髓开放部的外侧、迷走神经根 10n 的前方连脑（图2-4-2）。

视神经 2n 由视网膜节细胞的轴突汇聚而成，入颅后在下丘脑HTh腹侧中线处会合成视交叉och（第二至三段）。

视交叉 och 位于视前区和下丘脑前区节段、下丘脑 HTh 的腹侧表面，向后延续为视束 opt（第3段）。

视束 opt 位于下丘脑前区至丘脑后 1/3 节段，绕大脑脚 cp 连于外侧膝状体 LG，部分纤维加入上丘臂 bsc（第三至六段）。

视上核 SO 位于视前区 PA 和下丘脑前区前半节段，紧随视交叉 och 外侧，属神经分泌大细胞核（第三至四段）

视上隐窝SORe 又称交叉上隐窝，位于视前区节段、视交叉的背侧。SORe是第三脑室3V的最前端，其侧壁有终板血管器VOLT（第三段）。人脑的对应隐窝称视隐窝（optic recces）。根据位置推测，SORe和VOLT周围可能为脑内多巴胺能神经元A15群的一部分。

视前区PA 位于视交叉背侧的视前区节段，前连斜角带DB、后接下丘脑前区AH，可分为视前内侧区MPA和视前外侧区LPA（第三至四段）。PA和终板LTm在发生上来源于前脑泡，应属端脑结构，在位置和功能上则归入下丘脑。

视前内侧区MPA 是PA的内侧半，毗邻第三脑室，前端与斜角带区DB相延续，向后连下丘脑前区AH，视前内侧核MPO为其主要核团（第三至四段）。

视前外侧区LPA 是 PA 的外侧半，毗邻基底前脑 BF，向后连下丘脑外侧区 LH。LPA 又称视前外侧核，但 Nissl 染色无明显核团（第三至四段）。

视前内侧核MPO 是 MPA 内最大核团，分为**中央部 MPOC、内侧部 MPOM 和外侧部 MPOL**（第三至四段）。大鼠、小鼠和猕猴都有此核，人的 MPA 内并未见明显的核团，但也未见功能差异的报道。

视前腹内侧核 VMPO 位于视前区 PA 节段、视交叉 och 与第三脑室 3V 交界处的外侧，向后与交叉上核 SCh 相延续（第三段）。

视前腹外侧核 VLPO 位于视前区 PA 节段、视交叉 och 外侧端的背侧，紧邻下丘脑视上核 SO 前半的背侧（第三段）。在人和猕猴与此核对应的称视前区中间核（intermediate nucleus of the preoptic area）。

视前正中核 MnPO 位于视前区 PA 节段，沿视上隐窝 SORe 的侧壁和第三脑室 3V 的前缘处延伸（第三段）。

视前（区）大细胞核 MCPO 位于视前区至丘脑前 1/3 节段、下丘脑的外侧，紧随斜角带核水平部 HDB 后延至杏仁前区 AA 的内侧消失（第三至四段）。近年改称**斜角带外侧核 LDB**。

室管膜层 E 是位于嗅球 OB 至嗅结节 Tu 前半节段内的室管膜细胞索，先后伴嗅球髓层 Md、中间嗅束 imo 和前连合前肢 aca 后行，在胼胝体小钳 fmi 腹侧与侧脑室壁的室管膜细胞层相连（第一至二段）。

室间孔IVF 位于海马腹侧连合vhc与辅脑前背侧缘的交界处，在冠状切面内似一横行短管，内侧端连通第三脑室3V，外侧端连通侧脑室（第三至四段）。人的室间孔又称门罗（Monro）孔。

室周灰质 PVG 位于丘脑中脑交界处的第三脑室 3V 壁和丘脑间黏合的后缘，向后延续为中脑导水管的管周灰质 PAG（第六至七段）。

室周器官CVOs 位于第三脑室和第四脑室的中线区，按功能分为感觉性和分泌性两类，前者有终板血管器VOLT、穹窿下器SFO和最后区AP，后者有正中隆起ME、连合下器SCO、神经垂体NHy和松果体Pi。

束间核IF 位于上丘节段、脚间核IP的背侧、内侧丘系ml的内侧，属脑干中缝核群，也属脑内5-羟色胺能神经元B9群（第七段）。人脑的中缝核群未提及此核。

束旁核 PF 位于丘脑后 1/3 节段的前半、后屈束 fr 的周围，是丘脑最大的板内核（第六段）。

束旁下核 SPF 位于丘脑中、后 1/3 交界处节段，是束旁核 PF 前半腹侧的小核团，属丘脑板内核（第五至六段）。

松果体 Pi 位于上丘和下丘交界处的背侧脑表面，前端以细长的松果体柄连上丘脑 ETh，虽为内分泌腺但隶属上丘脑 Eth，又是分泌性室周器官（第七至八段）。

松果体隐窝 PiRe 位于松果体柄内的漏斗形腔隙，向前通第三脑室背侧部 D3V（第六至七段）人脑此隐窝浅而小。

髓层 Md 位于嗅球的中央、环绕室管膜 E 和嗅脑室 OV 的矢状位白质薄板，向后延续为中间嗅束 imo（第一段）。

Md 可与 imo 共称前连合嗅球内部 aci，也可将 Md、imo 和前连合前部 aca 统称前连合嗅肢或前肢。

髓纹 sm 环绕丘脑前端和背侧的弧形纤维束，背后端连上丘脑 ETh、腹前端散入基底前脑 BF、下丘脑 HTh 和隔区 Spt（第三至六段）。人脑的全称丘脑髓纹（thalamic medullary stria/stria medullaris thalami），因为人第四脑室底处另有第四脑室髓纹（stria medullaris of fourth ventricle）。

髓纹前部 sma 又称**髓纹前弯**，指位于丘脑前端、呈背、腹方向经行的一段髓纹，作为背侧丘脑 DTh 前端的定位标志（第四段）。

T

透明隔 SpP 人大脑半球内结构，位于胼胝体 cc 和穹窿 f 之间中线处的一对薄层灰质板，构成侧脑室前部的内侧壁。人 SpP 的前半与鼠隔区 Spt 后半同源（图 3-2-4）。

W

外侧巨细胞旁核 LPGi 位于斜方体后端和延髓开放部、巨细胞网状核 Gi 的腹侧，伸入下橄榄核 IO 与面神经核 7N 和疑核腹侧区之间，并延伸至脑干表层，属延髓网状结构核团（第九至十段）。

外侧丘系（纤维）ll 位于下丘节段、脑桥外侧部的松散纤维束，主要由上橄榄核群 SOli、蜗神经核群 8CN 和外侧丘系核 LL 发出至下丘 IC 的纤维组成，属听觉通路的纤维束（第八至九段）。

外侧丘系核 LL 位于外侧丘系的松散纤维束内，主要有**背侧核 DLL**、**中间核 ILL** 和**腹侧核 VLL**，属皮质下听觉系统或称皮质下听觉中继核（第八至九段）。人脑分为背侧核和腹侧核，后者等同于鼠的 ILL 和 VLL。

外侧网状核 LRt 位于延髓开放部的后半至关闭部后端节段、延髓腹外侧的网状结构内，分为**大细胞部 LRtMC**、**小细胞部 LRtPC** 和**三叉下部 LRtS5**（第十至十一段）。此核与延髓腹侧呼吸组 VRG 密切相邻，但隶属皮质下小脑运动调节系统或脊髓小脑运动调节通路，发纤维经小脑下脚 icp 入小脑。

外侧膝状体核/外侧膝状体 LG 位于丘脑后 1/3 节段、形成丘脑背外侧表面的膨隆，描述重点在内部结构时称"核"，在位置外形时称"体"。LG 主要有**背侧核 DLG** 和**腹侧核 VLG** 两个大核团，属后丘脑 MTh（第五至六段）。人的 LG 分为 6 层，第 1 和第 2 层称腹侧层，第 3～6 层称背侧层。

外侧嗅束 lo 位于嗅球至嗅结节后缘节段，从脑表面的腹外侧转至腹侧面，为扁薄带状纤维束，是连接嗅球 OB、前嗅核 AO、嗅结节 Tu、梨状前皮质 PPir 直至杏仁皮质核 CoAm 的重要纤维束，属嗅脑（第一至三段）。

外侧嗅束核 LOT 位于视前区和下丘脑前区节段、杏仁前区 AA 的浅面，接受外侧嗅束 lo 纤维，功能属嗅脑，位置归入杏仁皮质核 CoAm（第四至五段）。

外颗粒细胞层 EGr 是 6 层新皮质区的第 2 层（图 3-2-25）。

外囊 ec 为被覆尾壳核 CPu 背外侧面的薄层大脑深白质 dcw，其腹侧端延入梨状皮质 Pir 的深方、杏仁核的外侧（第二至五段）。人脑外囊相对窄小菲薄，位于岛皮质的深方、豆状核与屏状核之间。

外髓板 eml 位于丘脑节段、紧贴丘脑网状核 Rt 背内侧的薄纤维板，后部延续为内侧丘系 ml 和丘脑上辐射 str（第三至五段）。

外锥体细胞层 EPy 是 6 层新皮质区的第 3 层（图 3-2-25）。

尾腹外侧网状核 CVL 位于延髓开放部后半节段、延髓腹外侧的网状结构内，属腹侧呼吸组 VRG（第九段）。CVL 与脑内肾上腺素神经元 C1 群和去甲肾上腺素能神经元 A1 群位置重叠。

尾壳核 CPu 位于嗅结节后半至海马垂直部前节段、隔区 Spt 和丘脑前半的外侧，外囊 ec 包罩其背外侧面，内囊 ic 纤维束放射状穿核连于外囊 ec（第二至五段）。鼠 CPu 与人的尾状核和豆状核壳同源。

尾状核 Caud 人大脑半球的基底核，全长伴随侧脑室，与豆状核 Lent 的壳 Put 组成新纹状体（图 3-2-7）。

未定带 ZI 前半位于背侧丘脑 DTh 与下丘脑 HTh 之间、丘脑网状核 Rt 的内侧，后半位于内侧丘系 ml 与底丘脑核 STh 之间，分为**背侧部 ZID** 和**腹侧部 ZIV**，从功能上归入底丘脑 STh（第五至六段）。

纹状体 Str 狭义概念指尾壳核 CPu 和苍白球 GP，广义概念包括伏隔核 Acb 和嗅结节 Tu，前两者又称**背侧纹状体 DStr**，后两者又称**腹侧纹状体 VStr**（第二至五段）。人脑的 Str 指尾状核和豆状核，再分为新纹状体和旧纹状体。

蜗神经根 8cn 在脑桥后半节段、斜方体 Tz 的外侧连于蜗神经腹侧核（第九段）。

蜗神经核 8CN 位于脑桥后半节段、小脑脚的背后外侧，主要有**蜗背侧核 DC** 和**蜗腹侧核**，后者又分为**前部 VCA** 和**后部 VCP**（第九段）。

无名质 SI 位于嗅结节至前连合前节段、腹侧苍白球 VP 内侧的较小区域，属基底前脑 BF（第二至三段）。

X

线形核 Li　位于延髓开放部的网状结构内、疑核的附近，全名延髓线形核（第十段）。人脑中缝核群也有"线形核 Li"，注意区别。

膝上核 SGe　位于脑桥节段、面神经膝 g7 背内侧的脑桥中央灰质 CGPn 内，向后与前置核 PrH 延续（第九段）。

下橄榄核（群）IO　又称下橄榄或下橄榄复合体，位于延髓开放部和关闭部前半节段、锥体束和内侧丘系的背侧，分为**下橄榄主核IOPr**、**背侧核IOD**和**内侧核IOM**，各核又分出数个亚核，是调控躯体运动的重要中继站（第十至十一段）。人的IO发达，位于锥体束和内侧丘系的外侧。脑内去甲肾上腺能神经元A3群位于IOD背侧的附近。

下丘 IC　位于中脑背侧的后半，分为**下丘中央核 CIC**、**下丘外皮质 ECIC**（核）和**下丘背侧皮质 DCIC**（核）。IC 既是听觉传导通路的重要中继站，也是听觉与其他感觉运动信息的整合中枢（第七至八段）。

下丘臂 bic　位于上丘后半至下丘前半节段的下丘外侧面，由下丘 IC 连接内侧膝状体 MG 及听皮质的纤维组成，紧邻其内侧的核团称**下丘臂核 BIC**（第七至八段）。

下丘连合 cic　位于两侧下丘前半之间、管周灰质 PAG 的背侧，为松散纤维束，前端与上丘连合 csc 相延续，纤维束内的散在细胞称**下丘连合核 Com**（第八段）。

下丘隐窝 ReIC　位于下丘后半的腹内侧与小脑蚓 CblV 背侧之间，是中脑导水管 Aq 后半向背侧扩展而成（第 8 段）。

下丘脑 HTh　位于视交叉 och 前缘至乳头体后缘节段、背侧丘脑 DTh 的腹侧，从前向后分为视前区 PA、下丘脑前区 AH、结节区 TR 和乳头体区 MB；后 3 者的背侧有下丘脑背侧区 DA 和后区 PH，外侧有下丘脑外侧区 LH；左、右 HTh 之间有第三脑室 3V（或称 3V 腹侧部 V3V），属间脑 DiE（第三至六段，图 3-3-6）。人下丘脑相对小，分区与鼠的虽不同但基本对应。

（下丘脑）视前区 PA　见视前区 PA。此区在神经发生上来源于端脑，在位置和功能上与间脑的下丘脑密切相关，故归入下丘脑。PA 分为视前内侧区 MPA 和视前外侧区 LPA，最大的核团是视前内侧核 MPO（第三段）。

下丘脑前区 AH　位于丘脑前 1/3 节段的腹侧、视前内侧区 MPA 之后，最大的核团是下丘脑前核 AH（第四段）。

（下丘脑）结节区 TR　见结节区 TR。位于丘脑中 1/3 节段的腹侧、下丘脑前区 AH 之后，背内侧核 DM 和腹内侧核 VMH 为此区的大核团（第五段）。人的 TR 脑表颜色略深称灰结节 TC，鼠的下丘脑表面无此结构。

（下丘脑）乳头体区 MB　见乳头体区 MB。位于丘脑后 1/3 节段的腹侧、结节区 TR 之后，为乳头体核 MB 所在（第六段）。人 MB 为一对半圆形膨隆，周界清晰。

下丘脑背侧区 DA　位于下丘脑前区 AH 和结节区 TR 背侧，即下丘脑室旁核 Pa 所在之处（第四至五段）。人的此区与下丘脑前区 AH 合称视上区（supraoptic region）。

下丘脑后区 PH　位于乳头体区 MB 背侧，无明显核团，其中线处的第三脑室即冠状切面内的3V中间部I3V（第六段）。人脑称为下丘脑后核但细胞聚集不明显。

下丘脑外侧区 LH　位于下丘脑前区 AH、结节区 TR 和乳头体区 MB 的外侧、杏仁区 Am 和底丘脑 STh 内侧，其前端连视前外侧区 LPA，后端连中脑被盖腹侧区 VTA。LH 内细胞稀疏，核团小且少，松散的前脑内侧束 mfb 前后贯穿其全长（第四至六段）。人脑称此区为下丘脑外侧核。

下丘脑前核 AH　下丘脑前区（两者缩写词相同"AH"）的最大核团，分为**前部AHA**、**中央部AHC**和**后部AHP**，AHA 伸入下丘脑视前区 MPA，AHP 延续入结节区 TR（第四段）。人脑此核稍小且细胞稀疏。

（下丘脑）斑核 Stg　位于下丘脑前核后部 AHP 背侧内的小核团，标志 AHP 开始（第五段）。此核似有种属差异。

（下丘脑）弓状核 Arc　位于结节区节段、正中隆起 ME 和3V的两侧，属神经内分泌小细胞核，是下丘脑-垂体门脉系统的重要核团（第五至六段）。在人脑又称漏斗核（infundibular nucleus）。Arc 外侧部及周围属脑内多巴胺能神经元A12群。

（下丘脑）背内侧核 DM　位于结节区的背侧半，是结节区 TR 的主核之一，分为**致密部 DMC** 和**弥散部 DMD** 两个亚核，或分为**致密部 DMC**、**背侧部 DMD** 和**腹侧部 DMV** 三个亚核，后两部等同于弥散部 DMD（第五段）。人脑的 DM 亚核并不明显。注意：弥散部与背侧部共用缩写"DMD"。

（下丘脑）腹内侧核 VMH　位于结节区的腹侧半，是结节区 TR 的另一主核，可分为**背内侧部 VMHDM**、**中央部 VMHC** 和**腹外侧部 VMHVL** 亚核（第五段）。DM 和 VMH 内侧与室周核 Pe 和室旁核 Pa 之间有脑内多巴胺能神经元A14群。

（下丘脑）室旁核 Pa　核团所在处即下丘脑背侧区 DA。经典的分法将其先归为**大细胞部 PaMC** 和**小细胞部 PaPC**：前者包括**内侧大细胞部 PaMM** 和**外侧大细胞部 PaLM**；后者包括**前小细胞部 PaAP**、**内侧小细胞部 PaMP**、**后部**

PaPo、腹侧部 PaV 和背侧帽 PaDC（第四至五段）。Pa 所在区加上下丘脑前区 AH 与人的下丘脑视上区相对应。

（下丘脑）室周核Pe 位于下丘脑内第三脑室3V侧壁的室管膜下，前端在视上隐窝SORe消失后出现，后端在乳头体隐窝MRe出现前消失（第三至五段）。脑内多巴胺能神经元A14群主要位于结节区TR的室周核Pe外侧。

（下丘脑）外侧前核 LA 位于下丘脑前核前部 AHA 的腹侧，核团大小和细胞密度有明显的种属品系差异（第四段）。

下丘隐窝 ReIC 位于下丘后端的腹侧与小脑蚓背侧之间，是中脑导水管 Aq 末端的背侧半的后延（第八段）。

下托S 位于海马CA1区与大脑半球皮质相连处，在冠状切面上，主要见**背侧下托DS和腹侧下托VS**，至海马垂直部后缘处DS和VS之间出现**前下托PrS**（第五至六段）。

小脑 Cbl 位于脑桥和延髓的背侧，以三对小脑脚连脑桥背侧，与脑桥和延髓开放部之间有第四脑室 4V。小脑表面有多条左右方向近乎平行的小脑沟，较深的沟称小脑裂，相邻小脑沟间为小脑叶片（第七至十一段）。

小脑白质 cbw 又称小脑髓质，内埋小脑核，腹侧连小脑脚。cbw 发出白质薄板形成小脑叶片的中心（第七至十一段）。

小脑分子层 MoCb 小脑皮质的浅层，细胞构筑类同大脑皮质的浅层，随小脑叶片深入小脑沟、裂内（图 3-9-38）。

（小脑）浦肯野细胞层 Pk 小脑皮质的中层，又称梨状细胞层，由单层排列的 Pukinje 细胞组成（图 3-9-38）。

小脑颗粒层 GrCb 小脑皮质的深层，包绕小脑叶片中央的白质板，主要由丰富的颗粒细胞组成（图 3-9-38）。

小脑蚓 CblV 位于小脑的正中部，宽阔膨隆。所有小脑叶片归为第 1~10 蚓小叶 1Cb-10Cb，位于（小脑）原裂 PrF 前的有 1Cb-5Cb，位于 PrF 后的有 6Cb-10Cb（第七至十一段）。

小脑半球 CblH 连于小脑蚓的外侧，明显缩窄，也分为若干小叶区但数量少（第八至十段）。

小脑绒球 CblF 连于小脑半球外侧的小球形膨隆，广义的鼠"小脑绒球"实则包含两部分：**旁绒球 PFl** 形成小球形膨隆的后背侧大部，大鼠的有 3~4 个（小鼠的有 1~2 个）小脑叶片共同组成，此部与人的小脑扁桃体和二腹小叶同源；**绒球 Fl** 形成小球形膨隆的前腹侧小部，仅为 1 个小脑叶片，此部与人的小脑绒球同源（第九至十段）。

小脑核 CblN 主要有**内侧核 Med、外侧核 Lat 和小脑间位核 Int**，后者又分出**前部 IntA 和后部 IntP**（第八至十段）。Med 与人小脑的顶核同源，外侧核 Lat 与人齿状核同源，间位核前部 IntA 与栓状核同源，后部 IntP 与球状核同源。

小脑上脚 scp 前自丘脑中段、后至脑桥中段，以出小脑纤维为主（第五至九段）。以小脑上脚交叉dscp为界，分为交叉后小脑上脚和交叉前小脑上脚：交叉后scp先后紧伴丘脑腹内侧核VM、红核前区PR和红核R（第五至七段）以及交叉前scp的周围被数个中脑和脑桥的网状结构核团环绕，最重要的是臂旁核PB（第七至九段）。

小脑上脚交叉 dscp 位于上丘 SC 节段、中脑与脑桥交界区的中线处，可作为界分中脑 MeE 与脑桥 Pn、交叉前小脑上脚与交叉后小脑上脚的脑内定位标志（第七段）。

小脑中脚 mcp 为脑桥核 Pn 发出的进小脑纤维组成，从脑桥基底部 Pn 的外侧斜向背后进入小脑（第八至九段）。

小脑下脚 icp 以进小脑纤维为主，在延髓背外侧前行，经蜗神经核 8CN 与前庭神经核 8VN 之间进入小脑（第九至十一段）。

小细胞网状核 PCRt 位于延髓开放部、三叉神经脊束核 Sp5 内侧，是延髓网状结构 MdRt 的外侧中部（第十至十一段）。

小细胞网状核 α 部 PCRtA 位于脑桥延髓交界处节段，是 MdRt 的前外侧部，向后与 PCRt 延续，位置基本不变（第九段）。

楔束 cu 来自脊髓背侧索的感觉纤维束，前端终止于楔束核 Cu（第十一段）。

楔束核Cu 位于延髓关闭部节段、薄束核Gr 的外侧，接受楔束cu的纤维，发出的纤维称内弓状纤维ia，与薄束发出的ia共同绕中央灰质CG外侧，至CG腹侧中线处形成内侧丘系交叉mld（第十一段）。

楔外核 ECu 位于延髓关闭部节段、楔束核 Cu 的外侧，发出的纤维组成楔小脑束，经小脑下脚 icp 入小脑（第十一段）。

楔形核 CnF 位于下丘节段的后半、下丘 IC 腹侧与小脑上脚 scp 之间，是中脑网状结构 MeRt 的后端（第八段）。

楔（形核）前区 PrCnF 位于下丘节段的前半、下丘 IC 腹侧与小脑上脚 scp 之间，向后与楔形核 CnF 延续（第八段）。

斜方体（区）Tz 位于脑桥基底部Pn后缘至面神经核7N前缘之间，由上橄榄核群SOli和横行的斜方体纤维tz组成，从脑桥基底部延续而来的纵行纤维束（py, ml）在中线旁经行（第八至九段）。与鼠的不同，人脑的斜方体位于脑桥基底部的深方（图3-9-45a）。

斜方体核Tz 位于上橄榄核群SOli 的内侧部，紧邻锥体束py和内侧丘系ml的外侧，或可单独列出而不归入SOli内（第八至九段）。注意：斜方体与斜方体核共用缩写"Tz"。

斜方体（纤维）tz 主要由蜗神经腹侧核发出的纤维交叉到对侧，参与斜方体 Tz 的形成（第三至四段）。

斜角带（区）DB 位于隔区Spt腹侧、下丘脑视前区PA之前，由斜角带纤维db和斜角带核DB共同组成（第二至三段）。人的DB又称Broca斜角带，是脑底面前穿质后内侧的狭细窄带区（图3-2-9）。

斜角带核DB 分为两个亚核：DB**垂直部**VDB的上端与隔内侧核MS延续，DB**水平部**HDB的外侧端向后外侧延伸至杏仁区内侧（第二至三段）。VDB属脑内胆碱能神经元Ch2群，HDB属Ch3群。注意：斜角带与斜角带核共用缩写"DB"。

斜角带（纤维）db 为连接隔区Spt与基底前脑BF的松散纤维束，斜角带核DB的细胞穿插其间（第二至三段）。

杏仁区Am 又称（广义）杏仁核或杏仁复合体，位于嗅结节Tu后缘至乳头体MB后缘节段、下丘脑HTh的外侧。杏仁区结构的分法有多种，本教材侧重位置和细胞构筑将其归纳为①杏仁核群：包括杏仁主核Amy和杏仁皮质核CoAm，即狭义的杏仁核；②杏仁移行区，包括将杏仁核群与周围其他结构相连的核区或皮质区；③杏仁相关纤维束，主要为终纹st（第四至六段）。

杏仁主核 Amy 又称**杏仁核主部**，包括中央核 Ce、外侧核 La、基外侧核 BL、基内侧核 BM、内侧核 Me 和中介核 I。Amy 的外侧被杏仁周皮质 PAmy 遮挡，腹侧被杏仁皮质核 CoAM 遮盖，余部多与杏仁移行区相连（第四至五段）。

杏仁中央核 Ce 位于丘脑前半节段、尾壳核 CPu 的腹侧，占据主核 Amy 的背内侧部，分为**内侧部 CeM**、**外侧部 CeL** 和**囊部 CeC** 亚核。CeM 内有终纹连合部 cst 的纤维穿过（第四至五段）。

杏仁外侧核 La 位于尾壳核 CPu 和杏仁中央核 Ce 后半的外侧、外囊 ec 延伸部的深方，占据主核 Amy 的背外侧部，分为**背外侧部 LaDL**、**腹内侧部 LaVM** 和**腹外侧部 LaVL** 亚核（第四至五段）。

杏仁基外侧核 BL 位于 La 的前部和腹侧、外囊 ec 延伸部的深方，占据主核 Amy 的腹外侧部，分为**前部 BLA**、**后部 BLP** 和**腹侧部 BLV** 亚核（第四至五段）。

杏仁基内侧核 BM 位于 BL 的腹内侧、杏仁皮质核 CoAM 深方，分为**前部 BMA** 和**后部 BMP** 亚核（第四至五段）。

杏仁内侧核 Me 位于下丘脑外侧区 LH 和视束 opt 的外侧、基内侧核 BM 和皮质核 CoAM 的内侧，占据主核 Amy 的腹内侧部，分为**前背侧部 MeAD**、**前腹侧部 MeAV**、**后背侧部 MePD** 和**后腹侧部 MePV** 亚核（第四至五段）。

杏仁中介核 I 散于杏仁主核前端和主核之内，位置数目不恒定，其中最大者称**杏仁中介核主部 IM**（第四至五段）。

杏仁皮质核CoAm 又称杏仁皮质区。位于半球腹侧的皮质浅层，在嗅束lo之后、下丘脑HTh的外侧，主要为3层的皮质结构，包括**杏仁前皮质核ACo**、**杏仁后内侧皮质核PMCo**和**后外侧皮质核PLCo**，外侧嗅束核LOT也归入此类（第四至六段）。

杏仁海马移行区 AHi 位于杏仁主核后内侧，是腹侧海马 HiV 与杏仁后内侧皮质核 PMCo 间的连接区（第五至六段）。

杏仁梨状皮质移行区 APir 位于杏仁主核后外侧，是梨状皮质 Pir 与杏仁后外侧皮质核 PLCo 间的连接区（第五至六段）。

杏仁纹体移行区 AStr 位于杏仁主核背侧部，是纹状体 Str 与杏仁中央核 Ce 之间的连接区（第三至四段，图 3-4-7）。

杏仁前区AA 位于杏仁主核前部、并与主核的前端穿插，是杏仁区前端与斜角带DB的连接区。AA功能属嗅脑，位置归入杏仁移行区（第三至四段）。

杏仁延伸部 EA 位于内囊 ic 和苍白球 GP 的腹侧，是终纹床核 BST 与杏仁区前内侧之间的连接区，与杏仁核 Amy、终纹床核 BST 和终纹 st 共同组成杏仁终纹复合体（第三至四段）。

杏仁周皮质 PAmy 位于杏仁主核外侧脑表面的梨状皮质区 Pir，为 3 层（加亚层）的皮质结构，向前与梨状前皮质 PPir 延续，向后与内嗅皮质 Ent 延续，向腹侧与杏仁皮质核 CoAm 之间以杏仁皮质移行区相连，深方与杏仁主核 Amy 之间隔有外囊 ec 延伸部和梨状内核 En（第四至五段）。

嗅球OB 位于大脑半球额极之前的腹侧，向后连嗅茎OP。鼠的OB发达、分层清晰，从浅至深依次有：**嗅神经层ON**、**嗅球小球层Gl**、**外丛层EPl**、**僧帽细胞层Mi**、**内丛层IPl**、**颗粒细胞层GrO**、**髓层Md**、**室管膜层E和嗅脑室OV**（第一段）。Gl及周围区为脑内多巴胺能神经元A16群所在。

嗅茎 OP 位于嗅球 OB 与嗅结节 Tu 之间，主要由前嗅核 AO、前连合 aca 前半和外侧嗅束 lo 组成（第一至二段）。

嗅结节Tu 位于胼胝体小钳fmi至前连合ac后缘节段，3层的皮质结构为分子层Mol、锥体细胞层Pyl和多形层Pol。Tu属基底前脑，也属嗅脑，又属腹侧纹状体VStr（归类角度不同）（第二至三段）。人的嗅球OB、嗅茎OP和嗅结节Tu均明显退化缩小。

嗅脑室 OV 位于嗅球和嗅茎内，全程与室管膜层 E 伴行，后端连通侧脑室（第一至二段）。

嗅裂 RF 位于半球腹外侧前后经行的浅沟，又称嗅沟，前连半环裂 SCF、后至枕极 OcP 前。其背侧有岛皮质 ICx，腹侧有梨状前皮质 PPir、杏仁周皮质 PAmy 和内嗅皮质 Ent，裂内有血管经行（第二至八段）。

嗅球间裂 IOF 位于左右嗅球之间的深裂，向后连大脑纵裂 LCF，背侧有嗅上窦 SOS，裂间有嗅内侧动脉（第一段）。

嗅神经 1n/on 在嗅球腹侧、外侧和前端连嗅球，构成嗅球的嗅神经层 ON，由嗅黏膜内嗅神经的中枢突组成（第一段）。

Y

压后皮质 RS 位于大脑半球内侧面、胼胝体 cc 后半的背侧和胼胝体压部 scc 后方，与 cc 前半背侧的扣带皮质 Cg 以海马水平部前端为分界标志，属 Brodmann 29 区和 30 区（第五至八段）。人 RS 仅为 scc 后下端的狭小皮质区，而 cc 后半之上的扣带回称后扣带皮质 PCC，虽与鼠的 RS 位置相当，但隶属 Brodmann 23 区和 31 区（图3-1-6）。

延髓 MdO 前界为脑桥小脑相连部后缘与斜方体后缘的连线，后界为锥体交叉 pyd 后缘的平面。以最后区 AP 前缘平面为界，分为延髓开放部和关闭部。MdO 在断面解剖内分为如下脑区：①室底灰质/中央灰质和背外侧区/背侧区，主要有第四脑室 4V 后半和中央管 CC、延髓中央灰质 CGMd 和管周灰质 CG、第 8～12 对脑神经相关核团、脊神经相关核团；②中线区，主要有延髓中缝核、内侧丘系交叉 mld 和锥体交叉 pyd；③腹侧区，主要有下橄榄核 IO、面神经核 7N、腹侧呼吸组 VRG、外侧网状核 LRt；④外侧区，主要有三叉神经 5n 相关结构；⑤中央区，主要是延髓网状结构 MdRt，巨细胞网状核 Gi 为其内最大的核区（第十至十一段）。

延髓网状结构 MdRt 位于延髓的中央区，在延髓开放部主要有巨细胞网状核 Gi、中间网状核 IRt 和小细胞网状核 PCRt，至延髓关闭部延续为延髓腹侧网状核 MdV、中间网状核 IRt 和延髓背侧网状核 MdD（第十至十一段）。

延髓中央灰质 CGMd 位于延髓开放部的背侧，即第四脑室底后半的室底灰质，前庭内侧核小细胞部 MVePC、舌下神经前置核 PrH、舌下神经核 12N、迷走神经背核 10N、孤束核内侧部 SolM 等位于其内（第十至十一段）。

（延髓）线形核 Li 位于延髓关闭部节段的网状结构 MdRt 内、疑核的附近，形态和数目不定（第十一段）。

疑核 Amb 位于延髓开放部后半至延髓关闭部前半节段、延髓中间网状核 IRt 的腹侧部内，分为**致密部 AmbC、半致密部 AmbSC 和疏松部 AmbL** 亚核。此核属脑神经运动核，也属腹侧呼吸组 VRG（第十段）。

疑后核 RAmb 位于延髓关闭部、延髓中间网状核 IRt 的腹侧部内，与疑核疏松部 AmbL 相延续，实为境界不清的核区，属腹侧呼吸组 VRG（第十段）。

Z

展神经根 6n 由展神经核 6N 发纤维穿脑桥网状结构至脑桥腹侧，在斜方体 Tz 后缘、锥体束 py 的外侧出脑（图 2-4-2）。

展神经核 6N 位于面神经膝腹侧的脑桥网状结构内，属脑神经运动核，发出纤维组成展神经 6n（第九段）。

展神经旁核 Pa6 位于展神经核腹侧的网状结构内，属脑桥网状结构核团，被认为是协调双眼水平运动的皮质下中枢（第九段）。在人脑桥内，此核对应的功能区被称为脑桥旁正中网状结构（paramedian pontine reticular formation，PDRF）。

枕皮质 Oc 位于海马垂直部节段至半球后端的背外侧面，视皮质位于此区内。枕皮质的后端称**枕极 OcP**，近后端的皮质区称枕极皮质 OcP，两者缩写词相同（第六至八段）。

正中隆起 ME 位于丘脑中 1/3 节段、下丘脑结节区 TR 的第三脑室底处，分为**内层 MEI** 和**外层 MEE**，属分泌性室周器官（第五段）。

终板 LTm 位于下丘脑视前区节段，是视交叉背侧的狭小脑区，形成第三脑室前端（视上隐窝 SORe）的侧壁，周围连接斜角带 DB 和下丘脑视前区 PA，内有终板血管器 VOLT（第三段）。人的 LTm 宽大，从视交叉 opt 上方经前连合 ac 前连至胼胝体嘴，且前面被覆软脑膜、毗邻终板池，是第三脑室手术入路之一（图3-3-8，图3-4-3）。

中缝核群 Rph 位于脑干中线区、中缝的两侧，主要由 5-羟色胺能神经元构成，在正中矢状切面内为纵贯脑干全长且呈断续状的细胞板。鼠 Rph 包括 9 个核团，根据位置分为中脑、脑桥和延髓中缝核；根据投射方向分为前/上行和后/下行投射组。经典化学神经解剖将此类神经元分为 9 个细胞群/区（B1~B9），与中缝各核存在对应关系（第七至十一段）。人的中缝核群有 8 个核团（没有束间核 IF），常归入脑干网状结构内（图 3-10-33）。

中缝嘴侧线形核 RLi 位于中脑最前端至红核中部节段、中脑管周灰质 PAG 腹侧的中线处，可能属 5-羟色胺能神经元 B8 群（第七段）。

中缝尾侧线形核 CLi 位于红核中部至上丘后端节段、PAG 腹侧的中线处，与 RLi 同属 5-羟色胺能神经元 B8 群。在人脑此核称中间线形核，与 RLi 合称线形核 Li（第七至八段）。注意：与鼠延髓线形核共用缩写"Li"。

中缝背核 DR 位于上丘中至脑桥中节段、PAG 的腹侧部内，是最大的中缝核，可分为背侧部 DRD、腹侧部 DRV、尾侧部 DRC、外侧部 DRL 和中缝背后核 PDR，后 2 部在小鼠合称腹外侧部 DRVL，属 5-羟色胺能神经元 B7+B6 群（第七至八段）。DR、RLi、CLi 和束间核同属中脑中缝核。

中缝正中核 MnR 位于脑桥前半节段的中缝处、小脑上脚交叉的腹侧，属 5-羟色胺能神经元 B8+B6 群。在人脑此核称中央上核（第七至八段）。

中缝脑桥核 RPn　又称脑桥中缝核，位于脑桥后半节段的中缝处、紧随 MnR 之后的小核区，属 5-羟色胺能神经元 B5 群（第八段）。在人脑此核称中央下核且核区较大。MnR 和 RPn 同属脑桥的中缝核。

中缝大核 RMg　位于斜方体节段至延髓下橄榄核的前部、内侧丘系的背侧，属 5-羟色胺能神经元 B3 群（第九段）。

中缝苍白核 RPa　位于延髓前端至锥体交叉前节段、左右网状结构之间，属 5-羟色胺能神经元 B2 群（第九至十一段）。

中缝隐核 ROb　位于斜方体至锥体交叉前节段、左右内侧丘系之间，属 5-羟色胺能神经元 B1 群（第九至十一段）。

中缝旁正中核 PMnR　位于脑桥节段、中缝正中核 MnR 的外侧，属脑桥网状结构核团（第九至十一段）。人的此核确实含 5-羟色胺能神经元，故归入中缝核群 Rph，与中缝正中核 MnR 同属 B8+B6 群（第七至八段）。

中缝间位核 RIP　位于斜方体前半节段的中线区，此核不含 5-羟色胺能神经元，虽位于中线但并非中缝核群（第八段）。

中间网状核 IRt　位于斜方体后半至延髓末端节段、面神经降支 dsc7 之后，为网状结构中部的斜行带状区（第九至十一段）。

中间嗅束 imo　位于嗅茎 OP 的中央，前端与嗅球内的髓层 Md 相延续、后端延续为前连合前部 aca。imo 与 Md 合称前连合嗅球内部 aci（第一段）。

中脑 MeE　前界为后连合 pc 后缘与脚间窝 IPF 前缘连线的冠状面（**额基平面**），后界为小脑上脚交叉 dscp 与脑桥基底部 Pn 前缘的连线（此处在脑发育学上相当于**菱脑峡**所在）。MeE 在断面解剖内分为如下脑区：①管周灰质区和背侧区，主要有中脑导水管 Aq、管周灰质 PAG、第 3 和第 4 对脑神经核、上丘 SC 和下丘 IC；②中线区，主要有中脑中缝核和交叉的纤维束；③腹侧区，主要有大脑脚 cp、被盖腹侧区 VTA 和黑质 SN；④外侧区，主要有外侧丘系 LL 和间脑的残核；⑤中央区，主要是中脑网状结构 MeRt，红核 R 为其内最大的核团（第七至八段）。

中脑导水管 Aq　前后贯穿中脑，周围有中脑管周灰质 PAG 围绕，其后半向背侧扩展出下丘隐窝 ReIC（第 7~8 段）。

（中脑）管周灰质 PAG　全称中脑导水管周围灰质，围绕在中脑导水管 Aq 的周围，腹侧部内有动眼神经核 3N、滑车神经核 4N 以及相关中继核，偏后部有中缝背核 DR，外侧缘有三叉神经中脑核 Me5。余部根据位置分为**背内侧部 DMPAG**、**背外侧部 DLGAP**、**外侧部 LPAG** 和**腹外侧部 VLPAG** 亚区（第七至八段）。

中脑网状结构 MeRt　位于中脑中央区，红核 R 为其内的最大核团，中脑深核 DpMe 为最大核区（第七至八段）。

中脑深核 DpMe　位于上丘和下丘节段前半的中央部，即去除有形的网状核之外的中脑网状结构区（第七至八段）。

中央管 CC　位于延髓关闭部和脊髓中央，分为延髓中央管和脊髓中央管，前端与第四脑室 4V 相延续（第十一段）。

中央灰质 CG　狭义范围仅指围绕中央管 CC 周围的灰质，广义范围指位于脑干内脑室系统壁的灰质，包括中脑管周灰质 PAG、脑桥中央灰质 CGPn、延髓中央灰质 CGMd 和狭义范围的中央灰质 CG（第七至十一段）。

终板 LTm　位于第三脑室 3V 前端、视交叉 opt 的背侧，构成视上隐窝 SORe 的侧壁，**终板血管器 VOLT** 位于其内。VOLT 属感觉性室周器官（第三段）。

终纹 st　位于前连合 ac 至海马垂直部前缘节段、绕丘纹沟伴海马伞至终纹床核，在杏仁主核 Amy 内可见纤细的**终纹连合部 cst** 和较粗的**终纹起始部 ost**，两者在出 Amy 时会合成终纹 st（第三至五段）。

终纹床核 BST　主要位于视前区 PA 节段、前连合 aca 外侧端与内囊 ic 之间，包绕终纹 st 的前端。BST 可分为十多个亚核，现认为此核或与腹侧苍白球 VP 功能类似（第三至四段）。在人脑又称终纹核。

锥体束 py　广义的 py 起自额皮质运动区的大锥体神经元，纤维束纵贯脑和脊髓的全长，分别止于脑神经运动核和脊髓前角运动神经元。此纤维束在前脑参与组成内囊 ic，在中脑参与组成大脑脚 cp，在脑桥（桥横纤维）的深方称桥纵纤维 lfp，自桥横纤维后缘到锥体交叉 pyd 前缘的一段为狭义的 py（第九至十一段）。人与鼠的 py 基本对应，但纤维量巨大（图3-11-29）。

锥体交叉 pyd　位于延髓末段，py 在腹侧中线处纤维左右交叉形成 pyd，交叉后纤维绕中央灰质 CG 至脊髓背侧索，在薄束 gr 和楔束 cu 的腹侧组成皮质脊髓背侧束 dcs 后行，人的 pyd 交叉后至脊髓外侧索，组成皮质脊髓侧束下行（第十一段）。

嘴腹侧呼吸（细胞）组 RVRG　位于延髓开放部后半节段、紧邻疑核 Amb 的腹侧，属腹侧呼吸组 VRG（第十一段）。

嘴腹外侧网状核 RVL　位于延髓开放部节段、紧随 Bötzinger 复合体 Bo 的腹侧，向后延续为尾腹外侧网状核 CVL，属腹侧呼吸组 VRG，并与延髓肾上腺素能神经元 C1 群的细胞群重叠（第九段）。

最后区 AP　位于延髓关闭部的前端、延髓中央管 CC 前端的背侧，属感受性室周器官。AP 腹侧与孤束核 Sol 交界处的细胞稀疏浅染区称**最后下区 SubP**（第十一）。

附表一　前脑各节段的分区和各亚区主要结构

	第一段 嗅球嗅茎节段	第二段 嗅结节节段	第三段 视前区节段	第四段 隔海马移行区节段	第五段 海马水平部节段	第六段 海马垂直部节段
	嗅球区	隔区	隔区	隔海马移行区	海马水平部	海马垂直部
A区各亚区及主要结构	浅部 A-1: Gl, Mi, OB 深部 A-2: E/OV, GrO, Md, OV	内侧区 A-1: MS, SHi, Spt 外侧区 A-2: LS, LV	内侧区 A-1: f, fi, IVF, MS, SHi, Spt, TS, vhc 外侧区 A-2: LS, LSD, LSI, LSV, LV, SFi, SHy	内侧区 A-1: df, DG, f, Hi, IVF, TCF, SFO, TS, vhc 外侧区 A-2: fi, LV, SFi	内侧区背侧区 A-1: df, fi, HiD, LV 外侧区连接区 A-2: fi, LV, st 腹侧区 A-3: HiV, LV	背侧区 A-1: DS, HiD 连接区 A-2: fi, Hi, LV 腹侧区 A-3: HiV, VS
B区各亚区及主要结构	副嗅球区 背侧部 B-1: AOB, vn 腹侧部 B-2: dlo, GrA			丘脑前1/3区 内髓板之上 B-1: D3V, D7th, iml, IThA, MD, PT, PV, sm, sma 内外髓板之间 B-2: AD, AV, AM, LD, VA/VL, VM, VL, mt, Re 外髓板之下 B-3: eml, Rt, ZI	丘脑中1/3区 内髓板之上 B-1: D3V, iml, MD, PF, PV, sm 内外髓板之间 B-2: AD, AV, AM, LD, LP, mt, Po, VM, VL, VPL, VPM, VPo, Re, Sub 外髓板之下 B-3: eml, ml, Rt, str, ZI	丘脑后1/3-中脑移行区 内髓板之上 B-1: PF, fr, SPF, PV, PVG 内外髓板之间 B-2: DK, EW, fr, LP, MeRt, Po, PoMV, RLi, Rph, VPL, VPM, VPO 外髓板之下 B-3: ml, Rt
C区各亚区及主要结构	盖带区 背侧盖带 C-1: DTT, TT 腹侧盖带 C-1: VTT	斜角带区 斜角带垂直部 C-1: DB, db, VDB 斜角带水平部 C-2: HDB, och	下丘脑区 内侧区 C-1: 3V, MPA, MPO, och, PA, Pe, SCh, SORe, VOLT 外侧区 C-2: f, LPA, SO	下丘脑区 内侧区 C-1: 3V, AH, AHA, AHC, DA, LA, MPO, och, Pa, Pe, PaMC, PaPC, RCh, SCh, TR 外侧区 C-2: f, LH, LPA, mfb, opt, SO	下丘脑区 内侧区 C-1: 3V, AHP, Arc, DM, DMD, DMC, In3V, MB, ME, Pa, Pe, PH, TR, V3V, VMH 外侧区 C-2: f, LH, mfb, opt	下丘脑-中脑移行区 内侧区 C-1: 3V, DM, DTM, In3V, MB, MRe, mt, PH, SuM 外侧区 C-2: f, LH, mfb, VTA
D区各亚区及主要结构	嗅茎和梨状皮质区 前嗅核区 D-1: aci, AO, E, imo, OV 梨状前皮质区 D-2: aca, En, lo, PPir	嗅结节和梨状皮质区 嗅结节区 D-1: ICj, lo, Tu 梨状前皮质区 D-2: En, PPir 腹侧苍白球区 D-3: mfb, SI, VP	嗅结节和梨状皮质区 嗅结节区 D-1: HDB, lo, MCPO, Tu 梨状前皮质区 D-2: En, PPir 腹侧苍白球区 D-3: mfb, VP	杏仁区和梨状皮质区 杏仁区 D-1: AA, Amy, BL, BM, Ce, CoAm, cst, IM, La, LOT, Me 杏仁周皮质区 D-2: En, PAmy	杏仁区和梨状皮质区 杏仁区 D-1: Amy, BL, BM, Ce, CoAm, cst, La, Me, ost 杏仁周皮质区 D-2: En, PAmy	杏仁区和梨状皮质区 杏仁区 D-1: AHi, BL, Ce, CoAm 杏仁周皮质区 D-2: En, Ent, PAmy

续表

区				
E区 各亚区及 主要结构		纹状体区 尾壳核区 E-1: 　CPu, ec	纹状体区 尾壳核区 E-1: 　CPu, ec 苍白球区 E-2: 　B, GP, ic	纹状体区 尾壳核区 E-1: 　CPu, ec 苍白球区 E-2: 　B, GP, ic, st 脚内核区 E3: 　cp, EP
F区 各亚区及 主要结构	伏隔核区 伏隔核 F-1: 　aca, Acb, AcbC, 　AcbSh, ICjM, OV	终纹床核-前连合后肢区 终纹床核区 F-1: 　ac, aca, BAC, BST, st 前连合后肢区 F-3: 　acp, IPAC	终纹床核-杏仁延伸区 终纹床核区 F-1: 　BST, st 杏仁延伸部 F-2: 　EA 前连合后肢区 F-3: 　acp, IPAC	
G区 各亚区及 主要结构	半球皮质区 G-1: 内侧面 G-1: 　Cg, fmi, FrP, mPFC 背外侧面 G-2: 　Fr, FrA, Cl, ICx, RF 腹侧面 G-3: 　DIr, ObCx, SCF	半球皮质区 内侧面 G-1: 　cc, Cg, cg, fmi, 　gcc, mPFC 背外侧面 G-2: 　Cl, ec, Fr, ICx, 　Par, RF 腹侧面（G-3）: 　ObCx	上丘脑区 缰核区 G-1: 　D3V, ETh, fr, Hb, 　LHb, MHb, sm	上丘脑-中脑移行区 缰核区 G-1: 　D3V, ETh, Hb, hbc, 　LHb, MHb, sm 顶盖前区和后连合区 G-2: 　Aq, APT, APTD, APTV, 　PAG, pc, PCA, PTA, SCO 上丘区 G-3: 　bsc, csc, SC
H区 各亚区及 主要结构			底丘脑区 底丘脑核区 H-1: 　cp, STh 未定带区 H-2: 　PR, scp, ZI, ZID, ZIV	底丘脑-中脑移行区 底丘脑核区 H-1: 　cp, SN, STh 未定带区 H-2: 　F, PR, scp, ZI, ZID, ZIV
I区 各亚区及 主要结构			后丘脑区 外侧膝状体区（I-1）: 　DLG, LG, VLG, opt	后丘脑-中脑移行区 外侧膝状体区 I-1: 　DLG, LG, VLG, opt 内侧膝状体区 I-2: 　MG, MGD, MGV, str

附表二　脑干各节段的分区和各亚区主要结构

	第七段 上丘节段	第八段 下丘节段	第九段 脑干小脑相连部节段	第十段 延髓开放部节段	第十一段 延髓关闭部节段
A区	管周灰质区和背侧区	管周灰质区和背侧区	室底灰质区和背外侧区	室底灰质区和背外侧区	中央灰质区和背侧区
各亚区及主要结构	管周灰质区 A-1: 3N, 4N, Aq, DK, DR, EW, Me5, me5, mlf, PAG 上/下丘区 A-2: bic, bsc, csc, IC, SC	管周灰质区 A-1: Aq, DR, LDTg, Me5, me5, mlf, PAG 脑桥中央灰质区 A-1: 4n, 4V, AMV, Bar, CGPn, DR, DTg, LDTg, Me5, me5, mlf 上/下丘区 A-2: cic, IC, Pi, ReIC, SC	脑桥中央灰质区 A-1: 4n, 4V, AMV, Bar, CGPn, DTg, LC, LDTg, Me5, me5, mlf, PrH 背外侧臂旁区 A-2: LPB, MPB, scp 背外侧前庭区 A-2: 8VN, LVe, MVe, SPVe, SuVe, scp, un	延髓中央灰质区 A-1: 4V, 10N, 12N, CGMd, LR4V, MVe, PrH, Sol, sol, SolL, SolM 背外侧前庭区 A-2: 8VN, MVe, SpVe 背外侧脊神经核区 A-3: Cu, cu, ECu	中央灰质区 A-1: 10N, 12N, AP, CC, CG, Sol, sol, SolC, SolL, SolM 背侧脊神经核区 A-3: Cu, cu, dcs, ECu, Gr, gr
B区	中线区	中线区	中线区	中线区	中线区
各亚区及主要结构	脚间核区 B-1: 3n, IP, IPF 中脑/脑桥中缝核区 B-2: CLi, dscp, dtgd, IF, MnR, RLi, rs, ts, vtgd	脑桥中缝核区 B-2: dscp, MnR, PnR, ts	延髓中缝核区 B-3: mlf, RIP, RMg, RPa, ts	延髓中缝核区 B-3: mlf, RMg, ROb, RPa, ts	延髓中缝核区 B-3: mld, mlf, ROb, RPa, pyd, ts
C区	中脑腹侧区				
各亚区及主要结构	黑质区 C-1: cp, ml, SN, SNC, SNL, SNR 被盖腹侧区 C-2: VTA				

续表

D 区	脑桥腹侧区	脑桥腹侧区	脑桥腹侧区	延髓腹侧区	延髓腹侧区
各亚区及主要结构	背侧纤行纤维束区 D-1: cp, lfp, ml 腹侧桥核区 D-2: Pn, tfp	背侧/内侧纵行纤维束区 D-1: lfp, ml, py 腹侧桥核区 D-2: Pn, tfp 上橄榄核区 D-3: rs, SOli, Tz, tz, vsc	内侧纵行纤维束区 D-1: ml, py 上橄榄核区 D-3: LSO, MSO, PeO, Soli, Tz, tz 面神经核区 D-4: 7N, P7 疑核腹侧区 D-5: Amb, LRt, rs, VRG, vsc	内侧纵行纤维束区 D-1: IO, ml, py 面神经核区 D-4: 7N, P7 疑核腹侧区 D-5: Amb, LRt, rs, VRG, vsc	内侧纵行纤维束区 D-1: IO, ml, py 疑核疑后核腹侧区 D-5: Amb, LRt, RAmb, rs, VRG, vsc
E 区	外侧区	外侧区	外侧区	外侧区	外侧区
各亚区及主要结构	内侧膝状体区 E-1: MG 外侧丘系和小脑脚区 E-2: LL, ll, mcp 5n 相关区 E-3: 5n, m5, s5	外侧丘系和小脑脚区 E-2: LL, ll, mcp 5n 相关区 E-3: 5N, m5, Pr5, s5 8cn 相关区 E-4: 8CN, VCA, tz	小脑脚区 E-2: icp, mcp 5n 相关区 E-3: 5N, Pr5, s5, Sp5, sp5 8cn 相关区 E-4: 8cn, 8vn, DC, VCA, VCP, tz	小脑脚区 E-2: 9n, 10n, dsc, icp, oc 5n 相关区 E-3: Sp5, sp5 8cn 相关区 E-4: DC, LR4V	5n 相关区 E-3: dsc, oc, Sp5, sp5
F 区	中央区	中央区	中央区	中央区	中央区
各亚区及主要结构	中脑网状结构区 F-1: DpMe, MeRt, PPTg, PR, R, RMC, RPC, RRF 脑桥网状结构区 F-2: PnO, PnRt, rs, RtTg, scp	中脑网状结构区 F-1: CnF, MeRt, PPTg 脑桥网状结构区 F-2: LPB, KF, MPB, PB, PnC, PnO, PnRt, RtTg, scp, SubC	脑桥网状结构区 F-2: 6N, asc7, dsc7, g7, Gi, Pa6, PnC, PnRt 延髓网状结构区 F-3: Gi, IRt, MdRt, PCRtA, Sol	延髓网状结构区 F-3: 10N, 12n, Gi, IRt, MdRt, PCRt, Sol, sol, SolL, SolM	延髓网状结构区 F-3: 11N, 12n, IRt, MdD, MdRt, MdV

主要参考书目录

陈幽婷, 王德广. 2015. 人体系统解剖学. 第 3 版. 上海：第二军医大学出版社.

丁文龙, 刘学政. 2019. 系统解剖学. 第 9 版. 北京：人民卫生出版社.

全国科学技术名词审定委员会. 2014. 人体解剖学名词. 第 2 版. 北京：科学出版社.

全国科学技术名词审定委员会. 2014. 组织学与胚胎学名词. 第 2 版. 北京：科学出版社.

全国科学技术名词审定委员会. 2020. 神经病学名词. 北京：科学出版社.

王平宇. 1986. 大白鼠中枢神经系统解剖学基础. 北京：人民卫生出版社.

王平宇, 张凤真. 1995. 大鼠脑读片提要及图谱. 西安：西北大学出版社.

张守信. 2010. 应用神经解剖学. 北京：人民卫生出版社.

朱长庚. 2002. 神经解剖学. 北京：人民卫生出版社.

George Paxinos. 2005. 大鼠脑立体定位图谱. 诸葛启钏译. 第 3 版. 北京：人民卫生出版社.

Paxinos G. 1999. Chemoarchitectonic atlas of the rat brainstem. New York: Academic press.

Paxinos G. 1999. Chemoarchitectonic atlas of the rat forebrain. New York: Academic press.

Paxinos G. 2004. The rat nervous system. 3th ed. New York: Academic press.

Paxinos G. 2014. The rat nervous system. 4th ed. New York: Academic press.

Paxinos G. 2015. MRI/DTI atlas of the rat brain. New York: Academic press.

Paxinos G, Franklin K B J. 2001. The mouse brain in stereotaxic coordnates. 2th ed (CD-Rom). New York: Academic press.

Paxinos G, Franklin K B J. 2019. The mouse brain in stereotaxic coordnates. compact 5th ed. New York: Academic press.

Paxinos G, Watson C. 1997. The rat brain in stereotaxic coordinates. Compact 3th ed (CD-Rom). New York: Academic press.

Paxinos G, Watson C. 2004. The rat brain in stereotaxic coordinates-the new coronal set. 5th ed (CD-Rom). New York: Academic press

Paxinos G, Watson C. 2014. The rat brain in stereotaxic coordinates. 7th ed. New York: Academic press.

Rubenstein J L R, Rakic P. 2013. comprehensive developmental neuroscience: patterning and cell type specification in the developing CNS and PNS. New York: Academic press.

Treuting P M, Dintzis S M, Montine K S. 2018. Comparative anatomy and histology, A mouse, rat, and human atlas. 2nd ed. New York: Academic press.

Watson C, Paxinos G. 2009. Chemoarchitectonic atlas of the mouse brain. New York: Academic press.

Watson C, Paxinos G, Puelles L. 2012. The mouse nervous system. New York: Academic press.